中华医学
百科全书

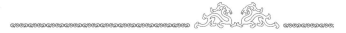

U0222902

基础医学

人体组织学与胚胎学

国家出版基金项目
NATIONAL PUBLICATION FOUNDATION

中国协和医科大学出版社

图书在版编目（CIP）数据

中华医学百科全书·人体组织学与胚胎学 / 王一飞主编. —北京：中国协和医科大学出版社，2020.1

ISBN 978-7-5679-1490-2

Ⅰ.①人… Ⅱ.①王… Ⅲ.①人体组织学 ②人体胚胎学 Ⅳ.① R32

中国版本图书馆 CIP 数据核字（2020）第 014275 号

中华医学百科全书·人体组织学与胚胎学

主　　编：王一飞

编　　审：张之生

责任编辑：孙文欣

出版发行：中国协和医科大学出版社
　　　　　（北京东单三条九号　邮编 100730　电话 010-6526 0431）

网　　址：www.pumcp.com

经　　销：新华书店总店北京发行所

印　　刷：北京雅昌艺术印刷有限公司

开　　本：889×1230　1/16

印　　张：20

字　　数：590 千字

版　　次：2020 年 1 月第 1 版

印　　次：2020 年 1 月第 1 次印刷

定　　价：240.00 元

ISBN 978-7-5679-1490-2

《中华医学百科全书》编纂委员会

总顾问　吴阶平　韩启德　桑国卫

总指导　陈　竺

总主编　刘德培

副总主编　曹雪涛　李立明　曾益新

编纂委员（以姓氏笔画为序）

B·吉格木德	丁　洁	丁　樱	丁安伟	于中麟	于布为
于学忠	万经海	马　军	马　骁	马　静	马　融	马中立
马安宁	马建辉	马烈光	马绪臣	王　伟	王　辰	王　政
王　恒	王　硕	王　舒	王　键	王一飞	王一镗	王士贞
王卫平	王长振	王文全	王心如	王生田	王立祥	王兰兰
王汉明	王永安	王永炎	王华兰	王成锋	王延光	王旭东
王军志	王声湧	王坚成	王良录	王拥军	王茂斌	王松灵
王明荣	王明贵	王宝玺	王诗忠	王建中	王建业	王建军
王建祥	王临虹	王贵强	王美青	王晓民	王晓良	王鸿利
王维林	王琳芳	王喜军	王晴宇	王道全	王德文	王德群
木塔力甫·艾力阿吉	尤启冬	戈　烽	牛　侨	毛秉智	毛常学
乌　兰	卞兆祥	文卫平	文历阳	文爱东	方以群	尹　佳
孔北华	孔令义	孔维佳	邓文龙	邓家刚	书　亭	毋福海
艾措千	艾儒棣	石　岩	石远凯	石学敏	石建功	布仁达来
占　堆	卢志平	卢祖洵	叶　桦	叶冬青	叶常青	叶章群
申昆玲	申春悌	田景振	田嘉禾	史录文	代　涛	代华平
白春学	白慧良	丛　斌	丛亚丽	包怀恩	包金山	冯卫生
冯学山	冯希平	边旭明	边振甲	匡海学	邢小平	达万明
达庆东	成　军	成翼娟	师英强	吐尔洪·艾买尔		吕时铭
吕爱平	朱　珠	朱万孚	朱立国	朱华栋	朱宗涵	朱建平
朱晓东	朱祥成	乔延江	伍瑞昌	任　华	任钧国	华　伟
伊河山·伊明		向　阳	多　杰	邬堂春	庄　辉	庄志雄
刘　平	刘　进	刘　玮	刘　蓬	刘大为	刘小林	刘中民
刘玉清	刘尔翔	刘训红	刘永锋	刘吉开	刘伏友	刘芝华
刘华平	刘华生	刘志刚	刘克良	刘更生	刘迎龙	刘建勋
刘胡波	刘树民	刘昭纯	刘俊涛	刘洪涛	刘献祥	刘嘉瀛

刘德培	闫永平	米 玛	米光明	许 媛	许腊英	那彦群
阮长耿	阮时宝	孙 宁	孙 光	孙 皎	孙 锟	孙长颢
孙少宣	孙立忠	孙则禹	孙秀梅	孙建中	孙建方	孙建宁
孙贵范	孙晓波	孙海晨	孙景工	孙颖浩	孙慕义	严世芸
苏 川	苏 旭	苏荣扎布	杜元灏	杜文东	杜治政	杜惠兰
李 龙	李 飞	李 东	李 宁	李 刚	李 丽	李 波
李 勇	李 桦	李 鲁	李 磊	李 燕	李 冀	李大魁
李云庆	李太生	李曰庆	李玉珍	李世荣	李立明	李永哲
李志平	李连达	李灿东	李君文	李劲松	李其忠	李若瑜
李松林	李泽坚	李宝馨	李建勇	李映兰	李莹辉	李晓明
李继承	李森恺	李曙光	杨 凯	杨 恬	杨 健	杨 硕
杨化新	杨文英	杨世民	杨世林	杨伟文	杨克敌	杨国山
杨宝峰	杨炳友	杨晓明	杨跃进	杨腊虎	杨瑞馥	杨慧霞
励建安	连建伟	肖 波	肖 南	肖永庆	肖海峰	肖培根
肖鲁伟	吴 东	吴 江	吴 明	吴 信	吴令英	吴立玲
吴欣娟	吴勉华	吴爱勤	吴群红	吴德沛	邱建华	邱贵兴
邱海波	邱蔚六	何 维	何 勤	何方方	何绍衡	何春涤
何裕民	余争平	余新忠	狄 文	冷希圣	汪 海	汪受传
沈 岩	沈 岳	沈 敏	沈 铿	沈卫峰	沈心亮	沈华浩
沈俊良	宋国维	张 泓	张 学	张 亮	张 强	张 霆
张 澍	张大庆	张为远	张世民	张华敏	张志愿	张丽霞
张伯礼	张宏誉	张劲松	张奉春	张宝仁	张宇鹏	张建中
张建宁	张承芬	张琴明	张富强	张新庆	张潍平	张德芹
张燕生	陆 华	陆 林	陆小左	陆付耳	陆伟跃	陆静波
阿不都热依木·卡地尔		陈 文	陈 杰	陈 实	陈 洪	陈 琪
陈 楠	陈 薇	陈士林	陈大为	陈文祥	陈代杰	陈红风
陈尧忠	陈志南	陈志强	陈规化	陈国良	陈佩仪	陈家旭
陈智轩	陈锦秀	陈誉华	邵 蓉	邵荣光	武志昂	
其仁旺其格	范 明	范炳华	林三仁	林久祥	林子强	林江涛
林曙光	杭太俊	欧阳靖宇	尚 红	果德安	明根巴雅尔	易定华
易著文	罗 力	罗 毅	罗小平	罗长坤	罗永昌	罗颂平
帕尔哈提·克力木		帕塔尔·买合木提·吐尔根		图门巴雅尔	岳建民	
金 玉	金 奇	金少鸿	金伯泉	金季玲	金征宇	金银龙
金惠铭	郁 琦	周 兵	周 林	周永学	周光炎	周灿全
周良辅	周纯武	周学东	周宗灿	周定标	周宜开	周建平
周建新	周荣斌	周福成	郑一宁	郑家伟	郑志忠	郑金福

郑法雷	郑建全	郑洪新	郎景和	房敏	孟群	孟庆跃
孟静岩	赵平	赵群	赵子琴	赵中振	赵文海	赵玉沛
赵正言	赵永强	赵志河	赵彤言	赵明杰	赵明辉	赵耐青
赵继宗	赵铱民	郝模	郝小江	郝传明	郝晓柯	胡志
胡大一	胡文东	胡向军	胡国华	胡昌勤	胡晓峰	胡盛寿
胡德瑜	柯杨	查干	柏树令	柳长华	钟翠平	钟赣生
香多·李先加		段涛	段金廒	段俊国	侯一平	侯金林
侯春林	俞光岩	俞梦孙	俞景茂	饶克勤	姜小鹰	姜玉新
姜廷良	姜国华	姜柏生	姜德友	洪两	洪震	洪秀华
洪建国	祝庆余	祝蠊晨	姚永杰	姚祝军	秦川	袁文俊
袁永贵	都晓伟	晋红中	粟占国	贾波	贾建平	贾继东
夏照帆	夏慧敏	柴光军	柴家科	钱传云	钱忠直	钱家鸣
钱焕文	倪鑫	倪健	徐军	徐晨	徐永健	徐志云
徐志凯	徐克前	徐金华	徐建国	徐勇勇	徐桂华	凌文华
高妍	高晞	高志贤	高志强	高学敏	高金明	高健生
高树中	高思华	高润霖	郭岩	郭小朝	郭长江	郭巧生
郭宝林	郭海英	唐强	唐朝枢	唐德才	诸欣平	谈勇
谈献和	陶·苏和	陶广正	陶永华	陶芳标	陶建生	黄峻
黄烽	黄人健	黄叶莉	黄宇光	黄国宁	黄国英	黄跃生
黄璐琦	萧树东	梅长林	曹佳	曹广文	曹务春	曹建平
曹洪欣	曹济民	曹雪涛	曹德英	龚千锋	龚守良	龚非力
袭著革	常耀明	崔蒙	崔丽英	庚石山	康健	康廷国
康宏向	章友康	章锦才	章静波	梁显泉	梁铭会	梁繁荣
谌贻璞	屠鹏飞	隆云	绳宇	巢永烈	彭成	彭勇
彭明婷	彭晓忠	彭瑞云	彭毅志	斯拉甫·艾白		葛坚
葛立宏	董方田	蒋力生	蒋建东	蒋建利	蒋澄宇	韩晶岩
韩德民	惠延年	粟晓黎	程伟	程天民	程仕萍	程训佳
童培建	曾苏	曾小峰	曾正陪	曾学思	曾益新	谢宁
谢立信	蒲传强	赖西南	赖新生	詹启敏	詹思延	鲍春德
窦科峰	窦德强	赫捷	蔡威	裴国献	裴晓方	裴晓华
管柏林	廖品正	谭仁祥	谭先杰	翟所迪	熊大经	熊鸿燕
樊飞跃	樊巧玲	樊代明	樊立华	樊明文	樊瑜波	黎源倩
颜虹	潘国宗	潘柏申	潘桂娟	薛社普	薛博瑜	魏光辉
魏丽惠	藤光生					

《中华医学百科全书》学术委员会

主任委员　巴德年

副主任委员（以姓氏笔画为序）

汤钊猷　　　吴孟超　　　陈可冀　　　贺福初

学术委员（以姓氏笔画为序）

丁鸿才	于是凤	于润江	于德泉	马　遂	王　宪	王大章
王文吉	王之虹	王正敏	王声湧	王近中	王邦康	王晓仪
王政国	王海燕	王鸿利	王琳芳	王锋鹏	王满恩	王模堂
王澍寰	王德文	王翰章	乌正赉	毛秉智	尹昭云	巴德年
邓伟吾	石一复	石中瑗	石四箴	石学敏	平其能	卢世璧
卢光琇	史俊南	皮　昕	吕　军	吕传真	朱　预	朱大年
朱元珏	朱家恺	朱晓东	仲剑平	刘　正	刘　耀	刘又宁
刘宝林（口腔）		刘宝林（公共卫生）		刘桂昌	刘敏如	刘景昌
刘新光	刘嘉瀛	刘镇宇	刘德培	江世忠	闫剑群	汤　光
汤钊猷	阮金秀	孙　燕	孙汉董	孙曼霁	纪宝华	严隽陶
苏　志	苏荣扎布	杜乐勋	李亚洁	李传胪	李仲智	李连达
李若新	李济仁	李钟铎	李舜伟	李巍然	杨　莘	杨圣辉
杨宠莹	杨瑞馥	肖文彬	肖承悰	肖培根	吴　坤	吴　蓬
吴乐山	吴永佩	吴在德	吴军正	吴观陵	吴希如	吴孟超
吴咸中	邱蔚六	何大澄	余森海	谷华运	邹学贤	汪　华
汪仕良	张乃峥	张习坦	张月琴	张世臣	张丽霞	张伯礼
张金哲	张学文	张学军	张承绪	张洪君	张致平	张博学
张朝武	张蕴惠	陆士新	陆道培	陈子江	陈文亮	陈世谦
陈可冀	陈立典	陈宁庆	陈尧忠	陈在嘉	陈君石	陈育德
陈治清	陈洪铎	陈家伟	陈家伦	陈寅卿	邵铭熙	范乐明
范茂槐	欧阳惠卿	罗才贵	罗成基	罗启芳	罗爱伦	罗慰慈
季成叶	金义成	金水高	金惠铭	周　俊	周仲瑛	周荣汉
赵云凤	胡永华	钟世镇	钟南山	段富津	侯云德	侯惠民
俞永新	俞梦孙	施侣元	姜世忠	姜庆五	恽榴红	姚天爵
姚新生	贺福初	秦伯益	贾继东	贾福星	顾美仪	顾觉奋
顾景范	夏惠明	徐文严	翁心植	栾文明	郭　定	郭子光
郭天文	唐由之	唐福林	涂永强	黄洁夫	黄璐琦	曹仁发
曹采方	曹谊林	龚幼龙	龚锦涵	盛志勇	康广盛	章魁华

梁文权　　梁德荣　　彭名炜　　董　怡　　温　海　　程元荣　　程书钧
程伯基　　傅民魁　　曾长青　　曾宪英　　裘雪友　　甄永苏　　褚新奇
蔡年生　　廖万清　　樊明文　　黎介寿　　薛　淼　　戴行锷　　戴宝珍
戴尅戎

《中华医学百科全书》工作委员会

基础医学

总主编

　　刘德培　　中国医学科学院北京协和医学院

本卷编委会

主　编

　　王一飞　　上海交通大学医学院

学术委员

　　谷华运　　复旦大学上海医学院

副主编

　　徐　晨　　上海交通大学医学院

　　钟翠平　　复旦大学上海医学院

编　委（以姓氏笔画为序）

　　丁之德　　上海交通大学医学院

　　王一飞　　上海交通大学医学院

　　田一飞　　上海交通大学医学院

　　冯京生　　上海交通大学医学院

　　伍静文　　上海交通大学医学院

　　刘厚奇　　海军军医大学

　　江一平　　福建医科大学

　　李建国　　上海交通大学医学院

　　杨耀琴　　同济大学医学院

　　张君慧　　上海交通大学医学院

　　陈　红　　复旦大学上海医学院

　　陈苏红　　上海交通大学医学院

　　周国民　　复旦大学上海医学院

　　赵培林　　同济大学医学院

郝立宏　　大连医科大学

钟翠平　　复旦大学上海医学院

徐　晨　　上海交通大学医学院

潘艺青　　上海交通大学医学院

前　言

《中华医学百科全书》终于和读者朋友们见面了！

古往今来，凡政通人和、国泰民安之时代，国之重器皆为科技、文化领域的鸿篇巨制。唐代《艺文类聚》、宋代《太平御览》、明代《永乐大典》、清代《古今图书集成》等，无不彰显盛世之辉煌。新中国成立后，国家先后组织编纂了《中国大百科全书》第一版、第二版，成为我国科学文化事业繁荣发达的重要标志。医学的发展，从大医学、大卫生、大健康角度，集自然科学、人文社会科学和艺术之大成，是人类社会文明与进步的集中体现。随着经济社会快速发展，医药卫生领域科技日新月异，知识大幅更新。广大读者对医药卫生领域的知识文化需求日益增长，因此，编纂一部医药卫生领域的专业性百科全书，进一步规范医学基本概念，整理医学核心体系，传播精准医学知识，促进医学发展和人类健康的任务迫在眉睫。在党中央、国务院的亲切关怀以及国家各有关部门的大力支持下，《中华医学百科全书》应运而生。

作为当代中华民族"盛世修典"的重要工程之一，《中华医学百科全书》肩负着全面总结国内外医药卫生领域经典理论、先进知识，回顾展现我国卫生事业取得的辉煌成就，弘扬中华文明传统医药璀璨历史文化的使命。《中华医学百科全书》将成为我国科技文化发展水平的重要标志、医药卫生领域知识技术的最高"检阅"、服务千家万户的国家健康数据库和医药卫生各学科领域走向整合的平台。

肩此重任，《中华医学百科全书》的编纂力求做到两个符合。一是符合社会发展趋势：全面贯彻以人为本的科学发展观指导思想，通过普及医学知识，增强人民群众健康意识，提高人民群众健康水平，促进社会主义和谐社会构建。二是符合医学发展趋势：遵循先进的国际医学理念，以"战略前移、重心下移、模式转变、系统整合"的人口与健康科技发展战略为指导。同时，《中华医学百科全书》的编纂力求做到两个体现：一是体现科学思维模式的深刻变革，即学科交叉渗透/知识系统整合；二是体现继承发展与时俱进的精神，准确把握学科现有基础理论、基本知识、基本技能以及经典理论知识与科学思维精髓，深刻领悟学科当前面临的交叉渗透与整合转化，敏锐洞察学科未来的发展趋势与突破方向。

作为未来权威著作的"基准点"和"金标准"，《中华医学百科全书》编纂过程中，制定了严格的主编、编者遴选原则，聘请了一批在学界有相当威望、具有较高学术造诣和较强组织协调能力的专家教授（包括多位两院院士）担任大类主编和学科卷主编，确保全书的科学性与权威性。另外，还借鉴了已有百科全书的编写经验。鉴于《中华医学百科全书》的编纂过程本身带有科学研究性质，还聘请了若干科研院所的科研管理专家作为特约编审，站在科研管理的高度为全书的顺利编纂保驾护航。除了编者、编审队伍外，还制订了详尽的质量保证计划。编纂委员会和工作委员会秉持质量源于设计的理念，共同制订了一系列配套的质量控制规范性文件，建立了一套切实可行、行之有效、效率最优的编纂质量管理方案和各种情况下的处理原则及预案。

《中华医学百科全书》的编纂实行主编负责制，在统一思想下进行系统规划，保证良好的全程质量策划、质量控制、质量保证。在编写过程中，统筹协调学科内各编委、卷内条目以及学科间编委、卷间条目，努力做到科学布局、合理分工、层次分明、逻辑严谨、详略有方。在内容编排上，务求做到"全准精新"。形式"全"：学科"全"，册内条目"全"，全面展现学科面貌；内涵"全"：知识结构"全"，多方位进行条目阐释；联系整合"全"：多角度编制知识网。数据"准"：基于权威文献，引用准确数据，表述权威观点；把握"准"：审慎洞察知识内涵，准确把握取舍详略。内容"精"："一语天然万古新，豪华落尽见真淳。"内容丰富而精练，文字简洁而规范；逻辑"精"："片言可以明百意，坐驰可以役万里。"严密说理，科学分析。知识"新"：以最新的知识积累体现时代气息；见解"新"：体现出学术水平，具有科学性、启发性和先进性。

《中华医学百科全书》之"中华"二字，意在中华之文明、中华之血脉、中华之视角，而不仅限于中华之地域。在文明交织的国际化浪潮下，中华医学汲取人类文明成果，正不断开拓视野，敞开胸怀，海纳百川般融入，润物无声状拓展。《中华医学百科全书》秉承了这样的胸襟怀抱，广泛吸收国内外华裔专家加入，力求以中华文明为纽带，牵系起所有华人专家的力量，展现出现今时代下中华医学文明之全貌。《中华医学百科全书》作为由中国政府主导，参与编纂学者多、分卷学科设置全、未来受益人口广的国家重点出版工程，得到了联合国教科文等组织的高度关注，对于中华医学的全球共享和人类的健康保健，都具有深远意义。

《中华医学百科全书》分基础医学、临床医学、中医药学、公共卫生学、军事与特种医学和药学六大类，共计144卷。由中国医学科学院/北京协和医学院牵头，联合军事医学科学院、中国中医科学院和中国疾病预防控制中心，带动全国知名院校、科研单位和医院，有多位院士和海内外数千位优秀专家参加。国内知名的医学和百科编审汇集中国协和医科大学出版社，并培养了一批热爱百科事业的中青年编辑。

回览编纂历程，犹然历历在目。几年来，《中华医学百科全书》编纂团队呕心沥血，孜孜矻矻。组织协调坚定有力，条目撰写字斟句酌，学术审查一丝不苟，手书长卷撼人心魂……在此，谨向全国医学各学科、各领域、各部门的专家、学者的积极参与以及国家各有关部门、医药卫生领域相关单位的大力支持致以崇高的敬意和衷心的感谢！

《中华医学百科全书》的编纂是一项泽被后世的创举，其牵涉医学科学众多学科及学科间交叉，有着一定的复杂性；需要体现在当前医学整合转型的新形式，有着相当的创新性；作为一项国家出版工程，有着毋庸置疑的严肃性。《中华医学百科全书》开创性和挑战性都非常强。由于编纂工作浩繁，难免存在差错与疏漏，敬请广大读者给予批评指正，以便在今后的编纂工作中不断改进和完善。

刘德培

凡　例

一、《中华医学百科全书》（以下简称《全书》）按基础医学类、临床医学类、中医药学类、公共卫生类、军事与特种医学类、药学类的不同学科分卷出版。一学科辑成一卷或数卷。

二、《全书》基本结构单元为条目，主要供读者查检，亦可系统阅读。条目标题有些是一个词，例如"炎症"；有些是词组，例如"弥散性血管内凝血"。

三、由于学科内容有交叉，会在不同卷设有少量同名条目。例如《肿瘤学》《病理生理学》都设有"肿瘤"条目。其释文会根据不同学科的视角不同各有侧重。

四、条目标题上方加注汉语拼音，条目标题后附相应的外文。例如：

réntǐ zǔzhīxué
人体组织学　（human histology）

五、本卷条目按学科知识体系顺序排列。为便于读者了解学科概貌，卷首条目分类目录中条目标题按阶梯式排列，例如：

结缔组织 ……………………………………………………………………………

　固有结缔组织 …………………………………………………………………

　　疏松结缔组织 ………………………………………………………………

　　　巨噬细胞 ………………………………………………………………

　　　胶原纤维 ………………………………………………………………

　　　网状纤维 ………………………………………………………………

　　致密结缔组织 ………………………………………………………………

六、各学科都有一篇介绍本学科的概观性条目，一般作为本学科卷的首条。介绍学科大类的概观性条目，列在本大类中基础性学科卷的学科概观性条目之前。

七、条目之中设立参见系统，体现相关条目内容的联系。一个条目的内容涉及其他条目，需要其他条目的释文作为补充的，设为"参见"。所参见的本卷条目的标题在本条目释文中出现的，用蓝色楷体字印刷；所参见的本卷条目的标题未在本条目释文中出现的，在括号内用蓝色楷体字印刷该标题，另加"见"字；参见其他卷条目的，注明参见条所属学科卷名，如"参见□□□卷"或"参见□□□卷□□□□"。

八、《全书》医学名词以全国科学技术名词审定委员会审定公布的为标准。同一概念或疾病在不同学科有不同命名的，以主科所定名词为准。字数较多，释文中拟用简称的名词，每个条目中第一次出现时使用全称，并括注简称，例如：甲型病毒性肝炎（简称甲肝）。个别众所周知的名词直接使用简称、缩写，例如：B超。药物名称参照《中华人民共和国药典》2015年版和《国家基本药物目录》2012年版。

九、《全书》量和单位的使用以国家标准GB 3100~3102—1993《量和单位》为准。援引古籍或外文时维持原有单位不变。必要时括注与法定计量单位的换算。

十、《全书》数字用法以国家标准GB/T 15835—2011《出版物上数字用法》为准。

十一、正文之后设有内容索引和条目标题索引。内容索引供读者按照汉语拼音字母顺序查检条目和条目之中隐含的知识主题。条目标题索引分为条目标题汉字笔画索引和条目外文标题索引，条目标题汉字笔画索引供读者按照汉字笔画顺序查检条目，条目外文标题索引供读者按照外文字母顺序查检条目。

十二、部分学科卷根据需要设有附录，列载本学科有关的重要文献资料。

人体组织学与胚胎学卷缩略语表

缩略语	英文全称		中文
ABP	androgen binding protein		雄激素结合蛋白
ACP	acid phosphatase		酸性磷酸酶
ACTH	adrenocorticotropic hormone		促肾上腺皮质激素
ADH	antidiuretic hormone		抗利尿激素
ANF	atrial natriuretic factor		心房利钠因子
ANP	atrial natriuretic polypeptide		心房利钠尿多肽
APD	action potential duration		动作电位时程
APUD	amine precursor uptake and decarboxylation system		胺与胺前体摄取和脱羧系统
ART	assisted reproductive technology		辅助生殖技术
ATP	adenosine triphosphate		腺苷三磷酸
AVEXIS	avidity-based extracellular interaction screen		基于亲和力的细胞外相互作用筛选
BCF	bone chemotactic factor		骨趋化因子
BCGF	B cell growth factor		B 细胞生长因子
BMP	bone morphogenetic protein		骨形态发生蛋白质
BSP	bone sialo-protein		骨唾液酸蛋白
CFU-E	colony-forming unit of erythrocyte		红细胞集落生成单位
CFU-F	colony-forming unit of fibroblast		成纤维细胞集落生成单位
CFU-GM	colony-forming unit of granulocyte and macrophage		粒细胞单核细胞集落生成单位
CFU-M	colony-forming unit of megakaryocyte		巨核细胞集落生成单位
CG	cortical granule		皮质颗粒
CGL	crown-heel length		冠-踵长
ChN	chondronectin		软骨黏连蛋白
CRH	corticotropin releasing hormone		促肾上腺皮质激素释放激素
CRL	crown-rump length		冠-臀长
CSF	colony stimulating factor		集落刺激因子
DHT	di-hydrogen testosterone		双氢睾酮
DOHaD	developmental origin of health and disease		健康和疾病的发育起源学说
DOPC	determined osteoprogenitor cell		决定性骨祖细胞
ECF	eosinophil chemotactic factor		嗜酸性粒细胞趋化因子
ECM	extracellular matrix		细胞外基质
ECMP	extracellular matrix protein		细胞外基质蛋白
EGF	epidermal growth factor		表皮生长因子
EGSF	endothelial growth stimulating factor		内皮生长刺激因子
β-END	β-endorphin		β-内啡肽

缩略语	英文全称	中文
EPC	endothelial progenitor cell	内皮祖细胞
EPO	erythropoietin	促红细胞生成素
ES	equatorial segment	赤道段
FGF	fibroblast growth factor	成纤维细胞生长因子
FN	fibronectin	纤连蛋白
FSH	follicle stimulating hormone	卵泡刺激素
GAG	glycosaminoglycans	糖胺聚糖
GBM	glomerular basement membrane	血管球基膜
GCT	granular convoluted tubule	颗粒曲管
GDNF	glial cell line-derived neurotrophic factor	胶质细胞源性神经营养因子
GEP system	gastro-entero-pancreatic endocrine system	胃肠胰内分泌系统
GH	growth hormone	生长激素
GHRH	growth hormone releasing hormone	生长激素释放激素
GL	greatest length	最大长度
GnRH	gonadotropin releasing hormone	促性腺激素释放激素
GPI-AP	glycosyl phosphatidylinositol-anchored proteins	糖基化磷脂酰肌醇锚定蛋白
HAM	hyperactivation movement	超激活运动
HCG	human chorionic gonadotropin	人绒毛膜促性腺激素
HCS	human chorionic somatomammotropin	人绒毛膜生长催乳素
HE	hematoxylin eosin	苏木精-伊红（染色）
HEV	high endothelial venule	高内皮细胞小静脉
HGF	hepatocyte growth factor	肝细胞生长因子
HIV	human immunodeficiency virus	人类免疫缺陷病毒
HPL	human placental lactogen	人胎盘催乳素
5-HT	5-hdroxytryptamine	5-羟色胺
HTA	hypophysiotrophic area	促垂体区
IAM	inner acrosomal membrane	顶体内膜
ICD	international classification of diseases	国际疾病分类
ICSH	interstitial cell stimulating hormone	间质细胞刺激素
ICSI	intracytoplasmic sperm injection	卵质内单精子注射
IFN	interferon	干扰素
IGF	insulin-like growth factor	胰岛素样生长因子
IL	interleukin	白细胞介素
IOPC	inducible osteoprogenitor cell	诱导性骨祖细胞
iPS cell	induced pluripotential stem cell	诱导多能干细胞

缩略语	英文全称	中文
IVF-ET	in vitro fertilization and embryo transfer	体外受精胚胎移植技术
JGC	juxtaglomerular cell	球旁细胞
LASIK	laser-assisted in situ keratomileusis	准分子激光角膜切削术
LN	laminin	层粘连蛋白
LGL	large granular lymphocyte	大颗粒淋巴细胞
LH/ICSH	luteinizing hormone/interstitial cell stimulating hormone	黄体生成素/间质细胞刺激素
LPH	lipotropic hormone	促脂激素
MCL	mast cell leukemia	肥大细胞白血病
MCP	monocyte chemoattractant protein	单核细胞趋化因子
MDT	multi-disciplinary team	多学科合作团队
MHC	major histocompatibility complex	主要组织相容性复合体
MMP	matrix metalloproteinases	基质金属蛋白酶
MSC	mesenchymal stem cell	间充质干细胞
α-MSH	α-melanocyte stimulating hormone	α-黑素细胞刺激素
MSIH	melanocyte stimulating hormone inhibiting hormone	黑素细胞刺激素抑制激素
MSRH	melanocyte stimulating hormone releasing hormone	黑素细胞刺激素释放激素
MV	microvilli	微绒毛
MyoD	myogenic determination gene	肌肉发生决定基因
NADPH	nicotinamide adenine dinucleotide phosphate	还原型烟酰胺腺嘌呤二核苷酸磷酸（还原型辅酶 II）
NGF	nerve growth factor	神经生长因子
NK cell	natural killer cell	自然杀伤细胞
NOS	nitric oxide synthase	一氧化氮合酶
OT	oxytocin	催产素
PAS	periodic acid Schiff	过碘酸希夫
PCL	plasma cell leukemia	浆细胞白血病
PCV	postcapillary venule	毛细血管后微静脉
PDGF	platelet-derived growth factor	血小板衍生生长因子
PG	prostaglandin	前列腺素
PGC	primordial germ cell	原始生殖细胞
PIH	prolactin inhibiting hormone	催乳素抑制激素
PKA	protein kinase A	蛋白激酶 A
POMC	proopiomelanocortin	阿片促黑素细胞皮质素原
PRH	prolactin releasing hormone	催乳素释放激素
PRL/LTH	prolactin/lactotropic hormone	催乳素

缩略语	英文全称	中文
PSA	prostate specific antigen	前列腺特异性抗原
RA	retinoic acid	视黄酸
RES	reticuloendothelial system	网状内皮系统
SDF-1α	stromal cell derived factor-1α	基质细胞衍化因子-1α
SM	systemic mastocytosis	系统性肥大细胞增多症
SOD	superoxide dismutase	超氧化物歧化酶
SOM	somatostatin	生长激素抑制激素
SPA	sperm penetration assay	精子穿透试验
SRY	sex-determining region	性别决定区
StAR	steroidogenic acute regulatory protein	类固醇合成急性调节蛋白
STH	somatotropic hormone	生长激素
TDF	testes-determining factor	睾丸决定因子
TGF	transforming growth factor	转化生长因子
Th cell	helper T cell	辅助性 T 细胞
TMSF	transmembrane superfamily	跨膜蛋白超家族
TNF-α	tumor necrosis factor-α	肿瘤坏死因子-α
TnI	troponin I	肌钙蛋白 I
TRAP	tartrate resistant acid phosphatase	抗酒石酸酸性磷酸酶
Treg	regulatory T cell	调节性 T 细胞
TRH	thyrotropin releasing hormone	促甲状腺素释放激素
TSH	thyroid stimulating hormone	促甲状腺素
TSLP	thymic stromal lymphopoietin	胸腺基质淋巴细胞生成素
Vaspin	visceral adipose tissue-derived serine protease inhibitor	内脏脂肪组织源性丝氨酸蛋白酶抑制剂
VEGF	vascular endothelial growth factor	血管内皮生长因子
VIP	vasoactive intestinal polypeptide	血管活性肠肽
VLDL	very low density lipoprotein	极低密度脂蛋白
WHO	world heath organization	世界卫生组织
ZP	zona pellucida protein	透明带蛋白

目 录

réntǐ zǔzhīxué

人体组织学（human histology） 研究正常人体微细结构及其相关功能的形态学科。

组织学是解剖学的一个分支，自 1590 年荷兰光学匠师扎哈里斯·杨森（Zacharias Janssen）制成第一台显微镜及 1665 年英国物理学家、生物学家罗伯特·虎克（Robert Hooke，1635～1703 年）组装带有透镜的显微镜之后，人们开始用显微镜观察机体的细胞与组织结构，称为显微解剖学。法国解剖与生理学家马瑞·弗朗索瓦·泽维尔·比沙（Marie Françis Xavier Bichat，1771～1802 年），认为肉眼解剖时从机体中分离出的膜与脏器是由不同性质的"编织物"构成的，首次将其称为组织（tissue）。他认为人体由 20 多种组织构成，但未做过显微镜的观察。德国显微解剖学家奥古斯特·弗兰茨·约瑟夫·卡尔·梅耶（August Franz Josef Karl Mayer，1787～1865 年）在 1819 年开始使用"组织学（histology）"一词，意为用显微镜来研究机体组织结构的科学，此词源于希腊文，由 histos（组织）和 logos（科学）构成。此后由于显微镜技术的不断改进，在系统观察高等动物和人体微细结构的基础上，可将组织分为上皮组织、结缔组织、肌组织和神经组织 4 类，各自具有不同的结构特征与生理功能，按一定的分布样式结合成人体各个器官和系统，再由这些器官和系统组成完整的人体。组织学的建立和发展是基于 4 类基本组织的概念之上，从而使对有机体微细结构的观察与研究有了基本规律可循，成为研究人体结构与功能的一门重要学科。

简史　回顾组织学的发展历史，大致分为 3 个阶段：

初创雏形阶段　组织学的建立首先应归功于 17 世纪显微镜的发明，意大利解剖学家马塞罗·马尔比基（Marcello Malpighi，1628～1694 年）用显微镜观察了脾、肺、肾、皮肤等器官的微细结构，荷兰显微科学家安东尼·菲利普·范·列文虎克（Antonie Philip van Leeuwenhoek，1632～1723 年）用倍数较高的显微镜观察了精子、红细胞、肌纤维和神经元（神经细胞）等。这些知识逐步积累后构成了解剖学的一个分支——显微解剖学，即近代组织学的雏形。

蓬勃发展阶段　19 世纪末至 20 世纪中叶，是近代组织学的重要历史阶段。20 世纪前半期许多新技术的发明对近代组织学的发展起了重要的推动作用，其中细胞与组织化学技术及电子显微镜的发明，更对该学科起着决定性的作用。细胞与组织化学技术把器官组织的微细结构观察与细胞内化学成分的定性定位与定量相结合，为器官系统的生理功能及病理变化研究奠定了基础。电子显微镜的使用更为器官组织微细结构的研究打开了一个全新的领域，即细胞的超微结构，这是近代组织学的又一次飞跃。将组织器官的微细结构观察与其生理功能及病理变化相结合是近代组织学的一个重要研究方向，称为功能组织学。1898 年，意大利神经科学家、组织学家卡米洛·高尔基（Camillo Golgi，1843～1926 年）和西班牙神经组织学家圣地亚哥·拉蒙－卡哈尔（Santiago Ramóny Cajal，1852～1934 年）利用银染技术观察了神经细胞与神经组织，发现了一个重要的细胞器——高尔基复合体，因此获得

1906 年诺贝尔生理学或医学奖，二人是现代神经科学的奠基人；又如俄国动物学家和细菌学家埃利·梅契尼科夫（Élie Metchnikoff，1845～1916 年）发现吞噬细胞吞噬异物的现象，认为是机体重要的防御机制之一，获得了 1908 年诺贝尔生理学或医学奖；再如，英国生理学家查尔斯·斯科特·谢灵顿（Charles Scott Sherrington，1857～1952 年）和埃德加·阿德里安（Edgar Adrian，1889～1977 年）专注于神经元的研究，提出了神经反射学说和突触的概念，由此获得了 1932 年诺贝尔生理学或医学奖。1954 年，美国细胞生物学家乔治·埃米尔·帕拉德（George Emil Palade，1912～2008 年）和桑福德·路易斯·帕莱（Sanford Louis Palay，1918～2002 年）共同发表了第一张突触的超微结构图像，成为神经科学研究的一个里程碑。

学科交叉融合阶段　20 世纪 60 年代以来，生命与医学科学发展突飞猛进，研究技术的日新月异是一个重要的驱动因素，尤其是细胞与分子生物学技术与人类基因组计划为整个生命与医学科学（包括组织学）带来了一场革命。这场革命的一个重要特征是学科之间的交叉融合。以近代组织学发展为例，至少有以下 3 个重要的发展趋势：①对于器官和组织微细结构与功能的研究不断深入到细胞与分子水平：近代组织学广泛采用多组学技术（Multi-Omics）基因与表观遗传学、转录子组学、蛋白质组学和代谢组学技术及细胞信号转导通路研究，组织学与细胞生物学和分子生物学正在交叉融合。②一些重要器官系统结构与生理功能及其病理变化的研究依赖于多学科团队

（MDT）合作，组织学是这个团队中的重要一员，如神经科学、生殖生物学、发育生物学、免疫生物学、肿瘤生物学的研究都离不开组织学。③组织学与非生命科学交叉合作开展转化医学研究：如组织工程是将组织学与材料科学相结合的一门新兴交叉学科。主要采用组织细胞培养技术在体外构建三维的器官或组织（如神经、血管、肌腱、软骨、骨、角膜、皮肤、气管等）可用于人体组织器官损伤或缺失时的修复与替代，是再生医学的重要基础。

中国的近代组织学发展也基本遵循上述 3 个阶段的历程，20 世纪初以来，许多组织学家，如马文昭（1886~1965 年）、鲍鉴清（1893 ~ 1982 年）、王有琪（1899 ~ 1995 年）、张作干（1907 ~ 1969 年）、李肇特（1913 ~ 2006 年）、何泽涌（1919 ~ 2015 年）和成令忠（1931~2003 年）等在组织学的研究与人才的培养中做出了杰出的贡献。

在中国的医学教育与研究中，组织学常与胚胎学合并成一门学科，称为人体组织学与胚胎学，旨在把人体器官系统的微细结构、生理功能及胚胎发育有机结合。中国的解剖学、组织学与胚胎学工作者共同组建中国解剖学会，并出版解剖学报等学术期刊。

研究内容 主要包括：①基本组织：4 类基本组织的结构特征、生理功能、胚胎发育来源及组织的修复与再生。②器官系统组织学：人体各器官系统的组织结构特征和微细结构，以及这些组织结构如何协调整合完成其特定的生理功能。

细胞是人体的基本结构与功能单位。成年人体内约有 10^{14} 个细胞，根据形态与功能的不同可分为 200 多种类型。这些细胞之间相互协调与制约，共同维持着机体的生长、发育、遗传、变异、衰老与死亡的生命过程。这些细胞在人体内以组织的形式存在。共同行使某种（些）特定生理功能的细胞与细胞间质构成的一个群体称为组织。在组织中，各种细胞具有不同的形态结构特征并发挥不同的作用。而细胞间质则是由细胞产生的非细胞物质，又称细胞外基质，包括纤维和基质，其中还有不断流动的体液（血浆、淋巴液、组织液等），它们起支持、联系、保护、营养细胞的作用，也与细胞的增殖、分化、运动与迁移等功能密切相关。细胞间质中的体液成分，参与构成细胞生存的微环境，组织微环境的动态稳定是保持细胞正常增殖、分化、代谢和功能活动的重要条件，微环境成分的异常变化可导致细胞发生病变。人体各器官系统的组织结构随年龄增长会产生一系列改变，衰老后的这种改变是老年医学的重要基础。此外，各种组织的生理性再生，以及在受损以后的再生规律和特征，也是组织学的重要研究方向。

研究方法 组织学研究中的难点在于：①细胞与组织体积小，必须用显微镜放大后才能观察。②细胞与组织内各个结构之间光学反差小，从而在显微镜下不易分辨，必须用染色技术清晰显示细胞与组织的微细结构。③固定染色以后的细胞与组织已死亡，故而必须采用细胞与组织活体培养的方法研究其生活状态下的微细结构及其生理功能。针对这 3 个难点，已衍生出一系列的组织学研究技术：

显微镜技术 最常用的是光学显微镜及透射电子显微镜。前者可以将被观察物放大 1000 ~ 1500 倍，分辨率达 0.2μm；后者可放大几万到几十万倍，分辨率为 0.1 ~ 0.2nm。根据不同研究的需要，还可选用不同性能的光学显微镜（如倒置显微镜、相差显微镜、暗视野显微镜、荧光显微镜、偏光显微镜和干涉显微镜等）。透射电镜用于观察细胞内部的结构，而扫描电镜可用于观察细胞的表面结构，冷冻蚀刻复型技术和冷冻割断技术可用来观察生物膜的内部结构以及其断面的立体结构。

染色技术 最常用的是组织固定切片的苏木精－伊红（HE）染色。苏木精为碱性，可使细胞核内的染色质以及细胞质内的核糖体等染成紫蓝色；伊红为酸性，可使细胞质以及细胞外基质中的成分染成粉红色。组织化学技术则是用物理或化学的方法在组织切片上显示组织和细胞内的各种化学成分（如糖、脂类、核酸及酶等），并可作定性、定位与定量分析。免疫组织化学则根据免疫学原理，用标记的特异性抗体（或抗原）对组织内的抗原（或抗体）的分布进行定位研究，可在组织原位显示蛋白质、多肽等。

活细胞和活体组织研究技术 体外培养（包括细胞培养与组织培养）最常用，既可用于研究细胞与组织的生物学行为（如细胞的增殖、分化、代谢、运动、分泌、融合等），也可用于观察物理、化学及生物因素对细胞与组织的影响。细胞融合技术，又称细胞杂交，是用人工的方法使两个或两个以上细胞融合成为一个杂交细胞的过程。细胞融合技术已经成为许多生物医学领域（如细胞遗传学、细胞免疫学、病毒学、肿瘤学等）的重要研究手段，也是制备单克隆细胞系的关键技术。人类两性生殖细胞结合形成受精卵则是天然的细胞融合现象。

同邻近学科的关系 人体组织学和人体解剖学及人体胚胎学同属人体形态学科，都是以研究人体的形态结构为主要内容的学科。人体解剖学用肉眼或放大镜观察人体的构造，人体组织学则用显微镜技术观察人体的微细结构，而人体胚胎学则研究各组织、器官和系统的发生和发育过程。三者相辅相成构成了整个医学科学的重要基石；人体的微细结构是研究人体各器官系统生理和代谢功能的物质基础，所以人体组织学是研究人体生理学必不可少的基础；医学病理学是研究疾病状态下人体各组织、器官和系统的病理变化及其规律的学科，毫无疑问研究人体病理组织学改变必须以正常人体组织学作为基础对照。

（王一飞）

shàngpí zǔzhī

上皮组织 （epithelial tissue）

由大量密集排列的上皮细胞和少量细胞间质构成，细胞间以黏着物和特殊连接牢固相连的一种基本组织。又称上皮，其形态、结构多样。上皮细胞有极性，朝向身体表面或有腔器官腔面的一侧称游离面；与游离面相对的另一侧称基底面。基底面附着于基膜，上皮组织借此膜与深部结缔组织相连。上皮组织内大多无血管和淋巴管，细胞所需的营养物质依靠深部结缔组织内的血管透过基膜供给，代谢产物则是透过基膜进入深部结缔组织内的血管。上皮组织内有丰富的游离神经末梢（如表皮和角膜），能感受冷、热和痛的刺激。

依形态、结构和功能，分为被覆上皮、腺上皮、感觉上皮、生殖上皮和肌上皮。①被覆上皮：分布广泛，覆盖在身体的表面、衬贴在体腔和有腔器官的内表面，具有保护、吸收、分泌和排泄功能。②腺上皮：是腺细胞构成的上皮，以分泌功能为主。以腺上皮为主构成的器官称腺。③感觉上皮：指某些含有特殊分化细胞的上皮，能感受特殊刺激（如味蕾，嗅上皮，内耳位觉、听觉感受器和视网膜）。④生殖上皮：构成睾丸生精小管，生精细胞不断分裂、分化生成精子。⑤肌上皮：指某些腺泡（如唾液腺）基部的特殊上皮细胞，其胞质内含有肌丝样细丝，有收缩功能，能帮助分泌物排出。

皮肤的表皮、汗腺、皮脂腺、毛、甲、乳腺、角膜的上皮和口腔、鼻腔、肛门等的被覆上皮以及神经管壁的上皮起源于外胚层。心、血管和淋巴管的内皮，衬于心包腔、胸腔、腹腔以及覆盖在某些器官表面的间皮，肾和输尿管道上皮，男女性生殖管道上皮等来自中胚层。咽以下、直肠肛管上段的消化管黏膜上皮和消化腺，喉以下呼吸道上皮，膀胱以及甲状腺、甲状旁腺的上皮等来源于内胚层。

（冯京生）

bèifù shàngpí

被覆上皮 （covering epithelium）

覆盖于体表、腔囊器官内表面和部分器官外表面的上皮。具有典型的上皮组织结构特征，细胞紧密排列成层，细胞之间有少量黏合质。根据上皮细胞的排列层数可将被覆上皮分为单层上皮与复层上皮两大类（表）。

单层上皮 由一层排列密集的细胞构成，细胞的基底面附着于基膜（图1）。按细胞（单层上皮或复层上皮浅层细胞）侧面的形状，又可分为扁平上皮、立方上皮和柱状上皮。

单层扁平上皮 由一层边界不规则、表面光滑、形如鳞片的扁平细胞构成的上皮。又称单层鳞状上皮，胞质少，细胞器不发

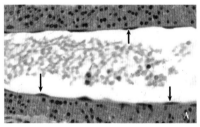
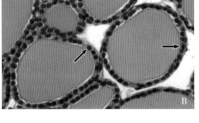
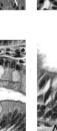
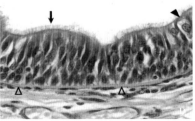

图1　单层上皮光镜像（HE ×132）

注：A. 单层扁平上皮（↑. 内皮）；B. 单层立方上皮（↑. 甲状腺滤泡上皮）；C. 单层柱状上皮（↑. 杯状细胞，△. 纹状缘）；D. 假复层纤毛柱状上皮（↑. 纤毛，▲ 杯状细胞，△. 基膜）

达，游离面有少量长短不一的微绒毛，细胞间有紧密连接或缝隙连接。细胞基底面附着于基膜。单层扁平上皮分布在心、血管、淋巴管腔面，体腔、肾小囊壁层和肺泡等处。衬贴在心、血管和淋巴管腔面的称内皮，内皮细胞薄，表面光滑。被覆于体腔脏层和壁层（心包腔、胸腔和腹腔）的称间皮，细胞表面湿润、光滑，不仅可以减少组织之间的摩擦，而且便于内脏活动。

单层立方上皮　由一层立方形细胞构成的上皮。细胞核呈圆形，位于细胞中央。细胞游离面有微绒毛，微绒毛的长短与数量因分布在不同的部位而有所不同，如肾近端小管的微绒毛长短一致、密集排列，形成光镜下所见的刷状缘。细胞侧面有连接复合体。细胞基底面附着于基膜，有些可形成质膜内褶。单层立方上皮见于肾小管、脉络丛、睫状体、晶状体前上皮、视网膜色素上皮、甲状腺滤泡和一些腺的小导管及许多外分泌腺的腺泡，具有分泌和吸收功能。

单层柱状上皮　由一层棱柱状细胞构成的上皮。细胞有明显的极性，游离面常见微绒毛，小肠的单层柱状上皮吸收细胞的微绒毛长而密，形成光镜下所见的纹状缘（见小肠）。相邻细胞侧面有连接复合体，基底面附于基膜。上皮内常见散在的杯状细胞，形似高脚酒杯，细胞顶部充满黏液性分泌颗粒，基底部细窄，胞核位于基底部，较小，着色较深；分泌黏液，黏液主要成分是亲水性的糖蛋白或黏蛋白，与水结合后形成黏稠的液体，有滑润与保护上皮的作用。单层柱状上皮分布于胃、肠、胆囊、肾集合管、输卵管及子宫腔面等部位。输卵管、子宫等器官的单层柱状上皮细胞游离面有纤毛，纤毛的摆动有助于卵子的运送。

假复层柱状上皮　由形状不同、高低不等的细胞构成的上皮。每个细胞的基底面均附于基膜上，但由于细胞的高矮不同，细胞核的排列位置也不在同一平面上，从上皮的侧面观察似为复层上皮，实为单层上皮，且以柱状上皮细胞为主，故称假复层柱状上皮。此种上皮一般有 3 种细胞：①柱状细胞：细长，顶部较宽，伸至上皮游离面，基部细窄；细胞核

长圆形，较大，位近细胞顶部；胞质电子密度较低，核糖体较少，线粒体较丰富，高尔基复合体发达，粗面内质网较少，散在，还有少量多泡体和溶酶体；近细胞顶部侧面有连接复合体。有的上皮柱状细胞有发达的纤毛。②锥体形细胞：位于上皮基底部，又称基底细胞，呈锥体形，矮小，基部宽大，核较大呈圆形，位于细胞中央；基底细胞与邻近的细胞间常以桥粒相连；胞质内细胞器不发达，线粒体少，偶见溶酶体，胞质内微丝较多；锥体形细胞是一种可以分化为柱状细胞和杯状细胞的幼稚细胞，被视为储备细胞。③梭形细胞：两端尖细，基底端附于基膜上，顶端夹于柱状细胞和杯状细胞之间，不伸到上皮表面，核呈椭圆形。

假复层柱状上皮分布于男性尿道前列腺近膜部处及附睾管，附睾管的上皮细胞游离面有成簇的静纤毛（见附睾）。分布于喉、气管、支气管、咽鼓管和鼓室、输精管和泪囊的上皮柱状细胞游离面有大量纤毛。呼吸道上皮中的杯状细胞分泌黏液使腔面湿润光滑，并黏着灰尘和细菌等物，纤毛可将黏液向一定方向推动。

复层上皮　由两层以上的细胞构成的上皮，最深层的细胞附着于基膜，表层的细胞面向上皮游离面（图2）。

复层扁平上皮　由多层细胞构成，表层细胞呈扁平鳞片状。又称复层鳞状上皮。由深至浅分 3 层：①基底细胞层：为一层立方或低柱状细胞，位于基膜上，胞质内游离核糖体多，常见分裂象，细胞较幼稚，增殖能力强，新生的细胞渐向浅层移动，以补充表层脱落的细胞。②棘细胞层：由多层较大的多边形细胞构成，细

表 1　被覆上皮的分类和主要分布

类型	名称	分布
单层上皮	单层扁平上皮	内皮：心、血管和淋巴管的腔面
		间皮：胸膜、腹膜和心包膜的腔面
		其他：肺泡和肾小囊的壁层
	单层立方上皮	肾小管和甲状腺滤泡等
	单层柱状上皮	胃、肠、子宫和输卵管的腔面
	假复层柱状上皮	呼吸道、男性尿道和附睾管的腔面
复层上皮	复层扁平上皮	未角化：口腔、食管和阴道的腔面
		角化：皮肤的表皮
	复层立方上皮	汗腺导管、肛管和女性尿道近开口处
	复层柱状上皮	睑结膜和尿道海绵体
	变移上皮	肾盏、肾盂、输尿管和膀胱的腔面

胞有许多细小突起，故称棘细胞。相邻细胞的棘状突起相互交叉连接，此处见大量桥粒。胞质内有成束细丝（称张力原纤维）与膜被颗粒。③表层：细胞呈扁平形，核小，与细胞的长轴相平行，胞质嗜酸性强。表层细胞趋向退化死亡并不断脱落，由深层新生的细胞补充。

复层扁平上皮的基底面附于基膜，与深部结缔组织相连的部位凹凸不平，因而扩大了两者之间的接触面。分布在皮肤表层的复层扁平上皮，浅层细胞的核与细胞器逐渐消失，胞质中充满角蛋白，细胞干燥变硬，形成角质层，常成片脱落，这种上皮称角化的复层扁平上皮（见表皮）。衬贴在口腔、咽、食管、肛门、鼻前庭、阴道等腔面的复层扁平上皮，浅层是有核的活细胞，含角蛋白少，称未角化的复层扁平上皮（见食管）。复层扁平上皮有很强的机械保护作用，角化上皮尤

为显著，可耐受机械和化学刺激，并能防止体内水分蒸发和阻挡细菌和异物的侵入。复层扁平上皮生理性更新较快，受损后修复也较快，再生能力很强。

复层立方上皮　由两层或数层细胞构成，表层细胞为立方形，深层细胞为立方形或多边形。此种上皮较少见，汗腺导管是典型的一种（见汗腺），还分布在眼结膜、肛管、女性尿道开口部等处。复层立方上皮有保护作用。

复层柱状上皮　由数层细胞构成，表层细胞呈柱状，深层细胞为立方形或多边形，中间层细胞为梭形。此种上皮较少见，位于眼结膜穹隆部（见眼结膜）、尿道海绵体部、肛门的黏膜以及一些腺的大导管。表层柱状细胞游离面有纤毛则称复层纤毛柱状上皮，见于咽、会厌、软腭和喉的上皮。

变移上皮　细胞的形状和层数随器官的收缩和扩张状态产生

变化的复层上皮。又称移行上皮。器官收缩时，细胞变圆，层次变多，有5~6层；器官扩张时，细胞变扁，层次减少，仅有2~3层。传统上是将变移上皮归类于复层上皮，但研究表明各层细胞基底部的脚状突起均附于基膜上，因此也将其归于假复层上皮。该上皮分布于肾盏、肾盂、输尿管、膀胱和尿道前列腺部。构成变移上皮的细胞包括：①表层细胞：称盖细胞，较大，侧面呈伞形，细胞表面隆起；凹凸不平，基底部脚状突起伸向基膜，一个盖细胞可覆盖几个中间层细胞。盖细胞顶部胞质致密，形成嗜酸性较强、染色较深的壳层，有防止尿液侵袭上皮的作用。电镜观察顶部胞膜形成许多皱褶并内陷形成大小不同、形状不一的小泡，小泡是膀胱收缩时暂时储存在胞质内的腔面胞膜，当膀胱扩张时，小泡变小或消失，借胞吐作用将小泡膜展开，补充和扩大胞膜。细胞侧面有紧密连接和桥粒。②中间层细胞：有数层，呈柱状或倒置梨形，也有脚状突起伸向基膜。③基底层细胞：较小，呈锥体形或立方形，位于基膜上，嵌在浅层和中间层细胞的脚状突起之间。变移上皮与膀胱的扩张和收缩功能相适应，对水和离子的通透性低于其他上皮，有一定的屏障作用。

（冯京生）

shàngpí tèshū jiégòu

上皮特殊结构 （specialization of epithelium）　上皮细胞的结构与功能相适应，在其游离面、侧面和基底面上常分化形成各种特殊结构（图1），由上皮细胞的细胞膜和邻近细胞膜的部分细胞质与细胞间质共同构成。上皮细胞游离面的微绒毛或纤毛使细胞的

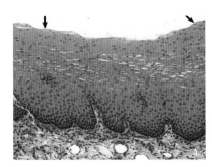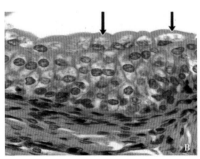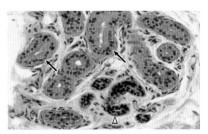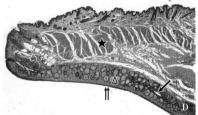

图2　复层上皮光镜像（HE ×132）

注：A. 复层扁平上皮（↑. 扁平上皮）；B. 变移上皮（↑. 盖细胞）；C. 复层立方上皮（↑. 汗腺分泌部，△. 汗腺导管部）；D. 复层柱状上皮（↑↑. 睑结膜，↑. 导管，△. 睑板腺，★. 肌层）

表面积扩大，有利于营养物质的吸收或推送分泌物和异物的排出。上皮细胞侧面的细胞连接是由相邻的细胞膜和膜旁的细胞质特化而成。细胞连接结构只能在电镜下观察到，呈点状、斑状或带状，连接的方式有紧密连接、中间连接、桥粒与缝隙连接，作用是增加细胞间的机械联系，维持组织结构的完整性，并能进行物质交换和相互传递信息，协调细胞间的功能活动。除上皮组织外，细胞连接也见于肌组织、骨组织和神经组织等。一般只要有两种或两种以上的连接同时存在，即称连接复合体。上皮细胞基底面有基膜，上皮借此与结缔组织相连，并有质膜内褶，参与水和离子的快速运输。

微绒毛　上皮细胞游离面的细胞膜连同细胞质一起向外伸出的细小指状突起。长约 $1.4\mu m$，直径约 $0.1\mu m$。在电镜下清楚可见，光镜下小肠单层柱状上皮的纹状缘和肾近端小管的刷状缘均由排列整齐而密集的微绒毛构成。除上皮细胞外，其他多种细胞表面也有数量不等、长短不一的微绒毛，如巨噬细胞和淋巴细胞等。微绒毛表面为细胞膜，内部为细胞质。细胞质内含有许多纵行微丝，微丝上端伸到微绒毛尖端，下端附着于细胞顶部的终末网，终末网是微绒毛基部胞质中平行于游离面微丝构成的网状结构，在吸收功能旺盛的上皮细胞中较明显，网的微丝附于细胞侧面的中间连接。微绒毛中的微丝为肌动蛋白，终末网含肌球蛋白及肌动蛋白（见骨骼肌），微丝藉类似于骨骼肌肌丝滑动方式使微绒毛伸长或缩短，小肠单层柱状上皮的每个柱状细胞表面可以有 $2\,000\sim3\,000$ 根微绒毛，使细胞表面积扩大，有利于营养物质的吸收。微绒毛表面有较厚的细胞衣，对上皮细胞有一定保护作用。因细胞衣含有不同的寡糖类型从而构成细胞的特异标志，也是激素受体或细胞识别表面抗原（如微生物）的分子基础。

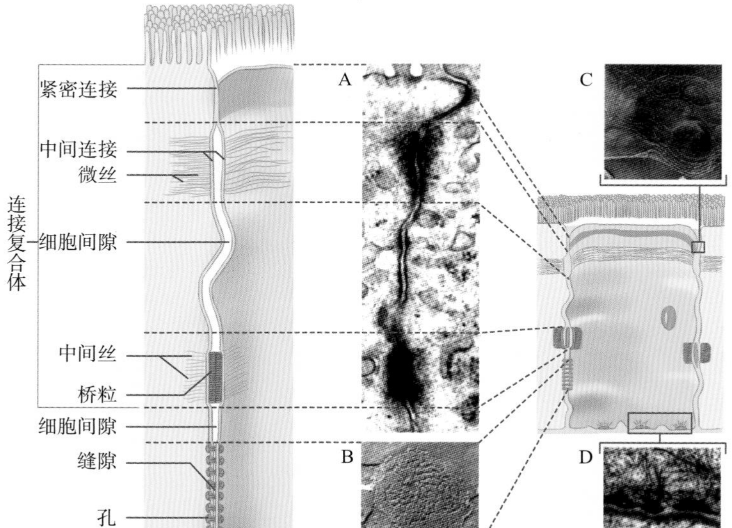

纤毛　上皮细胞游离面的细胞膜连同细胞质一起向外伸出的能进行节律摆动的细长指状突起。长 $5\sim10\mu m$，直径 $0.3\sim0.5\mu m$，外被细胞膜，内部有纵行排列的微管。纤毛分为杆部、根部和尖部 3 部：①杆部横断面的中央有一对中心微管，其间有架桥相连，外被密度较低的物质包裹，称中央鞘，周围环绕 9 组双联微管。每组双联微管由 A 管与 B 管组成，它们之间的接触面上有部分管壁相融合。A 管向相邻 B 管伸出两条臂，分别称为内臂和外臂。主要成分为动力蛋白。此内外臂与相邻的 B 管起作用，双联微管伸向中央鞘的突起称辐条，其末端膨大称辐条头。在双联微管之间有连接蛋白形成管间联结丝，此结构有高度韧性，将 9 组双联微管紧紧地连接在一起。②纤毛根部的周围微管有 3 条，形成三联微管。③在纤毛顶部每组微管均合并成一条微管，在纤毛尖部各微管相互融合。纤毛的根部有一个致密颗粒，称基体，位于细胞顶部的胞质内，其结构与中心粒基本相同。纤毛的微管与基体的微管相连。双联微管上的动力蛋白具有腺苷三磷酸（ATP）酶活性，但平时 ATP 酶的活性很低。当它与相邻双联微管中 B 管上的微管蛋白接触时，能激活 ATP 酶，使 ATP 水解供应能量，此时动力蛋白的内、外臂可以弯曲，引起微管间滑动。纤毛具有向一定方向节律性摆动的能力，许多纤毛的协调摆动能把黏附在上皮表面的分泌物和颗粒状物质向一定方向推送，如气管的假复层纤毛柱状上皮（见被覆上皮）通过纤毛向咽侧定向摆动，可把被吸入的灰尘和细菌等排出，若呼吸

图 1　上皮特殊结构模式图

注：A. 细胞膜；B. 缝隙连接；C. 紧密连接；D. 半桥粒

紧密连接
中间连接
微丝
细胞间隙
中间丝
桥粒
细胞间隙
缝隙
孔

连接复合体

道纤毛上皮细胞的纤毛双联微管缺少动力蛋白，纤毛无法摆动，则易患呼吸道疾病。

紧密连接 相邻细胞胞膜外层呈间断融合所形成的细胞连接，位于细胞的侧面近顶端，又称闭锁小带。呈长短不等的带状，常见于单层柱状上皮和单层立方上皮，位于相邻细胞间隙的顶端侧面。电镜下常呈箍状环绕细胞，连接处细胞膜的外层呈间断融合，细胞间隙消失，相邻细胞胞膜上的镶嵌蛋白各形成网格状的嵴，相互对应彼此紧密相贴形成封闭索，而非连接处则留有 10~15nm 的间隙。紧密连接有封闭细胞间隙的功能，既可防止细胞外大分子物质经细胞间隙进入深部组织，又能防止组织液外溢，维持组织间隙与管腔之间的渗透梯度，保持内环境的相对稳定。

中间连接 相邻细胞粘在一起，细胞间有 15~20nm 的间隙。又称黏着小带。常位于紧密连接的下方，呈长短不一带状围绕上皮细胞顶部，其内充满丝状物质，连接相邻的细胞膜。胞膜内侧面附有薄层致密物质和成束的微丝，该微丝参与构成细胞顶部胞质中的终末网。微绒毛中的微丝插入终末网内，与微绒毛的伸缩活动密切相关。中间连接除有细胞间连接作用外，还有保持细胞形状和传递细胞收缩力的作用。

桥粒 细胞间的一种斑状连接。又称黏着斑，直径约 0.5μm。相邻细胞间有 20~30nm 的间隙，其中充满低密度的丝状物，中央有一条与细胞膜平行的致密线，称中间线。在相邻细胞的胞膜内面各有一个高电子密度的圆板状结构，称附着板。胞质中有大量张力丝插入附着板，并又折返伸展到细胞内部胞质中；另有一些

细丝从附着板的内侧钩住张力丝；还有一些较细的丝起始于附着板内部，穿过附着板至细胞间隙，与中间线的细丝网相连，将两个细胞的附着板连接起来，形成贯穿细胞的连接网络。桥粒是十分牢固的细胞连接，多见于易受机械性刺激或摩擦的部位，如皮肤的表皮。在某些上皮与基膜的邻接面上可见半桥粒，是上皮细胞基底面上形成的半个桥粒的结构，将上皮细胞固着在基膜上。

缝隙连接 一种广泛存在于细胞间的连接形式，又称通信连接。呈斑状，电镜下显示细胞间隙 2~3nm，相邻两个细胞膜中有许多排布规律的柱状颗粒，每个颗粒的直径为 7~9nm，由 6 个亚单位环绕而成，中央有直径约 2nm 的小管，这些颗粒彼此相接，其中小管的管腔也相通，成为细胞间的直接通道。细胞间借缝隙连接进行一些小分子物质交换（如维生素、氨基酸、糖、核苷酸、激素以及离子等），传递化学信息。小管处的电阻很低，有利于细胞间传递电冲动。缝隙连接有助于细胞间的功能协调，也是细胞同步分化的重要结构基础。

基膜 上皮细胞基底面与深部结缔组织间一层特化的膜状结构，又称基底膜（图2）。不同上皮的基膜厚薄不一，复层扁平上

皮、假复层纤毛柱状上皮、肾小球毛细血管和肺泡等的基膜较厚，光镜下明显可见。电镜下基膜分为基板和网板两层：①基板：靠近上皮基底面，电子密度高，为一些纤细的微原纤维交织成网，称致密层，其一侧（或两侧）为低电子密度的无定形基质，称透明层。基板的主要化学成分是糖蛋白，包括层粘连蛋白、Ⅳ型胶原蛋白和纤连蛋白以及含有硫酸的蛋白聚糖等，由上皮细胞产生。除上皮基部外，在肌细胞、脂肪细胞及神经膜细胞的外周也可见基板，其化学物质则由相应的细胞产生。②网板：位于基板深部，由交织成网的网状纤维和基质构成，由结缔组织中的成纤维细胞产生。在基板和网板之间可见锚着纤维将两层相互连接。某些上皮的基膜只有基板而无网板，如肾小球毛细血管基膜。基膜不仅对细胞起支持、连接和固定作用，对细胞的增殖、分化和迁移以及细胞代谢、信号传递亦具有重要意义。基膜是一种半透膜，对上皮与深部结缔组织之间的物质交换起重要作用；在上皮细胞或肌细胞受损后的再生过程中，起支持作用。在病理情况下因糖蛋白沉积增多而致基膜增厚，可见于肾小球毛细血管基膜增厚的多种疾病，如糖尿病、肾病等；也可

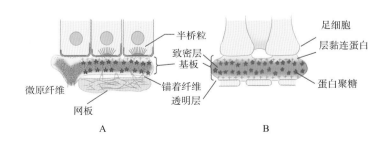

图2 基膜结构

注：A. 上皮基膜；B. 肾小球毛细血管基膜

发生断裂或破坏，如肿瘤突破基膜可发生肿瘤浸润，甚至转移。

质膜内褶　上皮细胞基底面向胞质内折叠而形成的内褶，常见于肾小管等处。与细胞基底面相垂直，内褶间的胞质内含有许多排列规则的线粒体。质膜内褶扩大了细胞基底表面积，参与离子和水分的迅速转运，线粒体为此过程提供能量，属主动运输。

（冯京生）

xiàn shàngpí

腺上皮（glandular epithelium）　以分泌功能为主的上皮。腺细胞的形态结构，依其分泌物的不同及功能状态而异，常呈立方、柱状或锥体形；细胞器较丰富，其分布有一定规律，分泌蛋白质和糖蛋白的细胞，粗面内质网较丰富，高尔基复合体较发达；分泌脂类物质的细胞，滑面内质网较丰富。腺细胞合成的分泌物常以小泡形式存在，称分泌颗粒。腺细胞主要分泌蛋白质、糖类及脂质等。

（冯京生）

xiàn

腺（gland）　以腺上皮为主要成分构成的器官。胚胎期被覆上皮细胞分裂增殖并内陷，形成细胞索，伸入深层的结缔组织中，逐渐分化成腺（图1）。在演变过程中，若细胞索与表层被覆上皮一直保持联系，其末端发育为分泌部，近端发育成导管，腺的分泌物经导管排出至体表或器官的腔面，则为外分泌腺，如汗腺、乳腺和唾液腺等；若细胞索与表层上皮的联系消失，不形成导管，其分泌物直接进入腺细胞周围的毛细血管和淋巴管者，即为内分泌腺（见内分泌系统）。

外分泌腺　分泌物通过导管排出体外或引至体内其他部位的腺体。又称有管腺，由分泌部和导管两部分组成。分泌部又称腺泡，由一层腺细胞构成，中央有腺腔。腺细胞与基膜之间有肌上皮细胞，它有长的分支突起包围腺泡，胞质内有肌动蛋白丝。肌上皮细胞的肌动蛋白丝收缩促使分泌物排出。导管由单层或复层上皮构成，与分泌部直接通连，主要是排出分泌物，但有些腺的导管还能吸收水和电解质。分泌部的细胞合成和释放分泌物，经导管排到器官腔内和身体表面，参与保护上皮和消化食物等。

分类　按导管是否分支，外分泌腺可分为单腺和复腺；按分泌部的形状，可分为管状腺、泡状腺和管泡状腺（图2）。两种分类标准常结合使用，如单管腺（导管没有分支，分泌部为管状），

分支管泡腺（导管有分支，分泌部为管状和泡状）等。外分泌腺有单独存在的（如唾液腺），也有附属于某些器官内的腺（如胃腺），分散在某些器官黏膜上皮中的单个腺细胞，如杯状细胞也属于外分泌腺。

按分泌物的性质又分为黏液腺、浆液腺和混合腺：①浆液腺：腺泡由浆液腺细胞构成，具有蛋白质分泌细胞特点，细胞为柱状或锥体形，核圆，位于中央。顶部胞质集聚较多的圆形嗜酸性分泌颗粒，称酶原颗粒；细胞基底部胞质嗜碱性，电镜下可见此处含有较多的粗面内质网，细胞内的高尔基复合体发达并含丰富的线粒体；游离面可见短小而稀疏的微绒毛。分泌物较稀薄，含不同的酶，如消化酶等。②黏液腺：

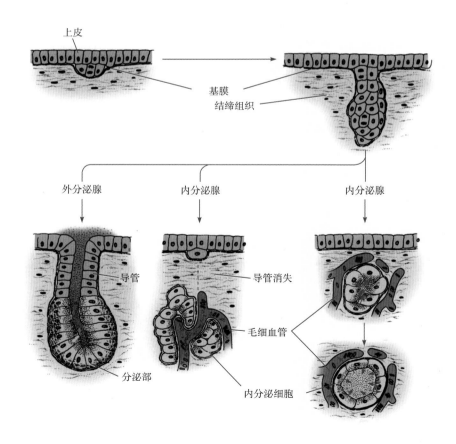

图1　腺的发生

腺泡由黏液腺细胞构成，具有糖蛋白分泌细胞特点，胞体为柱状或锥体形，顶部胞质含较多粗大分泌颗粒，称黏原颗粒，过碘酸希夫（PAS）染色时，颗粒深染，但苏木精-伊红（HE）染色时，因分泌颗粒常被溶解，致使分泌颗粒所在部位着色浅；核较扁，常位于细胞的基底部，核周的细胞质呈弱嗜碱性。电镜下可见细胞基底部有大量粗面内质网和游离核糖体，高尔基复合体发达，位于核的上方。黏液腺细胞的分泌物较黏稠，主要成分为糖蛋白，分泌后与水结合形成黏液，覆盖在上皮细胞的游离面，具有润滑和保护作用。③混合腺：由两种腺泡共同组成的混合性腺泡。大部分混合性主要由黏液性腺细胞组成，少量浆液性腺细胞位于腺泡的底部或腺泡末端，切片上呈现新月状排列，称半月。半月的分泌物可通过黏液腺细胞间的分泌小管释放入腺泡腔内储存。

分泌方式　按腺细胞释放分泌物有如下方式：①全浆分泌：腺细胞中充满分泌颗粒；细胞死亡、解体，连同分泌物一起排出，如皮脂腺和睑板腺。②顶浆分泌：腺细胞顶部的分泌颗粒逐渐向表面凸起成泡状，部分表面胞膜、分泌颗粒及胞质与细胞脱离，细胞质丢失极少，如乳腺和大汗腺等。③局浆分泌：细胞分泌颗粒移到细胞顶端部分与游离面的胞膜融合，形成开口释放分泌物，称出胞，或分泌物直接透过顶部细胞膜而排出，如唾液腺和胰腺等。腺细胞间有分泌小管，为相邻细胞相接处凹陷而成，有的腺细胞游离面胞膜内陷形成细胞内分泌小管，两者均可扩大腺细胞释放分泌物的表面积。

内分泌腺　分泌细胞将其产生的物质（如激素等）直接排入体液中，以体液为媒介对靶细胞产生效应的腺体。因没有导管，又称无管腺。腺细胞成团索状或滤泡状，周围有丰富的有孔毛细血管。某些独立的内分泌腺主要由腺细胞构成，如甲状腺、肾上腺与垂体等；有些内分泌腺是分布于其他器官内的腺细胞，如睾丸的间质细胞、卵巢的黄体细胞，分散在消化管、呼吸道和泌尿生殖道黏膜内的内分泌细胞等，参与组成弥散神经内分泌系统。腺细胞合成的分泌物称激素，经血液和淋巴输送，对人体的生理功能起调节作用。除腺细胞外，还有一些非腺细胞也有分泌功能，如心肌细胞、内皮细胞、成纤维细胞、巨噬细胞、某些神经细胞及血细胞等，均能合成和分泌许多重要的类似激素的活性物质。

（冯京生）

shàngpí gēngxīn

上皮更新（renewal of epithelium）

正常情况下，上皮细胞不断衰老、死亡和脱落，由新生细胞不断补充的过程。又称生理性再生，如皮肤的表皮和胃、肠道的上皮。上皮细胞凋亡脱落后，由上皮内幼稚细胞增殖补充。各种上皮的更新时间长短不一，为数日至数十日，常受季节、温度、营养和内分泌等因素影响。在病理状态下，上皮组织受损后能再生，由损伤边缘附近的细胞向伤面移动覆盖创面，再经过细胞分裂和分化，恢复成原有的上皮形态。腺上皮细胞的再生能力一般比被覆上皮弱，再生情况因腺体的种类和损伤的程度而不同。肝的再生能力很强，如大鼠肝被大部分切除（70%）后，120 小时后肝体积与质量可恢复到原来水平。但人肝细胞分裂增殖能力比大鼠差，速度也较慢。

（冯京生）

shàngpí huàshēng

上皮化生（metaplasia of epithelium）

已分化的上皮在病理因素下，转变成另一种类型上皮的过程。常见的如慢性气管炎患者，其气管或支气管的假复层纤毛柱状上皮转化成复层扁平上皮，上皮失去纤毛，防御功能减弱，易感染；子宫脱垂的子宫颈或脱肛后的直肠单层柱状上皮，由于外界刺激因素等影响，均可化生为复层扁平上皮。组织化生一般

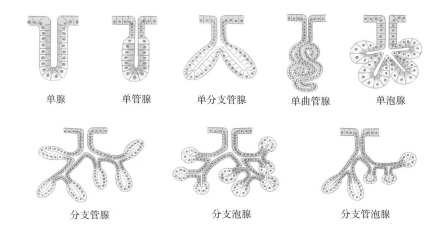

单腺　　单管腺　　单分支管腺　　单曲管腺　　单泡腺

分支管腺　　　　分支泡腺　　　　分支管泡腺

图 2　外分泌腺

是可逆的，在病变恢复过程中，化生组织又可转变为正常状态。

(冯京生)

jiédìzǔzhī

结缔组织 (connective tissue)

由细胞和大量细胞外基质构成的一种基本组织。又称支持组织。在4大基本组织中，其结构和功能最为多样。广义的结缔组织包括松软的固有结缔组织、血液和淋巴以及较为坚硬的软骨、骨。一般所说结缔组织仅指固有结缔组织。

结构特征 结缔组织的共同特点是细胞数量较少，细胞间质成分多且复杂。细胞间质是细胞合成与分泌的细胞外物质，在细胞生物学中常称其为细胞外基质，是机体内各种组织不可或缺的组分。细胞间质作为物质代谢交换的媒介，构成细胞生存的微环境。细胞与细胞间质相互依存，相互作用，使细胞保持正常的形态，进行正常的代谢、增殖、分化、迁移及信息传导。结缔组织中的细胞间质最丰富，由基质和纤维组成，其中还有不断流动的组织液。基质为均质的无定形胶状物质，纤维呈细丝状包埋在基质中。细胞散居于细胞间质内，绝大多数细胞无极性。细胞的种类和数量随结缔组织类型的不同而有所差异。

所有的结缔组织均由胚胎时期的间充质演化而成。间充质是胚胎时期一种松散的中胚层组织，由散在的间充质细胞和大量无定形基质组成。间充质细胞呈星形，细胞间以突起相互连接成网，核较大，多为卵圆形，染色质颗粒细小，核仁明显，胞质弱嗜碱性。电镜下，胞质内细胞器较少，除了一些线粒体外，还有少量的粗面内质网、游离核糖体、高尔基复合体和散在的溶酶体及脂滴（图）；细胞突起之间以桥粒相互连接。间充质细胞分化程度很低，有很强的分裂和分化能力。在胚胎发生过程中，可分化为各种结缔组织、血管内皮和平滑肌细胞（平滑肌纤维）等。出生后的结缔组织内仍保留少量未分化间充质细胞。

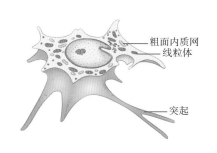

图 间充质细胞超微结构

（图中标注：粗面内质网、线粒体、突起）

功能 结缔组织广泛分布于机体各器官中，具有支持、连接、营养、保护和修复等功能。一组涉及人体多器官、多系统的结缔组织炎症性疾病，称结缔组织病，病变以疏松结缔组织的黏液性水肿、纤维蛋白样变性以及坏死性血管炎为特征。传统的结缔组织病包括红斑狼疮、皮肌炎、硬皮病、结节性多动脉炎及类风湿关节炎、风湿热等。一般认为结缔组织病与遗传、免疫及病毒感染有关。

(郝立宏)

gùyǒu jiédìzǔzhī

固有结缔组织 (connective tissue proper)

疏松结缔组织、致密结缔组织、脂肪组织和网状组织的总称。即通常所说的结缔组织，由大量细胞间质（细胞外基质）和散布其间的细胞组成。细胞种类甚多，在不同组织和器官内细胞的种类变化较大，大多数细胞如巨噬细胞、浆细胞和白细胞等常游走移位。纤维呈细丝状，有胶原纤维、弹性纤维和网状纤维。基质为无定形的胶状物质，含有纤维状蛋白质的可溶性前体物、蛋白聚糖、糖蛋白，以及由细胞分泌的其他分子和血管滤出的分子。基质内含有结合水，即组织液。固有结缔组织按其结构特点，分为以纤维为显著特点的疏松结缔组织和致密结缔组织，以脂肪细胞为主要成分的脂肪组织，以网状细胞和网状纤维为主要成分的网状组织。有一些过渡形态的结缔组织，如消化管和呼吸道管壁固有层的结缔组织，纤维细密、细胞种类和数量较多，形态介于疏松结缔组织和致密结缔组织之间，称为细密结缔组织。

黏液组织是一种特殊的固有结缔组织。胚胎时期主要分布在皮肤深面、脐带和绒毛膜板内，主要细胞是成纤维细胞，细胞之间以突起接触，连接成网。细胞间质内有纤细的胶原纤维和少量的弹性纤维或网状纤维，基质呈均质透明状，含大量蛋白聚糖，主要成分为透明质酸。脐带内的黏液组织又称华通胶（Wharton jelly），其特殊的物理性能可使脐血管的血液流动不至于因为脐带的弯曲或扭曲而中断。成年人体内的黏液组织仅存在于眼球的玻璃体和牙髓腔内。

固有结缔组织由胚胎时期的间充质演化而成。广泛分布于机体各器官中，具有支持、连接、营养、保护和修复等功能。

(郝立宏)

shūsōng jiédìzǔzhī

疏松结缔组织 (loose connective tissue)

由少量细胞和大量细胞间质（细胞外基质）构成的结缔组织。又称蜂窝组织。细胞间质中基质含量多，纤维含量少且排列疏松，基质被溶解后，纤维间的空隙明显，呈蜂窝状，是最典型和分布最广的结缔组织。

疏松结缔组织的细胞种类较多，包括成纤维细胞、巨噬细胞、浆细胞、肥大细胞、脂肪细胞和未分化间充质细胞等。此外，血液中的白细胞，如中性粒细胞、嗜酸性粒细胞和淋巴细胞等也可游走于发生炎症反应的结缔组织内。各类细胞的数量和分布随疏松结缔组织存在的部位和功能状态而不同。疏松结缔组织内的纤维包括胶原纤维、弹性纤维和网状纤维。细胞和纤维都包埋在基质内（图）。疏松结缔组织在机体内分布广泛，支持和连接着各种组织或器官，如分布在皮肤和肌肉之间；构成某些器官如心、肝、脾、肺和肾等的间质；包绕在血管、肌肉和神经的周围；填充在周围神经纤维之间、肌纤维之间和其他类型细胞之间。

疏松结缔组织由胚胎时期的间充质演化而成，有充填、支持、连接、保护、营养、防御和修复等功能。血管内的血液通过包绕在其周围的疏松结缔组织与周围的组织或细胞进行物质交换。疏松结缔组织内的巨噬细胞和浆细胞等对异物颗粒和侵入人体的微

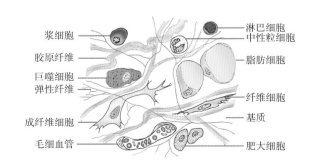

图　疏松结缔组织

（浆细胞　胶原纤维　巨噬细胞　弹性纤维　成纤维细胞　毛细血管　淋巴细胞　中性粒细胞　脂肪细胞　纤维细胞　基质　肥大细胞）

生物有防御功能。基质可形成一道生理性屏障，以防止微生物等穿过上皮组织向深部结缔组织扩散。结缔组织具有很强的再生能力，创伤的愈合多通过它的增生而完成。

（郝立宏）

chéngxiānwéi xìbāo
成纤维细胞（fibroblast）
合成结缔组织纤维和基质中糖胺多糖及糖蛋白的细胞。又称纤维母细胞。在疏松结缔组织内数量最多、最常见。

形态结构　成纤维细胞形态可随功能和附着处的物理状态而改变。光镜下，胞体较大，铺片内常呈多突起的扁平星状，切片中为多突起的纺锤形或有突起的多角形；胞核呈椭圆形，较大，染色质颗粒细而少，故核着色浅，核仁明显；胞质较多，呈弱嗜碱性。组织化学染色证明，胞质内有较多的核糖核酸、碱性磷酸酶及过碘酸希夫（PAS）反应阳性颗粒。电子显微镜下，细胞表面有数量不等的微绒毛和粗短的突起，胞质内有丰富的粗面内质网、游离核糖体和发达的高尔基复合体，表明成纤维细胞有旺盛的合成蛋白质的功能；中心粒位于核附近，线粒体少而细长，还有溶酶体、微丝、微管和中间丝等细胞器（图）。

功能静止时的成纤维细胞称纤维细胞，较小，多呈梭形或扁平的星形，有少量细长的突起；胞核较小，呈扁卵圆形，染色较深，核仁小；胞质少，常呈嗜酸性，着色与邻近的胶原

纤维相似，在苏木精-伊红（HE）切片上细胞轮廓较难辨认，但可经铁苏木精染色显示其形态。电镜下，粗面内质网少，高尔基复合体不发达，其他细胞器发育也较差。在一定条件下，如创伤修复过程中，静止的纤维细胞可转化为功能活跃的成纤维细胞，又能合成和分泌形成结缔组织的纤维与基质的糖胺多糖和糖蛋白。

胚胎发生　由胚胎时期的间充质细胞分化而来。

功能　①合成与分泌蛋白质：合成的胶原蛋白和弹性蛋白是形成胶原纤维、网状纤维和弹性纤维的主要成分；合成的蛋白多糖和结构性糖蛋白等是基质的主要成分。②分裂增殖：成年人结缔组织中的成纤维细胞很少分裂，但在结缔组织受损伤时可刺激成纤维细胞增殖继而形成新的细胞外基质。③趋化性：在趋化因子作用下成纤维细胞有趋化性移动。④内吞作用：成纤维细胞能吞噬胶原蛋白和异物颗粒，并在溶酶体内降解，在非炎症反应中有保护组织免受损害的作用。

成纤维细胞是已分化的细胞，但在一定情况下能够改变形态和功能，以适应所处微环境的特殊需要。如在创伤愈合时，局部成纤维细胞从创口周围的正常组织移向肉芽组织，在此过程中转变为兼有成纤维细胞和平滑肌细胞结构特征的细胞，含较多肌动蛋白微丝和肌球蛋白，称肌成纤维细胞，这种转变是可逆的。肌成纤维细胞既能合成纤维（Ⅲ型胶原）又能收缩，结构特点介于成纤维细胞和平滑肌细胞之间，但更似成纤维细胞。肌成纤维细胞有收缩能力，在创伤愈合时，创口的逐渐缩小，与肌成纤维细胞的收缩和牵拉创口边缘有关。

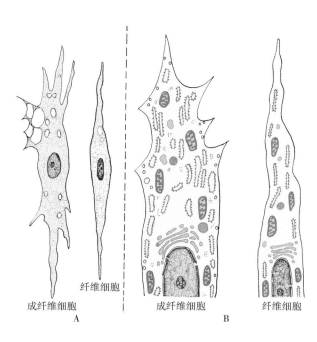

图　成纤维细胞与纤维细胞模式
注：A. 光镜结构；B. 超微结构

　　成纤维细胞在创伤修复及骨折愈合中有重要作用。在创伤修复时，成纤维细胞通过增生和形成细胞外基质进行组织修复，此时成纤维细胞体积变大，胞质嗜碱性更强；电镜下，粗面内质网和核糖体更丰富，高尔基复合体明显扩大；组织化学染色显示胞质内含有大量 PAS 阳性颗粒。

（郝立宏）

jùshì xìbāo

巨噬细胞（macrophage）

广泛存在于机体各组织器官的一种免疫细胞。以阿米巴样运动及吞噬功能为特征，疏松结缔组织内包括功能活跃游走的巨噬细胞和散在分布休止的巨噬细胞，后者又称组织细胞。

形态结构　有以下特点：

光镜下　游走的巨噬细胞直径 20~50μm，随功能状态而形态多样，可呈星形、多角形或不规则形，有钝圆形突起，常伸出较长的伪足；胞核较小，着色深，呈圆形或肾形，异染色质颗粒细小，有 1~2 个核仁；胞质丰富，多呈嗜酸性，常见空泡和被吞噬的物质。休止的巨噬细胞其形态与成纤维细胞类似，多呈扁平梭形；胞核呈卵圆形或肾形，染色质密集，核着色较深，核仁不明显；胞质丰富，常含许多小颗粒或空泡。

电镜下　细胞表面有许多的皱褶和微绒毛，细胞质内含大量初级溶酶体、次级溶酶体、吞噬体、吞饮小泡和残余体，近细胞膜处的胞质内有较多的微丝和微管（图）。

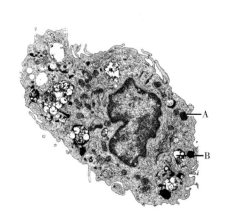

图　巨噬细胞透射电镜像
（×8000）
注：A. 溶酶体；B. 吞饮小泡

　　组织化学染色显示，巨噬细胞胞质内含非特异性酯酶和溶酶体酶［酸性磷酸酶（ACP）、葡萄糖醛酸酶、芳香基硫酸酯酶和溶菌酶等］。苏木精-伊红（HE）染色中，巨噬细胞难与其他细胞区别，可用活体注射台盼蓝染料或墨汁的方法，观察胞质内所含的蓝色或黑色的颗粒加以鉴别，成纤维细胞和其他细胞不摄取或仅摄取少量的染料颗粒。相差显微镜观察体外培养的巨噬细胞，可见其伸展并牢固黏附在玻璃或塑料器皿的表面，显示出特有的伸展性和黏附性。

来源　骨髓内的造血干细胞经分裂和分化后形成单核细胞，游出血管进入组织的单核细胞，不再循环。若无细菌感染等刺激，进入结缔组织的单核细胞发育为休止的巨噬细胞；若有病原体或异物的影响，休止的巨噬细胞可进一步分化为成熟活化的巨噬细胞。不同组织的巨噬细胞有不同的名称，均属于单核吞噬细胞系统（MPS）。

功能　①趋化性和变形运动：趋化因子如细菌的产物、炎症组织的变性蛋白等诱导或刺激巨噬细胞，通过其伸缩伪足的变形运动，向趋化因子浓度高的部位（产生和释放这些化学物质的病变部位）移动。②吞噬作用：巨噬细胞抵达病变部位，可伸出伪足黏附和包围细菌、异物或衰老的细胞碎片等，并将其摄入胞质内形成吞噬体或吞饮泡，继而被溶酶体酶消化分解后，成为残余体；巨噬细胞也可直接识别和黏附被吞噬物，如炭粒、粉尘、衰老的细胞（如红细胞等）和某些细菌，并将其吞噬。③抗原提呈作用：巨噬细胞在吞噬分解抗原时，能将抗原中最具特征性的分子基团（称抗原肽）予以保留，并与巨噬细胞产生的主要组织相容性复合体（MHC）Ⅱ类抗原分子结合，形成抗原-MHCⅡ类分子复合物表达在巨噬细胞表面，并将抗原提呈给淋巴细胞，启动免疫应答。④参与和促进炎症反应：在相应细胞因子的作用下，分泌白细胞介素-1β（IL-1β）、肿瘤坏死因子-α（TNF-α）等炎性介质，介导炎症反应；同时分泌巨噬细胞炎症蛋白等发挥抗感染作用。⑤防御功能：巨噬细胞可直接识别病原微生物表面的分子。一方面经吞噬或吞饮作用将其摄入，并消化、降解，同时产生具有免疫原性的抗原肽提呈给T细胞等，进一步激发特异性的免疫反应。⑥分泌与免疫调节功能：巨噬细胞能合成和分泌数十种生物活性物质，如溶菌酶、干扰素（IFN）、补体等；还能分泌血管生成因子等调节有关细胞的功能活动；在免疫调节方面，巨噬细胞通过分泌IL-1β、TNF-α等，促进T细胞、B细胞、自然杀伤（NK）细胞的活化与增殖；同时也可分泌IL-10等抑制单核细胞、巨噬细胞、NK细胞的活化，抑制抗原提呈细胞的抗原提呈作用。

与临床联系　巨噬细胞在人体内不仅是重要的"卫士"和"清道夫"（吞噬细菌、炭粒、粉尘与衰老的红细胞等），还在免疫应答中发挥着重要的桥梁和调节器的作用。但在病理条件下，如严重创伤后巨噬细胞可分泌大量的前列腺素E$_2$（PGE$_2$）或通过细胞直接接触方式抑制T细胞功能；引起组织细胞损伤（在炎症反应中分泌的过量IFN-α和溶菌酶）；并与某些自身免疫现象有关（巨噬细胞的异常活动）。由于巨噬细胞表面带有少量CD4受体，容易受到人类免疫缺陷病毒（HIV）的侵犯。受感染的巨噬细胞对抗原的处理、加工、提呈功能障碍，导致免疫系统功能低下。HIV感染的巨噬细胞通过游走功能，可将病原体携带到机体的多种组织、器官，造成多种器官损伤而致病，如游走进入肠上皮细胞，则出现持续、顽固性腹泻；进入神经系统可造成艾滋病患者出现脑炎和痴呆等神经系统疾患；当一定数量的巨噬细胞功能受损时，即导致机体抵抗HIV感染和其他感染的能力降低。

（郝立宏）

jiāngxìbāo

浆细胞（plasma cell）　合成和分泌免疫球蛋白（Ig）的细胞。是机体重要的免疫细胞之一，参与体液免疫。

形态结构　①光镜下：细胞呈圆形或卵圆形，直径8~20μm；核圆形，着色深，多偏于细胞一端，异染色质多，附于核膜，核呈车轮状；胞质丰富，呈嗜碱性，核旁常见一浅染区。②电镜下：细胞表面平滑，仅有少量的微绒毛状突起；核内粗大的异染色质常呈块状附于核膜内面呈辐射状排列；胞质内含大量的粗面内质网和游离核糖体，此为光镜下胞质嗜碱性的主要原因，粗面内质网多呈扁囊状，密集平行排列呈同心层；光镜所见核旁的浅染区内无粗面内质网，此处有发达的高尔基复合体、中心体和一些分泌小泡；线粒体散在分布于胞质内（图）。

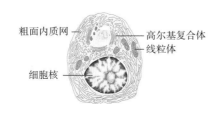

图　浆细胞超微结构

来源　B细胞经过激活、增殖和分化3个阶段发育为浆细胞。休止的B细胞受到抗原或特异性促细胞分裂素（如脂多糖）等刺激后激活，体积变大，发育为原浆细胞。它们在B细胞生长因子（BCGF）和分化因子的诱导下生长、增殖和分化，形成B细胞克隆，其中部分克隆形成记忆性B细胞，另一部分克隆形成未成熟的幼浆细胞。幼浆细胞再分裂和分化为成熟的浆细胞。浆细胞在一般的结缔组织内很少，但在病原微生物或异性蛋白易于侵入的部位，如消化管和呼吸道的结缔组织内较多；在病理情况下，如慢性炎症病灶或肉芽肿内，浆细胞增多。浆细胞也分布于体内的淋巴组织内。

功能　①合成、储存和分泌抗体：20世纪60年代应用免疫电镜技术在幼浆细胞和成熟浆细胞的粗面内质网池和高尔基复合体内观察到免疫球蛋白（即抗体），通常一个浆细胞只能产生一种抗体，包括此抗体的轻链和重链。浆细胞分泌的抗体，通过与特定的抗原特异性结合，形成抗原-抗体复合物，从而抑制或杀灭细菌或病毒。②调节炎症反应：浆细胞通过分泌肿瘤坏死因子（TNF-α）、基质金属蛋白酶（MMP，如明胶酶BMMP-9）和基质溶细胞素-1（MMP-3），参与调节炎症反应。

有些浆细胞的胞质内有均质的球形嗜酸性小体，被伊红染成深红色，称为拉塞尔小体（Russell body）。其在染色中有时会溶解，呈淡黄色或形成空泡，成为泡沫样细胞，易与脂肪细胞混淆。组织化学方法和免疫荧光技术证明拉塞尔小体内含免疫球蛋白。拉塞尔小体的性质不清，推测为浆细胞受抗原反复刺激后，细胞内一些未参与合成免疫球蛋白的轻链分子聚集形成，其存在可能标志着免疫球蛋白合成或运输途径存在某种缺陷。

与临床联系　正常机体有数千种不同种类的浆细胞，每个浆细胞分裂增殖形成一个克隆，一个克隆的浆细胞只产生一种类型的免疫球蛋白。机体的浆细胞是多克隆型的，合成和分泌多克隆免疫球蛋白。浆细胞病（单克隆丙种球蛋白症）是指单株（单克隆）浆细胞过度增殖并产生大量异常抗体的一组疾病。病变的浆细胞和其产生的抗体均不能防御感染，而正常多克隆浆细胞增生受到抑制，正常抗体的产生减少，使机体更易引起感染。浆细胞白血病（PCL）是一种起源于浆细胞的恶性克隆性疾病，异常浆细胞浸润骨髓破坏了骨髓外周血屏障，使外周血和骨髓中浆细胞明显增多。

（郝立宏）

féidà xìbāo

肥大细胞（mast cell）

结缔组织中通过释放胞质内分泌颗粒内含物质，导致超敏反应的细胞。又称组织嗜碱细胞。肥大细胞表面结合的 IgE 抗体和抗原接触，使细胞激活，释放出颗粒以及颗粒和胞质中的物质（白三烯），引起超敏反应。

形态结构　①光镜下：细胞体积较大，呈圆形或卵圆形，直径 $20\sim30\mu m$；核较小，圆形或卵圆形，常位于中央；胞质内含丰富的颗粒，由于颗粒内含有多阴离子和多硫酸基团的肝素，可被碱性染料，如蓝色的甲苯胺蓝染成紫红色。这种染成的颜色与染色剂的色调不同的特性称为异染性，这些颗粒被称为异染性颗粒

（图1）。颗粒易溶于水，在苏木精－伊红（HE）染色标本内不易显示，但经适当固定剂固定后，用阿辛蓝或碱性藏花红染色可显示。颗粒内含有肝素、组胺和嗜酸性粒细胞趋化因子（ECF）等。②电镜下：细胞表面有微绒毛状突起；胞质内充满大小不一的分泌颗粒，呈圆形或卵圆形，表面有单位膜包裹；胞质内有中心粒、发达的高尔基复合体、稀少的游离核糖体和粗面内质网，少量散在的圆形或卵圆形线粒体；胞膜深面的胞质内见微管和微丝网，微丝网包围着每个颗粒，并且在肥大细胞静止时，阻止颗粒与胞膜融合。组织化学方法显示，人的肥大细胞胞质内含有很多种酶，如酸性磷酸酶（ACP）、碱性磷酸酶、组氨酸脱羧酶、磷脂酶和过氧化物酶等；肥大细胞颗粒内含有中性蛋白酶，如类胰蛋白酶（T酶）和/或胃促胰酶（C酶），这些中性蛋白酶释放到细胞外，能够降解结缔组织中的某些成分（如糖胺聚糖），并激活激肽以及凝血过程。

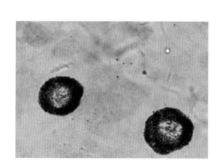

图1　肥大细胞光镜像（甲苯胺蓝染色，油镜×330）

来源　肥大细胞与血液嗜碱性粒细胞相同，均来源于骨髓中的同种造血祖细胞。一部分祖细胞在骨髓内分化为嗜碱性粒细胞；另一部分细胞在幼稚期离开血管，

迁移并最终定居至结缔组织，进一步分化成熟为肥大细胞。肥大细胞常沿小血管和小淋巴管分布。在机体与外界接触的部位，如皮肤、呼吸道和消化管上皮深面的结缔组织内因常可接触到病原体和变应原，肥大细胞较多。正常骨髓和淋巴组织内很少，外周血内无成熟的肥大细胞。

功能　肥大细胞参与超敏反应。一般情况下，肥大细胞很少进行分泌活动，受到变应原刺激后，可合成和分泌多种活性介质，以胞吐方式大量释放颗粒内所含的生物活性物质（又称脱颗粒），如肝素、组胺和 ECF 等，同时，胞质内还将合成并释放白三烯。组胺和白三烯可使局部微静脉及毛细血管扩张，通透性增加，血浆漏出，导致局部组织红肿，形成荨麻疹；在呼吸道，可使细支气管平滑肌痉挛，导致哮喘；还可使全身小动脉扩张，使血压急剧下降，引起休克。ECF 可吸引嗜酸性粒细胞向超敏反应部位迁移，减轻超敏反应；肝素则有抗凝血作用。

肥大细胞脱颗粒、释放介质是一种特异性反应。当机体首次接触变应原（如某些药物、花粉等）刺激后，B 细胞转化为浆细胞并产生 IgE 抗体。正常人每个肥大细胞表面有 $10^5\sim10^6$ 个 IgE 受体。IgE 一旦与肥大细胞的 IgE 受体结合后，机体即对该变应原呈致敏状态。当机体再次接触同种的变应原时，单个变应原即可与肥大细胞表面已经结合的几个 IgE 分子连接起来，像"搭桥"一样，使肥大细胞被激活，将颗粒内的活性介质释放，同时释放胞质内的白三烯，引发超敏反应（图2）。

与临床联系　正常人骨髓中

的肥大细胞仅占有核细胞的0.03%。若肥大细胞异常增多，将导致疾病，如系统性肥大细胞增多症（SM）是一种皮肤、骨骼、淋巴结、内脏及单核吞噬细胞系统中以肥大细胞异常增生为特征的疾病，由于肝素、组胺和白三烯等的释放增加，表现为皮肤潮红、心动过速、低血压、皮肤瘙痒及皮肤划痕症阳性等。肥大细胞白血病（MCL）又称组织嗜碱细胞白血病，是肥大细胞在体内恶性增殖的晚期表现，肥大细胞在外周血中占5%～90%，骨髓中占26.2%～91.8%，一般症状与急性白血病相似，还有特异表现，如面色潮红、低血压、瘙痒或骨痛、头痛，支气管痉挛、呼吸困难和消化道出血等。

（郝立宏）

wèifēnhuà jiānchōngzhì xìbāo

未分化间充质细胞 （undifferentiated mesenchymal cell）

留存在成体结缔组织内未分化的较原始的细胞。其保持着胚胎时期间充质细胞多向分化的潜能，常分布于小血管，尤其是毛细血管周围。光镜下：细胞呈小的梭形和星形；核染色深。形态与成纤维细胞相似，在苏木精－伊红（HE）染色标本上不易辨认。电镜下：胞质含较少的线粒体和很少的内质网。其由胚胎时期的间充质细胞分化而来（见中胚层）。

未分化间充质细胞具有较强的增殖能力和多向分化潜能。在结缔组织的生理性再生或炎症与创伤修复中，可分化为若干类型的结缔组织细胞，如成纤维细胞和脂肪细胞等；在血管再生时，分化为血管的内皮细胞和平滑肌纤维（图）。妊娠时，子宫肌层结缔组织内的未分化间充质细胞在雌激素和孕激素的作用下也可分

化为平滑肌纤维，使肌层增厚，以利于胎儿的发育和分娩。在牙周膜中，可分化为成骨细胞、成牙骨质细胞和成纤维细胞，对牙周膜的修复起重要作用。在骨组织损伤后的修复过程中，能直接分化为成骨细胞和软骨细胞。未分化间充质细胞在一定的培养条件下可形成骨组织形成又为骨折愈合、骨不连接等疾病的治疗提供了新的可能。

间充质干细胞（MSC）来源于发育早期的中胚层和外胚层，具有多向分化潜能，并具有造血、促进干细胞植入、免疫调控和自我复制等特点。MSC最初在骨髓中发现，随后发现存在于结缔组织和器官间质中，在体内或体外特定的诱导条件下，可分化为脂肪、骨、软骨、肌肉、肌腱、韧

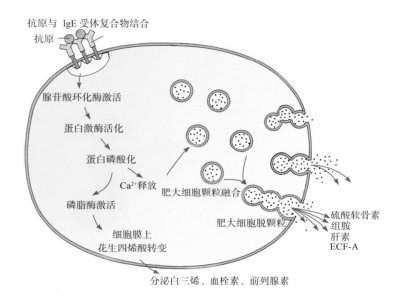

图2　肥大细胞脱颗粒机制

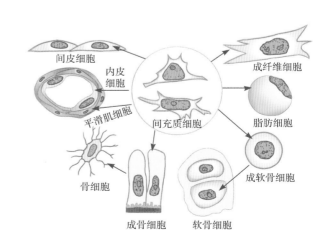

图　未分化间充质细胞分化潜能示意

带、神经、肝、心肌、内皮等，连续传代培养和冷冻保存后仍具有多向分化潜能，可作为理想的种子细胞用于衰老和病变引起的组织器官损伤修复。

（郝立宏）

胶原纤维 （collagenous fiber）

jiāoyuán xiānwéi

由胶原蛋白分子有序排列并相互交联构成的纤维。是细胞间质的骨架成分，具有很高的抗张力强度。是细胞间质中的主要纤维成分之一。

形态结构 胶原纤维是人体结缔组织的主要成分，一般集合成束，新鲜状态时呈白色，有光泽，又称白纤维。肉眼所见的肌腱和腱膜及眼球巩膜主要由大量胶原纤维组成。

光镜下 在苏木精-伊红（HE）染色切片中胶原纤维被伊红染为淡红色，呈波浪状，方向不定，粗细不一，长短不等，有分支交织成网。胶原纤维在范吉逊（Van Gieson）染色法中被酸性品红染为红色，马洛里（Mallory）三色法中被甲苯胺蓝染为蓝色，马森（Masson）三色染色法中被亮绿染为绿色。在偏振光镜下，胶原纤维具有双折光性。其直径为 1～20μm，由许多直径为 20～200nm 的胶原原纤维借少量黏合质聚合而成。胶原纤维的成分为胶原蛋白，由于胶原蛋白和黏合质中含有糖分子，因此，在过碘酸希夫（PAS）反应中胶原纤维呈阳性。在免疫组织化学染色中，胶原纤维含的负电荷过多，常引起某些非特异性的染色。

电镜下 胶原纤维由许多根纤细的胶原原纤维规则平行排列而成。胶原原纤维呈间隔 67nm 的周期性横纹（图），化学成分为胶原蛋白。多数器官的结缔组织中存在多种胶原，由于胶原的类型、聚合程度及模式不同，胶原原纤维的粗细不同。聚合程度低的胶原原纤维直径仅几个纳米，器官内的胶原原纤维的直径一般为 10～50nm，随着结缔组织的老化，可增粗至 200nm。胶原原纤维的粗细和聚合模式受翻译后的修饰以及基质中的蛋白聚糖和局部微环境等的影响。

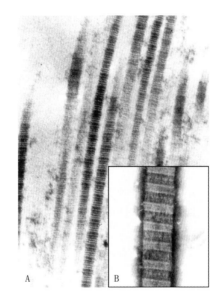

图 胶原原纤维透射电镜像
注：A . ×24 000；B.×120 000

胶原蛋白，简称胶原，是人体内含量最丰富的蛋白质，约占蛋白质总量的1/3，由 3 条 α-多肽链相互缠绕而成，如同 3 股呈螺旋状缠绕的绳索。每条 α-多肽链的氨基酸主要为甘氨酸、赖氨酸、脯氨酸和羟脯氨酸。胶原是唯一含羟脯氨酸较多的蛋白质，测定羟脯氨酸的量能确定组织中胶原的含量。

功能 胶原纤维由于其分子构型的特点，使其抗牵拉的韧性甚强，能够抵抗一定的牵拉力而不至于撕裂或拉断。如肌腱在承受 6kg/mm² 力的牵拉下，其长度仅伸长了原有长度的 5%。胶原纤维的弹性差，对酸碱的耐受性也不如弹性纤维和网状纤维。胶原纤维中的胶原蛋白易被胃蛋白酶消化，水煮能使其溶解，冷冻后成凝胶，即明胶。胶原纤维易溶于稀碱溶液，或较强的酸溶液，在稀酸溶液中产生可逆性膨胀。

在胶原纤维的形成过程中，胶原蛋白分子通过共价交联，使溶解状态的前胶原蛋白形成不溶性的纤维性结构。胚胎及新生儿的胶原由于缺乏分子间的交联而较柔软，随着年龄增长，交联增多，皮肤、血管及各种组织变得僵硬，成为机体老化的一个重要特征。

与临床联系 胶原纤维的形成受众多因素的影响和调控，酶的异常也会导致胶原的合成中断或异常变化，从而引起多种临床疾病。如胶原过度蓄积可致纤维性肝硬化、肾硬化和皮肤瘢痕瘤等。胶原合成缺陷，可引起埃勒斯-当洛斯综合征（Ehlers-Danlos syndrome，EDS），表现为皮肤柔软光滑，但脆弱，易被撕破，伤口愈合差，产生萎缩性瘢痕，关节呈过度活动，容易脱位，此病症在牛、羊等畜类称裂皮病。O_2、维生素 C 或 Fe^{2+} 是脯氨酸羟化酶的辅助因子，这些因子的缺乏使脯氨酸因为不能羟化而不能形成 3 股螺旋肽链，从而不能形成胶原蛋白。所以术后或大的创伤后应该多补充富含维生素 C 的食物，如猕猴桃和柑橘等。未感染的小伤口不做严密包扎或者完全敞开，可以让组织充分获取 O_2，有利于伤口的愈合。

（郝立宏）

弹性纤维 （elastic fiber）

tánxìng xiānwéi

由弹性蛋白构成的核心部和周围微原

纤维组成的纤维。是细胞间质中的主要纤维成分之一。

形态结构 新鲜状态下呈黄色，又称黄纤维。光镜下，铺片标本中的弹性纤维纤细，直径1~10μm，走行直，分支交织，断端常卷曲。有强折光性，但不具有双折光性，用紫外光观察呈微弱白色荧光。在苏木精－伊红（HE）染色标本中着色淡红，不易与胶原纤维区别，用特殊染色，如醛复红或地衣红可将弹性纤维染成紫色或棕褐色。电镜下，弹性纤维由中央的弹性蛋白和周围环绕的微原纤维组成，呈不规则的毛刺棒状体。弹性蛋白呈均质状，电子密度低，为弹性纤维的核心。

弹性蛋白 是一种不溶性的蛋白质，在稀碱溶液中仍能保存。约由750个氨基酸残基构成，甘氨酸和脯氨酸丰富，仅含少量羟脯氨酸，无羟赖氨酸，在弹性蛋白中含有两种独特、罕见的氨基酸——连锁素和异连锁素。弹性蛋白呈丝状排列，直径30~40nm，形成4.0nm的有规律的轴性周期，独特的连锁素和异连锁素将弹性蛋白分子借共价键广泛交联，形成能够任意卷曲的网链。在外力的牵拉下，卷曲的弹性蛋白分子可伸展拉长；除去外力后，又回复为卷曲状态，赋予弹性纤维弹性（图）。

微原纤维 有Ⅵ型胶原蛋白微原纤维和原纤维蛋白微原纤维两种。前者广泛存在于固有结缔组织中，作用不明。组成弹性纤维的是原纤维蛋白微原纤维，由原纤维蛋白、微原纤维相关蛋白、潜在转化生长因子-β结合蛋白等成分构成。原纤维蛋白分子较大，属于糖蛋白，含有大量糖胺聚糖，分为原纤维蛋白1和原纤维蛋白

2。原纤维蛋白1是维持弹性纤维的完整性和稳定性的关键，与大多数组织和器官的生物力学特性有关。原纤维蛋白2与弹性结构的形成相关。微原纤维直径10~12nm，呈串珠状，串珠直径25nm。在日光曝晒下，皮肤乳头层的微原纤维网断裂、耗损，易导致皮肤出现皱纹和失去弹性。还有一种直径3~5nm的微原纤维，单独分布于器官的细胞间质中，提供一种柔韧性的连接方式。

分布 弹性纤维在疏松结缔组织中的含量较胶原纤维少，但分布广泛，尤其是承受伸展和扩张的组织中含大量的弹性纤维，如真皮、腱、声带、肺泡隔、弹性动脉、弹性软骨，以及椎弓间的黄韧带和项韧带等。

来源 成纤维细胞、平滑肌纤维和软骨细胞能合成和分泌微原纤维蛋白和弹性蛋白，组成弹性纤维。真皮和腱等处的弹性纤维由成纤维细胞产生，大血管的弹性纤维由平滑肌纤维产生。成纤维细胞的粗面内质网合成可溶性的前弹性蛋白，排泌到细胞外后转变成原弹性蛋白。原弹性蛋白是一种可溶性蛋白质，分子呈球形，相对分子质量67 000，其氨基酸组成与弹性蛋白相似，只是缺乏正常的交联。原弹性蛋白在细胞间质中经过修饰，建立键

内和键间交联，通过与连锁素和异连锁素的独特交联，聚合成不溶性的弹性蛋白。

发育 经过3个连续的阶段：①早期仅出现由糖蛋白构成的微原纤维束，由微管组成，具有耐酸性，称为耐酸纤维。②中期弹性纤维，在微原纤维束之间出现不规则的弹性蛋白沉着。③最后弹性蛋白逐渐积累，占据纤维中央，其外环绕微原纤维后，成为弹性纤维。

功能 弹性纤维在0.2~0.3kg/mm²的外力作用下，可被拉长1.5倍，伸展性是同样粗细橡胶的5倍，去除外力后，恢复原状。组织中弹性纤维的弹性和胶原纤维的韧性互补，组织伸展时，波浪形的胶原纤维和弹性纤维被拉直，此时被牵拉的弹性纤维处于蓄能状态，胶原纤维的韧性可以防止弹性纤维过度牵张；外力去除后，蓄能的弹性纤维回缩，使组织恢复原状。组织中两种纤维交织在一起，使器官和组织的位置和形态既有相对的稳定性，又具有一定的伸展可变性。

与临床联系 在弹性纤维的形成过程中，若原纤维蛋白的基因突变可引起一种人类较常见的结缔组织遗传病——马方综合征（Marfan syndrome），患者以臂和腿过长及降主动脉进行性扩张为

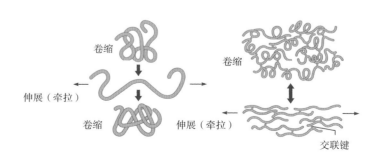

卷缩

伸展（牵拉）

卷缩

卷缩

伸展（牵拉）

卷缩

交联键

图 伸缩状态下弹性蛋白的构型

特征，严重时造成主动脉破裂。若原弹性蛋白聚合异常，引起弹性纤维生成障碍，导致松皮症。

（郝立宏）

wǎngzhuàng xiānwéi

网状纤维（reticular fiber）

由Ⅲ型胶原蛋白构成的纤细纤维。其分支配布成网，在组织中起支架作用，是细胞间质中的主要纤维成分之一。

网状纤维十分纤细，直径为0.2~1.0μm，多分支，彼此交织成网状，也呈双折光性，但较胶原纤维弱。光镜下，苏木精-伊红（HE）染色呈粉红色，但因其纤细不易显示；用镀银染色法，网状纤维被染成黑色，又称嗜银纤维（图）。过碘酸希夫（PAS）反应阳性，呈紫色。电镜下，网状纤维由直径约35nm的细原纤维组成，原纤维之间有蛋白聚糖和糖蛋白构成的桥状结构连接，亦具有胶原原纤维典型的67nm的周期性横纹。蛋白聚糖和糖蛋白可能是其嗜银性和PAS反应阳性的原因。网状纤维常伴有其他类型的胶原，其特点为水煮不成胶，在稀酸中不膨胀。网状纤维在疏松结缔组织中一般较少，在网状组织和造血组织中丰富，构成脾、淋巴结和骨髓的支架。网状纤维也常见于脂肪细胞表面，分布于血管壁、各种腺的间质，以及存

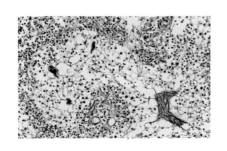

图　网状纤维光镜像（镀银染色×100）

在于肝、肾、子宫等器官，还分布于基膜的网板内。

网状纤维由成纤维细胞和网状细胞产生。在血管、肠和子宫的肌层，网状纤维由平滑肌纤维产生。它和胶原纤维均由成纤维细胞产生，是细胞基因表达的差异而产生的两种不同类型的胶原蛋白（网状纤维主要为Ⅲ型，胶原纤维主要为Ⅰ型），具有不同的抗原性。随着年龄增长，可见网状纤维转变为胶原纤维的现象。网状纤维在各组织中起支架和连接作用。其弹性能够适应被其包裹的结构的体积变化，与该组织的功能相适应，如毛细血管周围网状纤维的伸缩能够适应其不同的充盈状态。

（郝立宏）

jīzhì

基质（ground substance）

由蛋白聚糖等生物大分子构成，填充于结缔组织的细胞和纤维之间，具有一定的黏性，孔隙中有组织液的无定形胶状物。细胞通过基质的生物大分子与纤维相连，使结缔组织在结构和功能上成为统一的整体。

形态结构　基质无色透明，因其中的蛋白聚糖在固定和脱水期间丢失，常规切片染色不能显示基质的形态。制作冷冻切片，固定液中加入氯化十六烷基铵基吡啶，能够在原位结合蛋白聚糖，而减少基质流失，以显示基质的形态。甲苯胺蓝染色，基质呈异染性。基质中的多数蛋白聚糖与过碘酸反应缓慢，故过碘酸希夫（PAS）反应阴性。钌红、硝酸铋和亚铜类染料能与蛋白聚糖中的氨基己糖多糖结合形成电子致密物，常用于蛋白聚糖的电镜组织化学研究。基质的成分主要为大分子的蛋白聚糖和结构性糖蛋

白，也含有水、无机盐类、维生素等一些水溶性小分子构成的组织液。

蛋白聚糖　是基质生物大分子的主要成分，是由蛋白质和多糖分子结合而成的复合物，其中多糖的重量占80%~90%，远超过蛋白质。多糖的主要成分是透明质酸，其次是硫酸软骨素、硫酸角质素、硫酸皮肤素、硫酸乙酰肝素和肝素等，都是以含有特征性的双糖为重复单位聚合起来的长链化合物，而且双糖的基本单位中均含有一个氨基己糖，总称为糖胺聚糖（GAG），曾称黏多糖。糖胺聚糖分子的糖基具有亲水性，可使大量的水保持在基质内。透明质酸是长链大分子，呈曲折盘绕状态，拉直可达2.5μm，由它构成蛋白聚糖复合物的主干；其他糖胺聚糖与核心蛋白结合，形成蛋白聚糖亚单位，再通过结合蛋白结合于透明质酸长链分子上，形成蛋白聚糖聚合体。蛋白聚糖聚合体的立体构型内有许多微细孔隙，称分子筛（图1）。小于孔隙的水和溶于水的营养物、代谢产物、激素、气体分子等可以通过，便于血液与细胞之间进行物质交换；大于孔隙的物质，如细菌和异物等不能通过，从而起到局部屏障作用。溶血性链球菌和肿瘤细胞等能分泌透明质酸酶，破坏蛋白聚糖的主干，使屏障解体，致使细菌和肿瘤细胞浸润扩散。

结构性糖蛋白　指除了胶原蛋白和弹性蛋白这类纤维性糖蛋白以外的糖蛋白，以蛋白质为主，其上附有多糖。主要有纤连蛋白（FN）、层粘连蛋白（LN）和软骨粘连蛋白（ChN）。

纤连蛋白　分布极广，存在于胶原纤维和许多结缔组织细胞

周围，是基质中最主要的结构性糖蛋白。电镜下，呈原纤维状，由两条多肽链组成，每一肽链均有若干特定的功能区，包括与多种细胞、胶原纤维和蛋白聚糖相结合的化学基团，FN 是将这 3 种成分有机连接的中介蛋白；FN 还能黏附细菌等抗原物质，启动巨噬细胞对抗原物质的特异性吞噬作用。其在体内有 3 种存在形式：①基质 FN：为高度难溶的纤维性多聚体，存在于细胞间质中。②细胞表面 FN：通过与细胞表面受体结合，瞬时黏附于细胞表面。③血浆 FN：促进血液凝固和细胞吞噬作用，还能够刺激上皮细胞增生，促使创面修复。

层粘连蛋白 由不同蛋白质分子组成的一个蛋白质家族，结构复杂，功能多样。是胚胎发育中最早出现的细胞间质成分，对于保持细胞间的黏着、细胞的极性和细胞分化有重要意义。LN 是基膜的主要成分，可专一地介导细胞与 IV 型胶原蛋白粘连，使细胞铺展而保持一定的形态，从而直接或间接地控制细胞的黏附、迁移、分化、增殖或凋亡，以及基因表达。

软骨粘连蛋白 存在于软骨内，环绕在软骨细胞周围，介导软骨细胞与 II 型胶原的黏附形成复合物构成软骨的基质，在维持关节软骨的结构中起重要作用。

组织液 指存在于细胞间质中的水和溶于其中的物质，来源于结缔组织中的毛细血管网。毛细血管动脉端的血压高于血浆渗透压，血浆中溶有电解质、单糖、O_2 等小分子物质的水溶液在此穿过毛细血管壁进入基质，成为组织液。细胞通过组织液获得营养物质和 O_2，并排出代谢产物和 CO_2。毛细血管静脉端的血压低于

渗透压，大部分组织液和组织液中的代谢产物和 CO_2 又通过毛细血管壁回到血液中，小部分组织液和部分大分子物质进入毛细淋巴管成为淋巴液，最后回流入血液（图 2）。组织液是细胞摄取营养物质和排出代谢产物的中介，成为细胞赖以生存的内环境。正常情况下，组织液不断更新，不断生成，又不断被吸收，从而保持动态平衡。若组织液的产生和回流失去平衡，基质中的组织液就会增多或减少，导致组织水肿或脱水（参见病理生理学卷），影响组织的正常代谢。

来源 成纤维细胞、成骨细胞、成软骨细胞、骨细胞、软骨细胞、滑膜细胞和平滑肌纤维等均可以产生蛋白聚糖。FN 由成纤维细胞、成软骨细胞和某些上皮细胞等合成，LN 由基膜上方的上皮细胞和内皮细胞等合成。

功能 基质中的蛋白聚糖是维持机体内环境稳定的重要因素之一，主要功能有：①具有高度的亲水性，形成的凝胶内所含的溶剂量超过其本身干重的 50 倍，使细胞能够在基质内迁移，水溶性分子能够在基质内通透，并进行必要的生化反应。②体积庞大的亲水性凝胶使基质具有抗压性、黏弹性和润滑性，可以缓冲机械力，

减轻冲撞造成的损伤，并维持器官组织的正常形态。③形成的分子筛是限制细菌等有害物质和肿瘤细胞扩散的防御屏障。④影响细胞的增殖、分化、迁移和形态变化。基质中的结构性糖蛋白除了参与基质中分子筛的构成，还通过其连接和介导作用，参与细胞的识别、黏附和迁移，并参与调节细胞的增殖和分化。

FN 在进化过程中保守性强，人与各种动物体液中的 FN 在结构、性质和生物学功能上非常相近，不同来源的可相互替代使用。来源于牛的 FN 是细胞培养基的重要成分之一，能够促进细胞的粘连生长。而细胞的粘连是机体结构得以维持、细胞生长能够完成的必要条件。血浆中 FN 水平降低是败血症、休克、烧伤、创伤和

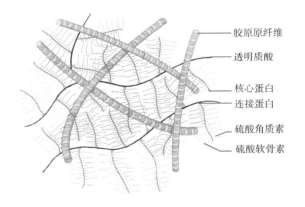

胶原原纤维
透明质酸
核心蛋白
连接蛋白
硫酸角质素
硫酸软骨素

图 1　胶原纤维及分子筛

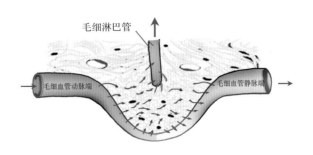

毛细淋巴管

毛细血管动脉端　　　　毛细血管静脉端

图 2　组织液的形成与回流

多器官功能衰竭的主要原因之一，人血浆 FN 已用于烧伤、创伤、败血症和感染等的治疗。

结构性糖蛋白参与细胞的识别、黏附和迁移，与肿瘤的发生、发展密切相关，已成为研究肿瘤转移机制的标志物。

（郝立宏）

zhìmì jiédìzǔzhī

致密结缔组织（dense connective tissue）

以粗大并排列致密的纤维为主要成分、细胞较少的结缔组织。其主要功能是支持和连接。

形态结构 致密结缔组织细胞和基质数量少。绝大多数以胶原纤维为主，只有极少数以弹性纤维为主。根据纤维的类型和排列方式分为 3 种类型：

规则致密结缔组织 肉眼观察，有明显的纤维结构，呈亮白色。大量的胶原纤维密集而平行排列形成胶原纤维束，顺着受力的方向走行，以适应其对抗强大的拉力（图 1）。规则致密结缔组织构成肌腱、韧带、腱膜、筋膜及角膜。

肌腱和韧带的主要成分为大量粗大的紧密排列的胶原纤维束，之间夹有细的弹性纤维网。纤维之间借少量无定形基质相连接。细胞数量少，主要是一种形态发生改变的成纤维细胞，称腱细胞。胞质甚薄，呈翼状环抱着纤维束，胞体伸出多个薄翼状突起插入纤维束之间分隔包裹着胶原纤维；胞质中粗面内质网发达，说明细胞代谢活跃；细胞核呈长的扁椭圆形，着色深。腱细胞沿纤维长轴成行排列，正面观，胞体呈长方形、三角形或梯形；侧面观，胞体呈杆状；横切面呈星形。肌腱的外面包裹的薄层疏松结缔组织伴随血管和神经伸入肌腱内，

将胶原纤维分隔包裹，形成初级腱束，数个初级腱束集合次级腱束。包绕初级腱束的结缔组织，称腱内膜；包绕次级腱束的结缔组织，称腱束膜；在腱表面包绕的结缔组织，称腱外膜。肌腱将骨骼肌与骨相连接。肌腱的胶原纤维束一端与肌肉的肌纤维相连，另一端埋在骨内。肌腱能够承受很大的牵引力，并能将肌内收缩的牵引力传递到骨，以牵动骨关节的运动。韧带的结构与肌腱类似，但纤维束的排列不如肌腱的规则。

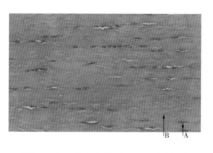

图 1　规则致密结缔组织光镜像
（HE×66）
注：A. 腱细胞；B. 胶原纤维束

筋膜和腱膜的胶原纤维束，规律性地排列成多层。在每一层中，纤维平行排列，稍呈波浪状；一层中的纤维常伸入另一层之内。各层纤维排列方向可能相同，也可能改变。成纤维细胞沿纤维长轴平行排列，规律性地走行于纤维束之间，细胞的形状和腱细胞相似。

角膜由大量与角膜表面平行的胶原原纤维排列呈板层状，相邻两层的纤维互相垂直。纤维直径一致，保证了角膜各处折光率一致。板层之间有扁平的成纤维细胞。

不规则致密结缔组织 由胶原纤维形成许多粗大的胶原纤维束，走行方向不一，纤维走向与

承受机械力的方向相适应，纤维纵横交织，形成致密的板层结构，其间还伴有大量弹性纤维和少量网状纤维。纤维间的间隙很小，含少量的基质和细胞。细胞成分与疏松结缔组织的相似，以成纤维细胞数最多。不规则致密结缔组织分布于真皮网状层、器官被膜、硬脑膜、软骨膜、骨外膜和巩膜等（图 2）。

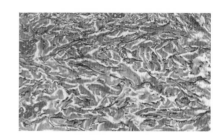

图 2　不规则致密结缔组织光镜像（HE×33）

弹性组织 以弹性纤维为主的致密结缔组织。弹性纤维间有细的胶原纤维。弹性纤维或平行排列成束，如项韧带和黄韧带，以适应脊柱运动；或编织成膜状，如弹性动脉中膜，以缓冲血流的压力。

胚胎发生 由胚胎时期的间充质演化而成。

功能 因致密结缔组织基质较少而纤维排列紧密，故支持和连接功能强，其中以韧性很大的胶原纤维为主，亦有很强的保护作用。

（郝立宏）

zhīfáng zǔzhī

脂肪组织（adipose tissue）

以脂肪细胞为主要成分的结缔组织。聚集成团的脂肪细胞被疏松结缔组织分隔成小叶。

形态结构 根据颜色以及脂肪细胞的结构和功能的不同，分为两类：

黄（白）色脂肪组织　呈黄色（在某些哺乳类动物呈白色），即通常所说的脂肪组织。主要由大量单泡脂肪细胞集聚而成，此外还有前脂肪细胞、巨噬细胞、内皮细胞、成纤维细胞、中性粒细胞和淋巴细胞。单泡脂肪细胞呈圆球形或多边形，细胞中央有一大脂滴，薄层胞质位于细胞周缘，包绕脂滴（图1）。在苏木精-伊红（HE）染色切片上，脂滴被溶解成一大空泡；胞核呈扁圆形，被脂滴推挤到细胞一侧，连同部分胞质呈新月形（图2）。成年人的大多数脂肪组织属于此类，主要分布于皮下组织、网膜、肠系膜和黄骨髓等处。黄（白）色脂肪组织占成年男子体重的10%～20%，在女性比例略高。

中有丰富的毛细血管。多泡脂肪细胞呈多边形，细胞内散在许多小脂滴，线粒体大而丰富，与脂滴紧密相贴；核圆形，位于细胞中央（图3，图4）。棕色脂肪组织中有丰富的毛细血管和神经纤维。成年人棕色脂肪组织含量极少，在新生儿及冬眠动物较多，新生儿主要分布在肩胛间区、腋窝及颈后部等处。

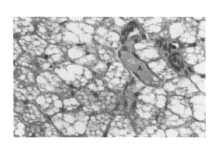

图3　棕色脂肪组织光镜像（HE×132）

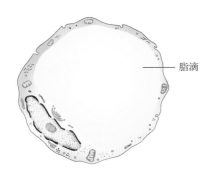

图1　单泡脂肪细胞超微结构

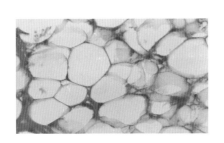

图2　黄（白）色脂肪组织光镜像（HE×132）

棕色脂肪组织　呈棕色，由大量多泡脂肪细胞集聚而成，其

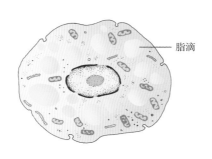

图4　多泡脂肪细胞超微结构

胚胎发生　由胚胎时期的间充质演化而成。

功能　黄（白）色脂肪组织为机体活动提供化学能，是体内最大的能源库，需要时可迅速分解为甘油和脂肪酸，经血液输送到各组织以供利用。在正常情况下，人体所消耗的能源物质60%～80%来自体内的糖类，但在短期饥饿情况下，则主要由体内的脂肪代谢供能。黄（白）色脂肪组织还有产生热量、维持体温、

缓冲保护和支持填充等作用。棕色脂肪组织为机体活动提供热能。在寒冷的刺激下棕色脂肪组织中的脂类分解、氧化，散发大量热能，但不转变为化学能，有利于新生儿的抗寒和维持冬眠动物的体温。这一功能受交感神经调节。

脂肪组织还是代谢活跃、功能复杂的内分泌器官，对全身器官系统（包括脂肪组织本身）有重要的调节功能。脂肪组织来源的产物被命名为脂肪因子：激素类，如瘦素、脂联素、内脏脂肪素、内脏脂肪组织源性丝氨酸蛋白酶抑制剂（vaspin）等；炎性因子类，如肿瘤坏死因子（TNF-α）、白细胞介素-6（IL-6）、单核细胞趋化因子（MCP-1）等。瘦素能抑制食欲、增加能量消耗、抑制脂肪合成而减轻体重；还具有调节下丘脑-垂体-肾上腺轴、调节糖皮质激素合成，促进血管再生等功能。脂联素是脂肪细胞特异性分泌的胶原样细胞因子，可通过肝和骨骼肌纤维中存在的受体，促进糖的吸收和抑制肝糖的输出，刺激脂肪的氧化利用，从而直接改善糖脂代谢；还能影响胰岛素的敏感性；脂联素在受损的血管壁上沉积，对血管内皮起保护作用，抑制动脉粥样硬化性细胞改变。脂肪细胞产生的肾素-血管紧张素能调节脂肪细胞的分化与生长，还可作用于血管及远隔器官，调节血压及肥胖个体的心血管应答，可能与肥胖者高血压病的发生发展有关。脂肪细胞分泌的炎性因子与机体的纤溶活动及炎症反应相关。

（郝立宏）

wǎngzhuàng zǔzhī

网状组织（reticular tissue）

网状细胞、网状纤维和少量基质组成的结缔组织。网状细胞呈纺

锤形或星形，相邻细胞的突起彼此连接成网。胞核较大，圆或卵圆形，染色浅，有1~2个较明显的核仁；胞质较多，弱嗜碱性，粗面内质网较发达。网状纤维分支交错，互相连接成网，并可深陷于网状细胞的胞体和突起内，成为网状细胞依附的支架。网状组织中的基质量很少，在网状细胞和网状纤维之间主要是流动的淋巴、血液或组织液。网状组织在机体内不单独存在，分布于骨髓、脾、胸腺和淋巴结等造血器官和淋巴器官内。

网状组织由胚胎时期的间充质演化而成，参与构成造血组织和淋巴组织，为血细胞的发生和淋巴细胞的发育提供适宜的微环境。网状细胞是特化的成纤维细胞，能合成和分泌Ⅲ型胶原，并形成网状纤维。网状细胞几乎不合成Ⅰ型胶原。网状细胞伸出较细的突起附着于网状纤维，二者共同构成三维网架，与其中的少量基质形成海绵状的小梁系统，其间有单核巨噬细胞系统的细胞散在分布，对于缓慢流过其中的物质起监视作用，以吞噬和清除抗原和细胞碎片。淋巴器官内，网状细胞在胸腺依赖区和骨髓依赖区形成适宜淋巴细胞定居和发育成熟的微环境；骨髓内，网状细胞形成适宜造血细胞增殖和分化的特殊微环境。

网状组织发育不良是由骨髓多能造血干细胞遗传缺陷所致，伴白细胞计数减少的联合免疫缺陷病，特征是骨髓和淋巴系统均未发育，以致患儿呈贫血，中性粒细胞计数显著缺少。本病极为罕见，与常染色体遗传有关。国内外报道的8例患儿，全部于出生后1岁内死于感染。

(郝立宏)

ruǎngǔ zǔzhī

软骨组织（cartilage tissue）

软骨细胞和固态细胞外基质构成的一种特殊结缔组织。

形态结构及功能 软骨细胞包埋在软骨基质中，软骨基质即软骨细胞分泌的细胞外基质，由纤维和基质组成。软骨细胞柔软，位于与其形状相同的软骨基质小腔中，称软骨陷窝。纤维成分有胶原纤维和弹性纤维，使软骨具有一定的韧性和弹性，纤维成分的种类及多少因软骨类型而异。基质为固态，主要成分为软骨黏蛋白，并结合了大量的水分。软骨黏蛋白由蛋白质和多糖组成，由于多糖中含较高浓度的硫酸软骨素，使基质对碱性染料有较强的亲和力，硫酸软骨素的含量愈多，基质嗜碱性愈强。硫酸软骨素在基质中分布不均，紧靠软骨陷窝处较多，呈强嗜碱性，染色深，称软骨囊。软骨囊厚1~3μm，由很纤细的纤维网络和无定形物质构成。免疫组织化学显示，软骨囊内也含有微量胶原，因此，在软骨遭受机械压力和张力的情况下软骨囊对软骨细胞有重要的保护作用。

除关节软骨外，软骨组织表面被覆一薄层致密的结缔组织，即软骨膜。软骨膜分两层，外层纤维成分多，与软骨膜外的结缔组织相连续，主要起保护作用；内层除含有血管、淋巴管和神经外，还有骨祖细胞，可分化为成软骨细胞，继而进一步分化为软骨细胞。软骨膜具有保护软骨组织、为软骨组织提供营养以及形成软骨的功能。

分类 软骨组织及其周围的软骨膜构成软骨。软骨内无淋巴管和神经，一般亦无血管，其营养由软骨膜经软骨基质渗透至软

骨深部。根据软骨基质中所含纤维成分的不同，软骨分为3种：

透明软骨 新鲜时呈浅蓝色半透明状，结构最典型（图1）。软骨细胞的大小、形状及分布特点在软骨内有一定的规律，靠近软骨膜的细胞较幼稚，体积小，呈扁圆形，其长轴与软骨表面平行，单个分布；越接近软骨内部，细胞越大，接近圆形，由单个分布逐渐变为成群分布，形成同源细胞群。

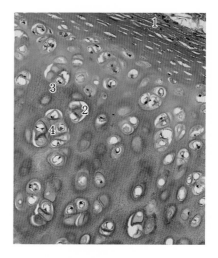

图1 透明软骨光镜像（HE×400）
注：1. 软骨膜；2. 软骨细胞；
3. 软骨囊；4. 同源细胞群

软骨内的胶原有多种类型，其中Ⅱ型胶原是软骨基质的特异性成分，含量最多，占总软骨胶原蛋白的90%，在软骨基质内形成纤细的网状结构，是成熟软骨细胞分化的典型标志。透明软骨中的纤维成分主要是由Ⅱ型胶原蛋白组成的胶原原纤维，使软骨具有可伸展的特征，有助于软骨负重时维持稳定性。胶原原纤维长300nm，由3条相同的α链组成三螺旋结构，直径仅15~45nm，很细，不形成粗大的纤维，难以达到光镜的最小分辨率，由于胶原原纤维的折光率与软骨基质相

近，在苏木精-伊红（HE）染色切片上难以分辨。电镜下，Ⅱ型胶原具有模糊的横纹，交织排列埋于基质中。除Ⅱ型胶原外，透明软骨中还有其他微量胶原，包括Ⅰ型、Ⅲ型、Ⅴ型、Ⅵ型、Ⅸ型、Ⅹ型、Ⅺ型和ⅩⅢ型胶原。这些微量胶原的分布、构造和功能各有特点，如Ⅸ型胶原由3种不同的基因产物组成：α1链、α2链和α3链，在胶原原纤维的表面以反向平行的方式与Ⅱ型胶原蛋白共价连接，缺乏Ⅸ型胶原蛋白的小鼠会出现退行性关节炎，Ⅸ型胶原基因缺陷还可造成软骨发育异常，因此，Ⅸ型胶原被认为是组成透明软骨基质的重要成分。Ⅺ型胶原分布于Ⅱ型胶原周围或散在于纤维之间，在软骨胶原纤维装配中起调节作用。

透明软骨基质的主要成分是水和蛋白聚糖，还有一定量的蛋白质和糖蛋白，如纤连蛋白和软骨粘连蛋白等。蛋白聚糖在软骨基质中占10%～15%，主要包括聚合素、泛能素和核心蛋白聚糖、双链蛋白聚糖等。聚合素是一种软骨特异性蛋白聚糖，由软骨细胞合成并不断分泌。蛋白聚糖中的多糖主要为酸性糖胺聚糖，包括透明质酸、硫酸软骨素、硫酸角质素和硫酸乙酰肝素等，其中硫酸软骨素的含量最高。这种结构使软骨基质形成非常牢固的胶状，令软骨具有较强的抗压强度。透明质酸的长链上，通过连接蛋白，连接许多侧向排列的蛋白聚糖分子，其中近侧糖胺聚糖侧链大多由硫酸角质素组成，远侧糖胺聚糖侧链多数由硫酸软骨素组成。软骨基质中的这种蛋白聚糖聚集体构成了分子筛，分子筛又与透明软骨中的胶原原纤维结合在一起。组成蛋白聚糖的分子中

均含大量的阴离子，可结合大量水分。蛋白聚糖分子的酸性糖胺聚糖链都含有羧基和硫酸基，都带负电荷，因此相互排斥，使蛋白聚糖分子扩展到最大的容积，从而提供无数的间隙以容纳水分子和离子。软骨基质中的水含量，约占基质湿重75%，是透明软骨呈半透明状的重要原因。软骨基质的这种结构形式，既能保证营养物质随组织液通过基质渗透，为软骨细胞提供营养并带走代谢产物，又能使软骨组织具有一定的弹性。

透明软骨在体内分布最广，鼻、喉、气管、支气管的软骨、关节软骨和肋软骨，以及早期胚胎的骨架都是透明软骨。透明软骨具有较强的抗压性，略具弹性和韧性。

弹性软骨 结构与透明软骨相似，但基质中以弹性纤维为主，且互相交织成网，胶原原纤维较少（图2）。弹性纤维在软骨中心

排列密集，在软骨膜下排列疏松，并与软骨膜的弹性纤维相连续。软骨细胞呈球形，单个或以同源细胞群的方式分布。弹性软骨分布于耳郭、外耳道、咽鼓管和会厌等处，因有明显的可弯曲性和弹性而得名。

纤维软骨 基质内含大量的由Ⅰ型胶原构成的胶原纤维束，平行或交错排列（图3），新鲜时呈不透明的乳白色，有一定的伸展性。在某些纤维软骨中可有少量的弹性纤维。纤维束之间的基质成分很少。软骨细胞较小而少，或单独存在，或成行排列于胶原纤维束之间。软骨细胞一般呈卵圆形，也有呈扁平状。纤维软骨主要构成椎间盘、关节盘、纤维环和半月板的一部分，也分布于耻骨联合、股骨头韧带以及某些肌腱和韧带附着于骨的部位等处。纤维软骨是透明软骨与致密结缔组织之间的一种过渡型组织。如在椎间盘与椎骨相连的透明软骨基质内，可见明显的胶原纤维，这些纤维又结合成粗大的胶原纤维束，平行排列于软骨细胞之间，使透明软骨转变为纤维软骨；而纤维软骨又与附近的致密结缔组织相移行。

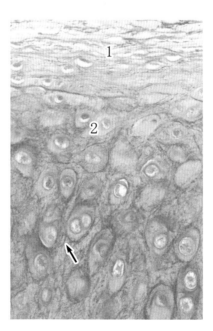

图2　弹性软骨（醛复红染色×400）

注：1. 软骨膜；2. 软骨细胞；↑. 弹性纤维

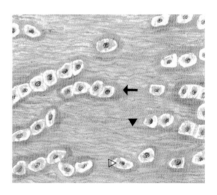

图3　人纤维软骨光镜像（HE×400）

注：↑. 软骨囊；▼. 胶原纤维；▽. 软骨细胞

胚胎发生 软骨组织由胚胎时期的间充质分化而成。以往认为软骨组织中无血管，其营养依靠软骨膜通过基质渗透而供应软骨深部。后来，在软骨中见到细小的有分支的小管，称软骨小管，其发源于软骨膜，内含结缔组织和微血管。软骨小管存在于肋软骨、下颌骨关节突、喉和鼻的透明软骨中。软骨小管的生理意义尚未明确，可能为软骨深部的软骨细胞提供营养；也有人认为软骨小管与骨化中心的形成有关。

与临床联系 以透明软骨为主要病变的良性肿瘤，称软骨瘤。以内生软骨瘤较多见，肿瘤位于骨干中心，好发于手和足的管状骨。大多数内生软骨瘤由许多透明软骨小叶组成，小叶中软骨细胞位于软骨陷窝中。软骨瘤恶变发展为软骨肉瘤，是常见的恶性骨肿瘤之一。发生于纤维软骨的良性肿瘤称纤维软骨间质瘤，其组成成分与骺板相似。

（郝立宏）

ruǎngǔ xìbāo

软骨细胞（chondrocyte）

软骨组织的主要细胞。其分泌物构成软骨基质。

形态结构 软骨细胞的大小、形态和分布有一定的规律。幼稚的软骨细胞位于软骨组织的表层，当软骨生长时，细胞渐向软骨的深部移动，越向深层，细胞逐渐长大，并具有较明显的软骨囊，细胞在囊内进行分裂，在软骨的中央，成熟的软骨细胞多2~8个成群分布于软骨陷窝内，同一群的软骨细胞由同一个幼稚软骨细胞分裂增殖而成，故称同源细胞群。由于软骨细胞不断产生新的软骨基质，每个细胞均分别围以软骨囊，仍有自己的软骨陷窝。在生活状态下，软骨细胞几乎充满软骨陷窝，但在苏木精-伊红（HE）染色切片中，因脱水过程中的收缩，胞体变为不规则形，在软骨囊和细胞之间出现空隙（见软骨组织图1）。成熟或较成熟的软骨细胞，核呈圆形或卵圆形，偏位，有1个或数个核仁；胞质弱嗜碱性，常见糖原、色素颗粒和数量不一的脂滴。生长期软骨细胞胞质的嗜碱性增强。

电镜下，软骨细胞表面有突起和皱褶。生长中的软骨细胞的胞质内有丰富的粗面内质网，高尔基复合体发达，可见含颗粒状和细丝状的分泌物质的大泡，中心体和高尔基复合体均近核分布，线粒体较少，散在分布于胞质，还有一些糖原和少量脂滴（图）。静止的软骨细胞粗面内质网和高尔基复合体较少，而糖原和脂滴较多。

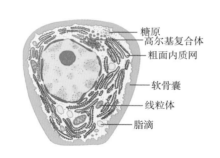

图 透明软骨细胞超微结构

胚胎发生 胚胎时期的间充质在将要形成软骨的部位，分化为骨祖细胞，继而分化为成软骨细胞，产生纤维和基质，同时成软骨细胞被包围，并转化为软骨细胞（见软骨生长）。出生后，软骨细胞由软骨膜内层的骨祖细胞分化而来。软骨损伤后再生时，损伤处肉芽组织的成纤维细胞可转变为成软骨细胞，再分化为软骨细胞。

功能 具有合成和分泌纤维与基质的功能。软骨基质中的胶原原纤维、弹性纤维和无定形基质均由软骨细胞产生。胶原和其他蛋白质在粗面内质网中合成，无定形基质中的糖胺聚糖在高尔基复合体中装配和硫化。蛋白聚糖的核心蛋白和寡糖链附加物的起始阶段均在内质网的核糖体上合成；进而转移至高尔基复合体，此时硫酸软骨素和其他糖胺聚糖迅速在其上添加，从而完成蛋白聚糖的装配；蛋白聚糖被包裹成分泌小泡，移至细胞周边以胞吐的方式分泌到细胞外。胶原和蛋白聚糖可同时合成并同时分泌至细胞外。透明质酸和连接蛋白也以类似的方式合成，并与释放至细胞外的蛋白聚糖单体结合，形成蛋白聚糖聚合体。软骨细胞还能够合成软骨粘连蛋白，该蛋白能特异性地与Ⅱ型胶原结合，同时也与糖胺聚糖结合，作为中介物使基质成分附着于软骨细胞表面。软骨细胞主要以糖酵解的方式获得能量，以弥补软骨中的氧供不足。

软骨母细胞瘤是来源于幼稚软骨细胞（软骨母细胞）的良性肿瘤。首先由美国外科医生恩斯特·阿莫里·科德曼（Ernest Armory Codman，1869~1940年）发现，主要位于长骨末端的骨骺，又称为科德曼（Codman）肿瘤。通常于儿童晚期或青少年期发病，好发于男性。

（郝立宏）

ruǎngǔ shēngzhǎng

软骨生长（cartilage growth）

软骨是由胚胎时期的间充质分化而来，透明软骨通过附加生长和间质生长方式增粗和加长；纤维软骨由前软骨或透明软骨化生，也可由纤维性结缔组织化生形成；弹性软骨的发生源于纤维性结缔组织，附加生长使其增粗。

发生过程 人软骨的发育约从胚胎 5 周开始。透明软骨、纤维软骨和弹性软骨的发育和生长有相似之处，又各有特点。

透明软骨 在将要形成软骨的部位，间充质密集，形成软骨形成中心。此处，未分化的骨祖细胞分裂增生，细胞突起消失，由星形变为球形，并高度密集，细胞界限不清，经分裂和分化后转变为成软骨细胞。成软骨细胞不断产生纤维和基质将自身包围，并被分隔在各自的陷窝内，以后再逐步分化为成熟的软骨细胞（图）。软骨形成中心周围的间充质分化为软骨膜。在软骨形成中心的基础上，软骨同时以两种不同的方式进行生长。

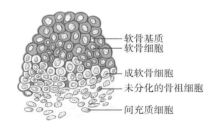

软骨基质
软骨细胞
成软骨细胞
未分化的骨祖细胞
间充质细胞

图 透明软骨的发生

外加生长 又称软骨膜下生长。软骨膜内层的骨祖细胞不断增殖分化为成软骨细胞，成软骨细胞在产生新的纤维和基质包围自身的同时，也转化为新的软骨细胞，添加在原有软骨组织的表面，借此方式，软骨从外周逐层增长使厚度得以增加。软骨膜这种形成软骨的能力伴随在整个胚胎发育期，并延续至出生后，终生保持这种能力。但在成年期一般处于相对静止状态。

间质生长 又称软骨内生长。软骨内部的软骨细胞可不断分裂增殖，产生新的软骨细胞，进而分泌新的基质和纤维，使软骨从内向外膨胀式扩展。分裂的子细胞通过产生新的基质而互相分开，占据彼此分开的软骨陷窝。子细胞进一步分裂形成的 2~8 个甚至更多的软骨细胞互相靠近成为同源细胞群。间质生长是幼年时期软骨生长的主要方式。

纤维软骨 透明软骨与致密结缔组织之间的一种过渡型组织，可由前软骨或透明软骨化生形成，也可由纤维性结缔组织化生形成。特化的胚胎性软骨，也称前软骨，椎间盘的纤维软骨即由前软骨化生而成。某些关节的关节软骨，如肩锁关节和老化中的肋软骨等处由透明软骨化生形成。膝关节的半月板、喙突锁骨关节和异常或老化的韧带等处的纤维软骨由纤维性结缔组织化生形成。

弹性软骨 胚胎时期，在将要形成弹性软骨的部位，首先由间充质分化为原始结缔组织，其中含有成纤维细胞和前弹性纤维束。前弹性纤维由成纤维细胞产生，以后成熟成为弹性纤维，当成纤维细胞被其产生的纤维和基质包围时，转变为软骨细胞。软骨周围的结缔组织分化为软骨膜，并开始附加性生长。

与临床联系 衰老可致软骨退变。软骨细胞衰老时，由于蛋白聚糖和水分减少，硬蛋白增多，基质内出现粗大致密的纤维束，肉眼呈石棉样，称石棉样变性。继而软骨细胞由于软骨基质的变性，营养供应受限而退化死亡，软骨变为不透明、硬度增加和脆性增大。此外，不适当的负载也导致软骨退变。软骨有一定的再生能力。软骨损伤或被切除一部分后，在损伤处首先出现组织的坏死和萎缩，继而由软骨膜或邻近的筋膜产生的结缔组织填充，形成肉芽组织，其中的成纤维细胞可转变为成软骨细胞，成软骨细胞进一步分化为软骨细胞，产生新的基质，形成新的软骨。软骨膜深层的骨祖细胞可逐步分化为成软骨细胞，因此软骨膜也有较强的再生能力。由于软骨内一般无血管，软骨细胞又限制在软骨陷窝内，故软骨作为免疫豁免器官易于作自身移植或异体移植。20 世纪 90 年代以来，应用软骨组织工程技术。在体内外建造出透明软骨，为关节软骨缺损的修复提供了颇具前途的方法。中国学者曹谊林将软骨细胞-支架复合物体外培养后植入裸鼠皮下，成功再造了人耳型软骨。

（郝立宏）

gǔzǔzhī

骨组织（osseous tissue） 由细胞（骨祖细胞、成骨细胞、骨细胞和破骨细胞）和骨基质（胶原纤维、无定形基质和矿化的骨盐）组成的一种特殊结缔组织。最大特点是细胞间质中有大量的钙盐沉积，是坚硬的结缔组织，构成身体的骨骼系统。

组成 由细胞和骨基质组成。

骨的细胞 在活跃生长的骨中，骨的细胞有骨祖细胞、成骨细胞、骨细胞和破骨细胞 4 种类型（图）。其中骨细胞最多，位于骨组织内的骨陷窝中，其余 3 种细胞分布于骨组织表面或附近。

骨基质 矿化的细胞外基质，由有机质和无机质构成，含少量水（占骨湿重的 8%~9%）。

有机质 约占骨干重的 35%。由成骨细胞分泌形成，包括大量的胶原纤维（占有机质的 90%）和少量的无定形基质（约占有机质的 10%）。骨组织中的胶原纤维约为人体胶原纤维总量的 50%。

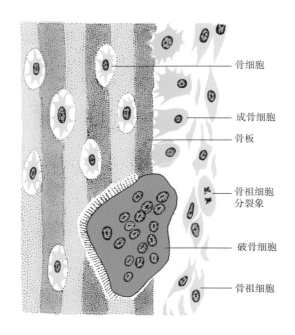

骨细胞

成骨细胞

骨板

骨祖细胞
分裂象

破骨细胞

骨祖细胞

图　骨组织的各种细胞示意

骨的胶原纤维的主要成分为 I 型胶原，还有少量 V 型胶原，病理情况下可出现 III 型胶原。骨的胶原纤维与结缔组织中的结构基本相同，直径 50~70nm，具有 67nm 的周期性横纹。由于骨的 I 型胶原有较多的分子间交联，而表现出与其他胶原不同的特性，如稀酸液中不膨胀，在中性盐和稀酸溶液等（可溶解其他胶原）中不溶解。无定形基质是无固定形态的凝胶，主要成分为蛋白聚糖和糖蛋白。蛋白聚糖的多糖部分为糖胺聚糖，有粘连胶原纤维的作用。尽管骨的有机质中含中性或弱碱性的糖胺聚糖，但由于含丰富的胶原蛋白，因此，骨组织切片染色呈嗜酸性。无定形基质中还含有多达 200 余种的非胶原蛋白，占骨基质的 4%~6%，对于骨的生长、再生、发育等有重要作用。主要有：①骨钙蛋白：又称骨钙素，是一种依赖维生素 K 的蛋白质，由成骨细胞分泌，与

羟基磷灰石有很高的亲和力；在骨组织矿化过程中与 Ca^{2+} 结合，促进骨矿化过程；并参与调节体内的钙的平衡。②骨桥蛋白：又称骨唾液酸蛋白 I（BSP I），为含有精氨酸-甘氨酸-天冬氨酸的磷酸蛋白，对羟基磷灰石有很高的亲和力。骨桥蛋白由成骨细胞和破骨细胞产生，浓集在骨形成的部位、软骨成骨的部位和破骨细胞与骨质相贴的部位，是连接细胞与基质的桥梁，使成骨细胞和破骨细胞黏附的重要物质。③骨唾液酸蛋白：又称骨唾液酸蛋白 II（BSP II），是酸性磷酸化蛋白，由成骨细胞分泌，对羟基磷灰石有很强的亲和力。④骨粘连蛋白：又称骨连接素，为磷酸化糖蛋白，由成骨细胞分泌，能与 Ca^{2+} 和磷酸盐结合，能使 I 型胶原与羟基磷灰石牢固结合。⑤钙结合蛋白：是一种维生素 D 依赖蛋白，在成骨细胞、骨细胞和骨基质中传递 Ca^{2+}，可促进骨基质的矿化作用。无定形基质中还有很少的脂质，包括磷脂、胆固醇和游离脂肪酸等。酸性磷酸酯与磷酸钙结合形成复合体，参与骨的矿化过程。无定形基质中还有多种生物活性物质，如骨形态发生蛋白质（BMP）、成纤维细胞生长因子（FGF）、转化生长因子-β（TGF-β）、骨趋化因子（BCF）、胰岛素样生长因子

（IGF）、血小板衍生生长因子（PDGF）和前列腺素（PG）等。

无机质　约占骨干重的 65%。是骨矿物质，又称骨盐，主要为钙、磷和镁，分别占无机质的 60%、27% 和 0.8%。骨盐大部分以无定形的磷酸钙和羟基磷灰石结晶 [$Ca_{10}(PO4)_6(OH)_2$] 的形式分布于有机质中。羟基磷灰石属于不溶性中性盐，呈细针状，X 线衍射法显示其长 20~35nm，宽 2.5~5nm，高 40nm。结晶体密度极大，每克骨盐含 10^6 个结晶体，表面积可达 $100m^2$。结晶体沿胶原原纤维长轴以 60~70nm 的间隔呈规律性排列，位于胶原纤维表面和胶原纤维之间，并与之结合。羟基磷灰石主要由钙、磷酸根和羟基结合形成。结晶体还能吸附镁、钠、钾、锌、铜、锰、氟、铅、铁和锶等，因此，骨是钙、磷、镁和其他金属离子的储存库。

分类　骨组织根据其发生的早晚、骨细胞和骨基质的特征和组合形式，分为非板层骨和板层骨两种。

非板层骨　是未成熟的骨组织，又称初级骨组织，其中胶原纤维束呈编织状排列，直径差异很大，但粗大者居多。骨细胞的分布和排列方向均无规律，体积较大，形状不规则，由于蛋白聚糖等非胶原蛋白的含量较多，故基质染色呈嗜碱性。胚胎期和 5 岁以内儿童的密质骨和松质骨中均有非板层骨，以后逐渐被板层骨取代，至青春期完全取代。但牙床、骨迷路、近颅缝处和腱或韧带附着处，终生保留少量非板层骨，并常与板层骨混掺存在。

板层骨　是成熟的骨组织，又称次级骨组织，以胶原纤维束高度有规律的成层排列为特征。

胶原纤维束一般较细，排列成层，与骨盐和有机质结合紧密，共同构成坚硬的板状结构，称骨板。同一骨板内的胶原纤维大多平行排列，相邻两层骨板内的胶原纤维呈交叉方向，这一结构特点可有效地增加骨的强度。成年人骨绝大多数为板层骨。在骨板内和骨板之间散在有小的腔隙，称骨陷窝，为骨细胞胞体存在的空间；骨陷窝向周围分支形成骨小管，为骨细胞突起所在的空间，相邻的骨小管相互通连。

胚胎发生 由胚胎时期的间充质发育而成（见骨发生）。

功能 骨组织的无机质赋予骨的坚硬性，有机质使骨有很强的韧性和一定的弹性。有机质与无机质的结合使骨组织有很高的强度和硬度，并适应物质代谢的要求，构成身体的骨骼系统。骨中的钙、磷、镁和其他金属离子决定骨的形成和改建，同时骨的形成和溶解也参与调节体液中这些离子的浓度，尤其是钙和磷的含量对小儿骨的生长发育有重要影响。

（郝立宏）

gǔ zǔxìbāo

骨祖细胞 （osteoprogenitor cell） 软骨组织和骨组织的干细胞。又称骨原细胞。在成体内位于软骨膜和骨膜深层，可增殖分化为成软骨细胞或成骨细胞。细胞体积小，呈不规则梭形，突起细小；胞核细长形或椭圆形，染色质颗粒细小而分散，核染色浅；胞质少，呈弱嗜碱性或弱嗜酸性，仅有少量核糖体和线粒体，其余细胞器很少。骨祖细胞由间充质分化形成。在将要形成骨的部位，胚胎时期的间充质细胞增殖、密集成未来骨的雏形，继而间充质细胞分化为骨祖细胞。出生后，

骨祖细胞来源于骨髓基质内的间充质干细胞。骨祖细胞具有多向分化潜能，根据刺激的性质和程度的不同，可以分化为成骨细胞、成软骨细胞或成纤维细胞。骨祖细胞有两种类型：决定性骨祖细胞（DOPC）和诱导性骨祖细胞（IOPC）。DOPC 在骨的生长期、骨内部的改建与再塑、骨折和骨的其他损伤修复时，分裂增生，并分化为成骨细胞。DOPC 位于骨内膜、骨外膜的内层、生长骨骺板的钙化软骨小梁表面和骨髓基质内。IOPC 存在于骨骼系统之外，几乎普遍存在于结缔组织中，在骨形态发生蛋白质（BMP）等因子的诱导下可形成成骨细胞。

（郝立宏）

chénggǔ xìbāo

成骨细胞 （osteoblast） 存在于骨组织表面、产生骨基质中有机成分的细胞。主要来源于骨祖细胞，常单层排列于成骨活跃的骨组织表面。

形态结构 成骨细胞借细短的突起彼此连接，形态与功能状态相关。在骨形成期间，活跃的成骨细胞体积较大，呈立方形或矮柱状，高 $50\sim80\mu m$；核大而圆，位于细胞远离骨组织的一端，核仁明显；胞质强嗜碱性。电镜下，细胞表面有许多细小突起，与邻近的成骨细胞或骨细胞的突起之间形成缝隙连接；胞质内有丰富的粗面内质网和发达的高尔基复合体，线粒体丰富，多呈细长形，有许多分泌颗粒。成骨细胞以顶浆分泌的方式向类骨质内释放有膜包裹的小泡，称基质小泡，其直径约 $0.1\mu m$，膜上有大量的碱性磷酸酶和 ATP 酶，小泡内含有骨钙蛋白、磷脂和小的钙盐结晶等。基质小泡是类骨质钙化的重要结构。新骨形成停止时，

成骨细胞转变为静止状态，数量减少，呈扁平形，略呈梭状，胞质中颗粒消失，碱性磷酸酶反应减弱。在骨形成活跃时，成骨细胞呈多层堆积在新形成的骨组织表面，电镜下可见大量的粗面内质网分布于胞质各处，有丰富的游离核糖体和发达的高尔基复合体及较多的线粒体和溶酶体，有直径约 55nm 的电子致密的碳酸钙颗粒，还可见较多的中间丝和一些微管，偶见小脂滴。大的高尔基复合体上连有许多分泌小泡，一些很大的囊泡中含无定形物质或丛毛状物。

胚胎发生 胚胎时期，间充质分化为骨祖细胞，进而增殖和分化为成骨细胞。从骨祖细胞分化为骨细胞历经不同阶段，构成骨形成细胞系。骨祖细胞分化为前成骨细胞，继而分裂为过渡型成骨细胞，再分裂为分泌型成骨细胞，分泌胶原纤维和无定形基质构成的类骨质，类骨质矿化为骨质后转变为骨细胞。出生后，成骨细胞来源有：①骨髓基质中成纤维细胞集落生成单位（CFU-F）的未分化间充质细胞，其中的前成骨细胞和前软骨细胞谱系的骨祖细胞，定向分化为前成骨细胞和成骨细胞。②骨组织中的骨祖细胞。③由骨血管内皮细胞和周细胞直接分化形成；在软骨内成骨的过程中骺板内肥大的软骨细胞也可分化为成骨细胞。

功能 成骨细胞有活跃的分泌功能，合成和分泌骨基质中几乎全部的有机成分，是参与骨生成、生长、吸收及代谢的关键细胞，其增殖与分泌活性很大程度决定了最终骨量。主要功能有：①分泌产生各种骨细胞外基质蛋白（ECMP），即 I 型胶原和蛋白聚糖、糖蛋白等无定形基质，形

成类骨质。②分泌骨钙蛋白、骨桥蛋白、骨唾液酸蛋白（BSP）和骨粘连蛋白等，控制骨基质的矿化。③合成多种生物活性物质，如转化生长因子-β（TGF-β）调节成骨细胞增殖和分化，骨形态发生蛋白质（BMP）诱导未分化的间充质细胞向骨和软骨发生不可逆分化，成纤维细胞生长因子（FCF）促进成骨细胞的增殖，胰岛素样生长因子（IGF）刺激成骨细胞增殖和 I 型胶原的生成及刺激碱性磷酸酶活性和骨钙素的产生，白细胞介素（IL-1）促进成骨细胞性骨形成和破骨细胞性骨吸收等；分泌破骨细胞刺激因子、前胶原酶和胞质素原激活剂等，促进骨组织的吸收。④通过成骨细胞膜上的钙泵，输送 Ca^{2+} 至类骨质，调节钙和磷等离子浓度，参与类骨质的矿化。⑤分泌碱性磷酸酶，水解对骨矿化有极强抑制作用的无机焦磷酸盐，使其浓度下降，增强骨矿化。

与临床联系 富有成骨细胞的骨及类骨组织的孤立的良性肿瘤，称成骨细胞瘤，又称骨母细胞瘤、成骨性纤维瘤或巨型骨样骨瘤，组织结构为含丰富血管的骨样组织、新生骨质及大量成骨细胞。

（郝立宏）

gǔxìbāo

骨细胞（osteocyte）

骨组织内的细胞。由成骨细胞转化而来，单个分散地排列于骨板内或骨板间的骨陷窝内，参与骨吸收和骨形成，使骨组织钙、磷沉积和释放处于动态平衡状态，是维持成熟骨新陈代谢的主要细胞。

形态结构 骨细胞是多突起的细胞，每个骨陷窝内仅有一个胞体，从胞体发出的许多突起分别位于从骨陷窝向周围伸出的骨

小管内（见骨组织）。相邻的骨陷窝借骨小管彼此通连。骨陷窝和骨小管内均含有组织液，骨细胞从中获得营养并排出代谢产物。骨细胞的形态随年龄和存在部位而不同。幼稚的骨细胞位于类骨质（见骨发生）中，结构与成骨细胞相似。细胞呈扁椭圆形，位于比胞体大许多的圆形骨陷窝内；突起多而细长，有的突起还有少许分支。胞质弱嗜碱性；核呈卵圆形、位于胞体的一端，染色质贴附于核膜，染色深。胞质内有碱性磷酸酶阳性颗粒。电镜下，胞质内有分布广泛的粗面内质网，散在的游离核糖体，较多的线粒体和较发达的高尔基复合体，分散存在的大型囊泡，少量溶酶体。

幼稚的骨细胞 能产生骨基质中的有机成分，填充在骨陷窝壁上，使原来较大的圆形骨陷窝变为较小的双凸扁椭圆形的骨陷窝，伴随骨陷窝周围骨基质的矿化，幼稚的骨细胞成为较成熟的骨细胞。

较成熟的骨细胞 位于矿化的骨质浅部，胞体呈双凸扁椭圆形，体积小于幼稚的骨细胞；苏木精-伊红（HE）染色胞质呈弱嗜碱性，甲苯胺蓝染色甚浅；核较大，呈椭圆形，位于胞体中央，染色浅，可见核仁。电镜下，胞内粗面内质网和游离核糖体较少，高尔基复合体较小，线粒体少而分散。

成熟的骨细胞 位于骨质深部，胞体很小（约为成骨细胞体积的 1/3），胞质 HE 染色呈弱嗜碱性或弱嗜酸性，易被甲苯胺蓝染色，核质比例增大。电镜下，胞质内有一定量的粗面内质网和高尔基复合体，可见溶酶体，线粒体较多，其内常见电子致密的

磷酸钙颗粒，与破骨细胞的线粒体颗粒相似。成熟骨细胞的最大变化是出现较长的突起，突起直径为骨小管直径的 1/4～1/2，相邻骨细胞的突起之间端对端相互连接，或以其末端侧对侧相互贴附，彼此之间有缝隙连接。骨陷窝和骨小管互相通连，成年人全部骨陷窝和骨小管的总面积高达 $1000～5000m^2$，骨陷窝-骨小管-骨陷窝组成细胞外物质运输通道，是骨组织通向外界的唯一途径。深埋于骨基质内的骨细胞通过该通道运输营养物质和代谢产物。骨细胞-缝隙连接-骨细胞是细胞间通讯的结构基础，形成了细胞间信息传递系统。骨细胞的平均寿命约 25 年。

来源 由成骨细胞转化而来。成骨细胞产生的类骨质矿化为骨质后将自身埋于其中，细胞的合成活动停止，胞质减少，转变为骨细胞。

功能 ①影响骨吸收和骨形成：骨细胞可能主动参与溶骨过程（即骨细胞性溶骨），与破骨细胞的骨吸收作用相辅相成；当骨细胞性溶骨活动结束后，成熟骨细胞又可继发形成新的骨基质。②参与调节钙、磷平衡：骨细胞通过溶骨和成骨作用，以及通过骨细胞相互间的连接结构进行离子交换，参与调节钙和磷的平衡。③感受力学信号：骨细胞-缝隙连接-骨细胞是感受和传递应力信号的结构基础，所有的骨细胞与骨衬细胞和成骨细胞通过缝隙连接构成网状结构，局部的反应信号能迅速传递至整个骨组织。物理信号特别是力负荷，通过骨质与骨细胞的紧密接触及细胞连接作用，引起与应变相当的骨细胞代谢活性变化。

（郝立宏）

pògǔ xìbāo

破骨细胞（osteoclast）

散在于骨组织表面，与骨组织的吸收和改建有关的一种多核巨细胞。

形态结构 数量约为成骨细胞的1%，散在分布于骨组织吸收处的表面，被吸收部位呈浅的凹陷，称吸收腔或豪希普陷窝（Howship lacuna）。破骨细胞直径30~150μm，胞核2~100个，呈卵圆形，染色质颗粒细小，着色浅，有1~2个核仁。在常规苏木精-伊红（HE）染色切片中，胞质强嗜酸性，但在一定pH下，用碱性染料染色，胞质呈弱嗜碱性。功能活跃的破骨细胞有明显的极性，电镜下呈现4个区域（图）：①皱褶缘区：位于吸收腔深处，是贴近骨组织的部分，电镜下由内陷很深的质膜内褶组成，呈大量的叶状或指状突起，粗细不等，常有分支互相吻合，称皱褶缘。此处细胞膜的胞质面有非常细小的鬃毛状附属物，长15~20nm，间隔约20nm，故该处的细胞膜比其余部位的细胞膜厚。在骨组织侧，突起之间的狭窄裂隙中，含组织液和溶解中的羟基磷灰石、胶原蛋白和蛋白聚糖分解形成的颗粒。②亮区：环绕于皱褶缘区周围，微微隆起，细胞膜平整，紧贴于骨组织表面，构成一堵环形胞质"围墙"包围皱褶缘，使皱褶缘区封闭与细胞外间隙隔绝，形成一个微环境。亮区内有丰富的微丝（含肌动蛋白），无其他细胞器，此处电子密度低，故称亮区。破骨细胞若离开骨组织表面，皱褶缘区和亮区均消失。③小泡区：位于皱褶缘区深面，含许多大小不一、电子密度不等的初级溶酶体、次级溶酶体和吞饮泡，泡内含有小的钙盐结晶及溶解的有机成分。此区内线粒体丰富。④基底区：位于亮区和小泡区的深面，是远离骨组织侧的部分。细胞核聚集在此区，核之间有一些粗面内质网、发达的高尔基复合体和丰富的线粒体，及与核数目相对应的中心粒。破骨细胞离开骨组织表面后，其皱褶缘和亮区消失，细胞进入静止期。

来源 自1873年被瑞士解剖学家鲁道夫·阿尔伯特·冯·克利克（Rudolph Albert von Kölliker，1817~1905年）报道和命名以来，其起源问题已经历了100多年的探讨。一般认为，破骨细胞由骨髓造血干细胞分化为粒细胞-巨核细胞系集落形成单位，再分化为单核前破骨细胞或具有破骨细胞表型的单核细胞，经血液循环运输到骨组织，再逐渐融合为成熟的多核破骨细胞。

功能 破骨细胞有很强的溶解和吸收骨基质的作用。其在皱褶缘区可释放多种蛋白水解酶、碳酸酐酶和乳酸及柠檬酸等，使矿物质酸蚀溶解，暴露出骨基质，胶原纤维又在酶作用下分解。溶解产物经皱褶缘吸收，进一步在细胞内消化，并释放出可溶性有机物质，供骨组织形成时再利用。大量乳酸和柠檬酸等酸性物质，使骨盐的无机质溶解，释放钙和磷到细胞外液。在骨组织内，破骨细胞和成骨细胞相辅相成，共同参与骨的生长和改建，并维持血钙平衡。

破骨细胞表面有丰富的降钙素受体和细胞外粘连蛋白受体等，可通过相应受体的抗体，用免疫组织化学法或免疫细胞化学法鉴定破骨细胞。破骨细胞的溶酶体内含抗酒石酸酸性磷酸酶（TRAP），TRAP染色阳性是鉴定破骨细胞的特异性方法。有研究发现，破骨细胞含有一氧化氮合酶（NOS），用具有NOS活性的，还原型烟酰胺腺嘌呤二核苷酸磷酸（NADPH）-黄递酶组织化学或细胞化学染色，破骨细胞呈强阳性。组织蛋白酶K是一种溶酶体半胱氨酸蛋白酶，于骨再吸收过程中由破骨细胞特异性表达，且能有效降解骨细胞外基质。

（郝立宏）

zàoxuè qìguān

造血器官（hematopoietic organ）

能生成各种血细胞的器官。即血细胞发生的场所，包括骨髓、胸腺、淋巴结、肝及脾。

造血期 人体处于不同的时期，造血器官也有所不同，3~6周胎儿的造血细胞来源于卵黄囊；6周~5个月胎儿的肝、脾、淋巴结开始造血，产生红细胞、白细

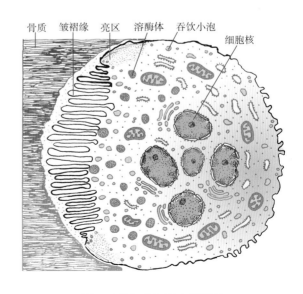

图 破骨细胞透射电镜结构

胞和血小板，逐渐取代了卵黄囊的造血功能。胎儿从第5个月开始骨髓造血，胎儿第24周起胸腺参与造血，产生初始T淋巴细胞，而初始B淋巴细胞仍由骨髓产生。婴儿出生后主要是骨髓造血（产生红细胞、白细胞和血小板）；脾、淋巴结及淋巴组织也参与造血，但只产生少量的单核细胞、淋巴细胞。成年人的造血器官主要是骨髓。

组成　有以下几种：

卵黄囊　早期胚胎由二胚层胚盘的下胚层周缘细胞向腹侧生长延伸形成的单层扁平上皮细胞围成的囊状结构，其外侧的胚外中胚层是人类造血干细胞的起源地，卵黄囊是人体最早的造血器官；而卵黄囊内胚层也是原始生殖细胞的产生地，后者逐渐迁移至胚内生殖嵴。

肝　人体最大的腺体。人胚第6周~5个月，造血干细胞从卵黄囊迁至肝开始造血，是胚胎时期重要的造血器官之一。

脾　胚胎时期的造血器官之一，人胚第9周时，卵黄囊血岛的造血干细胞通过肝经血流入脾，在脾血窦周围的网状组织内增生分化为各种类型的造血祖细胞和各种前体细胞。胚胎第4~5个月，脾造血功能活跃，自胎儿从第5个月开始出现骨髓造血后，脾逐渐演变成人体最大的外周淋巴器官。

胸腺和淋巴结　胎儿第24周后，胸腺快速生长，可产生初始T淋巴细胞，逐渐演变为人体内形成初始T淋巴细胞的中枢淋巴器官。淋巴结是哺乳类动物特有的周围淋巴器官，在胚胎时期和出生前后具有一定的造血功能，是造血器官之一，出生后不久成为人体内产生免疫应答的外周淋巴器官。

骨髓　位于坚硬的骨髓腔内的一种海绵样组织，分为红骨髓（造血细胞）和黄骨髓（脂肪细胞）两种。人出生时，红骨髓充满全身骨髓腔，随着年龄的增大，脂肪细胞逐渐增多，相当部分红骨髓被黄骨髓取代，最后几乎只有扁平骨的骨髓腔中有红骨髓保持造血功能。当机体严重缺血时，部分黄骨髓可被红骨髓替代，从而提高骨髓的造血能力。

（刘厚奇）

血液（blood）　心血管系统中循环流动的液态组织。又称外周血，属于结缔组织。健康成年人体内的血液量是体重的7%~8%，约5L。血液由血浆和血细胞组成。将从血管内抽出的少量血液加入抗凝剂后静置或离心沉淀，血液分为3层：上层为淡黄色的血浆（约占55%）、下层为红细胞（约占44%）、中间为薄层的白细胞和血小板（约占1%）。血浆相当于细胞外基质，pH7.3~7.4，主要成分是水，占90%，其余为血浆蛋白、脂蛋白、无机盐、氧以及细胞代谢产物、激素、酶和抗体等，有营养组织、调节器官活动和防御有害物质的作用。血液直接静置于体外时，溶解状态的纤维蛋白原转变为不溶解的纤维蛋白，将细胞及大分子血浆蛋白包裹起来，形成血凝块，并析出淡黄色清亮的血清。血细胞包括红细胞、白细胞和血小板。血细胞的形态、数量、百分比和血红蛋白含量的测定结果称血象。最常用瑞氏（Wright）或吉姆萨（Giemsa）染色血涂片来观察血细胞形态。

人体内各器官的生理和病理变化，会引起血液成分的改变，故患病后常要通过验血来诊断疾病。成年人主要由骨髓造血，血液中的血细胞陆续衰老死亡，骨髓则不断生成，以保持动态平衡。

（刘厚奇）

红细胞（erythrocyte）　血液中含血红蛋白的血细胞。曾称红血球。体积很小，扫描电镜下呈双凹圆盘状，直径7~8μm，中间较薄，约1μm，边缘较厚，约2μm（图1）。这种形状增大了细胞表面积，可以最大限度地从周围摄取氧。红细胞具有弹性和可塑性，在通过直径比它还小的毛细血管时，可改变形状，通过后仍恢复原形。正常成熟的红细胞没有细胞核、高尔基复合体和线粒体等细胞器，但仍有代谢功能。红细胞内含有丰富的血红蛋白，具有结合和运输O_2和CO_2的功能，血红蛋白约占细胞重量的32%，水占64%，其余4%为脂质、糖类和各种电解质。正常红细胞数量，成年男性为$(4.0~5.5)×10^{12}/L$，女性为$(3.5~5.0)×10^{12}/L$。血红蛋白含量，在男性为$(120~150)$g/L，在女性为$(110~140)$g/L。女性比男性少的原因，是由生理出血造成，另

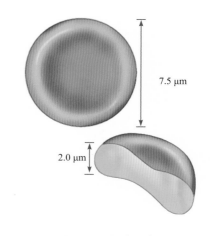

7.5 μm

2.0 μm

图1　红细胞形态

外睾酮也具有刺激红细胞生成激素制造红细胞的功能。红细胞数目可随外界条件和年龄的不同而有所改变。高原居民和新生儿可达 $6.0×10^{12}/L$ 以上。从事体育运动或经常锻炼的人红细胞数量也较多。

红细胞的细胞膜中有一类镶嵌蛋白质，即血型抗原 A 和/或血型抗原 B，构成人类的 ABO 血型抗原系统，在临床输血中具有重要意义。若血型错配，首次输血即可导致抗原-抗体结合，引起红细胞膜破裂，血红蛋白逸出，称为溶血。溶血后残留的红细胞膜囊称血影。蛇毒、溶血性细菌、脂溶剂等也可引起溶血。红细胞平均寿命 120 天，衰老的红细胞在经过脾和肝时可被巨噬细胞吞噬清除，同时又有新生的未完全成熟的红细胞从骨髓进入血液。网织红细胞是介于晚幼红细胞和成熟红细胞之间尚未完全成熟的红细胞，经煌焦油蓝染色液进行活体染色后胞质中可见有蓝绿色的网状结构（图2）。成年人体内网织红细胞占红细胞总数的 0.5%～1.5%，在血流中大约 1 天完全成熟。临床上网织红细胞计数对于判定骨髓造血功能及贫血等疾病的治疗效果具有重要意义。

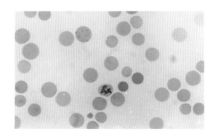

图 2 网织红细胞光镜像（煌焦油蓝染色×330）

（刘厚奇）

báixìbāo

白细胞 （leukocyte）

血液中无色、有细胞核的球形细胞。曾称白血球。体积比红细胞大，直径 7～20μm，能作变形运动，可从血管内迁移到血管外发挥防御和免疫功能。成年人白细胞的正常值为 （4～10）×10⁹/L，男女无明显差异，婴幼儿稍高于成年人。血液中白细胞的数量可受多种生理因素影响，如劳动、运动、饮食后及女性月经期，均略有增多。光镜下根据胞质内有无特殊颗粒，将白细胞分为有粒白细胞和无粒白细胞两大类。有粒白细胞又可根据颗粒的嗜色性，分为中性粒细胞、嗜酸性粒细胞、嗜碱性粒细胞。无粒白细胞有单核细胞和淋巴细胞两种。

（刘厚奇）

zhōngxìng lìxìbāo

中性粒细胞 （neutrophilic granulocyte）

细胞核呈杆状或分叶状、胞质含许多细小的淡紫色嗜天青颗粒和淡红色中性颗粒的白细胞。在外周血中数量占白细胞总数的 50%～70%。在瑞氏（Wright）染色血涂片中，核呈深染的弯曲杆状（马蹄铁形）或分叶状，分叶核一般为 2～5 叶，叶间有纤细的缩窄部相连，正常人以 2～3 叶者居多（图）。核的叶数与细胞在血流中停留的时间成正比。当机体受细菌严重感染时，大量新生中性粒细胞从骨髓进入血液，杆状核与 2 叶核的细胞增多，称为核左移；若 4～5 叶枝的细胞增多，称为核右移，表明骨髓的造血功能发生障碍。中性粒细胞的胞质呈浅粉红色，含有许多细小颗粒，其中浅紫色的为嗜天青颗粒，浅红色的为特殊颗粒。嗜天青颗粒约占颗粒总数的 20%，电镜下颗粒较大，直径为 0.6～

0.7μm，呈圆形或椭圆形，电子密度较高。它是一种溶酶体，含有酸性磷酸酶（ACP）、髓过氧化物酶和多种酸性水解酶类等，能消化吞噬的细菌和异物。特殊颗粒约占颗粒总数的 80%，电镜下颗粒较小，直径 0.3～0.4μm，呈哑铃形或椭圆形。特殊颗粒是一种膜包裹分泌颗粒，内含溶菌酶、吞噬素等，吞噬素也称防御素，具有杀菌作用。

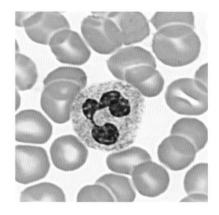

图 中性粒细胞光镜像（瑞氏染色，油镜×330）

中性粒细胞具有活跃的变形运动和吞噬功能，起重要的防御作用。其吞噬对象以细菌为主，也吞噬异物。中性粒细胞在吞噬、处理了大量细菌后，自身也凋（死）亡，成为脓细胞。中性粒细胞从骨髓进入血液，停留 6～8 小时，然后离开，在结缔组织中存活 2～3 天。

（刘厚奇）

shìsuānxìng lìxìbāo

嗜酸性粒细胞 （eosinophilic granulocyte）

胞质内含嗜伊红特殊颗粒的白细胞。在外周血中数量占白细胞总数的 0.5%～3%，细胞呈圆形，直径 10～15μm。在瑞氏（Wright）染色血涂片中，细胞核通常为 2 叶，呈眼镜状，深紫色。胞质内充满粗大、整齐、均匀的鲜红色嗜酸性颗粒，直径为 0.5~1.0μm（图）。电镜下可见颗粒内基质中有方形或长方形结晶体。嗜酸性颗粒是一种特殊的溶酶体，除含一般溶酶体酶外，还有组胺酶、芳基硫酸酯酶以及阳离子蛋白。

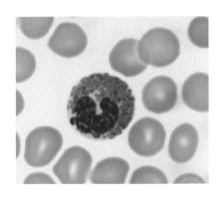

图 嗜酸性粒细胞光镜像（瑞氏染色，油镜×330）

嗜酸性粒细胞也能作变形运动，并具有趋化性，可受肥大细胞释放的嗜酸性粒细胞趋化因子的作用，移行至发生超敏反应的部位，释放组胺酶分解组胺，芳基硫酸酯酶灭活白三烯，从而抑制超敏反应。嗜酸性粒细胞释放的阳离子蛋白对寄生虫有很强的杀灭作用，在患过敏性疾病或寄生虫病时，血液中的嗜酸性粒细胞增多。嗜酸性粒细胞在血液中一般停留 6~8 小时，进入结缔组织，特别是肠道结缔组织，可存活 8~12 天。

（刘厚奇）

shìjiǎnxìng lìxìbāo

嗜碱性粒细胞（basophilic granulocyte） 胞质内含对碱性染料具有亲和性的特殊颗粒的白细胞。在外周血中数量最少，通常低于 1%，为胞质内含嗜碱性特殊颗粒的白细胞。细胞直径为

10~12μm，在瑞氏（Wright）染色血涂片中，核分叶，呈 S 形或不规则形。其突出特点是胞质内含粗大、大小分布不均、染成蓝紫色可覆盖在核上的嗜碱性颗粒（图）。嗜碱性颗粒属于分泌颗粒，内含肝素、组胺、嗜酸性粒细胞趋化因子（ECF）等，细胞质内有白三烯。嗜碱性粒细胞与肥大细胞的颗粒相似，也参与超敏反应，均来自骨髓中的同种造血祖细胞，但两种细胞的关系尚待研究。嗜碱性粒细胞在组织中可存活 10~15 天。

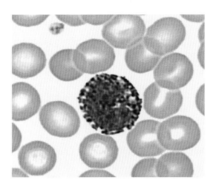

图 嗜碱性粒细胞光镜像（瑞氏染色，油镜×330）

（刘厚奇）

dānhé xìbāo

单核细胞（monocyte） 细胞体积最大的白细胞。占白细胞总数的 3%~8%，直径 14~20μm。在瑞氏（Wright）染色血涂片中，细胞核常偏位，呈多形性，如卵圆形、肾形、马蹄形、不规则形等，常有折叠感；染色质呈疏松网状，着色较浅。胞质较多，嗜碱性，但因含大量细小的嗜天青颗粒即溶酶体而染成灰蓝色，颗粒含过氧化物酶（图）。单核细胞在血流中停留 12~48 小时，然后进入结缔组织或其他组织，分化为巨噬细胞，从而构成人体内的

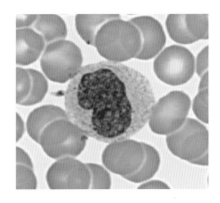

图 单核细胞光镜像（瑞氏染色，油镜×330）

单核吞噬细胞系统。

（刘厚奇）

línbā xìbāo

淋巴细胞（lymphocyte） 在适应性免疫应答中起关键作用的白细胞。占白细胞总数的 25%~30%。在光镜下观察血液中的淋巴细胞，根据其直径不同可区分为大淋巴细胞（13~20μm）、中淋巴细胞（9~12μm）、小淋巴细胞（6~8μm）3 种。外周血中主要是小淋巴细胞，少量中淋巴细胞。小淋巴细胞核圆形，一侧常有凹陷，染色质浓密呈块状，着色深；中淋巴细胞的核染色质略稀疏，着色略浅，有的可见核仁。淋巴细胞胞质嗜碱性，呈蔚蓝色（图），小淋巴细胞胞质少，仅在核周形成很薄的一圈；中淋巴细胞胞质较多，内含嗜天青颗粒。电镜下，淋巴细胞胞质内含有大量游离核糖体，可有小型溶酶体、粗面内质网、高尔基复合体和线粒体。

根据淋巴细胞的发育部位、表面抗原、受体及功能等不同，可将其分为胸腺依赖淋巴细胞（T淋巴细胞）、骨髓依赖淋巴细胞（B淋巴细胞）和自然杀伤细胞（NK细胞）等多种。还可分出抗

体依赖性细胞毒细胞、双重阳性细胞以及裸细胞等。细胞膜表面同时具有 T 细胞和 B 细胞的标记即为双重阳性细胞，其功能不明。裸细胞既无 T 细胞也无 B 细胞的表面标记。淋巴细胞是主要的免疫细胞，在机体防御疾病过程中发挥关键作用。

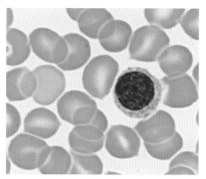

图　淋巴细胞光镜像（瑞氏染色，油镜×330）

（刘厚奇）

xuèxiǎobǎn
血小板（blood platelet）

从骨髓巨核细胞脱落下来的胞质小块。是哺乳动物血液中的有形成分之一，并非严格意义上的细胞。健康成年人血液中血小板数量为（100~300）×10^9/L。血小板形状不规则，比红细胞和白细胞小得多，直径 2~4μm，有质膜包裹，无细胞核结构，一般呈双凸圆盘状，当受到机械或化学刺激时则伸出不规则突起。在血涂片上血小板常聚集成群（图）。血小板中央部有蓝紫色的血小板颗粒，称颗粒区，周边部呈均质浅蓝色，称透明区。电镜下，血小板表面吸附有血浆蛋白，其中有多种凝血因子。透明区含有微管和微丝，参与血小板形状的维持和变形。颗粒区有特殊颗粒、致密颗粒和少量溶酶体。血小板具有特定的

形态结构和生化组成，在正常血液中有较恒定的数量，在止血、伤口愈合、炎症反应、血栓形成及器官移植排斥等生理和病理过程中有重要作用。血小板只存在于哺乳动物血液中。血小板寿命为 7~14 天。

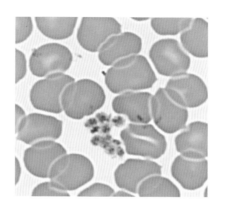

图　血小板光镜像（瑞氏染色，油镜×330）

（刘厚奇）

xuèxìbāo fāshēng
血细胞发生（hematopoiesis）

从原始血细胞发育成为成熟血细胞的演变过程（图）。体内各种血细胞的寿命有限，每天都有一定数量的血细胞衰老死亡，同时又有相同数量的血细胞在骨髓生成并进入血流，使外周血中血细胞的数量和质量维持动态平衡。原始血细胞是在胚胎第 3 周于卵黄囊壁等处的血岛生成；第 6 周，迁入肝的造血干细胞开始造血；第 12 周脾内造血干细胞增殖分化产生各种血细胞；从胚胎后期至出生后，骨髓成为主要的造血器官。骨髓分为红骨髓和黄骨髓。

血细胞的发生从幼稚到成熟大致可分为 3 个时期：原始阶段、幼稚阶段（又分早中晚 3 期）和成熟阶段。每个阶段都有自己的形态结构特点，是血液病诊断的重要依据。一般规律大致如下：

①胞体由大变小，而巨核细胞的发生则由小变大。②胞核由大变小，红细胞核最后消失，粒细胞核由圆形逐渐变成长杆状乃至分叶状，巨核细胞的核由小变大呈分叶状；染色质逐渐变粗密，核仁渐消失。③胞质由少增多，嗜碱性逐渐变弱，但单核细胞和淋巴细胞仍保持浅嗜碱性；胞质内的特殊结构如血红蛋白、特殊颗粒、嗜天青颗粒等均由无到有，并逐渐增多。④细胞分裂能力逐渐减弱到消失，但淋巴细胞仍有很强的潜在分裂能力。

（刘厚奇）

zàoxuè gànxìbāo
造血干细胞（hematopoietic stem cell，HSC）

能生成各种血细胞的原始细胞。具有自我更新能力并能分化为各种血细胞前体细胞，最终生成各种血细胞成分，包括红细胞、白细胞和血小板，也可以转分化成体内其他细胞。HSC 具有良好的分化增殖能力。造血干细胞的"干"译自英文 stem，意为"树、干和起源"。造血干细胞是指尚未发育成熟的细胞，是所有造血细胞和免疫细胞的起源，具有自我更新、多向分化和归巢（即定向迁移至造血组织器官）潜能。因此是多能干细胞。

特征　HSC 采用不对称的分裂方式：由一个细胞分裂为两个细胞。其中一个细胞仍然保持干细胞的所有生物特性，从而维持机体内干细胞数量的相对稳定，即干细胞的自我更新。而另一个则进一步增殖分化为各类血细胞、前体细胞和成熟血细胞，释放到外周血中，执行各自任务，直至衰老死亡。

功能　HSC 又称多能干细胞，是一切血细胞（其中大多数是免

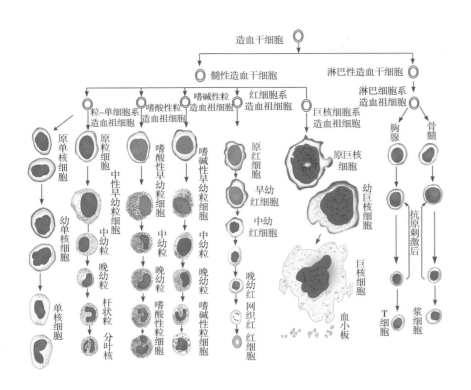

图　血细胞的发生过程

疫细胞）的原始细胞。人类 HSC 首先出现于胚龄第 2~3 周的卵黄囊，在胚胎早期（第 2~3 个月）迁至肝、脾，第 5 个月又从肝、脾迁至骨髓。在胚胎末期一直到出生后，骨髓成为 HSC 的主要来源。具有多潜能性，即具有自身复制和分化两种功能。在胚胎和迅速再生的骨髓中，HSC 多处于增殖周期之中；而在正常骨髓中，则多数处于静止期（G_0 期），当机体需要时，其中一部分分化与成熟，另一部分进行分裂与增殖，以维持 HSC 的数量相对稳定。HSC 进一步分化发育成不同血细胞系的定向干细胞。定向干细胞多数处于增殖周期之中，并进一步分化为各系统的血细胞系，如红细胞系、粒细胞系、单核吞噬细胞系、巨核细胞系以及淋巴细胞系。由 HSC 分化而来的淋巴细胞有两个发育途径，一个受胸腺

的作用，在胸腺素的催化下分化成熟为胸腺依赖淋巴细胞（T 淋巴细胞）；另一个不受胸腺，而受腔上囊（鸟类）或类囊器官（哺乳动物）的影响，分化成熟为囊依赖淋巴细胞或骨髓依赖淋巴细胞（B 淋巴细胞）。二者分别发挥细胞免疫和体液免疫功能。

（刘厚奇）

zàoxuè zǔxìbāo

造血祖细胞（hematopoietic progenitor cell）

由造血干细胞增殖分化而来的分化方向确定的干细胞。是一种相当原始的具有增殖能力的细胞，但已失去多向分化能力，只能向一个或几个血细胞系定向增殖分化，故又称定向干细胞。

由造血干细胞分化为几种不同的造血祖细胞，进而再分别分化为形态可辨认的各种幼稚血细胞，造血祖细胞的增殖能力有限，

需依靠造血干细胞的增殖来补充。造血祖细胞可用体外培养的细胞集落法测定。在不同的集落刺激因子（CSF）作用下，可分别出现不同的血细胞集落，已确认的造血祖细胞有：①红细胞系造血祖细胞：需在促红细胞生成素（EPO）作用下才能形成红细胞集落，又称红细胞集落生成单位（CFU-E）。②粒细胞单核细胞系造血祖细胞：需在粒细胞生成素作用下形成该种细胞的集落，又称粒细胞单核细胞集落生成单位（CFU-GM）。③巨核细胞系造血祖细胞：需在血小板生成素作用下形成巨核细胞集落，又称巨核细胞集落生成单位（CFU-M）。嗜酸性粒细胞、嗜碱性粒细胞也都有各自的祖细胞核集落刺激因子。

红细胞系造血祖细胞　历经原红细胞、早幼红细胞、中幼红细胞、晚幼红细胞、后者脱去胞核成为网织红细胞、进入血液后变成成熟红细胞。从原红细胞发育至晚幼红细胞需 3~4 天。巨噬细胞可吞噬晚幼红细胞脱出的胞核，并为红细胞的发育提供铁质等营养物。

粒细胞单核细胞系造血祖细胞　3 种粒细胞虽有各自的造血祖细胞，但发育过程基本相同，都历经原粒细胞、早幼粒细胞、中幼粒细胞、晚幼粒细胞，进而分化成为成熟的杆状核和分叶核粒细胞。从原粒细胞增殖分化为晚幼粒细胞需 4~6 天。单核细胞和中性粒细胞具有共同的造血祖细胞，经过原单核细胞和幼单核细胞，变为单核细胞。幼单核细胞增殖力很强，约 38% 的幼单核细胞处于增殖状态，单核细胞在骨髓中的储存量不及粒细胞多，当机体出现炎症或免疫功能活跃时，幼单核细胞加速分裂增殖，

以提供足量的单核细胞。

巨核细胞系祖细胞　经幼巨核细胞，发育为巨核细胞，巨核细胞的胞质块脱落成为血小板。原巨核细胞分化成为幼巨核细胞，体积变大，胞核常呈肾形，胞质内开始出现血小板颗粒。幼巨核细胞经过数次 DNA 复制，成为 8～32 倍体，但核不分裂，形成巨核细胞。巨核细胞呈不规则形，直径 50～100μm，核巨大分叶，胞质含大量血小板颗粒。质膜内陷形成分隔小管，将胞质分隔成许多小区，每个小区即 1 个血小板巨核细胞突起从血窦内皮细胞间隙伸入窦腔，胞质末端脱落成为血小板；每个细胞可生成约 2000 个血小板。

淋巴系祖细胞　一部分淋巴性造血干细胞经血流进入胸腺皮质，增殖分化为 T 细胞。部分停留在骨髓内发育为 B 细胞和 NK 细胞。淋巴细胞的发育主要表现为细胞膜蛋白和功能状态的变化，形态结构的演变不明显，故很难从形态上划分淋巴细胞的发生和分化阶段。

（刘厚奇）

hóngxìbāo fāshēng

红细胞发生 （erythropoiesis）

　　造血干细胞在促红细胞生成素（EPO）刺激下，首先分化为红系造血祖细胞，在经历原红细胞、早幼红细胞、中幼红细胞和晚幼红细胞，最后分化为成熟红细胞的过程。早期红系祖细胞较幼稚，有较强的增殖能力，其中绝大部分细胞处于静止期，仅 30%～40% 的细胞进入细胞周期。晚期红系祖细胞较早期红系祖细胞成熟，增殖能力较低，大部分（60%～80%）处于细胞周期中。早期红系祖细胞和晚期红系祖细胞进一步分化为形态上可识别的

原红细胞、早幼红细胞、中幼红细胞、晚幼红细胞等。后者脱去胞核成为网织红细胞，最终成为成熟红细胞。从原红细胞的发育至晚幼红细胞需 3～4 天。巨噬细胞可吞噬晚幼红细胞脱出的胞核和其他代谢产物，并为红细胞的发育提供铁等营养物。

（刘厚奇）

lìxìbāo fāshēng

粒细胞发生 （granulocytopoie-sis）

造血干细胞在刺激因子的作用下，首先分化为粒细胞单核细胞系造血祖细胞，再进一步分化为原粒细胞、早幼粒细胞、中幼粒细胞和晚幼粒细胞，进而分化为杆状粒细胞，最后形成成熟的分叶核粒细胞进入外周血的过程。从原粒细胞增殖分化为晚幼粒细胞需 4～6 天。晚幼粒细胞已不再具有分裂能力。骨髓内的杆核粒细胞和分叶核粒细胞的储存量很大。在应激状态时，它们可被迅速动员进入血液，甚至晚幼粒细胞亦可释放入血。从晚幼粒细胞至成熟的中性分叶核粒细胞进入血循环需 4～5 天。若骨髓加速释放，外周血中的粒细胞可骤然增多。

（刘厚奇）

dānhé xìbāo fāshēng

单核细胞发生 （monocytopoie-sis）

由粒细胞单核细胞系造血祖细胞经原单核细胞、幼单核细胞，分化形成单核细胞的过程。单核细胞离开血流进入组织，发育成为巨噬细胞。组织中约有 10% 的巨噬细胞仍能复制 DNA，具有增殖能力，称为未成熟巨噬细胞。单核细胞在骨髓中的储存量不及粒细胞多。一旦机体需要，幼单核细胞能迅速增殖发育，以提供大量单核/巨噬细胞。机体急性炎症时，单核细胞的产生率提

高 50% 左右，而且单核细胞本身的分裂增殖也明显增多。炎症灶中的巨噬细胞主要从血流单核细胞迁移补充，少数通过自身的分裂增殖。

（刘厚奇）

xuèxiǎobǎn fāshēng

血小板发生 （thrombocytopoie-sis）

由巨核细胞系祖细胞经原巨核细胞、幼巨核细胞分化为巨核细胞，巨核细胞胞质脱落形成为血小板的过程。原巨核细胞分化为幼巨核细胞，体积变大，胞核常呈肾形，胞质内出现细小颗粒。幼巨核细胞的核经过数次分裂，但胞体不分裂，形成巨核细胞。巨核细胞呈不规则形，直径 40～70μm，甚至更大，细胞核分叶状。胞质内有许多血小板颗粒，还有许多由滑面内质网形成的网状小管，将胞质分隔成许多小区，每个小区即是一个未来的血小板，内含颗粒。细胞伸出细长的胞质突起沿着血窦壁伸入窦腔内，其胞质末端膨大脱落即成血小板。每个巨核细胞可生成约 2000 个血小板。

（刘厚奇）

línbā xìbāo fāshēng

淋巴细胞发生 （lymphocyto-poiesis）

由淋巴干细胞经原淋巴细胞、幼淋巴细胞分化为成熟淋巴细胞的过程。它们均由造血干细胞发育而来。造血干细胞首先分化为髓样祖细胞和淋巴样祖细胞，于第 7 周胚龄时，骨髓内的淋巴祖细胞定向发育成原 T 细胞。原 T 细胞经血流进入胸腺被膜下而尚未到达胸腺皮质之前，称前 T 细胞。前 T 细胞进入胸腺皮质后即称为胸腺细胞。胸腺细胞从皮质浅层至皮质深层，进而经过皮质和髓质交界处进入髓质，在胸腺微环境的作用下逐渐分化成

熟。人胚胎第 7 周至第 18 周，造血干细胞在肝内发育成熟为 B 细胞。在此期间，肝内的造血干细胞也不断输入骨髓，在骨髓内分化为各类造血祖细胞（红细胞系、粒细胞系、血小板系等）。第 18 周后，B 细胞主要在骨髓内发育分化，直至终生。

(刘厚奇)

línbā

淋巴（lymph）　流动在淋巴管内的液体。又称淋巴液，无色透明，内含淋巴细胞，由组织液渗入淋巴管后形成。淋巴管分布于全身各部。淋巴在淋巴管内循环，最后流入静脉，是组织液流入血液的媒介。淋巴流入血液循环具有重要的生理意义：①回收蛋白质：组织间液中的蛋白质分子不能通过毛细血管壁进入血液，但比较容易透过毛细淋巴管壁而形成淋巴的组成部分。每天有 75～200g 蛋白质由淋巴带回血液，使组织间液中蛋白质浓度保持在较低水平。②运输脂肪和其他营养物质：由肠道吸收的脂肪 80%～90% 是由小肠绒毛的毛细淋巴管吸收。③调节血浆和组织间液的液体平衡：每天生成的淋巴有 2～4L 回到血浆，大致相当于全身的血浆量。④淋巴流动还可以清除因受伤出血而进入组织的红细胞和侵入机体的细菌，起防御作用。

(刘厚奇)

jīzǔzhī

肌组织（muscle tissue）　由大量肌细胞及其间少量疏松结缔组织构成的组织。功能是通过收缩使机体产生运动，或改变器官的形状。肌细胞间有少量结缔组织、血管、淋巴管及神经。根据肌细胞的结构和功能，肌组织可分为骨骼肌、心肌和平滑肌。骨骼肌和心肌的肌纤维均有明暗相间的横纹，故又称横纹肌；平滑肌纤维无横纹。骨骼肌受躯体神经支配，属随意肌；心肌和平滑肌受自主神经支配，为不随意肌。

(徐 晨)

gǔgéjī

骨骼肌（skeletal muscle）　大部分肌腱附着在骨骼上的肌组织。因骨骼肌细胞上有明暗相间的横纹，故又称横纹肌。其受躯体神经支配，属随意肌。骨骼肌一般借肌腱附着在骨骼上，但也有不附着在骨骼上的情况，如眼和口周围的表情肌和食管壁上段的横纹肌。致密结缔组织包裹在整块肌组织外面形成肌外膜；肌外膜的结缔组织伸入肌组织内，将其分隔形成许多肌束，包绕每条肌束的结缔组织称肌束膜。肌束由许多肌纤维聚集而成，每条肌纤维的肌膜周围有薄层疏松结缔组织，称肌内膜（图）。体内大多数肌组织内的肌纤维都比整块肌组织短，故同一块肌组织内的肌纤维纵向相连。相邻肌纤维连接处，肌纤维的末端变细，略有重叠，借其周围的肌内膜彼此连接。肌组织通过肌内膜、肌束膜和肌外膜的结缔组织与腱、骨外膜或真皮的结缔组织相连。结缔组织含有血管、神经，对骨骼肌具有支持、连接、营养和功能调节作用。

(徐 晨)

gǔgéjī xìbāo

骨骼肌细胞（skeletal muscle cell）　呈长柱状，含多个位于周边的细胞核，肌质含大量肌原纤维，横纹明显的肌细胞。又称肌纤维。肌细胞膜称肌膜，细胞质称肌质。肌质中含有密集排列的肌丝，肌丝是肌纤维收缩、舒张的物质基础。

分类　人及大多数脊椎动物的骨骼肌可分为 3 型：①红肌纤维：富含肌红蛋白、细胞色素和线粒体，故呈暗红色，其能量来源主要靠有氧氧化。红肌纤维收缩缓慢而持久，又称慢纤维，在以保持人体姿势为主的骨骼肌中数量较多。②白肌纤维：肌红蛋白、细胞色素和线粒体含量较少，呈淡红色，能量来源主要靠无氧

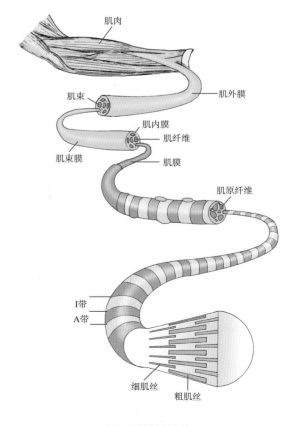

图　骨骼肌结构

酵解。白肌纤维收缩快，但持续时间短，故称快纤维，是产生快速、灵敏动作骨骼肌的主要肌纤维。③中间型肌纤维：其结构和功能特点介于前两者之间。

3 型肌纤维常共存于同一块肌组织中，但构成比不同。在某些疾病时，3 型肌纤维的比例发生改变，了解三者构成比的变化可以协助诊断与治疗相关疾病。

形态结构 肌纤维呈长圆柱状，直径 10~100μm，长度不等，一般 1~40mm，长者可达 10cm 以上。除舌肌等少数肌纤维外，极少有分支。肌膜外有基膜贴附。

光镜下 一条肌纤维内含有几十个甚至几百个核，核呈扁椭圆形，异染色质少，染色较浅，位于肌膜下方。在肌质中有沿肌纤维长轴平行排列的肌原纤维，呈细丝状，直径 1~2μm。光镜下，骨骼肌纤维的横切面呈圆形或多边形，肌原纤维呈点状，常聚集成许多小区，称科恩海姆区（Cohnheim field）。每条肌原纤维上都有相间排列的明带和暗带，各条肌原纤维的明带和暗带都准确地排列在同一平面上，因而构成了骨骼肌纤维明暗相间的周期性横纹（图 1）。

在偏振光显微镜下，明带呈单折光性，为各向同性；暗带呈双折光性，为各向异性，因此明带和暗带又分别称 I 带和 A 带。油镜观察，可见暗带中央有一条浅色窄带，称 H 带，H 带中央有一条深色的 M 线；明带中央有一条深色的细线，称 Z 线；相邻两条 Z 线之间的一段肌原纤维称为一个肌节，由 1/2 I 带+A 带+1/2 I 带组成，是肌原纤维的结构与功能单位，肌节递次排列构成肌原纤维。

骨骼肌纤维的肌质丰富，除含有大量的肌原纤维外，还含有肌红蛋白、大量的线粒体、糖原及少量脂滴。肌红蛋白可与 O_2 结合，提供线粒体产生能量时所需的 O_2；线粒体产生 ATP，为肌收缩提供能量；糖原和脂肪是肌细胞内储备的能源物质。

在骨骼肌细胞膜与基膜之间可见到一种多突起的细胞，细胞核扁圆形、着色浅，核仁清楚，称肌卫星细胞。人在处于生长期阶段时，肌组织中的肌卫星细胞数量较多，成年时减少。肌卫星细胞可自我更新，进而保持肌组织内肌卫星细胞数量的相对稳定，是骨骼肌组织中的肌干细胞，与骨骼肌的再生有关。骨骼肌损伤时，肌卫星细胞可分化形成新的肌纤维；若基膜缺失，成纤维细胞修复损伤形成瘢痕组织。

电镜下 肌原纤维由粗、细两种肌丝构成，两种肌丝沿肌原纤维的长轴排列，按一定的空间布局互相穿插并规律性排布，形成光镜下明暗相间的条带。肌膜向肌质内凹陷，以垂直肌纤维长轴陷入细胞内，形成管状结构，称为横小管，又称 T 小管。在人与哺乳动物，横小管位于 A 带与 I 带交界处；而在两栖类和鸟类，横小管环绕在 Z 线周围。同一平面上的横小管分支吻合，环绕在每条肌原纤维的周围，可将肌膜的兴奋迅速传导至肌纤维内部（图 2）。

肌质网为肌纤维中特化的滑面内质网，位于肌节内，横小管之间。肌质网包绕在每条肌原纤维周围，大部分走行方向与肌纤维长轴一致，故又称纵小管；纵小管两端扩大呈扁囊状并互相连通，形成与横小管平行并紧密相贴的盲管，称终池。每条横小管与两侧的终池组成三联体，在此部位将兴奋从肌膜传递到肌质网膜。肌质网膜上有钙泵和钙通道。钙泵能逆浓度差把肌质中的 Ca^{2+} 泵入肌质网内储存，使其中的 Ca^{2+} 浓度比肌质中的高数千倍。当肌质网膜接受刺激发生兴奋后，钙通道开放，使肌质网内储存的 Ca^{2+} 大量释放到肌质中。

肌丝滑动学说 骨骼肌纤维的收缩是因为固定在 Z 线上的细肌丝向 M 线方向滑动使肌节缩短所致。主要过程如下：①运动神

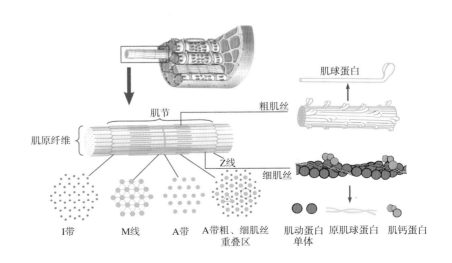

图 1 骨骼肌纤维超微结构和分子结构

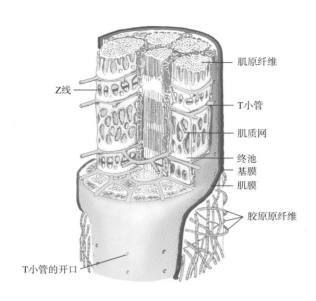

图2 骨骼肌纤维立体超微结构

经末梢将神经冲动传递给肌膜。②肌膜因而产生的兴奋经横小管迅速传向终池，使肌质网内的Ca^{2+}大量释放到肌质中。③Ca^{2+}与肌钙蛋白C（TnC）亚单位结合，引起肌钙蛋白的构型变化，肌钙蛋白I（TnI）亚单位发生位移，肌动蛋白脱离TnI的抑制，与肌钙蛋白T（TnT）亚单位相连的原肌球蛋白也因而移向两条肌动蛋白链之间的沟内，暴露出肌动蛋白上与肌球蛋白头部（横桥）的结合位点。④横桥与肌动蛋白迅速结合，横桥上的ATP酶被激活，ATP被分解并释放能量，横桥因此发生屈动，将肌动蛋白向M线方向牵引。⑤细肌丝在粗肌丝之间向M线滑动，明带缩短，肌节缩短，肌纤维收缩。此时，H带也变窄，但暗带长度不变。以上这种从肌膜兴奋到肌纤维收缩之间的一系列变化，称为兴奋收缩偶联，三联体是这种偶联的重要结构。收缩结束后，一个新的ATP分子结合到肌球蛋白头部，促使肌球蛋白头与肌动蛋白脱离，肌质内的Ca^{2+}被泵回肌质

网，肌质内的Ca^{2+}浓度降低，肌钙蛋白与Ca^{2+}解离并恢复原来构型，原肌球蛋白复位并重新掩盖肌动蛋白上的结合位点，细肌丝因此退回原位，肌节恢复原来的长度，肌细胞舒张，一个收缩周期结束。

（徐 晨）

肌节（sarcomere） 相邻两条Z线间的一段肌原纤维。是肌原纤维的结构与功能单位。每个肌节由1/2 I带、A带和1/2 I带组成，油镜下观察可见暗带中央有一条浅色窄带，称H带，H带中央有一条深色的M线；明带中央有一条深色的细线，称Z线，肌节递次排列构成肌原纤维。

肌节由粗肌丝和细肌丝组成。粗肌丝主要由肌球蛋白构成。肌球蛋白分子可分头部和杆部。杆部聚合成粗肌丝的主干，头部伸出粗肌丝的表面，形成横桥。细肌丝则由肌动蛋白、原肌球蛋白和肌钙蛋白组成。骨骼肌的收缩机制是肌丝滑动原理。收缩时，固定在Z线上的细肌丝向A带内

滑入，I带变窄，H带缩窄或消失，A带长度不变，肌节缩短，舒张时反向运动，肌节变长。

（徐 晨）

jīsī

肌丝（filament） 肌细胞胞质内由收缩性蛋白等构成的细丝状结构。组成肌原纤维的细丝，包括粗肌丝和细肌丝两种，两种肌丝沿肌原纤维的长轴排列。粗肌丝位于肌节中部，贯穿A带全长，中央借M线固定，两端游离。细肌丝位于肌节两侧，一端附于Z线，另一端伸到粗肌丝之间，与粗肌丝平行排列，其末端游离，止于H带的外侧。明带仅由细肌丝构成，H带仅有粗肌丝，H带两侧的暗带部分含有粗、细两种肌丝。在肌原纤维横断面上，可见每根粗肌丝的周围排列着6根细肌丝，而每根细肌丝周围则有3根粗肌丝。

粗肌丝：长约$1.5\mu m$，直径约15nm，由许多肌球蛋白分子平行排列并集合成束所组成。肌球蛋白分子形如豆芽，分头和杆两部分，头部如同两个豆瓣，杆部如同豆茎。在头和杆的连接点及杆上有两处类似关节的结构，可以屈动。肌球蛋白分子的杆均伸向M线，并以一定距离相互错开；头部分别朝向粗肌丝的两端，并突出于粗肌丝表面，形成电镜下可见的横桥。粗肌丝中段没有肌球蛋白分子头，因而表面光滑。肌球蛋白的头部具有ATP酶活性并能与ATP结合。当头部与细肌丝的肌动蛋白接触时，ATP酶被激活，分解ATP并释放能量，使横桥屈动。

细肌丝：长约$1\mu m$，直径约5nm，由肌动蛋白、原肌球蛋白和肌钙蛋白组成（见骨骼肌细胞图1）。肌动蛋白由球形肌动蛋白单

体连接成串珠状，并形成双股螺旋链，每个肌动蛋白单体都有一个可与粗肌丝的肌球蛋白头部相结合的位点，但在肌纤维处于非收缩状态时，该位点被原肌球蛋白掩盖。原肌球蛋白细长呈丝状，是由两条多肽链相互缠绕形成的双股螺旋状分子。原肌球蛋白首尾相连，嵌于肌动蛋白双股螺旋链的浅沟内。肌钙蛋白由肌钙蛋白 C（TnC）、肌钙蛋白 T（TnT）和肌钙蛋白 I（TnI）3 个球形亚单位组成。TnC 亚单位能与 Ca^{2+} 结合从而引起肌钙蛋白分子构型发生改变；TnT 亚单位能与原肌球蛋白结合，将肌钙蛋白固定在原肌球蛋白分子上；TnI 亚单位能抑制肌动蛋白与肌球蛋白结合。

（徐 晨）

xīnjī xìbāo

心肌细胞（cardiac myocyte；myocardial cell） 位于心脏以及大血管根部，有自动节律性收缩功能的肌细胞。又称心肌纤维。

形态结构 呈不规则的短圆柱状，直径 10～20μm，长 80～150μm，有分支并互相连接成网。心肌细胞之间的连接处称为闰盘，苏木精-伊红（HE）染色的闰盘呈阶梯状粗线。心肌细胞纵切面上含有明、暗相间的横纹，故也属横纹肌。

光镜下 心肌细胞核呈卵圆形，位居中央，多数心肌细胞有一个核，少数含有双核。肌质较丰富，核周围的肌质内可见脂褐素和少量脂滴。脂褐素为溶酶体的残余体，随年龄增长而增多。心肌细胞外有肌膜和网状纤维包裹，细胞之间有丰富的毛细血管。

电镜下 与骨骼肌纤维相似，含有粗、细两种肌丝，也有横小管和肌质网（图）。心肌细胞的特点是：①肌原纤维粗细不等、界限不太分明，这是由于肌原纤维间有横小管、肌质网以及含量丰富的线粒体，把肌丝分隔成粗细不等的肌丝束所致。②横小管较粗，位于 Z 线水平。③肌质网稀疏，纵小管不发达，终池少而小，多见横小管与一侧的终池紧贴形成二联体。心肌细胞的储钙能力低，收缩前尚需从细胞外摄取 Ca^{2+}。④心肌细胞的线粒体长且粗，嵴也较密，主要分布在肌丝束之间，纵行排列。此外，心肌细胞内含有丰富的糖原和脂滴。⑤闰盘位于 Z 线水平，其横向连接部分有中间连接和桥粒，使心肌细胞间的连接更加牢固；在闰盘的纵向连接部分存在缝隙连接，便于细胞间化学信息的交流和电冲动的传导，使心房肌和心室肌整体的收缩、舒张同步化。

功能 依照心肌细胞的分布和作用不同，可分为心室肌细胞、心房肌细胞和传导系统心肌细胞 3 大类：

心室肌细胞 简称心肌细胞，心室内有收缩功能的普通心肌细胞，形态特点是较粗且长。

心房肌细胞 除传导系统以外的心房肌细胞，结构和心室肌细胞相似，但也有特殊性。心房肌细胞较细而短，没有分支；心房肌细胞具有内分泌作用，可分泌心房利钠因子（ANF）或称为心房肽，具有利尿、利钠、扩张血管和降低血压的作用。

传导系统心肌细胞 有 3 种类型：起搏细胞、移行细胞和浦肯野纤维（Purkinje fiber）。起搏细胞具有自动节律性。动作电位沿起搏细胞膜经闰盘的缝隙连接传导至心房肌细胞，经心房肌细胞间的缝隙连接可快速传遍整个心房，使之发生同步搏动。经房室束传到心室，再经心室肌细胞间的缝隙连接传到整个心室，使之同步搏动。

与临床联系 心肌细胞是一种高度分化的、适应心脏电冲动传导和心脏收缩的特异性细胞，心脏的正常功能依赖于心肌细胞动作电位（AP）的产生和扩散。多种跨膜离子流的复杂变化，产生心肌细胞的动作电位和静息电位，细胞膜离子通道表达或功能的异常将会影响动作电位时程（APD），是形成各种心律失常最重要的病理生理基础。心肌缺血和心肌梗死造成大量心肌细胞的丢失，以及内源性修复机制的缺失，是心血管疾病发展为心力衰竭的重要原因。心肌损伤之后的

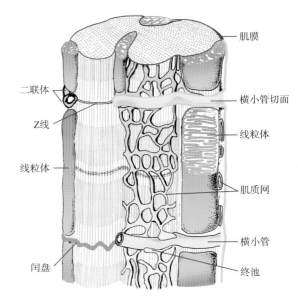

图 心肌细胞立体超微结构

肌膜
横小管切面
线粒体
肌质网
横小管
终池
二联体
Z线
线粒体
闰盘

病理重建，往往由非心肌细胞所产生的细胞间质为主的纤维瘢痕所取代，从而导致心肌功能的下降乃至丧失。

应用研究　心肌细胞受损和缺失是心脏疾病中最常见的病理改变，而成年人心肌细胞为高度分化的终末细胞，不能再生。因此，寻找一种有效促使心肌组织再生和修复的机制便成为当前研究的热点。已证实移植胚胎干细胞、骨骼肌成肌细胞、骨髓干细胞可使坏死心肌再生。然而，一般情况下进入外周血中的干细胞数量很少，对坏死心肌组织的修复作用极为有限，存在诱导分化、移植存活、动员归巢3个环节的问题。如何诱导干细胞分化成所需要的组织或细胞，是干细胞研究领域的重要环节。组织工程、细胞因子及中成药联合干细胞移植，可为临床治疗心肌梗死提供有效的办法。

（徐　晨）

pínghuájī

平滑肌（smooth muscle）　广泛分布于消化道、呼吸道、男性和女性生殖道等内脏器官以及血管管壁内，受自主神经支配的不随意肌。此外，皮肤的立毛肌、眼的瞳孔括约肌及睫状肌等也都是平滑肌。

形态结构　平滑肌纤维呈长梭形，多紧密排列，细胞较细的两端往往与相邻细胞中部的较粗部分相互交错。

光镜下　平滑肌无横纹，中央有一个杆状或椭圆形的核。在平滑肌收缩时，核常呈扭曲状。胞质嗜酸性，染色较深（图1）。平滑肌纤维长度不一，一般长约200μm，但小血管壁上的平滑肌纤维可短至20μm，妊娠末期的子宫平滑肌纤维则可长达500μm，

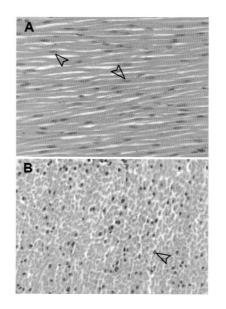

图1　平滑肌纤维光镜像（HE ×132）
注：A. 纵切面；B. 横切面；Λ. 肌细胞核

细胞最粗处直径为5~20μm。

电镜下　平滑肌纤维的肌膜向肌质内凹陷形成数量众多的小凹，相当于横纹肌的横小管。细胞核两端的肌质较多，主要含有线粒体、少量粗面内质网、高尔基复合体、糖原及脂滴。细胞骨架系统较发达，由密斑、密体和中间丝组成。密斑和密体都是电子密度高的小体。密斑位于肌膜下，呈扁平斑块状；密体位于肌质中，为梭形小体。中间丝由结蛋白构成，直径10nm，斜行或纵行，连接于密斑、密体之间，形成梭形的细胞骨架（图2）。

平滑肌纤维内也有粗肌丝和细肌丝，但不形成肌原纤维。粗肌丝由肌球蛋白组成，表面也有成行排列的横桥，相邻的两行横桥屈动方向相反。细肌丝主要由肌动蛋白组成，一段附着于密斑或密体，另一端游离，呈花瓣状环绕在粗肌丝周围，粗肌丝和细肌丝的数量比为1:（12~30）。若干条粗肌丝和细肌丝聚集形成肌丝单位，又称收缩单位。细胞内只有少量肌质网，细胞收缩时也需从细胞外摄取Ca^{2+}。

收缩原理　平滑肌纤维的收缩也是以粗肌丝和细肌丝间的滑动为基础的。由于细肌丝以及细胞骨架的附着点密斑呈螺旋状分布，且粗肌丝无M线，粗肌丝中点两端的横桥又向着相反方向屈动，因而当平滑肌纤维收缩时，不但细肌丝沿着粗肌丝的全长滑动，而且相邻的细肌丝滑动的方向是相反的，致使肌纤维呈螺旋状扭曲，长轴缩短。平滑肌纤维之间有较发达的缝隙连接，便于化学信息和神经冲动的细胞间传递，因此众多平滑肌纤维可同时收缩而形成功能整体。

功能　主要是舒张与收缩，与相关各个脏器的正常生理功能（如胃肠蠕动，血管舒缩，子宫孕

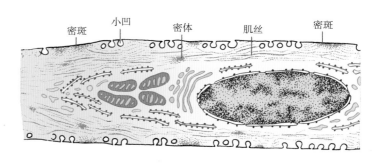

图2　平滑肌纤维超微结构

育胎儿等）密切相关。此外，还具有合成、分泌胶原蛋白、弹性蛋白、蛋白聚糖及细胞间质的作用。20 世纪 80 年代以来，随着循环系统内分泌功能的确定，逐渐发现血管平滑肌细胞具有内分泌功能，如心房利钠尿多肽、前列环素等众多生物活性物质的分泌。肾素-血管紧张素-醛固酮系统是机体维持正常血压、水电解质平衡的重要系统，已发现动脉、静脉和毛细血管旁的平滑肌细胞都具有合成与分泌肾素及血管紧张素原的能力。在血管壁局部构成完整的肾外肾素-血管紧张素系统，通过自分泌、旁分泌和胞内分泌方式调节局部血管的紧张度和血流量，与心血管疾病的发生有密切关系。

（徐　晨）

shénjīng zǔzhī
神经组织（nervous tissue）
由神经元和神经胶质细胞组成的高度特化的组织。是构成人体神经系统的主要成分。神经元是神经系统的结构和功能单位，数量庞大，具有感受体内外刺激、整合信息和传导神经冲动的能力。神经元通过相互之间形成的突触彼此连接，把接受到的化学信息或电信息加以分析或储存，并可将信息从一个神经元传给另一个神经元，或传递给骨骼肌细胞、平滑肌细胞和腺细胞等效应细胞，以产生效应。此外，有些神经元还有内分泌功能。神经胶质细胞的数量超过神经元 10～50 倍，不具有传导神经冲动的特性，对神经元起支持、保护、营养和绝缘等作用，并与脑的正常生理活动等关系密切。

神经组织构成神经系统，脑和脊髓组成中枢神经系统；与中枢神经系统相连的脑神经、脊神经、自主神经和神经节等组成周围神经系统。

（伍静文）

shénjīngyuán
神经元（neuron）
高度特化、具有特殊突起、能感受刺激和传导冲动的细胞。为神经系统的基本结构和功能单位，又称神经细胞。每个神经元包括胞体和突起两部分。

形态结构　神经元的形态不一，大小差异很大（图1）。

胞体　形态有圆形、锥体形、梭形或星形等。由细胞膜、细胞核和细胞质构成。细胞膜上分布不同的离子通道和神经递质受体，具有接受刺激、处理信息以及产生和传导神经冲动的功能，属于可兴奋膜。细胞核位于胞体中央，大而圆，着色浅，核仁明显。细胞质中除含有线粒体、高尔基复合体、溶酶体和中心粒等一般细胞器外，还含有丰富的粗面内质网和游离核糖体，形成光镜下的尼氏体（Nissl body）；以及排列成束的神经丝和微管，形成光镜下的神经原纤维。此外，胞质内还含有色素，最常见的是脂褐素，随年龄增长而逐渐增多。

突起　有两类：①轴突：主干较长而分支少，有侧支呈直角分出；末端分支较多，形成轴突终末。每个神经元只有 1 个轴突，一般由胞体发出。光镜下，胞体发出轴突的部位长呈圆锥形，称为轴丘，此区无染色体，故染色淡。

轴突的长短不一，轴突表面的胞膜称轴膜，内含的细胞质称轴质，轴质内有大量神经丝和微管，还有滑面内质网、微丝、线粒体和一些小泡等，无粗面内质网、游离核糖体和高尔基复合体。②树突：较短而分支多，每个神经元有一至多个树突，形如树状，即从主树突干发出许多小支。树突内的结构与胞质基本相似。有些神经元的树突分支上具有许多棘状的短小突起，称树突棘。

分类　根据不同的标准，神经元有不同的分类方法。

根据突起的多少分类　分为 3 类：①假单极神经元：从胞体发出一个突起，在不远处呈 T 形分为两支，一支分布到周围的其他组织和器官，称周围突，接受刺激，具有树突功能，但因其细而长，在形态上与轴突不能分辨，故也称轴突；另一支进入中枢神经系统，称中枢突，传出神经冲动，具有轴突功能。②双极神经元：两个突起，一个是树突，另一个是轴突。③多极神经元：有一个轴突和多个树突。

根据功能分类　分为 3 类：

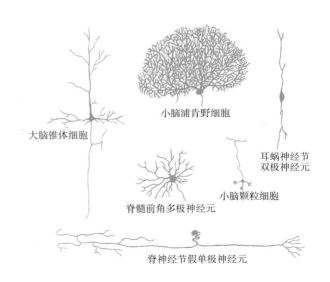

大脑锥体细胞
小脑浦肯野细胞
耳蜗神经节双极神经元
小脑颗粒细胞
脊髓前角多极神经元
脊神经节假单极神经元

图 1　神经元的几种主要形态

①感觉神经元：或称传入神经元，多为假单极神经元，接受周围其他组织和器官的刺激，并将刺激传向中枢。②运动神经元：或称传出神经元，多为多极神经元（图2），可把神经冲动传给肌细胞或腺细胞。③中间神经元：多为多极神经元，位于两种神经元之间，起信息加工和传递作用。

根据释放神经递质和神经调质的不同分类　可分为：①胆碱能神经元：释放乙酰胆碱。②去甲肾上腺素能神经元：释放去甲肾上腺素。③胺能神经元：释放多巴胺和5-羟色胺（5-HT）。④氨基酸能神经元：释放γ-氨基丁酸、甘氨酸和谷氨酸等。⑤肽能神经元：释放脑啡肽、P物质和神经降压肽等。

功能　神经元具有接受刺激、整合信息和传导神经冲动的能力。胞体是组成神经节以及脑和脊髓灰质的主要成分，是神经元的营养和代谢中心。树突和树突棘使神经元接受刺激。神经元接受信息、整合信息的能力与其树突的分支程度及树突棘的数目密切相关。轴突起始段的细胞膜（轴膜）常是神经元产生冲动的部位，神经冲动形成后在轴膜上向轴突终末传递。另外，某些神经元可分泌激素，具有内分泌功能。

（伍静文）

tūchù

突触（synapse）　神经元之间或神经元与其效应细胞之间传递信息的一种特化的细胞连接结构。由突触前成分、突触间隙和突触后成分构成（图）。突触前成分、突触后成分彼此相对的胞膜，分别称为突触前膜和突触后膜，其间有15～30nm的间隙称突触间隙，内含来自两侧跨膜蛋白的胞外部分和细胞外基质分子。突触前成分内含许多突触小泡，还有少量线粒体、滑面内质网、微丝和微管等。突触小泡内含神经递质或神经调质。突触前膜和突触后膜由于胞质面有一些致密物质附着，故均较一般细胞膜略厚；突触前膜胞质面还附着有排列规则的致密突起，性质为蛋白质。致密突起间的空隙容纳突触小泡。突触后膜中有特异性神经递质的受体及离子通道。

按传递信号的方式，突触分为化学突触和电突触两类：①化学突触：以神经递质作为传递信息的媒介，是一般所说的突触。②电突触：实质是缝隙连接，以电流作为信息载体，在某些低等动物较发达，哺乳动物及人很少。

在神经系统中，化学突触根据形成的部位可分为轴-树突触、轴-棘突触、轴-体突触这3种最常见的突触，分别是一个神经元的轴突终末与另一个神经元的树突、树突棘或胞体之间形成的细胞连接。但两个神经元的轴突之间、树突之间以及胞体之间也都可以有突触存在。

突触的功能是将神经元的信

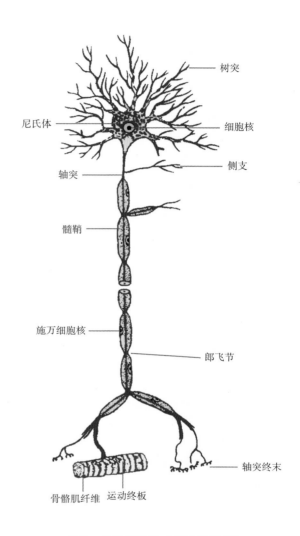

图2　多极神经元（运动神经元）

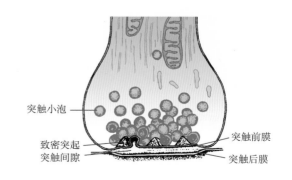

图　突触超微结构

息传递给其他神经元或效应细胞。引起神经元的兴奋或抑制，或引起肌纤维收缩、腺体的分泌等。

（伍静文）

shénjīng jiāozhì xìbāo
神经胶质细胞（neuroglial cell）

存在于神经元周围，对神经元起支持、保护、营养、绝缘和修复等作用的细胞。数量是神经元的 10～50 倍，种类较多，各有不同的形态。细胞有突起，但无树突和轴突之分。中枢神经系统中有星形胶质细胞、少突胶质细胞、小胶质细胞、室管膜细胞（图）；周围神经系统中有神经膜细胞和卫星细胞。神经胶质细胞没有传导神经冲动的作用。

（伍静文）

xīngxíng jiāozhì xìbāo
星形胶质细胞（astrocyte）

中枢神经系统中数量最多、体积最大的一种的神经胶质细胞。胞体呈星形，核圆或卵圆形，较大，染色较浅。胞质内含有胶质丝，为中间丝，参与细胞骨架的组成。从胞体发出的突起伸展充填在神经元胞体及其突起之间。有些细胞突起末端扩大形成脚板，在脑和脊髓表面形成胶质界膜，或贴附在毛细血管壁上，构成血－脑屏障。

星形胶质细胞可分为两种：①纤维性星形胶质细胞：多分布于脑和脊髓的白质，其胞突长而直，分支较少，胶质丝丰富。②原浆性星形胶质细胞：多分布在脑和脊髓的灰质，胞突较短粗，分支多，胞质内胶质丝较少（图）。

星形胶质细胞具有支持、保护、营养和递质代谢等功能。除参与构成血－脑屏障外，还能分泌神经营养因子和多种生长因子，对中枢神经系统内细胞的分化发育、功能的维持，以及创伤时细胞的可塑性变化均有重要作用。星形胶质细胞存在有许多与神经元相同的特异性神经递质的受体及某些离子通道，与神经元有密切联系。在脑和脊髓损伤时，星形胶质细胞可增生，形成胶质瘢痕填补缺损区。

（伍静文）

shǎotū jiāozhì xìbāo
少突胶质细胞（oligodendrocyte）

中枢神经系统中，包卷神经元的轴突并形成髓鞘的神经胶质细胞。胞体较星形胶质细胞小，核卵圆形、染色质致密。普通染色中，少突胶质细胞的突起光镜下不可见，胞质染色淡，核卵圆形、染色质致密（图）；在银染标本中，少突胶质细胞的突起较少，常呈串珠状，其

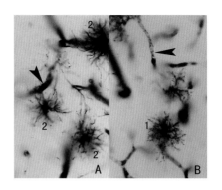

图　猫星形胶质细胞光镜像（银染×400）

注：A. 2 纤维性星形胶质细胞；B. 1 原浆性星形胶质细胞；▲. 血管

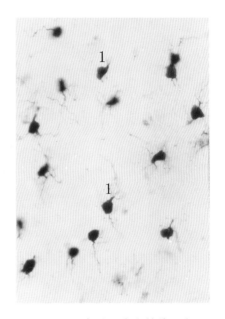

图　少突胶质细胞光镜像（银染×400）

注：1. 少突胶质细胞

末端扩展成扁平薄膜。少突胶质细胞的主要功能为包卷神经元的轴突并形成髓鞘。髓鞘仅含细胞膜成分，具有绝缘性。

（伍静文）

xiǎo jiāozhì xìbāo
小胶质细胞（microglia）

中枢神经系统中体积最小的一种神经胶质细胞。数量少，占全部胶质细胞的 5%～20%，具有吞噬功

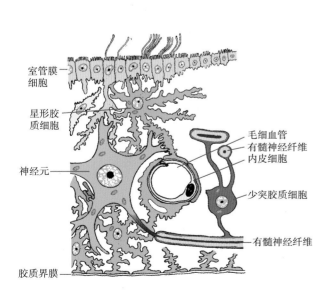

室管膜细胞
星形胶质细胞
神经元
毛细血管
有髓神经纤维
内皮细胞
少突胶质细胞
有髓神经纤维
胶质界膜

图　神经胶质细胞与神经元和毛细血管的关系

能。胞体细长或椭圆，其突起细长有分支，表面有许多小棘突。胞核小，长椭圆形，染色质致密，染色深（图）。小胶质细胞来源于血液中的单核细胞，属单核吞噬细胞系统。中枢神经系统损伤时，小胶质细胞可被激活为具有吞噬能力的细胞，吞噬异物、细胞碎片及溃变的髓鞘，发挥抗原提呈细胞的作用，参与构成中枢神经系统的主要防御系统。

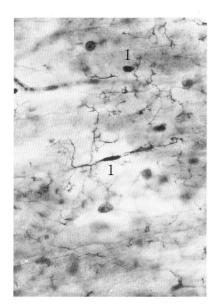

图 小胶质细胞光镜像（镀银染色×400）
注：1. 小胶质细胞

（伍静文）

shénjīngmó xìbāo

神经膜细胞（neurolemmal cell）

周围神经系统内包裹神经元轴突的神经胶质细胞。又称施万细胞（Schwann cell），常成串排列。周围神经系统的有髓神经纤维中，神经膜细胞的胞膜呈同心圆板层状包绕长轴突，形成髓鞘；胞核呈扁长卵圆形，位于髓鞘边缘，周围有少量胞质。周围神经系统的无髓神经纤维中，神经膜细胞的胞体凹陷成许多纵沟，

细小的轴突单独或成束地陷于纵沟内，被神经膜细胞包裹，但不形成髓鞘。神经膜细胞由神经嵴中的前体细胞分化而来，包裹周围神经系统的轴突形成有髓神经纤维或无髓神经纤维。合成和分泌多种神经营养因子，促进受损伤的神经元存活及其轴突的再生。

（伍静文）

wèixīng xìbāo

卫星细胞（satellite cell）

神经节内包裹神经元胞体的一层扁平或立方形的神经胶质细胞。又称被囊细胞。细胞扁平或立方形，细胞核圆或卵圆形，染色质较浓密，染色深。细胞外有一层基膜。卫星细胞由胚胎期神经嵴中的前体细胞分化而来。对包裹的神经细胞起支持、绝缘、营养及调节其周边微环境的作用。

（伍静文）

shénjīng xiānwéi

神经纤维（nerve fiber）

由神经元的长轴突及包绕在其外面的神经胶质细胞构成的传导神经冲动的结构。根据神经胶质细胞是否形成髓鞘，分为有髓神经纤维和无髓神经纤维（图）。有髓神经纤维的长轴突外包绕髓鞘，形成郎飞结（Ranvier node）、节间体等结构。无髓神经纤维的长轴突外没有髓鞘。神经纤维主要构成中枢神经系统的白质和周围神经系统的脑神经、脊神经和自主神经，其功能是传导神经冲动。由于髓鞘的绝缘功能，有髓神经纤维的神经冲动沿郎飞结呈跳跃式传导，速度快；无髓神经纤维的神经冲动沿长轴突表面的细胞膜呈连续传导，速度慢。

（伍静文）

yǒu suǐ shénjīng xiānwéi

有髓神经纤维（myelinated nerve fiber）

有髓鞘包绕的神经纤维。分为周围神经系统有髓神经纤维和中枢神经系统有髓神经纤维。两种神经纤维中形成髓鞘的胶质细胞分别是神经膜细胞（施万细胞）和少突胶质细胞。

光镜下可见周围神经系统有髓神经纤维的髓鞘除在轴突起始段缺如外，呈一节一节地包裹轴突，直至接近轴突终末处为止。

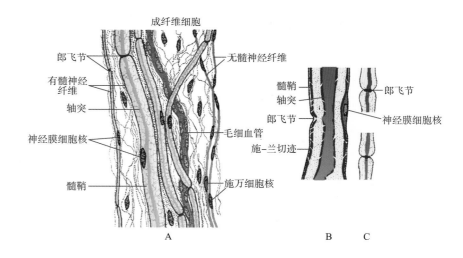

图 周围神经纤维
注：A. 神经铺片示有髓神经纤维和无髓神经纤维；B. 锇酸固定染色示髓鞘与髓鞘切迹；C. 镀银染色示郎飞结

每两节髓鞘之间的缩窄部分称郎飞结（Ranvier node），在此处轴突裸露（无髓鞘包裹）。相邻两个郎飞结之间的一段被髓鞘包裹的神经纤维称结间体。轴突越粗，其髓鞘越厚，结间体也越长。每一结间体的髓鞘是由 1 个神经膜细胞的胞膜融合并呈同心圆状包卷轴突而形成，故髓鞘的化学成分是髓磷脂（类脂约占 80%，余为蛋白质）。苏木精-伊红（HE）染色时，髓鞘常因细胞膜类脂被溶解而留下空隙，仅见残留的网状蛋白质；锇酸固定和染色，则能保存髓磷脂，使髓鞘呈现黑色，并在其纵切面上见到一些漏斗形的斜裂，称髓鞘切迹或施-兰切迹（Schmidt-Lantermann incisure），实为神经膜细胞形成髓鞘过程中的胞质通道。电镜下见髓鞘呈明暗相间的同心状板层（图1）。

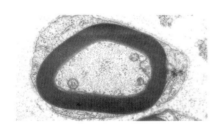

图1 有髓神经纤维髓鞘电镜像
（×39 000）

中枢神经系统有髓神经纤维的结构与周围神经系统的基本相同，但形成髓鞘的细胞是少突胶质细胞。少突胶质细胞的多个突起末端的扁平薄膜分别包卷多个轴突，形成髓鞘，其胞体位于神经纤维之间（图2）。髓鞘内也无髓鞘切迹。

由于髓鞘的绝缘功能，有髓神经纤维的神经冲动沿郎飞结呈跳跃式传导，速度快。

（伍静文）

wú suǐ shénjīng xiānwéi

无髓神经纤维

（unmyelinated nerve fiber） 无髓鞘包绕的神经纤维。周围神经系统的无髓神经纤维多由细小的轴突及包在其外面的神经膜细胞（施万细胞）构成。电镜下可见神经膜细胞成串排列，胞体凹陷成许多纵沟，细小的轴突单独或成束地陷在这些纵沟内，被神经膜细胞包裹，但不形成髓鞘，故无郎飞结（Ranvier node）。中枢神经系统的无髓神经纤维轴突外面没有任何细胞包裹，是裸露的轴突，常分散在有髓神经纤维之间（图）。但在下丘脑，无髓神经纤维可被星形胶质细胞的突起分隔成束。无髓神经纤维的神经冲动沿着轴突的轴膜连续传导，速度比有髓神经纤维慢。

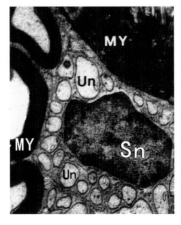

图 大鼠脊神经背根横切面电镜像（×7200）
注：Un. 无髓神经纤维；MY. 有髓神经纤维髓鞘；Sn. 施万细胞核

（伍静文）

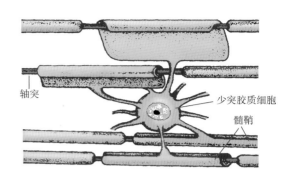

图2 少突胶质细胞与中枢有髓神经纤维关系

轴突　少突胶质细胞　髓鞘

shénjīng

神经（nerve） 周围神经系统中功能相关的神经纤维集合在一起，外包致密结缔组织所形成的条索状结构。神经分布于全身各组织器官。一条神经内可只含有感觉神经纤维（传入神经纤维）或运动神经纤维（传出神经纤维），分别称为感觉神经和运动神经。但大多数神经同时含有感觉、运动和自主神经纤维，称混合神经。多数神经同时含有无髓和有髓神经纤维。由于有髓神经纤维的髓鞘含髓磷脂，故肉眼见神经通常是白色。

包裹在神经外周的致密结缔组织称神经外膜（图）。神经内的神经纤维被结缔组织和上皮细胞构成的神经束膜分隔成大小不等的神经纤维束。神经束膜的外层是结缔组织，内层则是数层的扁平上皮样细胞，又称神经束上皮。上皮细胞之间有紧密连接，每层细胞都有基膜。神经束上皮对进出神经的物质起屏障作用。神经纤维束内的每条神经纤维又被薄层疏松结缔组织包裹，称神经内膜。神经内有血管和淋巴管。纵行血管从神经外膜发出分支进入神经束膜，进而在神经内膜形成毛细血管网。

周围神经系统中的神经建立

感觉器官与效应器官（如肌肉、腺体等）与中枢神经系统联系。感觉神经将机体内和外两种信息传入中枢神经系统。运动神经将中枢神经系统的冲动传出，支配肌肉、腺体等活动。

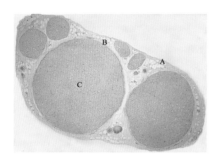

图　猫坐骨神经横切面光镜像
（HE×40）

注：A. 神经外膜；B. 神经束膜；C. 神经纤维束

（伍静文）

shénjīng mòshāo

神经末梢（nerve ending）　终止于全身各种组织或器官内的周围神经纤维终末部分。按功能分为感觉神经末梢和运动神经末梢。感觉神经末梢可分为游离神经末梢、触觉小体、环层小体。运动神经末梢可分为躯体运动神经末梢、内脏运动神经末梢。

感觉神经末梢与其他组织共同组成感受器，能接受内环境和外环境的各种刺激，并将刺激转化为神经冲动，传向中枢，产生感觉。运动神经末梢与其他组织共同组成效应器，支配骨骼肌纤维、心肌纤维、平滑肌纤维收缩和腺体分泌。

（伍静文）

yóulí shénjīng mòshāo

游离神经末梢（free nerve ending）　较细的有髓神经纤维或无髓神经纤维的终末反复分支而成的神经末梢。在接近有髓神经纤维或无髓神经纤维的末梢处，髓鞘消失，其裸露的细支广泛分布在表皮、角膜和毛囊的上皮细胞之间（图），或分布在各型结缔组织内，如真皮、骨膜、脑膜、血管外膜、关节囊、肌腱、韧带、筋膜和牙髓等处。游离神经末梢可感受冷、热、轻触和痛的刺激。

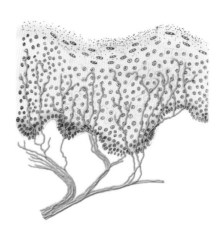

图　表皮内的游离神经末梢

（伍静文）

chùjué xiǎotǐ

触觉小体（tactile corpuscle）　由分布在皮肤的感觉神经元周围突终末，外包结缔组织构成的卵圆形结构。又称为迈斯纳小体（Meissner corpuscle）。以手指掌侧的皮肤内最多，其数量可随年龄增长而递减。触觉小体长轴与皮肤表面垂直，小体内有许多扁平横列的细胞，外包有结缔组织被囊（图）。有髓神经纤维进入小体之前便失去髓鞘，然后盘绕在扁平细胞之间。触觉小体是触觉感受器。

（伍静文）

huáncéng xiǎotǐ

环层小体（lamellar corpuscle）　由感觉神经元周围突终末外包多层同心圆排列的扁平细胞构成的卵圆形或球形结构。广泛分布在皮下组织、腹膜、肠系膜、外生殖器、乳头、骨膜、韧带和关节囊等处，感受压觉和振动觉的小体。又称帕奇尼小体（Pacinian corpuscle）。有髓神经纤维进入小体时失去髓鞘，裸露的轴突进入小体中央的圆柱体内（图）。环层小体的功能是感受压觉和振动觉。

（伍静文）

jīsuō

肌梭（muscle spindle）　分布在骨骼肌内的感觉神经元周围突终末与数条肌纤维共同构成的梭形结构。表面有结缔组织被囊，内含若干条较细的骨骼肌纤维，称为梭内肌纤维。梭内肌纤维的胞

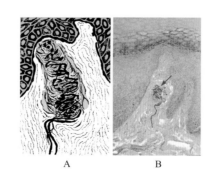

图　触觉小体

注：A. 触觉小体结构；B. 皮肤内触觉小体（银染×66）；↑. 神经纤维轴突末梢

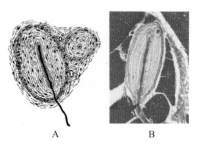

图　环层小体

注：A. 环层小体结构；B. 胰腺内环层小体（HE×33）；↑. 小体一侧与神经纤维相连

核成串排列或集中在肌纤维的中段而使该处膨大，肌原纤维较少。感觉神经纤维进入肌梭前失去髓鞘，其轴突分成多支，分别呈环状包绕梭内肌纤维中段的含胞核部分，或呈花枝样附在邻近中段处。此外，肌梭内也有运动神经末梢，分布在梭内肌纤维的两端（图）。肌梭的功能是感受骨骼肌纤维长度的变化，调节骨骼肌的活动。

（伍静文）

yùndòng shénjīng mòshāo

运动神经末梢（motor nerve ending）

运动神经元长轴突分布于肌组织和腺体内的终末结构。支配肌纤维的收缩和腺体的分泌，与其他组织共同组成效应器。分布到骨骼肌纤维的运动神经末梢称躯体运动神经末梢；分布到内脏及心血管的平滑肌、心肌和腺上皮细胞等处的运动神经末梢称内脏运动神经末梢。

躯体运动神经末梢：位于脊髓前角或脑干的运动神经元胞体发出长轴突，离开中枢神经系统后抵达骨骼肌时失去髓鞘，其轴突反复分支，每一分支形成葡萄状的轴突终末，并与一条骨骼肌纤维建立突触，此连接区域呈椭圆形板状隆起称运动终板或神经肌连接（图1）。内脏运动神经末梢：位于自主神经节或神经丛的节后神经元胞体发出的长轴突称节后纤维，这种神经纤维较细，无髓鞘，轴突终末分支常呈串珠样膨体，贴附在平滑肌纤维表面或穿行于腺细胞之间，与效应细胞建立突触（图2）。

躯体运动神经末梢支配骨骼肌纤维的收缩；内脏运动神经末梢支配心肌纤维、平滑肌纤维收缩和腺体分泌。

（伍静文）

xúnhuán xìtǒng

循环系统（circulatory system）

由心和脉管（血管和淋巴管）组成的连续而封闭的管道系统。包括两部分：①心血管系统：由心脏、动脉、毛细血管和静脉组成，心脏有节律的收缩与舒张，推动血液在血管中循环流动，将O_2、营养物质、激素等运送至各种组织，同时将组织产生的CO_2和代谢废物运送至排泄器官。②淋巴管系统：由毛细淋巴管、淋巴管和淋巴导管组成，主要功能是辅助静脉回流。毛细淋巴管以盲端起始于组织间隙，进入毛细淋巴管的组织液称淋巴液；毛细淋巴管汇合形成淋巴管，在其通路上有淋巴结分布；淋巴管汇合成左淋巴导管（胸导管）和右淋巴导管，与大静脉连通。

血液在心血管系统中按一定方向周而复始地流动称为血液循环。在神经体液调节下，血液由心室泵出，经动脉、毛细血管和静脉又回到心房。淋巴液在淋巴管内的流动称为淋巴循环。

（潘艺青）

xuèguǎn

血管（blood vessel）

运送血液的管道。分为动脉、静脉与毛细血管。动脉从心脏将血液带至身体组织。从心室发出后，反复分支，最后移行于毛细血管；静脉将血液自组织间带回心脏；毛细血管则连接动脉与静脉，是血液与组织间物质交换的主要场所。除毛细血管外，其余血管壁的结构分层排列，自内向外均由内膜、中膜和外膜3层组成。

内膜 在3层中最薄，由内皮和内皮下层构成。

内皮 为衬贴在血管腔内面的一层单层扁平上皮，内皮细胞大多呈梭形，核突出，其长轴与血流方向一致，使管腔内表面光

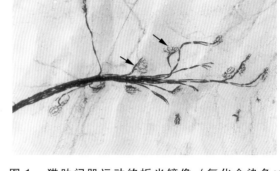

图　肌梭结构

结缔组织被囊
花枝样感觉神经纤维
环状感觉神经纤维
梭内肌纤维的细胞核
梭内肌纤维
运动神经末梢
运动神经纤维

图1　猫肋间肌运动终板光镜像（氯化金染色×330）

注：↑. 神经纤维轴突（蓝黑色）呈爪状附着于骨骼肌纤维

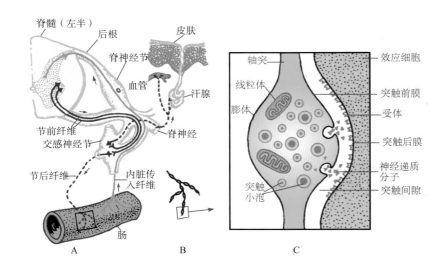

图2 内脏运动神经纤维及其末梢

注：A. 内脏神经分布；B. 内脏运动神经末梢；C. 膨体超微结构

滑，有利于血液和淋巴液的流动。苏木精-伊红（HE）染色标本在光镜下难以辨认细胞轮廓和界限，镀银染色可见内皮细胞沿血管壁纵行排列，边缘呈波浪状，细胞彼此交错镶嵌。

内皮细胞在超微结构及功能上有如下特征：①胞质突起：部分血管内皮细胞表面有长短不等的微绒毛，由胞质和胞膜向管腔内凸起而成。②吞饮小泡：内皮细胞近核部分的胞质含有少量细胞器，其余部分胞质非常薄（30～80nm），可见许多吞饮小泡，尤以毛细血管的内皮最为显著。小泡为一种运载工具，能将大分子物质从内皮细胞的一侧运输至对侧。③ 怀布尔·帕拉德小体［Weibel-Palade（W-P）body］：为内皮细胞中有膜包裹的长杆状小体，长约 3μm，直径 0.1～0.3μm，内含许多直径约15nm平行排列的细管。大动脉内皮细胞中的 W-P 小体尤为丰富，具有储存内皮细胞合成的一种大分子糖蛋白——血管性假血友病因子冯·维勒布兰德因子（von Wille-brand factor，vWF）的作用。内皮细胞合成的 vWF 不断释放入血，与凝血因子Ⅷ结合成复合物运输；vWF 能同时与胶原纤维和血小板结合，在血管破裂后，大量血小板以 vWF 为中介，黏附在破损血管的胶原纤维上，形成血栓；同时集聚的血小板释放其颗粒内含物，使血浆中的凝血酶原变为凝血酶，促进凝血，分别发挥机械性止血和化学性止血的作用，故vWF 缺乏亦可发生止血功能障碍，临床上称之为假性血友病，而血友病常为凝血因子Ⅷ缺乏所致。免疫细胞化学方法染色显示 W-P 小体呈凝血因子Ⅷ相关抗原免疫反应阳性，推测亦可能与该因子的储存有关。④具有合成生物活性物质的酶：内皮细胞无神经直接支配，主要受局部因素调节，如合成和分泌一氧化氮（NO），使血管平滑肌舒张和内皮通透性增加，而内皮素等则使血管平滑肌收缩。

内皮下层 为薄层的结缔组织，内含少量胶原纤维、弹性纤维，有时可见少许纵行平滑肌；

在动脉的内皮下层深面可见内弹性膜，由弹性纤维组成。血管横断面上，因管壁平滑肌的收缩，内弹性膜常呈波浪状，通常作为动脉内膜与中膜的分界线。

中膜 由平滑肌和结缔组织构成，位于内膜与外膜之间，其厚度、组织成分等与血管的种类有关。中膜的平滑肌赋予血液流动的动力，弹性纤维具有使舒张的血管回缩等作用，胶原纤维则发挥支持和维持张力的作用；该处的平滑肌能合成胶原纤维、弹性纤维及基质等。血管平滑肌与内皮细胞间常形成肌-内皮连接，平滑肌细胞通过此连接感受血液和内皮细胞间的信息传递。

外膜 由疏松结缔组织构成，含螺旋状或纵行的弹性纤维和胶原纤维，部分动脉的外膜与中膜交界处可见外弹性膜，亦由密集的弹性纤维组成。

（潘艺青）

dòngmài

动脉（artery） 运送血液离开心脏的血管。

分类 根据管壁的结构特点和管腔的直径，分为大动脉、中动脉、小动脉和微动脉。动脉内血流压力较高，流速快，故管壁较厚，3 层结构较清晰。随管腔的逐渐变小，管壁各层的厚度、结构与组织成分等均发生一定的变化，以中膜变化尤为显著。

大动脉 包括主动脉、肺动脉、无名动脉、颈总动脉、锁骨下动脉、髂总动脉等，其管壁的特点为含多层弹性膜和大量弹性纤维，故又称弹性动脉。肉眼观大动脉呈黄白色，具有硬橡胶样的弹性，是缓冲心脏收缩时血压急剧变化的重要结构基础。心脏的间歇性收缩导致大动脉内血液呈搏动性流动，但因其管壁有非常强的弹性，确保了血管内的血液持续向前流动以及血流的平稳性和连续性，即弹性动脉具有辅助泵的作用。

内膜 由内皮和内皮下层构成。内皮细胞内的怀布尔·帕拉德小体［Weibel-Palade（W-P）body］最为丰富；内皮下层较厚，为疏松结缔组织，含纵行胶原纤维和少量平滑肌纤维，深面由多层弹性纤维膜组成的内弹性膜，因与中膜的弹性膜相连续，故内膜与中膜分界不明显（图1）。

中膜 很厚，含40~70层弹性膜和大量弹性纤维，二者的主要成分为弹性蛋白。由于血管的收缩，横切面上弹性膜呈波浪状。弹性膜有许多窗孔，各层弹性膜间由弹性纤维相连，并存在环行平滑肌和少量胶原纤维。血管平滑肌纤维可合成分泌多种蛋白，如弹性蛋白和胶原蛋白及基质成分。病理状况下，中膜的平滑肌纤维可迁入内膜增生并发生变异，并产生结缔组织成分，使内膜增厚，为动脉硬化发生的重要病理基础。中膜与外膜分界处无明显的外弹性膜。

外膜 较薄，由疏松结缔组织构成。外膜内含有小的血管，营养外膜和中膜。内膜的营养主要来自管腔内血液的渗透。

中动脉 除大动脉外，解剖学中有名称的动脉大多为中动脉。中动脉管壁的特点为平滑肌纤维丰富，又称肌性动脉。中动脉平滑肌纤维的舒缩，可调节分配到身体各部和各器官的血流量。与大动脉相比，中动脉管壁的结构特点如下：

内膜 由内皮和内皮下层组成，内皮下层较薄，与中膜交界处有一层明显的内弹性膜，血管横断面上常呈波浪状。

中膜 较厚，由10~40层环行平滑肌纤维组成，平滑肌纤维的舒缩可改变中动脉管径的大小，调节器官的血流量。平滑肌纤维间有少量的弹性纤维和胶原纤维，均由平滑肌纤维产生。较大的中动脉在中膜与外膜交界处有明显的外弹性膜（图2）。

外膜 厚度与中膜接近，由疏松结缔组织构成，除含营养血管和毛细淋巴管外，还含较多神经纤维伸入中膜平滑肌，调节血管的舒缩。

小动脉和微动脉 小动脉管径为0.3~1mm，结构与中动脉相似，但各层均变薄，中膜含3~8层平滑肌纤维，故也属肌性动脉。平滑肌纤维收缩时管径变小，血管阻力增大，可调节血流量及血压。管径较大的小动脉存在明显的内弹性膜，一般缺乏外弹性膜。管径小于0.3mm以下的动脉称微动脉，无内弹性膜和外弹性膜，中膜含1~2层平滑肌纤维，外膜非常薄。小动脉和微动脉平滑肌纤维受神经和多种体液因子的调节，其舒缩具有调节局部组织的血流量和血压的作用。正常血压的维持在相当大程度上取决于外周阻力，而外周阻力的变化主要在于小动脉和微动脉平滑肌纤维舒缩的程度。

胚胎发生 血管来源于胚胎的间充质细胞，先分化为内皮细胞，排列成管状，继之周围的间充质细胞分化为平滑肌和结缔组

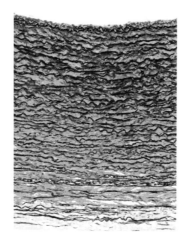
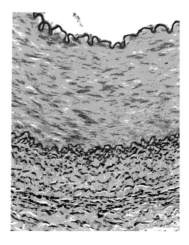

图1 大动脉和中动脉（猴）管壁组织结构光镜像（三色法×200）

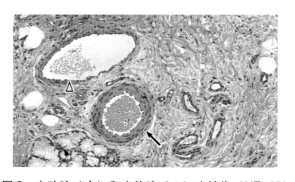

图2 中动脉（↑）和中静脉（△）光镜像（HE×66）

织。胎儿4个月时动脉开始出现3层膜结构，但很不完善；胚胎末期，增厚的中膜两侧出现明显的内、外弹性膜；出生后，出现内皮下层，血管壁仍逐渐发育，直到25岁左右才分化成熟。以后随着年龄的增加，动脉管壁易发生衰老改变，特别是主动脉、冠状动脉以及基底动脉等易发生动脉硬化。

动脉管壁感受器　动脉管壁内有颈动脉体、主动脉体和颈动脉窦等一些特殊的感受器。

颈动脉体　位于左右两颈总动脉分支处的外侧管壁，为直径2～3mm的扁平小体，由排列不规则的上皮细胞团索组成，索间血窦丰富。电镜下，上皮细胞分两型：①Ⅰ型细胞：聚集成群，胞质内含许多致密核芯小泡，储存多巴胺、5-羟色胺（5-HT）和肾上腺素，许多神经纤维终止于Ⅰ型细胞的表面。②Ⅱ型细胞：分布在Ⅰ型细胞的周围，胞质中颗粒少或缺如，对Ⅰ型细胞具有保护和支持作用。颈动脉体为化学感受器，可感受血中 O_2、CO_2 含量和 pH 的变化，将信息传入心血管和呼吸中枢，反馈调节其功能。主动脉体的结构和功能与颈动脉体相似。

颈动脉窦　为颈总动脉分支与颈内动脉起始处的膨大部分，此处血管壁的中膜非常薄，内膜和外膜有丰富的来源于舌咽神经的游离神经末梢；颈动脉窦能够感受血管壁的扩张（如血压升高等），并将信息传入中枢，参与血压的调节，故又称压力感受器。

（潘艺青）

wēixúnhuán
微循环（microcirculation）
微动脉与微静脉间的血液循环。是循环系统的基本结构和功能单位。

组成　微循环血管一般由以下几部分组成（图）：

微动脉　管壁平滑肌纤维具有舒缩功能，为控制微循环血流量的总闸门。

毛细血管前微动脉和中间微动脉　微动脉的分支称毛细血管前微动脉，后者继续分支为中间微动脉，主要由内皮细胞和一层不连续的平滑肌纤维构成。其收缩能够调节毛细血管网的血流量。

真毛细血管　中间微动脉的分支相互吻合形成毛细血管网，即通常所说的毛细血管，占血管总长度的90%。在真毛细血管的起始部位，存在调节微循环血流量的分闸门，由少许环行平滑肌纤维组成毛细血管前括约肌。当中毒等因素使总闸门和分闸门的括约肌失去收缩功能时，大量的毛细血管同时开放，血液回流心脏显著减少，导致血压急剧下降，即中毒性休克。

直捷通路　即中间微动脉与微静脉直接相通、距离最短的毛细血管，其管径较真毛细血管略粗。

动静脉吻合　指由微动脉发出的、直接与微静脉相通的血管。动静脉吻合的管腔较小，壁较厚、无内弹性膜，丰富的环行平滑肌纤维发挥类似括约肌的功能。动静脉吻合主要分布于指（趾）、耳、唇和鼻等处的皮肤，具有调节血流的作用。

收缩时，血液由微动脉流入真毛细血管；而舒张时，血液从微动脉经此通路直接流入微静脉，参与体温的调节，但不进行物质的交换。

微静脉　见静脉。

功能　机体静息状态下，微循环中约20%的真毛细血管呈开放状态，仅有小部分血液流经真毛细血管进行物质交换，而大部分由微动脉经中间微动脉和直捷通路迅速进入微静脉，回流心脏。机体组织功能活跃时，局部代谢旺盛，产生的代谢产物对毛细血管前括约肌具有调节作用，使真毛细血管网的血流量增加，有利于进行充分的物质交换。

（潘艺青）

máoxìxuèguǎn
毛细血管（capillary）
连接在动脉和静脉之间、管径最细、分布最广的血管。其分支互相吻合成网，管径一般为 $6～8\mu m$。体重60kg的成年人毛细血管总长度约

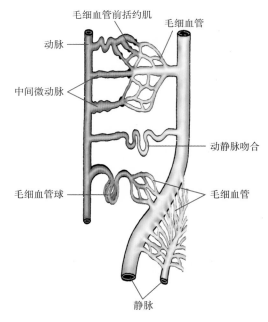

图　微循环

为 96 000km，总面积约 700m²。

分布特点 毛细血管在机体各组织和细胞间，分支吻合成网。各处毛细血管网的疏密程度差别很大，代谢旺盛的组织和器官如骨骼肌、心肌、肺、肾等毛细血管网密集，而代谢较低的骨、肌腱和韧带等组织的毛细血管网稀疏。此外，同一器官在不同生理状态下，其毛细血管血流量也不相同。如肌肉在剧烈收缩时，血流量比静息时大 35 倍。这是由于静息状态下肌肉毛细血管绝大部分处于闭锁状态，管腔狭小，仅有少量血液通过；而在活跃收缩期，毛细血管全部呈扩张状态，血流量明显增加。

形态结构 管壁基本结构为内皮细胞、基膜和周细胞。内皮细胞和基膜构成内膜，中膜缺如，外膜为毛细血管外层的薄层结缔组织，与周围组织相延续。细的毛细血管仅由 1 个内皮细胞围成，较粗的毛细血管由 2~3 个内皮细胞组成。内皮细胞的基膜只有基板，在内皮细胞与基膜之间散在分布一种扁平而有突起的周细胞，细长的突起紧贴在内皮细胞基底面，细胞形态呈多样性，具有收缩功能。周细胞的功能尚不清楚，可能主要起机械性支持作用；也可能是未分化的细胞，当毛细血管受损时，周细胞可以增殖、分化为内皮细胞和成纤维细胞，并具有转化为平滑肌细胞的潜能，参与血管的生长和损伤修复。

分类 根据电镜下毛细血管内皮细胞的结构特征，可分为 3 类（图）：

连续毛细血管 特点为内皮细胞相互连续，细胞间有紧密连接，基膜完整，胞质中有大量直径为 60~70nm 的吞饮小泡。连续毛细血管多分布于结缔组织、肌组织、外分泌腺、胸腺、肺等处和神经系统，并参与血-脑屏障等的构成。

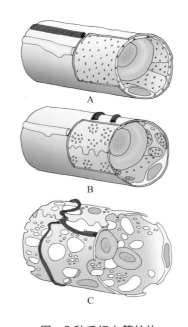

图 3 种毛细血管结构
注：A. 连续毛细血管；B. 有孔毛细血管；C. 血窦

有孔毛细血管 内皮细胞基膜完整，胞质不含核的部分极薄，有许多贯穿内皮的窗孔，直径为 50~80nm，一般有厚 4~6nm 的隔膜封闭，有利于血管内外物质交换。有孔毛细血管主要存在于胃肠黏膜、一些内分泌腺和肾血管球等部位。

血窦 特点为管腔较大，直径可达 40μm，形状不规则。内皮细胞的窗孔大小不等，无隔膜，内皮细胞间隙较大，基膜不完整甚至缺如，有利于大分子物质或血细胞的出入。血窦主要分布于肝、脾、骨髓和一些内分泌腺，不同器官内的血窦结构差别较大。

功能 毛细血管是血液与周围组织进行物质交换的主要场所。血液流经毛细血管时，营养物质、O_2 和激素等透过毛细血管壁，供细胞进行生理活动，同时细胞排出的代谢产物和 CO_2 等经毛细血管进入血液内，因此，毛细血管壁成为血液和组织间的通透屏障。如肺部的毛细血管随呼吸运动将 CO_2 排出，将 O_2 吸入，再将 O_2 输入动脉，供给全身组织需要；肾的毛细血管能将机体代谢产生的肌酐、尿酸、尿素等废物滤过并随尿液排出。毛细血管形成密布的网络，几乎分布在机体的每个部分。

物质通过毛细血管壁的能力称为毛细血管的通透性，在不同器官内有很大差异，如肾血管球的通透性比心肌组织中大 100 倍左右。毛细血管的通透性与其结构密切相关，内皮细胞的孔能透过液体和大分子物质，吞饮小泡能输送液体，细胞间隙则因间隙宽度和细胞连接紧密程度的差别，其通透性有所不同。基板能透过较小的分子，但能阻挡一些大分子物质，如蛋白质。另外，O_2、CO_2 和脂溶性物质等，可直接透过内皮细胞的胞膜和胞质。

（潘艺青）

jìngmài

静脉（vein） 导血回心脏的血管。大多数静脉（体循环的静脉）携带的血液 O_2 含量较低、CO_2 含量较高，它们把血液从体组织带回到心脏；肺循环的静脉和脐静脉中的血液含 O_2 浓度最高而 CO_2 含量最低。

分类 与动脉相对应，根据管径大小，分为微静脉、小静脉、中静脉和大静脉。

微静脉 管径小于 200μm，中膜含 1~2 层平滑肌纤维，外膜薄。紧接毛细血管的微静脉称毛细血管后微静脉（PCV），管径小于 50μm，管壁结构与毛细血管相似，由内皮细胞、基膜、周细胞和少量的内皮下层构成，但内皮细胞多为立方或高柱状（图1），细胞间隙较大，血浆成分易从此处进入组织。炎症时白细胞可从PCV进入组织，组胺等炎性介质能使PCV的内皮细胞间隙进一步增大，通透性增加，大量的血浆成分渗入组织，造成局部水肿。

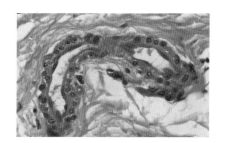

图1　消化管黏膜下层中微动静脉光镜像（HE×400）

小静脉　管径为 0.2~1mm，较粗的小静脉内皮外有一至数层的平滑肌纤维（图2），外膜逐渐变厚。

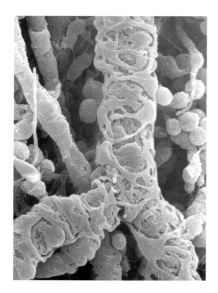

图2　豚鼠小静脉管壁平滑肌电镜像（SEM×5600）

中静脉　管径小于 9mm，除大静脉外，解剖学上有名称的静脉均属于中静脉。中静脉的内膜薄，内皮下层可见少量平滑肌纤维，内弹性膜不明显。中膜远较其相伴行的中动脉薄，环行平滑肌纤维分布稀疏。外膜较中膜厚，由结缔组织组成，亦存在少量纵行平滑肌纤维束。

大静脉　包括颈外静脉、无名静脉、肺静脉、髂外静脉、肝门静脉及腔静脉等，特点为管壁内膜较薄，内皮下层含少量平滑肌纤维，与中膜的分界不清；中膜不发达，仅为几层排列疏松的环行平滑肌纤维和少量成纤维细胞。外膜则非常厚，结缔组织内有大量纵行的平滑肌纤维束。

特点　与相伴的动脉比，静脉的数目多，管径大，管腔扁或不规则，结构变化较动脉大，管壁薄，内外两层弹性膜不明显，故3层膜的分界不清晰。外膜相对较厚，中膜薄，平滑肌纤维和弹性纤维较少，结缔组织成分较多，故静脉壁常塌陷，腔内见大量红细胞，上述特点可作为光镜下识别静脉的依据。

管径 2mm 以上的静脉常有瓣膜，称静脉瓣，由内膜凸入管腔折叠而成，表面覆以内皮，内部为结缔组织，含胶原纤维和少量成纤维细胞，无弹性纤维，故不具有伸缩性。静脉瓣的游离缘朝向血流方向，可防止血液逆流，有利于身体各部位的血液回流心脏，其回流的动力主要靠静脉内的压力差。影响静脉压力差的因素很多，如心脏的收缩、重力和体位、呼吸运动以及静脉周围肌组织的收缩挤压等作用。

（潘艺青）

xīnzàng

心脏（heart）　中空的肌性器官，既是心血管系统的动力装置，又具有重要的内分泌功能。心壁主要由心肌纤维构成，能产生节律性收缩与舒张，是循环系统的动力器官。心脏还有内分泌功能。成年人心脏重约 500g，外形像桃子，位于膈肌之上，两肺间而偏左。心壁非常厚，约由 60 亿个细胞构成。其中，心肌细胞约 20 亿（体积占整个心壁的 2/3）。心肌节律性舒缩活动赋予血液流动的能量。

结构　心脏内有 4 腔：后上部为左心房、右心房，二者之间有房间隔分隔；前下部为左心室、右心室，二者间隔以室间隔。正常情况下，左心房和右心房之间与左右两心室之间均由间隔隔开，故互不相通，心房与心室之间有瓣膜，这些瓣膜使血液只能由心房流入心室，而不能倒流（参见人体解剖学卷）。心壁从内向外由心内膜、心肌膜和心外膜构成。

心内膜　由内皮和内皮下层组成（图1）。内皮为单层扁平上皮，与出入心脏的大血管内皮相连续。内皮下层分内外两层：内层薄，为细密结缔组织构成，含少量平滑肌纤维；外层靠近心肌膜，也称心内膜下层，由疏松结缔组织构成，含小血管、神经以及除窦房结外的心脏传导系统。

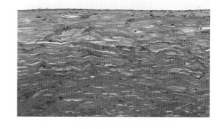

图1　心脏心内膜光镜像（HE×66）

心肌膜　在心房较薄，左心室最厚，主要由心肌细胞构成。心肌细胞多集合成束，呈螺旋状排列，分为内纵中环和外斜3层。

心肌细胞间、肌束间有少量结缔组织和丰富的毛细血管，心肌细胞与毛细血管之比为 1：1，因此对缺血反应特别敏感，当心肌供血不足时易引起心绞痛和心肌梗死等。在心房与心室间，存在由致密结缔组织构成的坚实支架结构，称心骨骼，左右两心房肌和心室肌分别附着在心骨骼上，彼此互不相连。电镜下，可见部分心房肌纤维含电子致密的分泌颗粒，称心房特殊颗粒，内含心房利钠尿多肽，具有很强的利尿、排 Na^+、扩张血管和降低血压等作用。

心外膜　即心包的脏层。外表面为间皮，深部为薄层疏松结缔组织。心外膜中含血管、神经，并常有脂肪组织（图 2）。在心包的脏壁两层间的心包腔内，有少量浆液，即心包液，可减少因心脏搏动而造成心包脏壁两层的摩擦。心包炎时，两层可发生粘连，限制心脏的搏动。

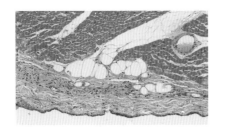

图 2　心脏心肌膜和心外膜光镜像（HE×66）

心瓣膜　为心内膜向腔内折叠形成的薄片状结构，附于心骨骼上，存在于左右两房室孔以及肺动脉和主动脉出口处。心瓣膜表面为内皮，内部为致密结缔组织，基部含少许平滑肌纤维和弹性纤维。心瓣膜的功能是阻止心房和心室收缩时血液逆流。当炎症等使心瓣膜内胶原纤维增生时，

瓣膜变硬、变短或变形，甚或发生粘连，致使瓣膜不能正常关闭和开放，如常见的风湿性心脏病性二尖瓣关闭不全等。

功能　推动血液流动，向器官、组织提供充足的血流量，以供应氧和各种营养物质，并带走代谢的终产物（如 CO_2、尿素和尿酸等），使细胞维持正常的代谢和功能。体内各种内分泌激素和一些其他体液因素，也要通过血液循环将其运送到靶细胞，实现机体的体液调节，维持机体内环境的相对恒定。血液防卫功能的实现，以及体温相对恒定的调节，也都依赖血液在血管内不断循环流动，而血液循环是由于心脏"泵"的作用实现的。

与临床联系　心血管疾病是全球死亡首因，心肌梗死是心脏疾病诱发死亡的主要原因之一，多数为冠状动脉粥样硬化病变基础上血栓形成而引起管腔狭窄闭塞，使心肌严重持久缺血而导致心肌坏死。

（潘艺青）

xīnzàng chuándǎo xìtǒng

心脏传导系统（conduction system of heart）

由特殊分化的心肌细胞构成、以产生和传导兴奋、调控心的节律性活动为功能的结构。发生冲动并传导到心脏各部，使心房肌和心室肌按一定的节律收缩。

结构　由窦房结、房室结、房室束、浦肯野纤维（Purkinje fiber）及其分支组成（图 1）。窦房结位于右心房的心外膜深部，为心脏的起搏点，而其余的传导系统均位于心内膜下层。这些特殊的心脏纤维含少量或不含肌原纤维，基本无舒缩功能，常聚集成结或束，其功能为产生与传导冲动。心脏传导系统由起搏细胞、

移行细胞和浦肯野纤维 3 种细胞组成，属于特殊心肌细胞。这些细胞受交感、副交感和肽能神经支配。

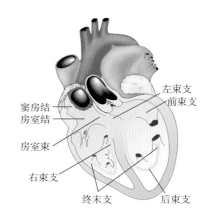

图 1　心脏传导系统在心脏的分布

起搏细胞　系心脏产生自主节律的细胞，位于窦房结和房室结的中心部位，直径 3~7μm，较普通心肌纤维小，染色浅，呈梭形或多边形，分支较多，闰盘不明显，胞质内细胞器和肌原纤维均较少，糖原较多。

移行细胞　位于窦房结和房室结的周边及房室束内，细胞结构介于起搏细胞和普通心肌纤维之间，但比普通心肌纤维细而短，胞质内的肌原纤维较起搏细胞略多，肌质网也较发达，功能为传导冲动。

浦肯野纤维　组成房室束及其各级分支网，位于心室壁的心内膜下层。浦肯野纤维较普通心肌纤维短而粗，形状常不规则，染色浅，有 1~2 个细胞核，胞质中肌原纤维较少，而线粒体和糖原非常丰富，细胞间有较发达的闰盘（图 2）。浦肯野纤维穿入心室壁内与普通心肌纤维相连，将冲动快速传递至心室各处，使所有心室肌纤维呈同步舒缩。

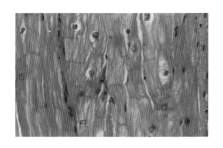

图2 心室内膜下层浦肯野纤维
光镜像（HE×66）

与临床联系 心脏传导系统所产生的冲动并顺序传导，使心房肌和心室肌呈节律性舒缩。当心脏的某一部分对激动不能正常传导时称为心脏传导阻滞。阻滞如发生在窦房结与心房之间称窦房阻滞；在心房与心室之间称房室传导阻滞；位于心房内称房内阻滞；位于心室内称室内传导阻滞。严重的心脏传导阻滞可诱发各种类型的心律失常，并出现晕厥甚至猝死等严重并发症。

（潘艺青）

línbāguǎn xìtǒng
淋巴管系统（lymphatic vessel system）
淋巴回流的管道系统。中间有淋巴液流动，根据管径和结构的不同，可分为毛细淋巴管、淋巴管和淋巴导管3种。

组成 人体内除神经组织、软骨、骨、骨髓、眼球、内耳及牙等处没有淋巴管分布外，其余组织或器官内均有淋巴管的存在。

毛细淋巴管 以盲端起始于组织内，结构与毛细血管类似，管腔较毛细血管更大且不规则，管壁仅由内皮和不完整的基膜构成，无周细胞；内皮细胞间连接不发达，细胞间隙较大，故有利于大分子物质的吸收。

淋巴管 结构与中静脉与小静脉相似，具备3层膜结构。管壁由内皮、少量平滑肌纤维和结缔组织构成，管腔在瓣膜之间膨大，呈结节状或串珠状。

淋巴导管 包括胸导管和右淋巴导管，结构与大静脉相似。中膜平滑肌纤维呈纵行和环形排列，外膜较薄，含营养血管和神经纤维。

功能 淋巴管系统主要是将组织液中的水、电解质和大分子物质等输送入静脉。正常时毛细血管动脉端血压较高而血浆胶体渗透压低于组织液，所以血液中的水分、电解质、一些小分子物质和部分血浆蛋白可以通过毛细血管壁进入组织。在毛细血管静脉端，因血压较低而血浆胶体渗透压升高，水分、电解质和一些代谢产物入血；但仍有部分液体和血浆蛋白不直接回血，而是进入毛细淋巴管内，经各级淋巴管运回血循环。原因是毛细淋巴管基膜不完整，内皮细胞很薄，通透性比毛细血管高，并成为液体和大分子物质迅速通过的主要途径。正常人在安静状态下每天生成的淋巴总量为2~4L，相当于全身血浆总量。淋巴的回流对维持正常生命活动具有重要的生理意义，除可以运输脂肪和其他营养物质并调节血浆与组织液之间的液体平衡外，最终的生理意义在于回收蛋白质。

与临床联系 恶性肿瘤的侵袭和转移中，淋巴道转移是常见方式之一，在很大程度上决定着肿瘤的预后。肿瘤细胞可通过表达淋巴管生成调控因子来诱导淋巴管生成，并促进肿瘤细胞在淋巴管内的扩散。采取抗肿瘤淋巴管生成和转移的措施，能遏制肿瘤的淋巴道转移，已成为研究阻止恶性肿瘤转移的新热点，为肿瘤治疗带来新的发展空间。

（潘艺青）

miǎnyì xìtǒng
免疫系统（immune system）
机体执行免疫应答和免疫功能的组织系统。是人体重要的防御和保卫系统，由淋巴器官、淋巴组织、免疫细胞和免疫活性分子构成。淋巴器官分两类：中枢淋巴器官，如胸腺和骨髓；周围淋巴器官，如淋巴结、脾和扁桃体等。淋巴组织既是构成外周淋巴器官的主要成分，也广泛分布于消化管和呼吸道等非淋巴器官内。免疫细胞包括淋巴细胞、巨噬细胞、抗原提呈细胞、浆细胞、粒细胞和肥大细胞等，它们或聚集于淋巴组织中，或分散在血液、淋巴及其他组织内。免疫活性分子包括免疫球蛋白、补体、多种细胞因子等（参见免疫学卷），主要由免疫细胞产生。免疫系统的功能有：①免疫防御：识别和清除进入机体的抗原，包括病原生物、异体细胞和异体大分子。②免疫监视：识别和清除体内表面抗原发生变异的细胞，包括肿瘤细胞和病毒感染细胞。③免疫稳定：识别和清除体内衰老死亡的细胞，维持内环境的稳定。

（刘厚奇）

miǎnyì xìbāo
免疫细胞（immune cell）
能识别抗原参与免疫应答或与免疫应答相关的细胞。包括淋巴细胞、树突状细胞、单核细胞、巨噬细胞、粒细胞、肥大细胞等。

（刘厚奇）

xiōngxiàn yīlài línbā xìbāo
胸腺依赖淋巴细胞（thymus-dependent lymphocyte）
发育分化和成熟有赖于胸腺的淋巴细胞。简称T细胞，在淋巴细胞中数量最多、功能最复杂，占外周血液淋巴细胞总数的65%~75%。多数T细胞寿命较长，可存活数月至数年或更长时间。在抗原刺激下，T 细胞经过多次分裂增殖，大部分形成行使免疫功能的效应性 T 细胞；小部分保持静息状态，形成记忆性 T 细胞。效应性 T 细胞的存活期短，其寿命仅 1 周左右；而记忆性 T 细胞寿命可长达数年甚至终生，当它们再次遇到相同抗原时，能迅速转化增殖形成大量效应性 T 细胞，启动更大强度的免疫应答，使机体长期保持了对该抗原的免疫力。效应性 T 细胞具有直接杀伤靶细胞的能力，但必须与靶细胞结合才能产生免疫效应。这种以细胞直接作用的免疫应答形式称为细胞免疫。

根据 T 细胞的功能将其分为 3 个亚群：①辅助性 T 细胞（Th 细胞）：占 T 细胞总数的 65% 左右，识别抗原、分泌多种淋巴因子，既能辅助 B 细胞活化，产生抗体，又能辅助细胞毒性 T 细胞产生细胞免疫应答。人类免疫缺陷病毒（HIV）可特异性破坏 Th 细胞，使患者免疫功能缺陷。②细胞毒性 T 细胞（Tc 细胞）：占 T 细胞总数的 20%~30%。T 细胞在抗原刺激下，可增殖产生大量效应性 Tc 细胞，这是细胞免疫的主要细胞，特别是在抗病毒及抗肿瘤和异体器官移植排斥反应中发挥重要作用。③调节性 T 细胞（Tr 细胞）：曾称抑制性 T 细胞（Ts 细胞），仅占 T 细胞总数的 10% 左右，常在免疫应答后期增多，能识别可溶性抗原，分泌抑制因子，减弱或抑制 T、B 细胞的活性，调节免疫应答的强度（参见免疫学卷）。

（刘厚奇）

gǔsuǐ yīlài línbā xìbāo

骨髓依赖淋巴细胞（bone marrow-dependent lymphocyte）

发育分化和成熟在骨髓内的淋巴细胞。简称 B 细胞，由骨髓中的淋巴干细胞分化而成，占外周血淋巴细胞总数的 5%~10%。光镜下与 T 细胞难以区别，电镜下 B 细胞表面有较多微绒毛。生存期一般较短，可存活数周或数月，也有寿命长达数年的。B 细胞受到抗原刺激后，增殖转化为大淋巴细胞，其中大部分子细胞形成浆细胞，合成和分泌抗体。抗体可与相应抗原结合，清除相应的抗原，并加速巨噬细胞对抗原的吞噬和清除。小部分子细胞成为记忆性 B 细胞。由 B 细胞产生的免疫应答称为体液免疫。

（刘厚奇）

zìrán shāshāng xìbāo

自然杀伤细胞（natural killer lymphocyte）

不需抗原刺激而杀伤病毒感染细胞和肿瘤细胞的淋巴细胞。又称 NK 细胞。占外周血淋巴细胞总数的 10%~15%。NK 细胞在人体内分布广泛，以外周血和脾、淋巴结中活性最高，骨髓中活性较低。在中空器官的管壁固有层和一些实质性器官的间质中，均有 NK 细胞存在。NK 细胞形似大淋巴细胞，直径 10~15μm，胞质较多，在胞质内有许多大小不等的嗜天青颗粒，故又称大颗粒淋巴细胞。在电镜下，胞质内的嗜天青颗粒是溶酶体。NK 细胞不需抗原提呈细胞的中介，也不需抗体的协助，即可直接杀伤靶细胞，如被病毒感染的细胞和肿瘤细胞。NK 细胞的抗感染和抗肿瘤作用是广谱的，是非特异性免疫的重要组成部分。

（刘厚奇）

dānhé tūnshì xìbāo xìtǒng

单核吞噬细胞系统（mononuclear phagocyte system，MPS）

血液和骨髓中的单核细胞和器官组织内的巨噬细胞的统称。早在 1924 年，德国病理学家路德维希·阿绍夫（Ludwig Aschoff，1866~1942 年）将一些能摄入活体染料的巨噬细胞、网状细胞以及血窦内皮细胞统称为网状内皮系统（RES）。此后的研究证明，网状细胞和血窦内皮细胞的吞噬能力很弱，细胞的来源和结构也不同于巨噬细胞，故"网状内皮系统"的含义和内容是不确切的。1972 年，世界卫生组织（WHO）正式提出将单核细胞及由单核细胞分化而来的具有吞噬功能的细胞，统称为单核吞噬细胞系统。其包括单核细胞、疏松结缔组织和淋巴组织中的巨噬细胞、肝库普弗（Kupffer）细胞、神经组织的小胶质细胞以及肺泡尘细胞等，共性是具有强大的吞噬能力，不同组织器官中的巨噬细胞又有不同的形态和功能特点。

（刘厚奇）

kàngyuán tíchéng xìbāo

抗原提呈细胞（antigen presenting cell，APC）

能捕捉、加工、处理抗原，并将抗原提呈给特异性淋巴细胞的细胞。广泛分布于人体与外界接触部位及淋巴组织内，根据细胞能否表达主要组织相容性复合体（MHC）Ⅱ类分子和其他参与 T 细胞激活的协同刺激分子，可将 APC 分为专职性和非专职性两种。前者包括单核吞噬细胞系统、树突状细胞、B 细胞等；后者包括成纤维细胞、内皮细胞和上皮细胞（如小肠上皮细胞及微皱褶细胞）等。非专职性 APC 在其被活化后也能表达 MHC Ⅱ类分子，将抗原肽提呈给 T 细胞。

（刘厚奇）

shùtūzhuàng xìbāo

树突状细胞（dendritic cell，DC）

来源于骨髓、有大量树枝状突

起的抗原提呈细胞（图）。数量很少，但分布很广，包括表皮的朗格汉斯细胞，心、肝、肺、肾、消化管的间质 DC，胸腺 DC，淋巴内的面纱细胞，外周淋巴组织中的交错突细胞及血液 DC 等，它们分别处于不同的发育成熟时期，隶属不同亚型。来源于骨髓的 DC 前体进入各器官后，衍变为朗格汉斯细胞或间质 DC，能捕获和处理进入该处的抗原物质；这些细胞膜上带有抗原肽-MHC 分子复合物的 DC 进入淋巴，其胞质具有特征性的菲薄片状，故称面纱细胞。面纱细胞随淋巴迁移到淋巴结或淋巴组织的胸腺依赖区，进一步成熟为突起繁多、互相交错的交错突细胞。在那里，它们将把携带的抗原物质提呈给 T 淋巴细胞，并分泌相应的细胞因子，促使 Th 细胞活化，启动针对该抗原的特异性免疫应答。

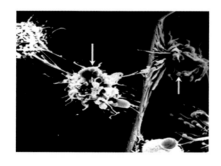

图　培养的树突状细胞扫描电镜像（×3000）

（刘厚奇）

línbā zǔzhī
淋巴组织 （lymphoid tissue）
以网状细胞和网状纤维为支架，网眼中充满含有大量淋巴细胞等免疫细胞的组织。又称免疫组织，主要有两种形态：弥散淋巴组织和淋巴小结。

（刘厚奇）

mísàn línbā zǔzhī
弥散淋巴组织 （diffuse lymphoid tissue）　无明显境界的淋巴组织。以网状细胞和网状纤维形成支架，网孔中分布有大量松散的淋巴细胞，其中除含有 T、B 淋巴细胞外，还有浆细胞和巨噬细胞、肥大细胞等。弥散淋巴组织中除一般毛细血管和毛细淋巴管外，有毛细血管后微静脉，其特征是内皮为单层立方或矮柱状，故又称为高内皮细胞小静脉（HEV），是淋巴细胞由血液进入淋巴组织的重要通道。受抗原刺激时，弥散淋巴组织内可出现淋巴小结。

（刘厚奇）

línbā xiǎojié
淋巴小结 （lymphoid nodule）
呈圆形或椭圆形、有较明显境界的淋巴组织。又称淋巴滤泡，直径 1~2mm，含大量 B 淋巴细胞和一定量的 Th 细胞、滤泡树突状细胞、巨噬细胞等。淋巴小结的形态结构随生长发育程度和免疫功能状态而经常处于动态变化之中。抗原刺激与否及抗原刺激程度均可影响淋巴小结的数量和形态结构，因此，淋巴小结是体液免疫应答的重要形态学标志。淋巴小结受到抗原刺激后增大，并产生生发中心（图）。无生发中心的淋巴小结较小，称初级淋巴小结；有生发中心的称次级淋巴小结。生发中心多呈圆形或椭圆形，直径 0.1~1.0mm，是有极性的结构。由内向外可区分出暗区和明区两部分。暗区较小，位于生发中心的内侧分，主要由较大而幼稚的 B 细胞和 Th 细胞组成，由于细胞嗜碱性很强，故暗区着色深。明区较大，位于生发中心的外侧分，主要由中等大的 B 细胞和部分 Th 细胞构成，还有一些滤泡树突状细胞和巨噬细胞组成。生发中心的周边有一层密集的小淋巴细胞，尤以与暗区相对的顶部最厚，着色较深，形似新月，称小结帽（图）。

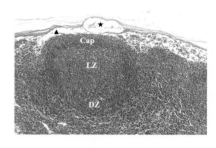

图　淋巴小结光镜像（HE ×3.3）
注：Cap. 小结帽；LZ. 明区；DZ. 暗区；▲. 被膜下淋巴窦；★. 输入淋巴管

（刘厚奇）

línbā qìguān
淋巴器官 （lymphoid organ）
由淋巴组织构成的器官。又称免疫器官。淋巴细胞在其内发生、分化、发育、定居。根据发生和功能的不同，可分为中枢淋巴器官和周围淋巴器官两类。

（刘厚奇）

zhōngshū línbā qìguān
中枢淋巴器官 （central immune organ）　培育各种不同淋巴细胞的器官。在胚胎发生时期出现较早，如胸腺和骨髓的发生与功能不受抗原刺激的影响。由于受激素及微环境的作用，在出生前已基本发育完善，是造血干细胞增殖、分化成为处女型 T 细胞和处女型 B 细胞的场所，并向周围淋巴器官输送淋巴细胞，促进周围淋巴器官的发育。T 淋巴细胞在胸腺中形成，B 淋巴细胞在骨髓中形成。

（刘厚奇）

xiōngxiàn
胸腺 （thymus）　培育 T 淋巴细胞的中枢淋巴器官。其大小和结

构随年龄的增长有明显改变。在胚胎期和出生后两年内发育最快（12~15g）；两岁至青春期仍继续增大（30~40g），但速度减慢，青春期以后胸腺退变萎缩（约10g），大部分被脂肪组织替代。

　　结构　　胸腺是实质性器官，表面包有结缔组织被膜，与胸腺内结缔组织形成的小叶间隔相连。小叶间隔将胸腺分成许多不完全分隔的小叶，直径为1~2mm。胸腺内除大量的胸腺细胞外，尚有一些基质细胞，包括胸腺上皮细胞、树突状细胞、巨噬细胞、嗜酸性粒细胞、肥大细胞、成纤维细胞等，这些细胞构成胸腺细胞分化发育的微环境。每个胸腺小叶周边部染色较深，称为皮质。皮质以胸腺上皮细胞为支架，密集分布着胸腺细胞和少量基质细胞。中央部染色较浅，称为髓质（图1）。由于小叶间隔不完整，相邻小叶的髓质相互通连。含有较多的胸腺上皮细胞，胸腺细胞较少，故染色较浅。髓质内常见椭圆形或不规则形的胸腺小体，直径20~50μm，由数层扁平的胸腺上皮细胞呈同心圆状排列而成（图2）。胸腺小体外周的细胞较幼稚，细胞核清晰，胞质嗜酸性；小体中心的细胞胞核消失，已变性解体。小体内还常见巨噬细胞、嗜酸性粒细胞和淋巴细胞。人类

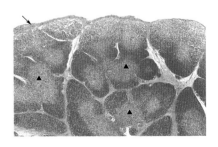

图1　胸腺小叶光镜像（HE × 3.3）

注：↑.被膜；▲.髓质

胸腺小体表达胸腺基质淋巴细胞生成素（TSLP），主要作用是刺激胸腺树突状细胞的成熟，后者能够诱导胸腺内调节性T细胞的增殖与分化。髓质内的胸腺细胞数量虽少，但均已成熟。

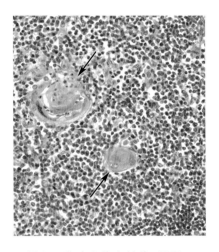

图2　胸腺小体光镜像（HE × 100）

注：↑.胸腺小体

　　功能　　胸腺是T淋巴细胞分化成熟的场所，胸腺皮质生成大量胸腺细胞，其中大部分凋亡，被巨噬细胞吞噬清除，仅有少数进一步发育为处女型T细胞，进入髓质后分化成熟为T细胞，经皮质和髓质交界处的毛细血管后微静脉入血，再经血液循环进入周围淋巴器官和淋巴组织。若将新生小鼠的胸腺切除，该小鼠成年之后因缺乏T细胞而使淋巴结和脾的胸腺依赖区不能发育，丧失细胞免疫应答能力，不能排斥异体移植物，机体产生抗体的能力也显著降低。如在出生后数周切除胸腺，则对免疫功能影响不显著，因为出生后已有大量的T细胞播散到周围淋巴器官，可完成一定的免疫应答。若对已切除胸腺的新生小鼠进行胸腺移植，则免疫功能得到明显改善。胸腺

上皮细胞可分泌胸腺素和胸腺生成素，诱导胸腺细胞分化；还可分泌多种细胞因子，对胸腺细胞的分化及成熟起重要作用。

（刘厚奇）

xiōngxiàn shàngpí xìbāo

胸腺上皮细胞（thymic epithelial cell）

胸腺实质内有突起并互连成网、构成胸腺细胞支架的细胞。又称上皮网状细胞，分布于被膜下和胸腺细胞之间，多呈星形，有突起，相邻上皮细胞的突起之间以桥粒连接成网（图）。胸腺上皮细胞能分泌胸腺素和胸腺生成素，诱导胸腺细胞分化，还可分泌多种细胞因子。胸腺上皮细胞及其附着的基膜参与构成血-胸腺屏障，为胸腺细胞发育提供必要的微环境。

（刘厚奇）

xiōngxiàn xìbāo

胸腺细胞（thymocyte）

胸腺内分化发育的各期T淋巴细胞。来自骨髓中的造血干细胞。靠近被膜下及小叶间隔的浅层皮质胸腺细胞大而幼稚，并常见分裂象；深皮质的胸腺细胞较小而成熟，并常见退化的胸腺细胞。在皮质内增殖的胸腺细胞大部分（约95%）凋亡，被巨噬细胞吞噬，仅有小部分成熟为T细胞，并进入皮质与髓质交界处的毛细血管后微静脉，经血流迁移到周围淋巴器官的特定区域。

（刘厚奇）

xuè-xiōngxiàn píngzhàng

血-胸腺屏障（blood-thymus barrier）

胸腺皮质毛细血管及周围具有屏障作用的结构。主要由下列结构组成：①连续毛细血管内皮，内皮细胞间有完整的紧密连接。②完整的内皮基膜。③血管周隙（其中有巨噬细胞）。④上皮性网状细胞的基膜。⑤连续的

上皮性网状细胞层（图）。

动脉穿过胸腺被膜沿小叶间隔的结缔组织至皮质与髓质交界处形成微动脉，并发出分支进入皮质和髓质。在皮质内，微动脉分支形成毛细血管，这些毛细血管又汇入皮质和髓质交界处的毛细血管后微静脉，其中有部分是高内皮细胞小静脉，它们是胸腺内淋巴细胞进出血流的主要通道。髓质的毛细血管常为有孔型，汇入微静脉后经小叶间隔及被膜出

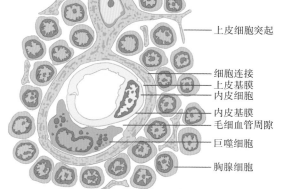

图　胸腺上皮细胞

图　血-胸腺屏障

胸腺。血液内的大分子物质不易进入胸腺皮质，以保证皮质内的胸腺细胞不受外来抗原的影响，在相对稳定的内环境中发育，这是因为皮质内的毛细血管及其周围结构形成了一道独特的屏障。

（刘厚奇）

zhōuwéi línbā qìguān
周围淋巴器官（peripheral immune organ）

供成熟淋巴细胞定居和对抗原产生免疫应答的器官。它们在机体出生后数月才逐步发育完善，包括淋巴结、脾、扁桃体及黏膜内的淋巴组织。在抗原刺激下，中枢淋巴器官不断地将淋巴细胞输入周围淋巴器官。淋巴细胞在周围淋巴器官内增殖分化，产生参与免疫应答的效应性T细胞或浆细胞。效应性T细胞产生和释放各种淋巴因子，浆细胞分泌抗体。周围淋巴器官是免疫活性细胞定居和增殖的场所，也是免疫应答的重要部位。周围淋巴器官广泛分布于全身各部，形成第二道免疫防线。

（刘厚奇）

línbājié
淋巴结（lymph node）

滤过淋巴和产生免疫应答的周围淋巴器官。是哺乳类特有的周围淋巴器官。由淋巴组织和淋巴窦构成。正常人有300~500个淋巴结，其大小和结构与机体的免疫功能状态有密切关系。当细菌、病毒或某些化学药物侵入机体时，淋巴结内的淋巴细胞和组织细胞反应性增生，使淋巴结肿大，并产生淋巴因子和抗体有效地杀灭细菌。

结构　淋巴结表面有薄层致密结缔组织构成的被膜，数条输入淋巴管穿越被膜与被膜下淋巴窦相通连。淋巴结一侧凹陷，称门部，有神经、血管和输出淋巴管。被膜和门部的结缔组织伸入淋巴结实质，形成小梁，构成淋巴结的粗支架。淋巴结实质包括皮质和髓质两部分（图1）。

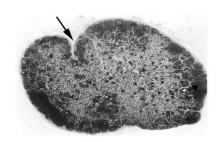

图1　淋巴结低倍光镜像（HE×2.5）

注：↑.门部；▲.副皮质区

皮质　位于被膜下方，由浅层皮质、副皮质区和皮质淋巴窦共同构成（图2）。

浅层皮质　位于皮质的周边，为皮质的B细胞区，由薄层的弥散淋巴组织及淋巴小结组成。淋巴小结即在此薄层淋巴组织中发育而成，增大后嵌入深部的副皮质区。淋巴小结为圆形或椭圆形密集的淋巴组织。当淋巴小结密集时，仅在淋巴小结之间近被膜下淋巴窦处仍有薄层的弥散淋巴组织，称B细胞区。淋巴小结内95%的细胞为B细胞，其余为巨

噬细胞、滤泡树突状细胞和辅助性 T 细胞（Th 细胞）等。初级淋巴小结受抗原刺激后形成生发中心，可见明区与暗区。

副皮质区 位于皮质的深层，为较大片的弥散淋巴组织，又称深层皮质单位，位于淋巴小结和髓质之间，有大量散在淋巴细胞，主要是 T 细胞，还有巨噬细胞。整个单位呈半球形，其球面朝向髓质，较平的一面朝向多个淋巴小结。深层皮质单位可分为中央区和周围区。中央区含大量 T 细胞和一些交错突细胞等，细胞较密集，为胸腺依赖区，新生动物切除胸腺后，此区即呈空竭状。机体产生细胞免疫应答时，此区细胞的分裂象增多，并迅速扩大。周围区为包围中央区的一层较稀疏的弥散淋巴组织，含 T 细胞及 B 细胞，还有许多高内皮细胞小静脉（HEV），是血液内淋巴细胞进入淋巴组织的重要通道。在周围区与髓质邻接处，含有一些小盲淋巴窦，是髓窦的起始部，也是副皮质区淋巴窦的重要通道。

皮质淋巴窦 包括被膜下淋巴窦和小梁周窦。被膜下淋巴窦是一个宽敞的扁囊，包绕整个淋巴结实质，位于被膜和浅层皮质之间，接纳由输入淋巴管而来的淋巴液。小梁周窦与小梁平行，常为盲端。仅部分与髓质淋巴窦直接相通。窦壁由扁平的内皮细胞组成，靠被膜或小梁侧窦壁完整。淋巴窦内有星状的内皮细胞支撑窦腔，巨噬细胞附着于内皮细胞上。当淋巴缓慢地流经淋巴窦时，巨噬细胞可清除其中的异物。

髓质 包括髓索和髓窦（图 2）。髓索是相互连接的条索状淋巴组织，与深层皮质相连，髓索内有淋巴细胞、浆细胞、巨噬细胞等。其中浆细胞来自皮质淋巴小结，功能是分泌抗体。髓窦于髓索之间，与皮质淋巴窦相通，但结构较皮质淋巴窦宽大。窦腔内的巨噬细胞较多，有较强的滤过功能。

功能 ①滤过与吞噬功能：收集相应区域的淋巴液，经输入管进入淋巴结后，首先在被膜下开放为被膜下窦。再呈放射状穿过皮质于淋巴结深部形成管腔，扩大迂回并反复分

支吻合的腔隙即淋巴窦，然后汇集成中央窦，经输出管出淋巴结。随淋巴液流经淋巴结的各种病原微生物、毒素、细胞残屑等可在淋巴窦内过滤凝集和吞噬而被清除。②免疫功能：在淋巴结输出液中的抗体及淋巴细胞比输入液中的多，这是由于当机体受抗原刺激时，淋巴结皮质浅层的 B 细胞分裂增殖，经淋巴母细胞分化为浆细胞，并向髓质聚集产生大量抗体，皮质深层的 T 细胞可分化为效应性 T 细胞，经淋巴管输出发挥细胞免疫作用。③造血功能：在某些情况下：如骨髓纤维化时，脾及淋巴结都是髓外造血结构，可产生红细胞、粒细胞和血小板，可以说脾是人体最大的淋巴结。

（刘厚奇）

línbā xìbāo zàixúnhuán

淋巴细胞再循环 （recirculation of lymphocyte）

周围淋巴器官和淋巴组织内的淋巴细胞经淋巴管进入血液、再经淋巴组织内的高内皮细胞小静脉（HEV）回到淋巴器官或淋巴组织周而复始的过程。淋巴循环汇集于胸导管，再进入上腔静脉，进入血液循环。血液循环中的淋巴细胞及各类免疫细胞在淋巴器官内的毛细血管后微静脉处，穿越高内皮细胞，进入淋巴组织及淋巴器官，再行淋巴循环。如此，免疫细胞经血液、淋巴循环畅流全身，有利于识别抗原和迅速传递信息，使分散各处的淋巴细胞成为一个相互关联的有机整体，使功能相关的淋巴细胞共同进行免疫应答。

（刘厚奇）

pí

脾 （spleen）

人体最大的周围淋巴器官。主要由淋巴组织构成，含有血管和血窦。位于左上腹部。

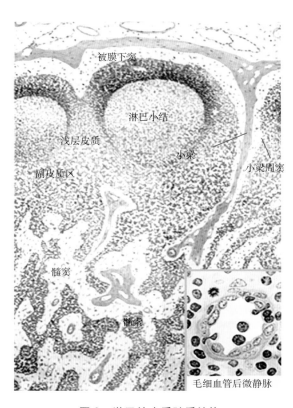

图 2 淋巴结皮质髓质结构

（图中标注：被膜下窦、淋巴小结、浅层皮质、副皮质区、小梁、小梁周窦、髓窦、髓索、毛细血管后微静脉）

实质由白髓和红髓构成，具有造血和血液过滤功能，也是淋巴细胞迁移和接受抗原刺激后发生免疫应答、产生免疫效应分子的重要场所。

结构 脾的被膜是较厚的浆膜，由富含弹性纤维及平滑肌纤维的致密结缔组织构成，表面覆有间皮。被膜和脾门的结缔组织伸入脾内形成小梁，构成脾的粗支架，内含小梁动脉和小梁静脉。结缔组织内的平滑肌纤维收缩可调节脾的含血量。

白髓 散在分布于红髓之中。包括动脉周围淋巴鞘、脾小体和边缘区（图）。

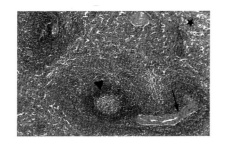

图 白髓光镜像（HE×25）
注：↑. 动脉周围淋巴鞘；▲.
淋巴小结；★. 红髓

动脉周围淋巴鞘 小梁动脉的分支离开小梁，称中央动脉。中央动脉周围有厚层的弥散淋巴组织，由大量的 T 细胞和少量巨噬细胞与交错突细胞等构成动脉周围淋巴鞘，相当于淋巴结的副皮质区。中央动脉旁边有一条伴行的小淋巴管，是 T 细胞迁出脾的重要通道。

脾小体 为动脉周围淋巴鞘一侧的淋巴小结，主要由大量 B 细胞构成。初级淋巴小结受抗原刺激后形成生发中心，可见明区与暗区。小结帽朝向红髓，在此产生的幼浆细胞多进入脾索。抗原进入血液后，脾内淋巴小结的数量急剧增加。

边缘区 位于白髓和红髓之间。边缘区是白髓中的和血液中的淋巴细胞相互穿越的必经之地，在脾的免疫功能中发挥重要作用。在边缘区与白髓之间，部分由中央动脉分支形成的毛细血管末端膨大形成边缘窦，是血液内抗原及淋巴细胞进入白髓的通道。

红髓 红髓位于被膜下，小梁周围及白髓边缘区外侧的广大区域。由脾索和脾血窦组成。脾索是网状淋巴组织条索，含大量血细胞。脾血窦位于脾索之间的窦状毛细血管，外周有不完整的基膜和环行网状纤维包绕。内皮长杆状，走向与脾窦平行。

脾索 是网状淋巴组织条索，并相互交联成网，网孔为脾血窦。脾索内含较多的 B 细胞、浆细胞、巨噬细胞和交错突细胞。中央动脉主干穿出白髓后进入脾索，分支为形似笔毛的笔毛微动脉，大量血液直接进入脾索。

脾血窦 位于脾索之间的窦状毛细血管，宽 $12\sim40\mu m$，形态不规则，互联成网。脾血窦外周有不完整的基膜和环行网状纤维包绕。内皮长杆状，走向与脾窦平行。纵切面上血窦壁如同多孔的栅栏，其内皮细胞成平行排列的长杆状，细胞间有 $0.2\sim0.5\mu m$ 的间隙，脾索内的血细胞变形后，穿越内皮细胞进入血窦。血窦外侧有较多的巨噬细胞。脾血窦汇入小梁静脉，再于脾门处出脾。

血液循环 脾动脉从脾门进入脾后，分支进入小梁形成小梁动脉。小梁动脉分支形成中央动脉，进入白髓内的动脉周围淋巴鞘。中央动脉发出侧支形成毛细血管供应白髓，末端膨大形成边缘窦。中央动脉主干穿出白髓，部分开口于红髓的脾索，小部分直接开口于脾血窦。脾血窦汇入小梁内的小梁静脉，最后在脾门处汇成脾静脉出脾。

功能 ①滤血：血液流经白髓的边缘区及红髓的脾索时，这些部位大量存在的巨噬细胞可吞噬清除血液中的病原体以及衰老和死亡的红细胞。当脾功能亢进时，可引起红细胞和血小板的减少。②造血和储血：胚胎第 12 周时，脾开始有造血功能。到胚胎第 5 个月，自骨髓开始造血后，脾的造血功能就逐渐减退，但仍有少量造血干细胞，当机体缺血时，脾可以恢复造血。脾内血窦可储存大量血液，当机体失血或剧烈运动及情绪激动时，脾内血液可进入体循环，以应急需。③免疫应答：侵入血液的病原体，如细菌、寄生虫等，可使脾产生免疫应答。体液免疫应答时，淋巴小结增多增大，脾索内浆细胞增多；细胞免疫应答时，动脉周围淋巴鞘显著增厚。脾是体内产生抗体最多的器官。

（刘厚奇）

biǎntáotǐ

扁桃体（tonsil） 咽开口附近的周围淋巴器官。它们与黏膜内分散存在的淋巴组织共同构成咽淋巴环，是常接触抗原引起局部免疫应答的部位，构成机体的重要防线。按其位置分别称为腭扁桃体、咽扁桃体和舌扁桃体。腭扁桃体黏膜表面覆以复层扁平上皮，上皮的固有层内形成 10～30 个分支的隐窝（图）。隐窝周围的固有层内有大量弥散淋巴组织和淋巴小结。隐窝深部的复层扁平上皮内含有较多 T 细胞、B 细胞、浆细胞和少量巨噬细胞。咽扁桃体及舌扁桃体体积较小，结构与腭扁桃体相似。

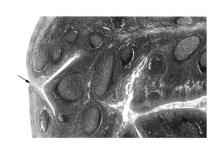

图　腭扁桃体低倍光镜像（HE×2.5）

注：↑．隐窝

（刘厚奇）

pífū

皮肤（skin）

被覆于身体表面，直接与外界环境相接触的器官。总面积为 1.2~2.0m²，约占成年人体重的 16%，是人体最大的器官，由表皮和真皮构成。表皮来源于胚胎外胚层，位于浅部，为角化的复层扁平上皮。真皮来源于中胚层的间充质，主要为致密结缔组织借皮下组织与深部的组织相连。皮肤中含有丰富的神经和血管，对于人体与外界的沟通和维持内环境的稳定有重要意义。

胚胎发生　形成表皮的外胚层在胚第 4 周时为单层立方细胞，胚第 5~6 周时增殖为内外两层。外层由一层扁平细胞构成，于胎儿第 6 个月时脱落；内层为立方细胞，有增殖能力，至胎儿第 4 个月底逐渐分化为多层。表皮的增生与更新受表皮生长因子、维生素 A 和激素等的调节。起初表皮与真皮间的交界线较平坦，至胎儿第 3~4 个月时，表皮有规则地向深部增生并突入真皮，在胎儿第 17 周形成肤纹。真皮的间充质来自体壁中胚层和体节外侧部的生皮节。间充质细胞先后分化形成各种结缔组织细胞。胎儿第 3~4 个月时成纤维细胞形成胶原纤维、弹性纤维与网状纤维。与此同时逐渐形成乳头层和网状层，

血管与淋巴管亦同时形成，脂肪组织出现于真皮深层及皮下组织中，逐渐增多。

结构　皮肤厚 0.5~4mm，躯体的皮肤背部厚于腹部，四肢的皮肤伸侧厚于屈侧，眼睑的皮肤最薄。皮肤内有丰富的神经末梢和血管网，还有由表皮衍生的毛发、皮脂腺、汗腺和指（趾）甲等附属器。手掌面、足跖面、阴茎等处的皮肤，只有汗腺而无毛及皮脂腺，称无毛皮；身体其他大部皮肤均有长短、粗细不一的毛以及皮脂腺和汗腺，称有毛皮。在唇、鼻孔、眼睑、龟头、阴蒂及肛门处的皮肤与该处黏膜相连续，此处的表皮较厚，但无汗腺或黏液腺。皮肤下方为疏松结缔组织和脂肪组织构成的皮下组织，称浅筋膜，不属于皮肤。皮下组织的厚度随个体、年龄、性别及身体的不同部位而有较大的差别。浅筋膜与深部的深筋膜、骨膜或腱膜等连接。

功能　①保护：皮肤具有屏障作用，还可参加免疫应答，成为人体免疫系统的重要组成部分。②感觉：皮肤内含有丰富的神经末梢和特殊的感受器，能感受痛、触、冷、热和机械性等外界刺激。③调节体温：通过皮下血管的收缩、扩展和出汗等方式，维持体温恒定。④吸收：多种物质可以通过皮肤吸收。⑤分泌和排泄：汗腺、皮脂腺的分泌对于调节体温和体内的水、电解质平衡等有重要作用。

神经分布　非常丰富，有感觉神经和自主神经。感觉神经来自脑神经和脊神经，为有髓神经纤维，接受刺激而产生各种感觉；自主神经的感觉纤维是无髓神经纤维，支配血管、立毛肌和大小两种汗腺。皮肤内有两个神经纤

维网，浅网位于真皮乳头下；深网位于真皮深部，其神经纤维较粗，并有分支延伸至浅网。神经纤维一般与血管伴行，形成神经血管纤维束。神经纤维网内的神经纤维分散走行，分别供应皮肤的一个区域，其末梢分支常与邻近的分支交错，使皮肤的每一部分均有来源不同的神经纤维支配。皮肤内有多种形态的感觉神经末梢，根据有无结缔组织被囊而分成两大类：

无被囊的神经末梢　①游离神经末梢：是纤细的有髓神经纤维或无髓神经纤维末端分支，呈多种形式分布于表皮或真皮内，感受冷觉、热觉、触觉和痛觉。②梅克尔触盘（Merkel disk）：有髓神经纤维失去髓鞘进入表皮深层，形成多个梅克尔触盘，膨大的盘状神经终末与表皮基底部梅克尔细胞深面紧密接触，梅克尔细胞与神经纤维终末接触部位有内质网、线粒体及直径为 50~100nm 的致密核芯小泡，是一种触觉感受器。

有被囊的神经末梢　周围均有结缔组织的被囊，包括：①触觉小体：又称迈斯纳小体（Meissner corpuscle），呈卵圆形，分布在无毛皮的真皮乳头内，如指尖、脚、唇和睑结膜等处，以指尖及口唇处密度最大。小体外周包以薄层结缔组织被囊，直径和横径为 200μm×80μm，长轴与表皮垂直，小体的数量随年龄增长逐渐减少，至老年时约减少 80%。小体内有许多横行的梭形上皮样细胞，有髓神经纤维终末进入被囊后失去髓鞘，穿行在上皮样细胞之间，感受触觉，有准确定位和感受物体纹理的作用。②环层小体：又称帕奇尼小体（Pacinian corpuscle），呈卵圆形，直径和横

径为 0.5mm×2.0mm，小体外有数十层结缔组织与扁平细胞构成同心板层的被囊，位于皮下组织和内脏器官等处。Aα 神经纤维进入小体后失去髓鞘，分出 2 个或多个平行支，穿行于小体的中央，感受压觉和高频率震动刺激。③鲁菲尼小体（Ruffini corpuscle）：位于真皮深层和皮下组织，在足跖面最多，小体呈梭形，长 1～2mm，外围有薄的被囊，小体内有纵行的胶原纤维，Aα（或 Ⅱ 类）有髓神经纤维进入被囊后，分成多个分支，末端围绕胶原纤维，感受重触觉和压觉。④克劳泽终球（Krause end bulb）：呈球形，与触觉小体结构相似，分布在眼结膜、口腔黏膜、舌黏膜及外生殖器等处。外周有薄的被囊，有髓神经纤维伸入被囊后，其末端分支成网，功能尚未确定，可能感受机械性刺激与冷觉。

不同部位皮肤感觉神经末梢分布和密度差别甚大。一条感觉神经纤维末端分支的分布范围称皮肤的感受野，感受野大小不同，因此对刺激的定位和两点刺激的辨别力以及对机械和温度刺激的阈值也不同，指（趾）端感觉最为敏锐，口、肛门和外生殖器周围次之，胸、腹和头部较为迟钝。免疫组织化学方法显示皮肤内也有一些肽能神经末梢，如 P 物质、神经激肽 A 和降钙素基因相关肽等。

血管 非常丰富，容纳个体血液总量的 1/5。皮肤内的微动脉在与真皮网状层交接处分支形成动脉血管深丛，营养皮下组织、汗腺和毛囊。向浅部上行的分支进入真皮，在网状层和乳头层交界处形成较密的血管浅丛（乳头下动脉丛）。由此发出的细支进入真皮乳头内，形成 1～4 个襻状毛细血管，为表皮提供营养及代谢。真皮乳头内的毛细血管在乳头层下部汇成小静脉与小动脉伴行，继而汇入真皮中部和深部的静脉丛。真皮内的微动脉和微静脉相互伴行构成的浅丛和深丛均与皮肤表面平行。真皮深层有动静脉吻合，它是连接微动脉和微静脉的血管球，在指（趾）、甲床、外耳和鼻尖等处较丰富。每个血管球分动脉段和静脉段，动脉段是微动脉的分支，直径 20～40μm，管腔小，管壁厚，无内弹性膜。中膜由密集排列的 4～6 层上皮样细胞构成。外膜的疏松结缔组织内有许多交感缩血管肾上腺素能神经纤维。血管球的静脉段壁薄，管腔较大。动静脉吻合参与体温调节，当外环境温度升高时，缩血管神经的紧张度降低，动静脉吻合开放，皮肤的血流量增大，增强散热作用；当外环境温度降低时，动静脉吻合关闭，皮肤血流量减少，有利于保存热量。

淋巴管 真皮的淋巴管起于乳头层的毛细淋巴管，在乳头层连接成淋巴管浅丛，继而汇集成小淋巴管进入真皮深部形成淋巴管深丛，以后通入皮下组织的淋巴管而至附近的淋巴结。毛细淋巴管壁很薄，内皮细胞之间的间隙较大。真皮深部和皮下组织内淋巴管较大，管壁围有平滑肌并有瓣膜，与静脉相似。

颜色 取决于表皮细胞内黑素和胡萝卜素含量、真皮血管内血液充盈度及皮肤的厚薄。黑素使皮肤呈黑色或棕色，胡萝卜素使皮肤呈黄色，真皮毛细血管血内含有氧合血红蛋白使皮肤呈红色。新生儿表皮薄，真皮毛细血管网稠密，因此皮肤显得红润。上述因素决定人种、个体和不同部位皮肤的颜色差别。某些疾病往往使皮肤颜色出现变化，如末梢血管痉挛、贫血、休克或虚脱时皮肤呈苍白色；缺氧时皮肤发绀，常首先见于唇、鼻尖、耳郭和距离心脏较远的手指与足趾末端；黄疸病时皮肤发黄；艾迪生病（Addison disease）时皮肤外露部分呈现色素沉着，常在受摩擦部位及口腔黏膜等处见到色素斑点；局部皮肤色素消失称白斑病。许多传染病及皮肤病时，皮肤发生特征性的皮疹，如麻疹、猩红热、天花和水痘等。服用某种药物后亦可出现各种药物性皮疹。维生素 A 缺乏时，皮肤常较干燥并在四肢伸面发生角质过度的毛囊丘疹。

纹线 皮肤表面纤细的嵴与沟称纹线。表皮向表面凸出的细嵴称表皮嵴，其下方相应的真皮凸起称真皮乳头，在相邻嵴之间形成沟。指（趾）端腹侧皮肤嵴与沟的排列呈现出特殊而有规律的纹线，称指纹。指纹受遗传因素决定，在胚胎第 13～19 周时出现，第 24 周时全部形成，此后终身不变而具有个体特征。指纹图形的研究称肤纹学。指纹检查应用于遗传疾病和先天畸形等诊断分析、双生子研究、亲子鉴定及刑事鉴定等，如唐氏综合征和低能儿的指纹均呈现一定特征，故指纹研究有实用价值。

（冯京生）

biǎopí

表皮（epidermis） 位于皮肤的浅层，由角化的复层扁平上皮组成的结构。主要含有两类细胞，一类称角质形成细胞，构成表皮的主体，且分层排列，在细胞增殖过程中不断角化并脱落；另一类是非角质形成细胞，细胞数量少，分布于角质形成细胞之间。表皮的正常厚度在身体的不同部位有很大差异，人手掌和足跖处的表皮最厚，可达 0.8 ~ 1.4mm，而眼睑处的表皮最薄，仅约 0.04mm，其余绝大多数部位的表皮厚约 0.1mm。

角质形成细胞 厚表皮通常可分为 5 层，由深层至浅部依次为基底层、棘层、颗粒层、透明层和角质层。而薄表皮则常无透明层，棘层、颗粒层，角质层也薄（图）。

基底层 位于表皮最深层，附着于基膜上，与深层结缔组织的连接面凹凸不平，可扩大两者的接触面，有利于物质交换。基底层为一层立方或矮柱状细胞，称基底细胞。光镜下，基底细胞的核相对较大，呈圆形或椭圆形，染色较淡。细胞质较少，强嗜碱性。电镜下，胞质内含丰富的游

离核糖体和分散或成束的角蛋白丝（又称张力丝），细胞间有桥粒连接，基底面藉半桥粒与基膜连接。基底细胞是表皮的干细胞，具有活跃的增殖和分化能力，新生的细胞不断向浅层移动，分化为其他各层细胞。在增殖异常时如增生性皮肤病或皮肤肿瘤，基底细胞分裂旺盛，细胞可为多层。

棘层 位于基底层上方，由基底细胞不断增殖形成，一般有 4 ~ 10 层细胞。细胞体积较大，深层细胞呈多边形，向浅层逐渐变扁，细胞表面伸出许多细短的棘状突起，故称棘细胞。光镜下，棘细胞核较大，圆形，位于细胞中央，胞质丰富，嗜碱性。电镜下，相邻细胞的突起相嵌，并通过桥粒相连，胞质内游离核糖体丰富，并含成束的角蛋白丝束，

附于桥粒上，细胞内有许多卵圆形的颗粒，有膜包裹，称膜被颗粒，因颗粒内有平行排列的板层状结构，故又称板层颗粒。棘层浅部细胞的膜被颗粒逐渐移向细胞膜下，最后将颗粒内容物排至细胞间隙中，排出物主要为糖脂与固醇。

颗粒层 位于棘层上方，由 3 ~ 5 层渐扁的梭形细胞构成，细胞核和细胞器渐趋退化。胞质内出现许多大小不等的透明角质颗粒，呈强嗜碱性，其本质是富含组氨酸的蛋白质。电镜下，透明角质颗粒形状不规则，呈致密均质状，无膜包被，角蛋白丝常穿入颗粒中，是形成角蛋白的前体。颗粒层细胞板层颗粒增多，多分布在细胞周边，并可与细胞膜融合，将其中的糖脂等物质释放到细胞间隙内，封闭细胞间隙，构成阻止物质通过表皮的主要屏障。

透明层 位于颗粒层上方，由数层扁的梭形细胞构成。苏木精-伊红（HE）染色显示细胞连接紧密，分界不清，细胞呈透明均质状，嗜酸性，折光性强。电镜下，细胞核及细胞器均消失，胞质内充满透明角质颗粒蛋白，大量的角蛋白丝浸埋其中。透明层在无毛的手掌和足底皮中较为明显。

角质层 为表皮的表层，由多层扁平的角质细胞构成。厚度随身体的不同部位而异，大部分表皮为 15 ~ 20 层细胞。掌、跖部最厚，有 40 ~ 50 层。角质细胞是干硬的死亡细胞，细胞核和细胞器均已消失。HE 染色显示细胞呈粉红均质状，细胞轮廓不清。电镜下，可见细胞质中充满密集的角蛋白，角蛋白是角蛋白丝浸埋在均质状透明角质颗粒蛋白中形成的复合体，角蛋白是角质细胞

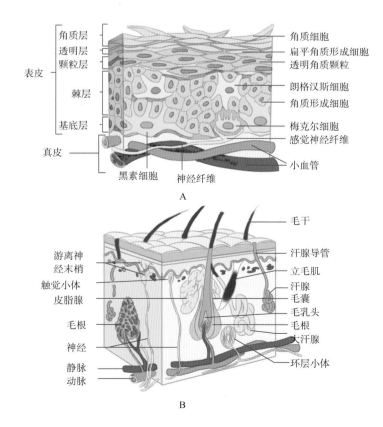

图 皮肤结构

注：A. 厚表皮；B. 薄表皮

中的主要成分。细胞膜内面附有一层不溶性蛋白质，使细胞膜增厚而坚固。细胞间隙中充满膜被颗粒释放的脂类物质。角质层较坚韧，水、酸、碱和微生物等不易透过，构成机体表面的重要屏障。正常人的角质层细胞形成和脱落保持均衡，浅层细胞间桥粒解体，细胞连接松散，逐渐脱落后形成皮屑，使角质层厚度适当。但在病理情况下，表皮角质层常可过度增厚，称过度角化。如角化完全，无残留细胞核称真性过度角化；其中角质层增厚的角质层可保持正常的结构，如癣；也可变得十分致密，见于神经性皮炎；或呈板层状，见于鱼鳞病。

非角质形成细胞 包括黑素细胞、朗格汉斯（Langerhans）细胞和梅克尔（Merkel）细胞。

黑素细胞 生成黑素，来自神经嵴，在胚第 8 周时开始迁移，至胎儿第 13 周时迁入表皮，散在分布于表皮基底层细胞之间和毛囊内。每 10 个基底细胞中约有 1 个黑素细胞。HE 染色切片上不易辨认，只是胞质着色略浅，银染法可显示细胞全貌。电镜下，黑素细胞有多个较长的突起，胞体位于表皮基底层，突起伸向基底细胞和棘细胞之间。细胞质内含丰富的核糖体和粗面内质网，高尔基复合体发达，并可见微丝和微管伸至细胞突起内。黑素细胞的主要特征是胞质内含有许多由单位膜包被的椭圆形小体，称黑素体。黑素体内含酪氨酸酶，能将酪氨酸转化为黑素。黑素体充满黑素后称黑素颗粒。黑素颗粒移入突起末端，然后通过胞吐方式释放，被邻近的基底细胞及棘细胞吞入，因而这两种细胞内常含有许多黑素颗粒。黑素细胞与相邻的角质形成细胞之间不形成

桥粒连接，但其基底部由半桥粒连于基膜。黑素是决定皮肤颜色的重要因素之一，但种族间肤色的差别并不取决于黑素细胞数目的多少，而主要取决于黑素颗粒的大小、稳定性、色素化程度及其在表皮细胞内的含量。白种人的黑素体常数个聚集成球形的复合体，黑种人的黑素体多为大而单个存在，亚洲（黄种）人的则介于前两者之间，为中型或小型的复合体。身体不同部位黑素细胞的数量也不同，脸部和颈部比四肢多。黑素合成的多少还受光照的影响，紫外线可促使酪氨酸酶活性增强，使黑素合成增加，并向角质形成细胞内转运更多的黑素，使皮肤颜色加深。黑素能吸收和散射紫外线，可保护深层组织免受辐射损伤。当黑素细胞遭到破坏时，则局部皮肤呈现脱色性改变，如白癜风。黑素细胞还能消除角质形成细胞和朗格汉斯细胞周围的毒性氧。黑素细胞、角质形成细胞和朗格汉斯细胞之间的相互协作，使表皮保持最佳功能状态。某些激素如黑素细胞刺激素、促肾上腺皮质激素、雌激素和孕酮等均有刺激黑素细胞的作用，使皮肤色素沉着。

朗格汉斯细胞 源于胚胎期骨髓，以后迁移到皮肤内，分散在表皮棘细胞之间，在 HE 染色切片上不易辨认，德国病理学家保罗·朗格汉斯（Paul Langerhans，1847～1888 年）于 1868 年用氯化金法首先见于表皮内。细胞体向周围伸出几个较粗的突起，粗突起上又分出几个细突起，穿插在棘细胞之间。电镜下可见细胞核呈弯曲形或分叶状；细胞间无桥粒，胞质内除有粗面内质网、高尔基复合体、溶酶体和张力丝外，还有一种特殊颗粒，称伯贝

克颗粒，颗粒有膜包被，呈盘状或扁囊形，长 15～30nm，宽 4nm，一端或两端常有小泡，颗粒的切面为杆状或网球拍形，内有纵向致密线可能是细胞吞噬外来抗原时胞膜内陷形成，为吞噬体或抗原储存形式。根据这种颗粒的特点，相继发现朗格汉斯细胞也存在于皮肤附属器以及咽、食管、肛门和阴道等处黏膜以及淋巴结、脾和胸腺等器官。朗格汉斯细胞的表面标志与巨噬细胞颇相似，故认为它是皮肤的抗原提呈细胞，能识别、结合和处理侵入皮肤的抗原，并把抗原传送给 T 细胞，是参与皮肤免疫功能的重要细胞。在接触性过敏、抗病毒感染、异体移植组织排斥及对表皮癌变细胞的免疫监视中发挥重要作用。皮肤良性上皮肿瘤（如老年疣，癣状痣）和蕈样肉芽肿病时组织内朗格汉斯细胞常增多；皮肤恶性上皮肿瘤（如鳞癌、基底细胞癌）组织内则明显减少。

梅克尔细胞 为德国组织病理学家弗里德里希·西格蒙德·梅克尔（Friedrich Sigmund Merkel，1845～1919 年）于 1875 年首先发现的一种特殊的表皮细胞，常分布在表皮基底层或表皮与真皮连接处，在手掌、甲床尤其是毛囊附近的表皮基底层内较多见。在 HE 染色切片上不易辨认，须用特殊染色法显示。电镜下，梅克尔细胞呈圆形或卵圆形，细胞顶部伸出几个较粗短的突起至角质形成细胞之间，与相邻的角质形成细胞借桥粒相连接。细胞核常有深凹陷或呈分叶状，核仁不明显。胞质电子密度低，核周区和胞质边缘带可见一些角蛋白丝。细胞基底面与穿越基膜的传入神经的盘状终末相接触，形成典型的化学突触。梅克尔细胞可能是

一种感受触觉刺激的感觉上皮细胞，因此在手掌面、口腔和生殖道的黏膜上皮中较多见。在表皮中还存在一些不与神经末梢接触的梅克尔细胞，推测这种细胞可能是 APUD 系统（见弥散神经内分泌系统）的成员，具有神经内分泌功能。部分梅克尔细胞可能是旁分泌细胞，对附近角质形成细胞和皮肤附属器的发生，或皮肤内神经纤维的生长起诱导和调节作用。在皮肤慢性损伤（如激光性皮炎和慢性放射性皮炎）时，梅克尔细胞明显增多。

生长与分化的调节　表皮细胞受多种生长因子的调节，主要有表皮生长因子（EGF）。以小鼠为例，小鼠的 EGF 主要来源于颌下腺的颗粒曲管细胞，经导管入唾液，少量进入血液。EGF 是强有力的细胞分裂促进因子，刺激效应细胞的 DNA、RNA 及蛋白质的合成。它促进表皮生长和角化；此外尚有血小板生长因子、胰岛素样生长因子、成纤维细胞生长因子、转化生长因子-β、IL-1 和肿瘤坏死因子等，均对皮肤的各种细胞有活化或抑制作用。

（冯京生）

zhēnpí

真皮（dermis）　位于皮肤表皮下方，由致密结缔组织构成的结构。其内含各种结缔组织细胞、胶原纤维、弹性纤维和网状纤维、无定形基质、皮脂腺、汗腺和毛囊，并有丰富的血管、淋巴管和神经。

结构　真皮的厚度因部位而异，一般为 1~2mm，手掌和足跖面的真皮较厚，约 3mm。身体背侧的真皮比腹侧的厚。真皮分两层，邻近表皮的是乳头层，深部为网状层。

乳头层　形成许多乳头状隆起，凸向表皮基部，与表皮呈犬齿交错状，使表皮与真皮的连接面增大，也增强两者间连接的牢固性。乳头层结缔组织较疏松，胶原纤维较细，网状纤维较多，弹性纤维较少，纤维排列方向多垂直于表皮。乳头层浅层富含血管网、毛细血管袢和淋巴管网，有利于皮肤的温度调节及向表皮输送氧及营养物。还有丰富的感受痛觉和触觉等的感觉神经末梢，是真皮中代谢较活跃的部分。

网状层　位于乳头层的深部，较厚，结构致密。胶原纤维粗而密，弹性纤维呈散在分布，纤维的排列方向多与皮肤表面相平行，形成皮肤的张力线。人皮肤各部张力线有一定方向，外科手术切口若与张力线方向一致，皮肤伤口愈合较快，瘢痕组织也不明显。真皮的胶原纤维粗细不等，直径为 1~20μm，由许多胶原原纤维（直径约 100nm）平行排列构成，电镜下可见有宽 64nm 的明暗相间的周期性横纹。网状纤维较细，由 Ⅲ 型胶原构成，具有嗜银性；电镜下亦可见周期性横纹。胶原纤维的直径与排列因人的年龄与皮肤部位而不同。婴儿期的纤维细，排列方向基本与皮肤表面平行，成年期的纤维增粗，排列方向不规则，老年期的纤维排列较零乱。在皮肤常受压的部位，纤维粗而排列紧密。弹性纤维粗细不等，直径 0.2~1μm，它是以弹性蛋白为核心，表面被覆直径约 10nm 的弹性微纤维，或埋于弹性蛋白内。婴儿的弹性纤维以微纤维为主，成年人弹性纤维中的弹性蛋白占 90%，老年人的弹性纤维表面不光滑。真皮内的结缔组织细胞以成纤维细胞最多，还有巨噬细胞和肥大细胞等。成纤维细胞生成纤维与基质。某些部位

的真皮巨噬细胞吞噬大量黑素颗粒，称载黑素细胞，在乳晕和会阴处多见。婴儿骶部真皮内常见大量黑素细胞，局部皮肤呈青蓝色斑，称胎斑。乳晕、阴囊等处真皮的网状层内有散在的平滑肌束，肌纤维收缩使局部皮肤皱缩。面部表情肌也附着于真皮内。基质呈均质状，充满于纤维与细胞之间，主要成分是蛋白聚糖和一些糖蛋白、水、无机盐、维生素及激素等。蛋白聚糖是蛋白质和大量多糖结合的大分子复合物。多糖的成分主要是透明质酸、硫酸软骨素 A、硫酸软骨素 C、硫酸角质素和肝素等，除透明质酸外都含有大量硫酸基团。由于多糖富含酸根，均带阴电荷。

皮下组织　真皮下方为皮下组织，由疏松结缔组织和脂肪组织构成。皮下组织将皮肤与深部的组织连接在一起，使皮肤具有一定的可动性。皮下组织的厚度因个体、年龄、性别和部位而有较大差别。一般以腹部、臀部最厚，可达 3cm 以上，眼睑、阴茎和阴囊等部位最薄。分布到皮肤的血管、淋巴管和神经均从皮下组织中通过。毛囊和汗腺常延伸至此层。皮下组织可保持体温、缓冲机械压力。

（冯京生）

máo

毛（hair）　皮肤的一种附属结构。人体大部分皮肤都长有毛，但手掌、足底、口唇、乳头、脐、阴蒂、龟头、阴唇和阴茎包皮内面没有毛。身体各部毛的长短、粗细各不相同。不同种族的人，毛的数目和形状有明显差别，白种人毛最多，黄种人毛最少，黑种人介于两者之间。毛的外形有多种，黄种人的毛为直形，黑种人的毛为蜷曲形，白种人可为直

形、蜷曲形、螺旋形和波浪形。胎儿体表覆盖着柔软、细小和色淡的毛，称胎毛。成年人和儿童体表大部区域的细毛称毳毛，头发、胡须、眉毛、腋毛和阴毛等称终毛。

结构 由毛干、毛根和毛球3部分组成。露在皮肤外面的部分称毛干，埋在皮肤以内的部分称毛根。毛干和毛根由呈同心圆排列的角化上皮细胞构成，上皮细胞内充满角蛋白并含黑色素。包裹在毛根周围的上皮和结缔组织形成毛囊，毛根与毛囊末端结合在一起，形成膨大的毛球。毛球底面内凹，富含毛细血管和神经的结缔组织陷入凹内，形成毛乳头。毛球是毛和毛囊的生长点，毛乳头对其生长起诱导和维持作用。毛囊分内外两层（图），内层为上皮根鞘，包裹毛根，与表皮相延续，其结构也与表皮相似；外层为结缔组织鞘，由致密结缔组织构成。毛根和上皮根鞘与毛球的细胞相延续。毛球的上皮细胞为幼稚细胞，称毛母质细胞。这些细胞不断分裂增生，向上移动，逐渐分化为毛根和上皮根鞘的细胞。毛的色素由分布在毛母质细胞间的黑素细胞生成，然后将色素输入新生的毛根上皮细胞中。毛和毛囊呈斜行长在皮肤内，在它们与皮肤表面呈钝角的一侧，有一束斜行平滑肌，称立毛肌，其一端附着在毛囊上，另一端与真皮乳头层的结缔组织相连。立毛肌受交感神经支配，收缩时可使毛竖起，并可帮助皮脂腺排出分泌物。

生长和更新 毛有一定的生长周期，身体各部位毛的生长周期长短不等。生长期的毛囊较长，毛球和毛乳头也大，此时毛母质细胞分裂活跃，使毛生长。由生长期转入退化期，即为换毛的开始，此时毛囊变短，毛球和毛乳头萎缩变小，毛母质细胞停止分裂并发生角化，毛与毛球和毛囊连接不牢，故毛易脱落，进入静止期。在下一个周期开始时，毛囊底端形成新的毛球和毛乳头，开始生长新毛。新毛长入原有的毛囊内，将旧毛推出，新毛伸到皮肤外面。毛的生长周期长短不一，头发的生长周期为3~10年，退化期为3~4周，静止期为3~4个月，健康成年人约85%的毛处于生长期，头皮平均有100 000个毛囊，每天至少有70~100根毛脱落。毛的颜色取决于毛干内角质细胞中的黑素含量。黑素颗粒很少时毛呈灰色或棕黄色，完全缺乏时呈白色。毛囊干细胞存在于毛囊隆起部（皮脂腺开口处和立毛肌毛囊附着处之间的外根鞘部位）。位于隆起部的毛囊干细胞称隆起细胞，可能是毛母质细胞、表皮基底细胞和皮脂腺基底细胞的祖细胞，比其他细胞体积小，有卷曲的细胞核，胞质内充满核糖体，但无角蛋白丝束，细胞表面有大量微绒毛。毛囊在皮肤自身稳定、创伤愈合及肿瘤形成中起着重要作用。

（冯京生）

pízhīxiàn

皮脂腺（sebaceous gland）位于皮肤毛囊和立毛肌之间的可合成和分泌皮脂的泡状腺。头皮和面部皮肤皮脂腺密集，产生皮脂也最多。其由一个或几个腺泡与一个共同的短导管构成（图）。导管为复层扁平上皮，大多开口于毛囊上段，部分直接开口于皮肤表面。腺泡周边为一层基细胞，较小，核染色浅，胞质嗜碱性。基细胞是一种幼稚细胞，具有很强的增殖能力，可不断生成新的腺细胞。新生的腺细胞体积增大，并向腺泡中心移动，胞质中逐步形成小脂滴。腺细胞成熟时，大多位于腺泡中央，胞体呈多边形，胞质内充满脂滴和溶酶体，细胞核固缩，细胞器消失。最后，由于溶酶体的作用，腺细胞解体，连同脂滴一起排出，即为皮脂。皮脂有润滑皮肤和保护毛发的作用，在皮肤表面形成脂质膜，有抑菌作用。皮脂腺的发育和分泌主要受雄激素的调节，青春期分泌活跃。皮脂分泌过多时，腺导管若被阻塞则易形成痤疮。老年时，皮

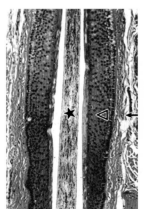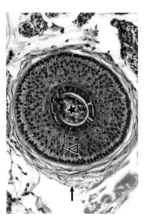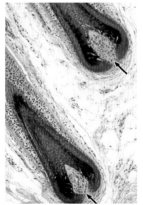

图 毛囊光镜像（HE染色）

注：A. 毛囊纵断面×66；B 毛囊横断面×66；★. 毛根；△. 上皮根鞘；↑. 结缔组织鞘；C 毛球纵断面×25；↑. 毛乳头

脂分泌减少，皮肤和毛发干燥，失去光泽，易开裂。

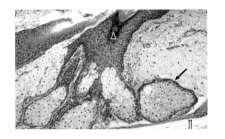

图 皮脂腺光镜像（HE×25）
注：↑. 分泌部；▲. 导管部；
↑↑. 立毛肌

（冯京生）

hànxiàn

汗腺（sweat gland） 皮肤中的一种单管状腺。是皮肤的附属器，分为外泌汗腺和顶泌汗腺两种（图）。

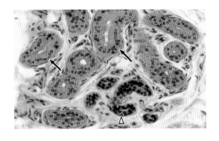

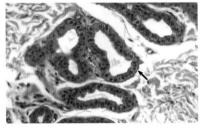

图 汗腺光镜像（HE×66）
注：A. 外泌汗腺；B. 顶泌汗腺；↑. 分泌部；△. 导管部

外泌汗腺：又称局泌汗腺，即通常所称的小汗腺，遍布全身大部分皮肤中，手掌、足底和腋窝处最多。外泌汗腺由分泌部和导管组成。分泌部位于真皮深层和皮下组织中，盘曲成团，管腔较小，管壁由单层锥体形、立方

形或矮柱状细胞构成，苏木精-伊红（HE）染色标本上能见到明细胞和暗细胞。①明细胞：较大，顶部窄，底部宽，底部附着于基膜上。细胞核圆形，位于细胞基底部，胞质弱嗜酸性。暗细胞较小，夹在明细胞之间，顶部宽，占据了腺腔的大部分，底部较窄，核近腔面，胞质弱嗜碱性。明细胞是主要的汗液分泌细胞。②暗细胞：分泌黏蛋白。在腺细胞与基膜之间，有肌上皮细胞，其收缩能帮助排出分泌物。汗腺的导管较细，由两层较小的立方形细胞构成，胞质嗜碱性，染色深。导管由真皮深层上行，进入表皮呈螺旋形上升，直接开口于皮肤表面的汗孔。腺细胞分泌的汗液除含大量水分外，还含钠、钾、氯、乳酸盐及尿素。导管能吸收分泌物中的一部分钠和氯。汗液分泌是身体散热的主要方式，对调节体温起重要作用。

顶泌汗腺：又称大汗腺，主要分布在腋窝、乳晕、肛门及会阴等处。腺的分泌部管径粗，管腔大，也盘曲成团。腺细胞呈单层扁平、立方或矮柱状，胞质嗜酸性，色浅。腺细胞与基膜之间也有肌上皮细胞。电镜下，可见腺细胞质内有许多分泌颗粒和溶酶体。导管细而直，由两层上皮细胞构成，开口于毛囊上段。分泌物为较黏稠的乳状液，含蛋白质、糖类和脂类，分泌物被细菌分解后产生特别的气味。分泌过盛而致气味过浓时，则发生狐臭。腺体分泌活动受性激素影响，青春期分泌旺盛。

（冯京生）

jiǎ

甲（nail） 指（趾）端背面的硬角质板及其下面和周围的皮肤组织。甲的外露部分称甲体，为坚

硬透明的长方形角质板，由多层连接牢固的角化细胞构成，细胞内充满角蛋白丝。支持甲体的皮肤为甲床，由非角化的复层扁平上皮和真皮构成，真皮内富含血管，并有特别的动静脉吻合，称血管球。甲体的近侧埋于皮肤内的部分称甲根，甲根周围为复层扁平上皮，其基底层细胞分裂活跃，称甲母质，是甲的生长区。甲母质细胞分裂增生，不断向指（趾）的远端移动，角化后构成甲体的细胞。甲体两侧和近侧的皮肤为甲襞，甲襞与甲体之间的沟为甲沟。甲对指（趾）末节起保护作用。甲床真皮中有丰富的感觉神经末梢，故指甲能感受精细触觉。指甲的生长速度约每3个月1cm，趾甲的生长速度约每9个月1cm。疾病、营养状况和生活习惯的改变可影响甲的形状和生长速度。

（冯京生）

pífū zàishēng

皮肤再生（regeneration of skin） 正常情况下皮肤表皮、真皮和皮肤附属器的不断更新。皮肤再生可分为生理性再生和补偿性再生两种。皮肤在正常情况下的再生，属于生理性再生；皮肤受到损伤后的修复再生，则为补偿性再生。补偿性再生和修复的时间，因损伤的面积和深度不同而异。小面积损伤，数天即可愈合，不留瘢痕。较大而深的损伤的再生过程是：损伤处发生凝血，单核细胞进入创伤组织中转变成巨噬细胞；巨噬细胞清除损坏组织，并释放趋化物质吸引成纤维细胞和内皮细胞至创伤部位，成纤维细胞活跃地产生纤维和基质，填充缺损的空间；毛细血管长入新生成的基质内，此种新生成的富含毛细血管的组织称肉芽组织，

作为一种供应营养的底物，使表皮细胞在其上面生长。残存的毛囊和汗腺上皮均可提供表皮再生的幼稚细胞，形成覆盖创面的上皮小岛。新生的表皮基底细胞继续增生分化形成表皮其他各层细胞。如损伤面积大而深时，如大面积烧伤，伤口内无汗腺或毛囊残存，伤口边缘相距太远，新生的表皮细胞难以覆盖，常需植皮以协助修复。伤口修复后常留下瘢痕，其表面虽有角化表皮覆盖，但缺乏毛、汗腺和真皮乳头。

（冯京生）

nèifēnmì xìtǒng

内分泌系统 （endocrine system）

由内分泌腺（如甲状腺、甲状旁腺、肾上腺、垂体和松果体）及分布于其他器官的内分泌细胞（弥散神经内分泌系统）组成的分泌激素系统。其与神经系统和免疫系统相互影响，共同调节机体的生长发育和各种代谢活动，维持内环境的恒定。

内分泌腺的结构特征：①无导管。②腺细胞排列成团索状或围成滤泡状。③腺细胞周围有丰富的毛细血管。腺细胞的分泌物称激素，作为细胞间通讯的信号分子，作用于特定的细胞。一种激素作用的细胞被称为该激素的靶细胞。靶细胞具有特异性受体。

腺细胞分类：①分泌含氮激素的细胞：胞质内含有粗面内质网、高尔基复合体及膜包被的分泌颗粒，细胞通过出胞作用释放激素。此类细胞分泌的激素为亲水性氨基酸衍生物、胺类、肽类和蛋白质类激素，体内大多数内分泌细胞属于此类，亲水性激素的受体位于靶细胞的细胞膜上，当激素与相应受体结合，则产生一定的生理效应。②分泌类固醇激素的细胞：如分泌肾上腺皮质

激素和性激素的细胞均属于此类，超微结构特点是：胞质内有丰富的滑面内质网和较多的管状嵴线粒体（这两种细胞器含有合成类固醇激素所必需的酶）及较多的脂滴（内含的胆固醇是合成激素的原料），此类细胞合成的是疏水性激素，包括类固醇激素、甲状腺素和脂肪酸衍生物等，细胞不形成分泌颗粒，激素以扩散方式透过细胞膜而释放。

激素的作用方式：①内分泌：细胞分泌的激素经血液循环作用于较远处的靶细胞。体内大部分内分泌细胞属于此方式。②旁分泌：细胞的分泌物经弥散而作用于邻近细胞。③自分泌：细胞的分泌物直接作用于细胞本身。

（冯京生）

jiǎzhuàngxiàn

甲状腺 （thyroid gland）

人体最大的内分泌腺，位于颈前部，由两侧叶和峡部组成。是独立的内分泌器官。成年人的甲状腺重20~40g，表面有薄层结缔组织被膜，结缔组织伴随血管和神经伸入实质内。实质主要来自甲状舌管的内胚层，甲状舌管是一个暂时性的胚胎结构，连在甲状腺和舌之间。来自甲状舌管尾端的实心上皮细胞索分支，并出现腔，腔内充以黄色胶样物质。实质主要由许多滤泡构成，滤泡间的结

缔组织内含丰富的有孔毛细血管。滤泡大小不一，直径为0.2~0.9mm。滤泡壁由滤泡上皮细胞围成，上皮细胞间有少量滤泡旁细胞。滤泡腔内充满嗜酸性的胶质（图1）。

滤泡上皮细胞 一般为立方形，细胞高度可随功能状态不同而变化。功能活跃时，细胞增高呈柱状，腔内胶质减少；反之，细胞呈扁平状，腔内胶质增多。核呈圆形，位居细胞中央，胞质嗜碱性。胶质是该细胞的分泌物，主要成分为碘化的甲状腺球蛋白，属糖蛋白，过碘酸希夫（PAS）反应呈阳性。电镜下，细胞游离面有少量微绒毛，胞质内除含各种细胞器外，顶部胞质还可见体积较小的分泌颗粒，还含有经胞吞作用形成体积较大的胶质小泡。

滤泡上皮细胞能合成和分泌甲状腺素，此过程历经甲状腺球蛋白的合成、储存、碘化、重吸收和分解以及甲状腺激素释放入血等步骤（图2）。细胞从血液中摄取酪氨酸等氨基酸，在粗面内质网合成甲状腺球蛋白的前体，转运至高尔基复合体加糖基，并浓缩形成分泌颗粒，以胞吐方式分泌到滤泡腔内储存。滤泡上皮细胞有很强的聚碘能力，其基底面的质膜上有碘泵，能从血液中摄取大量碘离子，在过氧化物酶

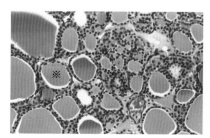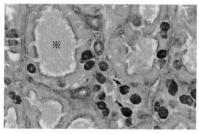

图1 甲状腺光镜像
注：A. HE×25 ※滤泡腔；B. 银染×132 ※滤泡腔；↑. 滤泡旁细胞

的作用下碘离子被氧化为具有活性的氧化碘，可透过细胞游离面质膜进入滤泡腔。在滤泡腔内，甲状腺球蛋白的酪氨酸残基与碘结合，形成碘化甲状腺球蛋白。在垂体分泌的促甲状腺素的作用下，滤泡上皮细胞以胞吞方式将腔内碘化甲状腺球蛋白重吸收入胞质，形成胶质小泡。小泡与溶酶体融合，溶酶体内的蛋白水解酶将碘化甲状腺球蛋白分解，形成甲状腺素（即四碘甲腺原氨酸，T_4）和少量活性更强的三碘甲腺原氨酸（T_3），由细胞基部释放入毛细血管。T_4 和 T_3 为酪氨酸衍生物，主要功能是提高机体的代谢率和神经兴奋性，促进生长发育，尤其对婴幼儿的骨骼和中枢神经系统的发育影响较大。

婴幼儿甲状腺功能减退，会产生克汀病（呆小症），患儿不仅身材矮小，且智力低下。成年人甲状腺功能减退，引起机体的代谢率和神经兴奋性降低，表现为精神呆滞、记忆力减退，以及出现黏液性水肿现象。成年人甲状腺激素产生过多可引起甲状腺功能亢进，表现为代谢率升高、氧耗量增加和体重减轻，同时神经兴奋性显著增高，伴有心血管和消化系统等的功能紊乱，严重时常形成突眼性甲状腺肿。甲状腺素的合成与释放主要受腺垂体促甲状腺素（TSH）调控，在格雷夫斯病（Graves disease），抗人甲状腺刺激免疫球蛋白抗体可结合于滤泡上皮细胞的 TSH 受体上，从而干扰了此调控机制，引起甲状腺素过度产生。

滤泡旁细胞　来自后鳃体（见咽囊），常单个嵌在滤泡上皮细胞间或散布于滤泡间的结缔组织内。细胞体积较大，呈卵圆形，苏木精-伊红（HE）染色时胞质着色较浅，故又称亮细胞。用银染法或铬盐染色，可显示胞质内有嗜银颗粒或嗜铬颗粒（图1）。电镜下可见胞质内含大量分泌颗粒。滤泡旁细胞以胞吐方式释出颗粒内的降钙素，它能增强成骨细胞的活性，使骨盐沉积、血钙降低。此外，细胞的分泌颗粒内还含有生长抑素，可通过旁分泌和自分泌方式抑制甲状腺激素和降钙素的分泌。

（冯京生）

甲状旁腺（parathyroid gland）

源自第 3~4 对咽囊、分泌甲状旁腺激素的内分泌器官。其为卵圆形小体，有上下两对，位于甲状腺背侧，重 0.12~0.14g，表面有薄层结缔组织被膜。实质内的腺细胞排列成索状或团块状，其间有少量结缔组织和丰富的有孔毛细血管。腺细胞可分为主细胞和嗜酸性细胞两种。主细胞数量较多，构成腺实质的主体。细胞体积较小，呈圆形或多边形，核圆形，胞质内含有粗面内质网等细胞器和分泌颗粒。细胞以胞吐方式释放颗粒内的甲状旁腺激素，可增强骨细胞的溶骨作用，并可通过成骨细胞间接地使破骨细胞功能活跃，使骨质溶解；甲状旁腺激素还能促进肠和肾小管吸收钙，使血钙升高。嗜酸性细胞数量较少，常单个或成群散布于主细胞间。细胞体积较大，核较小而着色深，胞质内充满嗜酸性颗粒。电镜下，这些嗜酸性颗粒乃是密集的线粒体，其他细胞器不发达。嗜酸性细胞功能不详，有认为在甲状旁腺增生或发生腺瘤时，该细胞可合成和分泌甲状旁腺激素。

（冯京生）

肾上腺（adrenal gland）

位于肾的上方，左右各一，主要分泌类固醇激素、肾上腺素和去甲肾上腺素的腺体。

结构　成年人的肾上腺重 10~15g。腺表面包有结缔组织被膜，少量结缔组织伴随血管和神经伸入腺实质，腺实质分皮质和髓质两部分。

肾上腺皮质　位于肾上腺实质的浅部，占肾上腺体积的 80%~90%，新鲜时因皮质细胞富

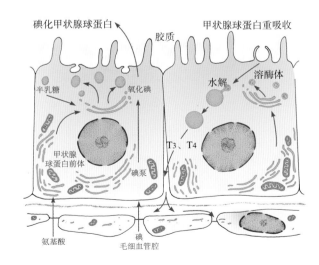

图2　甲状腺滤泡上皮细胞超微结构及甲状腺素的合成与分泌

碘化甲状腺球蛋白　　甲状腺球蛋白重吸收

胶质

甲状腺球蛋白重吸收

半乳糖　　氧化碘

水解　　溶酶体

甲状腺球蛋白前体　　碘泵

T_3、T_4

氨基酸　　碘

毛细血管腔

含类脂，故呈黄色。

组成　根据细胞的形态结构和排列方式，由外向内依次将皮质分为球状带、束状带和网状带3个区带（图）。球状带较薄，约占皮质体积的15%；腺细胞排列成团状，细胞团之间有血窦；细胞体积较小，核小、染色深，胞质染色略深，内含少量脂滴。束状带最厚，约占皮质总体积的78%；腺细胞排列成单或双行的细胞索，索间有纵行的血窦和少量结缔组织；细胞体积较大，呈多边形，核较大、着色浅，胞质富含脂滴，胞质着色浅，呈泡沫状。网状带较薄，约占皮质总体积的7%，与髓质交界处常参差不齐；腺细胞排列成团索状，细胞索之间有血窦和少量结缔组织；腺细胞体积较小，胞质含有少量脂滴和较多的脂褐素，因而着色较深。网状带细胞主要分泌雄激素，也分泌少量糖皮质激素。

功能　肾上腺皮质细胞均具有分泌类固醇激素细胞的超微结构特征。

束状带细胞的结构最典型，细胞内富含滑面内质网、管状嵴线粒体和脂滴。其分泌糖皮质激素，如皮质醇和皮质酮，主要促进蛋白质和脂肪分解并转变为糖，即糖异生。药理剂量有抑制免疫应答和抗炎作用。细胞分泌活动受垂体分泌的促肾上腺皮质激素（ACTH）的调节。若垂体疾病（如肿瘤）引起肾上腺皮质功能亢进，过量分泌糖皮质激素，使蛋白质分解和脂肪分解以及糖异生作用增强，则出现消瘦、骨质疏松和血糖升高等临床表现；由于糖皮质激素对身体不同部位的脂肪作用不同，四肢脂肪组织分解增强，而腹、面、肩及背的脂肪合成则有所增加，以致呈现面圆、背厚、躯干发胖而四肢消瘦即向心性肥胖的特征性体形，即库欣综合征（Cushing syndrome）。

球状带细胞分泌盐皮质激素，如醛固酮，可促进肾远端小管和集合小管重吸收 Na^+ 和排出 K^+；同时也促进胃肠黏膜、唾液腺分泌管和汗腺导管吸收 Na^+，使血 Na^+ 浓度升高而血 K^+ 浓度降低，从而增加机体重吸收水分。球状带细胞的分泌活动受肾素-血管紧张素系统调节。若醛固酮过量分泌，可引起高血钠、高血压和低血钾，导致康恩综合征（Conn syndrome）。

网状带细胞主要分泌雄激素和少量糖皮质激素，故亦受ACTH调节。若肾上腺皮质增生，雄激素过量分泌，在女性可引起多毛症，在男性则可引起性早熟。

肾上腺髓质　位于肾上腺实质的深部，主要由髓质细胞构成，细胞排列成索，并相互连接成网，网眼中有血窦和少量结缔组织。细胞体积较大，呈多边形，核圆着色浅，胞质嗜碱性。若用铬盐处理标本，胞质内可见黄褐色的嗜铬颗粒，故又称嗜铬细胞，是颗粒中的儿茶酚胺经氧化和聚合作用的结果。用组织化学法可将嗜铬细胞分两类：①肾上腺素细胞：数量多，不显自发荧光，酸性磷酸酶（ACP）阳性，对碘甲酸无反应，对偶氮卡红亲和力高。②去甲肾上腺素细胞：数量少，显自发荧光，有嗜银性，对碘甲酸有反应，对偶氮卡红亲和力低，ACP阴性；电镜下可见嗜铬颗粒

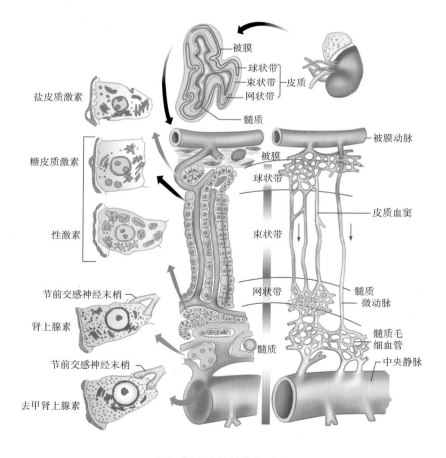

图　肾上腺的结构与功能

有膜包被，直径 150~350nm。肾上腺素细胞颗粒中的致密核芯电子密度低，分泌肾上腺素；去甲肾上腺素细胞颗粒中的致密核芯电子密度高，常偏一侧，紧贴外包的质膜，分泌去甲肾上腺素。

用组织化学法显示髓质细胞的胞质含有 N-甲基转移酶，该酶使去甲肾上腺素甲基化，转变为肾上腺素，因此部分嗜铬细胞可分泌去甲肾上腺素和肾上腺素。此外，髓质细胞还合成和释放一些多肽，如甘丙肽、神经肽 Y 和脑啡肽。髓质细胞的分泌活动受胆碱能交感神经节前纤维支配，两者形成突触。当交感神经兴奋时，交感神经节前纤维释放的乙酰胆碱引起髓质细胞释放肾上腺素和去甲肾上腺素。静止状态时，髓质细胞的分泌量较少，分泌物的 95% 为肾上腺素，主要促进糖和脂代谢，使血糖升高，而对心血管的作用较小。在恐惧和紧张等应激状态下，髓质细胞的分泌量大增，其中去甲肾上腺素增多，主要作用是使外周阻力血管收缩，致血压升高。髓质内还可见少量神经节细胞。髓质的中央有中央静脉，中央静脉的管腔较大且腔不规则，管壁有厚薄不均的纵行平滑肌束，其收缩有助于激素的运送。

血管和神经 肾上腺皮质和髓质源自不同胚层，但两者在功能上密切相关，这与肾上腺的血液供应有关。肾上腺动脉进入被膜形成小动脉，其中大部分小动脉分支形成血窦，由皮质进入髓质，仅少数小动脉越过皮质，直接进入髓质，与髓质血窦相通连。髓质血窦汇合成小静脉，再汇集成中央静脉，经门部出腺为肾上腺静脉，右侧者回流到下腔静脉，左侧者回流入左肾静脉。肾上腺

的血液大部分是先经皮质再到髓质的，故而髓质血液内富含皮质激素，其中的糖皮质激素能激活髓质细胞内的 N-甲基转移酶，使去甲肾上腺素转变为肾上腺素。由此可见，肾上腺皮质对髓质细胞的激素生成有很大影响。

肾上腺的神经非常丰富，主要是交感神经节前纤维，分布于髓质嗜铬细胞。肾上腺皮质的活动主要受垂体促肾上腺皮质激素的调控。

胚胎发生 肾上腺皮质来源于中胚层而髓质来源于外胚层。胚第 4 周时，生殖嵴和肠背系膜之间的腹膜上皮增厚，并向下方伸展形成索状结构。上皮索之间有丰富的血管，称原发性皮质。胚第 5 周时，皮质的细胞由较大的嗜酸性细胞组成，胞核大而清楚。电镜观察滑面内质网发达，线粒体多，并有核糖体，组织化学显示含有与类固醇激素合成有关的酶。胚第 7 周时，腹膜上皮又产生新的体积较小的嗜碱性细胞，该类细胞沿原发性皮质增生扩展，形成继发性皮质。用特殊染色可在继发性皮质细胞内发现大量脂肪内含物。组织化学显示含有与类固醇激素合成有关的酶，但其量不及原发性皮质内的多，出现时间亦较晚（胚第 32~33 周）。电镜观察继发性皮质细胞质内滑面内质网发达，有许多游离核糖体及少量线粒体。原发性皮质仅存在于胚胎时期，它分泌的激素可促使肺泡表面活性物质的形成、肝细胞及心肌细胞储存糖原并抑制胸腺的发育。

在新生儿的肾上腺皮质内，原发性皮质与继发性皮质之间有很薄的中间区域。出生后不久，原发性皮质退化，皮质细胞的细胞核固缩，细胞质有脂肪变性。

生后 1 周内，此种变化最为明显，变性细胞最终为巨噬细胞所吞噬；1 周后，退化过程减慢，继发性皮质扩展，开始出现分带。束状带于胚第 2 周时即开始形成，球状带则于第 2 个月开始出现，网状带出现较迟。第 3 个月时可观察到典型的皮质分带。胚胎时期的肾上腺皮质球状带不发达，腺细胞也较小。成年人的球状带分泌醛固酮以调节水、电解质的平衡，胚胎时期此功能由胎盘来完成，所以肾上腺发育不良的胚胎，在出生以前，电解质平衡是正常的。胚胎时，通过原发性皮质与胎盘所含酶的协同作用，产生雄激素与雌激素（主要是雌三醇），由母尿中排出。

肾上腺髓质的发生较皮质稍晚，胚第 6 周时，从邻近的交感神经节取道腹腔神经丛迁移出来的神经嵴细胞逐渐移向皮质内侧，不久迁入皮质的中央而形成肾上腺髓质。最初这些细胞混杂在皮质细胞之间，随后在肾上腺中央部分形成细胞群。与肾上腺皮质相接触的神经嵴细胞分化为嗜铬细胞，细胞核的体积增大，细胞质的量增加。胚胎时期，肾上腺髓质仅分泌去甲肾上腺素，至妊娠末期，去甲肾上腺素甲基化而成为肾上腺素。

（冯京生）

chuíǐ

垂体（pituitary） 位于颅底蝶鞍垂体窝内的内分泌腺。为椭圆形小体，直径为 0.8~1.0cm，重约 0.6g，以垂体柄与下丘脑相连，分为腺垂体和神经垂体两部分。又称脑下腺。垂体分泌多种激素（表），作用于靶器官并调控其他许多内分泌腺（图1），在神经与内分泌两大整合系统的相互关系中居枢纽地位。

胚胎发生 胚第 4 周时，原始口腔顶部外胚层上皮细胞增生，向顶端突出成囊状结构称拉特克囊（Rathke pouch），其头部膨大变圆，向间脑底部（即神经垂体起始部）伸展（图 1A），拉特克囊与原始口腔顶之间的柄逐渐伸长变细，最终消失。囊的前壁细胞增殖旺盛，逐渐增厚，分化成腺垂体的远侧部，囊的后壁形成其中间部（图 1C）。囊腔则渐完全封闭或遗留一窄缝隙。拉特克囊的另一部分围绕垂体漏斗部，形成腺垂体结节部（图 1D）。

与拉特克囊发育的同时，在间脑底部（即第三脑室底）的脑壁向下凹陷，形成漏斗状结构，称漏斗，即为神经垂体的始基（图 1B）。该始基逐渐向下伸长，与拉特克囊后壁相邻接的部分形成垂体神经部，与下丘脑相连部分形成正中隆起（图 1D）。下丘脑神经元，主要是视上核和室旁核的轴突自胚第 10 周进入漏斗，第 12 周末到达垂体神经部。在漏斗与神经部分化形成时，神经胶质细胞分化为垂体细胞。第 4 个月时，垂体各部已基本形成。

结构和功能 垂体表面有结缔组织被膜，实质由腺垂体和神经垂体组成（图 2）。

腺垂体远侧部 约占垂体体积的 75%，腺细胞排列成团或束，其间有血窦和网状纤维。远侧部的细胞分为嗜色细胞、嫌色细胞和滤泡星形细胞（图 3）。嗜色细胞均具有分泌含氮激素细胞的超微结构特征，腺细胞胞质内含有大量分泌颗粒，颗粒的形态结构、数量及大小存在差异。用免疫电镜细胞化学法可区分出分泌不同激素的细胞。各种细胞常以其所分泌的激素来命名。

嗜酸性细胞 数量较多，约占远侧部细胞总数的 40%，呈圆形或椭圆形，直径 14~19μm，细胞质内含有许多嗜酸性颗粒。嗜酸性细胞有两种：①生长激素细

表 垂体分泌的激素

名称	来源
生长激素（GH）	生长激素细胞
催乳素（PRL）	催乳素细胞
促甲状腺激素（TSH）	促甲状腺激素细胞
卵泡刺激素（FSH）	促性腺激素细胞
黄体生成素（LH）［间质细胞刺激素（ICSH）］	
促肾上腺皮质激素（ACTH）	促肾上腺皮质激素细胞
促脂激素（LPH）	
β-内啡肽（β-END）。	
α-黑素细胞刺激素（α-MSH）	黑素细胞刺激素细胞
抗利尿激素（ADH，又称血管升压素）	神经垂体
催产素（OT）	神经垂体

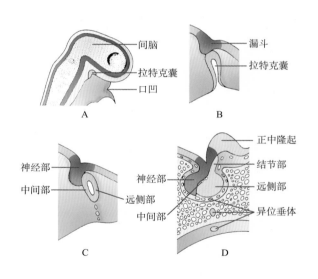

图 1 垂体的发生

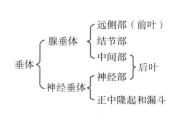

图 2 垂体分部

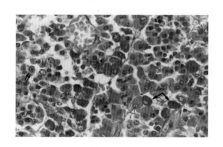

图 3 人腺垂体远侧部光镜像
（HE×132）

注：△. 嗜酸性细胞；↑↑. 嗜碱性细胞；↑. 嫌色细胞

胞：数量较多，胞质内充满电子密度高的分泌颗粒。分泌的生长激素（GH）促进全身代谢及生长，尤其是刺激骺软骨的生长，使骨增长。若 GH 分泌过多，在幼年引起巨人症，在成年人则发生肢端肥大症；若幼年时分泌不足可导致垂体性侏儒症。②催乳素细胞：胞质内分泌颗粒较少，细胞分泌的催乳素（PRL）能促进乳腺发育和乳汁分泌。在妊娠时和哺乳期，此种细胞数量增多，体积增大。

嗜碱性细胞 数量较少，约占远侧部细胞总数的 10%，呈椭圆形或多边形，大小不一，直径 15~25μm，细胞质内含有嗜碱性颗粒。嗜碱性细胞有 3 种：①促甲状腺激素细胞：胞质边缘有少量分泌颗粒，细胞分泌的促甲状腺激素能促进甲状腺激素的合成和分泌。②促性腺激素细胞：细胞体积较大，胞质内含分泌颗粒，细胞分泌卵泡刺激素（FSH）能促进卵巢内的卵泡发育，或促进睾丸内的精子发生，黄体生成素（LH）能促进卵巢排卵和黄体生成，或促进睾丸间质细胞分泌雄激素，故又称间质细胞刺激素（ICSH）。③促肾上腺皮质激素细胞：散在于整个远侧部中，也见于中间部与结节部，细胞呈圆形或椭圆形，胞质内的分泌颗粒少，分布于近细胞膜处。细胞分泌的促肾上腺皮质激素（ACTH）能促进肾上腺皮质分泌皮质激素，促脂激素（LPH）则促进脂肪细胞分解脂肪。这些物质均来自一个共同的前体——阿片促黑素细胞皮质素原（POMC）。

嫌色细胞 数量多，约占远侧部细胞总数的 50%，体积较小，细胞对一般染料的亲和力低，故得此名。部分嫌色细胞内有少量分泌颗粒，可能是脱颗粒的嗜酸性细胞或嗜碱性细胞；少数细胞是未分化的储备细胞，能分化为其他各种腺细胞。

滤泡星形细胞 呈长形，具有星状突起，突起互相连成网，网眼内充满胶体物质。细胞面向胶体的一面有微绒毛，胞质内细胞器少，几乎没有分泌颗粒。滤泡细胞中的中间丝呈胶质原纤维酸性蛋白阳性，故此种细胞相当于神经胶质细胞，具支持、营养和保护作用。滤泡细胞突起间以缝隙连接传递信息，它们之间的网络结构可能是发挥腺垂体功能的重要结构基础。滤泡细胞还分泌多种生长因子和白细胞介素-6（IL-6）。

腺垂体中间部 不发达，仅为一狭窄的区域，约占垂体体积的 2%，有一些大小不等的滤泡，由立方或柱状细胞围成，腔内含少量胶质。滤泡周围有一些嫌色细胞和嗜碱性细胞。嗜碱性细胞为黑素细胞刺激素细胞，其分泌的 α-黑素细胞刺激素（α-MSH）能促进黑素细胞合成黑色素，α-MSH 也源自前体物质 POMC。

腺垂体结节部 有丰富的毛细血管和垂体门微静脉。腺细胞沿血管呈索状排列。结节部的结构类似远侧部，但促性腺激素细胞较多。

神经垂体 主要由大量无髓神经纤维和垂体细胞（神经胶质细胞）构成（图 4），其间有少量结缔组织和较丰富的毛细血管。无髓神经纤维来自下丘脑视上核和室旁核的大神经内分泌细胞，这些细胞的轴突经漏斗伸达神经部，构成下丘脑垂体束，胞体内含有许多分泌颗粒，颗粒沿轴突运输至神经部，以胞吐方式将颗粒内的激素释入毛细血管。分泌颗粒在轴突沿途或在轴突终末聚集成团，构成光镜下均质状的嗜酸性小体，称赫林体（Herring body），电镜下可见小体内含大量分泌颗粒。视上核和室旁核合成的激素为抗利尿激素（ADH）和催产素（OT）。ADH 的主要作用是促进肾小管和集合小管重吸收水，使尿量减少，分泌过多，可导致小动脉平滑肌收缩，血压升高，故又称血管升压素。OT 能使子宫平滑肌收缩，并促进乳腺分泌。垂体细胞是一种特殊分化的神经胶质细胞，其形状不一，常有数个突起，细胞质内含有脂滴和色素，除具一般神经胶质细胞的支持和营养作用外，还有吞噬和保护作用。

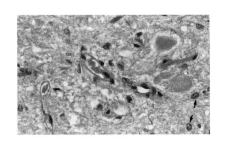

图 4 神经垂体光镜像（HE×132）
注：△. 赫林体；↑. 垂体细胞

血管分布 来自基底动脉环的垂体上动脉从结节部上端进入漏斗，在该处形成袢状的初级毛细血管网，然后汇集成数条垂体门微静脉，经结节部下行至远侧部，分支形成血窦（次级毛细血管网），构成垂体门脉系统。远侧部的血窦最后汇入垂体周围的静脉窦。来自左右两个颈内动脉的垂体下动脉进入神经部形成毛细血管网，有分支与远侧部毛细血管吻合。神经部的毛细血管最后也汇入垂体周围静脉窦（图 5）。

（冯京生）

xiàqiūnǎo

下丘脑（hypothalamus）

属于间脑，位于丘脑腹下方的脑组织。被第三脑室分为左右两半，两侧结构对称，还包括第三脑室侧壁的下部及底部的一些结构，如视神经交叉、灰白结节等。成年人下丘脑的体积约4cm³，重量为脑的1/300。最初仅有室管膜层。此层细胞不断分裂增生并向外迁移构成许多纵区，即为将来的下丘脑。该区域的一些神经元逐渐集中在一起，形成下丘脑的核团，如视上核、室旁核与弓状核等。

组成 下丘脑内的神经元分非神经分泌型和神经分泌型两种类型。非神经分泌型与体温调节、摄食、心血管活动以及行为有关。神经分泌型又分为大神经内分泌细胞与小神经内分泌细胞。大神经内分泌细胞主要位于视上核与室旁核大细胞部，其轴突形成无髓神经纤维，走向漏斗柄，主干组成下丘脑垂体束，终止于神经垂体，由主干发出的侧支终止于正中隆起，是下丘脑和神经垂体的联系部位，无神经元胞体。视上核与室旁核大神经内分泌细胞能合成和分泌抗利尿激素（ADH）及催产素（OT）。小神经内分泌细胞散在分布于下丘脑，主要位于室旁核小细胞部，构成弓状核，细胞所分布的区域称促垂体区（HTA）。小神经内分泌细胞的轴突构成无髓神经纤维，通向正中隆起的外层，终止于此处垂体门脉系统的毛细血管附近。此类神经元分泌的肽类激素，经垂体门脉系统到达腺垂体，促进或抑制腺垂体细胞释放激素。这些神经内分泌细胞本身又受高级中枢神经的支配。

下丘脑促垂体区（弓状核等）小神经内分泌细胞的轴突伸至漏斗，构成结节漏斗束，合成的多种激素沿轴突运送至漏斗并释入该处的初级毛细血管内，再经垂体门微静脉转运至腺垂体远侧部的血窦，从而调节远侧部各种腺细胞的分泌活动。小神经内分泌细胞分泌两大类激素：一类为下丘脑释放激素，促进相应的腺垂体细胞的分泌；另一类为下丘脑抑制激素，抑制其分泌（表）。

功能 内分泌腺活动的稳定性，除受神经系统的调控外，内分泌腺之间的相互调节也有重要作用。下丘脑神经内分泌细胞所产生的释放激素和抑制激素经垂体门脉系统到达腺垂体，调节腺垂体细胞的分泌活动，腺垂体细胞分泌的各种激素又调节相应靶细胞的功能活动，而靶细胞的分泌物的浓度变化反过来又可影响腺垂体和下丘脑的分泌活动。例如，下丘脑的小神经内分泌细胞分泌促甲状腺释放激素（TRH），促进腺垂体远侧部的促甲状腺素细胞分泌促甲状腺素（TSH），后者又促进甲状腺滤泡上皮细胞合成和分泌甲状腺激素。当血液中的甲状腺激素达到一定水平时，则反馈性抑制下丘脑和垂体相应激素的分泌，从而影响甲状腺的分泌活动致使血液中的甲状腺激素水平下降。当激素下降到一定水平时，再通过反馈性调节使激素分泌增多。这种反馈性调节使机体内环境得以相对稳定（图）。

（冯京生）

sōngguǒtǐ

松果体（pineal body）

位于上丘脑缰连合后上方的椭圆形小体。外观红褐色，形似松果，又称脑上腺，属神经内分泌系统。松果体的原基是间脑顶部的突起，形

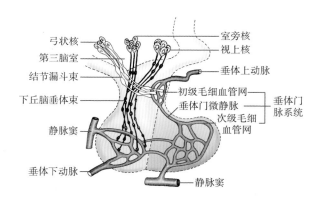

图5　下丘脑与垂体的结构关系及垂体血管分布

表　下丘脑释放的激素

释放激素	抑制激素
生长激素释放激素（GHRH）	生长激素抑制激素（SOM）
催乳素释放激素（PRH）	催乳素抑制激素（PIH）
促甲状腺激素释放激素（TRH）	黑素细胞刺激素抑制激素（MSIH）
促性腺激素释放激素（GnRH）	
促肾上腺皮质激素释放激素（CRH）	
黑素细胞刺激素释放激素（MSRH）	

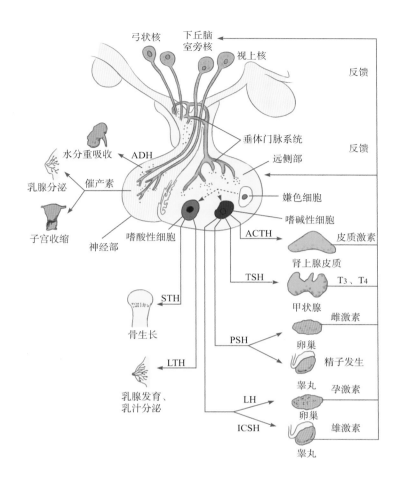

图　下丘脑、垂体激素对靶器官的作用

松果体能分泌多种胺类和肽类物质，主要作用是参与调节生物节律并抑制生殖功能等。分泌物以褪黑素为主，在两栖类动物，该激素的作用与黑素细胞刺激素拮抗，使皮肤褪色。在哺乳类动物，它能抑制腺垂体分泌促性腺激素，从而影响生殖腺的活动。褪黑素还具有增强免疫力、抗紧张、抑制肿瘤生长、促进睡眠以及抗衰老等效应。褪黑素的合成和分泌随外界光照呈昼夜节律变化。白天光照时，光由视觉传入中枢，经交感神经传至松果体，抑制褪黑素的合成和分泌；夜间黑暗时则刺激褪黑素的合成和分泌。褪黑素合成呈昼夜节律性变化，主要是由于合成褪黑素的两个关键酶对光照敏感，光照可抑制酶的活性。由于松果体分泌活动的昼夜节律变化可影响与时间有关的生理过程，如睡眠与清醒及月经周期等，故有生物钟特性。

（冯京生）

mísàn shénjīng nèifēnmì xìtǒng
弥散神经内分泌系统（diffuse neuroendocrine system，DNES）

成一个薄壁的憩室。胚第 7 周时形成松果体囊，松果体囊的前后壁逐渐增厚，形成前叶和后叶，以后两叶合并，松果体囊腔最终消失，形成松果体隐窝，与第三脑室相通。松果体呈卵圆形，直径 5～10mm，表面包有结缔组织被膜。被膜伴随血管伸入实质，将实质分成许多不规则的小叶，小叶内主要由松果体细胞、神经胶质细胞和无髓神经纤维等组成。松果体细胞数量多，聚集成团索状，细胞间有较丰富的毛细血管（图）。银染法显示细胞有许多细长而分支的突起，突起末端膨大成球状，终止于血管周隙或室管膜附近。电镜下可见胞质内含有较多细胞器和圆形分泌颗粒，细

胞合成的褪黑素储存在分泌颗粒内。神经胶质细胞属纤维性星形胶质细胞，数量较少。无髓神经纤维来自颈上交感神经节，其终末与松果体细胞形成突触。成年人的松果体内常见脑砂，为不规则的同心圆结构，由松果体细胞的分泌物钙化而成，意义不明。

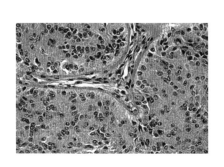

图　人松果体光镜像（HE×132）

所有能合成、分泌胺和/或肽类激素的神经元的总称。这类细胞均能摄取胺前体并进一步脱羧，使其转变为胺和/或肽类激素。20 世纪 60 年代的研究发现，体内许多散在分布的内分泌细胞有此特征，故提出了胺与胺前体摄取和脱羧系统（APUD system）的概念，将该系统的细胞统称为 APUD 细胞（摄取胺前体脱羧细胞）。此后，发现神经系统内许多神经元能合成和分泌与 APUD 细胞相同的胺类和/或肽类激素，因此提出了 DNES 的概念，将 APUD 细胞和神经内分泌细胞都归入此系统。

DNES 将机体的神经系统和内

分泌系统统一起来，形成一个整体，共同调节机体的生理活动。已发现某些疾病和肿瘤与该系统有关。DNES 细胞的结构特点是胞质内含有膜包被的分泌颗粒，颗粒具有嗜铬性或嗜银性。依据颗粒的大小、形状和电子密度，或依据免疫细胞化学技术可鉴别不同的细胞。已知的 DNES 细胞有50 多种，根据分布将其分成两组：①中枢部分：包括下丘脑神经内分泌细胞、腺垂体细胞和松果体细胞等。②周围部分：包括胃肠道的内分泌细胞、胰岛细胞、甲状腺滤泡旁细胞、甲状旁腺主细胞、肾上腺髓质细胞、肾的球旁细胞以及呼吸道的内分泌细胞等。此外，部分心房肌和血管内皮也有重要的内分泌功能，故有人建议将其列入 DNES。

(冯京生)

xiāohuà xìtǒng

消化系统 (digestive system)

将摄取的食物进行物理和化学性消化，吸收营养物质，并将食物残渣排除体外的系统。由消化管和消化腺两部分组成。消化管是一条自口腔延续至肛门的连续性管道，包括口腔、咽、食管、胃、小肠（十二指肠、空肠、回肠）、大肠（盲肠、结肠、直肠）和肛管。消化腺有小消化腺和大消化腺两种，小消化腺散在于消化管各部的管壁内，如小唾液腺、食管腺、胃腺和肠腺等；大消化腺有 3 对唾液腺（腮腺、下颌下腺、舌下腺）、肝和胰腺等，它们独立形成器官，并借导管将分泌物排入消化管腔内。

消化管壁结构 消化管的结构具有共同特征，最为显著的是从食管到大肠的管壁均可分为 4 层，由腔面向外依次为黏膜、黏膜下层、肌层和外膜（图）。

黏膜 由上皮、固有层和黏膜肌层组成。消化管各段此层变化较大，是最具有结构和功能特征的部分。

上皮 上皮类型依部位而异。消化管的两端（口腔、咽、食管及肛门）被覆复层扁平上皮，以保护功能为主；其余各段（胃、小肠、大肠）为单层柱状上皮，以消化吸收功能为主。

固有层 由细密的疏松结缔组织组成，细胞成分较多，纤维较细密，内含丰富的毛细血管和毛细淋巴管。胃肠固有层内富含小消化腺和淋巴组织（弥散淋巴组织，孤立或集合淋巴小结）。

黏膜肌层 一般为内环行、外纵行且较薄的两层平滑肌，其收缩可促进腺体排泌、血液运行，利于物质吸收和消化。

黏膜下层 为疏松的结缔组织，内含丰富的小动脉、小静脉、小淋巴管和神经纤维，还有黏膜下神经丛（副交感神经节及无髓神经纤维，调节黏膜肌层与血管平滑肌的活动及腺体的分泌），于食管、十二指肠，此层内分别含有食管腺和十二指肠腺。位于食管、胃和小肠等部位的黏膜和黏膜下层共同向管腔内隆起，形成皱襞。

肌层 除咽、食管上段和肛门处由骨骼肌构成外，其余各段均为平滑肌。肌层一般分内环行和外纵行两层，而胃有 3 层。两层肌组织之间可见肌间神经丛，支配肌的活动。环行肌收缩可致管腔缩窄，纵行肌收缩可致管腔缩短，综合作用的结果使食物与消化液充分混合，利于消化和向下运行。

外膜 有两种存在形式：由薄层结缔组织构成者称纤维膜，见于咽、食管和大肠末段，与周围结缔组织无明显界限；由薄层结缔组织与间皮共同构成者称浆膜，见于腹膜内位的胃、大部分小肠及部分大肠，其表面光滑。腹膜间位器官（部分小肠和大部分大肠）则兼有纤维膜与浆膜。

功能 物理性消化是指消化管对食物的机械作用，包括咀嚼、吞咽和各种形式的蠕动以磨碎食物，使消化液充分与食物混合，并推动食团或食糜下移等。化学性消化是指消化腺分泌的消化液对食物进行化学分解而言，如把蛋白质分解为氨基酸，淀粉分解为葡萄糖，脂肪分解为脂肪酸和甘油。分解后的营养物质被小肠（主要是空肠）吸收，进入血液和淋巴，供机体生长和代谢的需要。残渣通过大肠排出体外。消化系统还具有防御免疫、内分泌调节

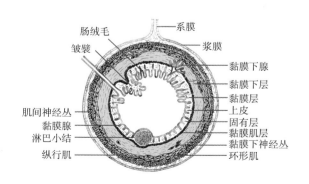

图 消化管一般结构

等功能。此外，口腔、咽等还与呼吸、发音和语言活动有关。

（赵培林）

kǒuqiāng

口腔（oral cavity）　消化管的起始部。口腔壁基本由骨和骨骼肌构成，其内表面被覆一层口腔黏膜，腔内有舌和牙，位于口腔周围的 3 对大唾液腺的导管穿过口腔壁通向腔内。口腔除参与消化过程、协助言语发声外，还具有感觉及辅助呼吸等多种功能。

口腔黏膜只有上皮和固有层。黏膜较薄，各部不尽一致，与黏膜下层无明显分界，深层为骨或骨骼肌。上皮为复层扁平型，在唇、硬腭及舌背有轻度角化。固有层为细密结缔组织，结缔组织突向上皮形成乳头，其内富含毛细血管，故新鲜黏膜呈红色。乳头及上皮内有许多感觉神经末梢。在口腔底部的上皮菲薄，通透性高，有利于物质通透。固有层中尚有黏液性和浆液性的小唾液腺。固有层下连接骨骼肌（唇、颊等处）或骨膜（硬腭）。

（赵培林）

shé

舌（tongue）　位于口腔底，辨别滋味、帮助咀嚼和发音的肌性器官。活动灵活，有协助咀嚼和吞咽、味觉、辅助发音等功能。其前 2/3 为舌体，后 1/3 为舌根，两者间以 V 形界沟为界。界沟顶端指向舌根。界沟的尖顶处凹陷称舌盲孔。舌的上面称舌背，舌的下面称舌腹。舌主要由舌内肌和舌外肌等骨骼肌构成。舌表面的舌黏膜由复层扁平上皮和固有层组成，舌背黏膜不平，上有 3 种舌乳头及味蕾等特殊结构。

舌乳头　由结缔组织乳头和覆盖其表面的角化或角化不全复层扁平上皮构成。舌乳头可分为丝状乳头、菌状乳头和轮廓乳头 3 种（图 1）。

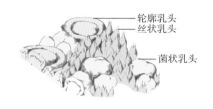

图 1　3 种舌乳头

丝状乳头　数量最多，遍布于舌背、舌缘。乳头呈圆锥形突起，尖端略向咽部倾斜，表面被覆复层扁平上皮，上皮下为富于血管、神经的固有层结缔组织。乳头尖端浅层上皮角化，脱落的角化细胞与唾液和食物残渣等混合，黏附于舌的表面，形成舌苔。

菌状乳头　数量较少，主要分布于舌尖。乳头呈蘑菇状，散在于丝状乳头之间，略高于丝状乳头。菌状乳头顶端大而圆钝，表面光滑，覆有薄层轻度角化或未角化的复层扁平上皮。固有层结缔组织中血管丰富，故表观常呈红色小点状。菌状乳头上皮内含有味蕾。

轮廓乳头　数量最少，仅 10 余个，位于界沟前方，呈 V 形排列。轮廓乳头体积较大，顶部平坦，周边黏膜凹陷形成环沟。环沟上皮内有较多味蕾。固有层结缔组织含有浆液性味腺，其导管开口于环沟底部。味腺分泌的稀薄液体可清洗味蕾表面的食物碎渣，有助于味蕾感受刺激。

味蕾　味觉感受器，成年人约有 3000 个。主要位于菌状乳头和轮廓乳头的上皮内，在腭、咽部、会厌和喉的上皮内也有少量分布。一般为卵圆形小体，直径 50～80μm，高 70～100μm，染色较上皮淡，顶部有一孔称味孔，开口于上皮表面，底部有基底孔，神经纤维由此进入味蕾。味蕾由 3 种细胞组成：①味细胞：呈梭形，多位于味蕾中央，顶部有味毛，突出味孔，基部与味觉神经末梢形成突触。②支持细胞：数量较多，呈梭形，位于周边和味细胞间。③基细胞：呈锥体形，位于味蕾基部。3 种细胞的基部均附于基膜（图 2）。味细胞感受甜、苦、酸、咸味觉，寿命 10～12 天，不断更新的细胞由基细胞分化而来。不同部位的味蕾对不同味道的物质感受性不同，舌尖主要感受甜、咸味道，舌侧面主要感受酸味物质，舌背部和软腭主要感受苦味物质。

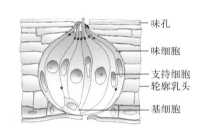

图 2　味蕾结构

（赵培林）

yá

牙（tooth）　长在上颌骨和下颌骨牙槽中、可咬切和磨碎食物并对发音有辅助作用的最坚硬的器官。形状不一。主要作用是切咬和磨碎食物并辅助语言。人先后有两套牙，儿童期是乳牙，6～13 岁时乳牙陆续脱落，长出恒牙。乳牙和恒牙的构造基本相同。

结构　牙分 3 部分，露在外面的为牙冠，埋在牙槽骨内的为牙根，两者交接部为牙颈。牙中央有牙髓腔，开口于牙根底部的牙根孔。牙由牙本质、牙釉质、牙骨质 3 种钙化的硬组织和牙髓软组织组成（图）。牙根周围有牙周膜、牙槽骨骨膜和牙龈等牙周组织，对牙起固定作用。

牙本质 构成牙的主体，包绕着牙髓腔，冠部覆盖釉质，根部有牙骨质包被。牙本质主要由牙本质小管和间质组成。牙本质小管由内向外放射状走行，贯牙本质全层，管径越向外越细，并形成分支吻合。牙本质内表面有一层成牙质细胞，胞体位于牙髓腔内。牙本质小管内有成牙质细胞的突起，称牙本质纤维。间质分布于牙本质小管之间，类似骨质，由胶原原纤维和钙化的基质构成，其中的钙盐较骨质更多，更坚硬。

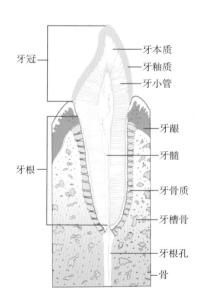

图 牙结构

（标注：牙冠、牙本质、牙釉质、牙小管、牙龈、牙髓、牙根、牙骨质、牙槽骨、牙根孔、骨）

牙釉质 覆盖在牙冠表面，其中钙盐含量占 97%，有机质和水仅约 3%，是人体中最坚硬的组织，但脆性较大，如果失去其下方具有弹性的牙本质支持，则易碎裂。各部釉质厚度不一，牙尖及切缘部最厚，愈近牙颈处愈薄。

釉质由高度钙化的釉柱及少量间质构成，釉柱呈细长的六棱柱形，从釉质和牙本质的交界处向外放射状排列，贯穿釉质全层。在牙磨片标本中，釉柱呈细纹状，釉质中还可见一种以牙尖为中心呈褐色的弧线，称釉质生长线，是釉质在生长过程中钙盐沉积呈间歇性发生所形成。

牙骨质 覆盖在牙根部的牙本质表面，从牙骨质釉质交界处一直延续到根尖。在牙颈处牙骨质缘覆盖釉质缘或与釉质缘对齐。牙骨质是一种特化了的骨组织，虽有板层骨的某些特点，但不含血管，而且在生理情况下只有增生而不被吸收。牙骨质有多方面功能。

牙髓 位于牙髓腔内，被坚硬的牙本质包围。牙髓腔分为两部分，位于牙冠内较膨大的部分称为髓室；牙根内较窄小的部分称为根管，末端开口于牙根孔。牙髓是富含血管的特殊的疏松结缔组织，主要功能是支持牙本质。牙髓与其他结缔组织相似，也由细胞、纤维和基质（无定形）组成，还有丰富的血管、神经和淋巴管。其与牙本质间有一层成牙质细胞。牙髓组织经牙根孔与牙周组织相联系。牙髓神经通过牙根孔进入牙髓腔，在成牙质细胞层下形成神经丛。

牙周组织 由牙龈、牙周膜和牙槽骨 3 部分组成，主要功能是支持、固定和营养牙齿。

牙龈 由表面的复层扁平上皮与深部固有层的细密结缔组织组成，富含血管。牙龈包绕牙颈，覆盖牙槽骨，边缘呈弧形，两牙之间的牙龈呈楔形，称为牙龈乳头。老年人的牙龈常萎缩，致牙龈外露。

牙周膜 包围在牙根周围的致密结缔组织，内有大量胶原纤维束，纤维的一端埋入牙骨质，另一端连接牙槽骨，有固定牙齿的作用，也具有一定的缓冲作用。

牙槽骨 包围在牙根周围的颌骨的突起部分，形成牙槽窝，牙根直立其中，牙槽骨借牙周膜与牙根紧密相连，与牙周膜一起担负支持和固定牙齿的作用。牙槽骨的组织结构与身体其他骨相似，其生长发育依赖于牙的功能性刺激，当牙萌出时牙槽骨开始形成、增高，并提供形成中的牙周膜一个骨性附着面，牙槽骨在牙失去后逐渐被吸收而消失。

（赵培林）

yān

咽（pharynx） 消化管上端扩大的部分。分为口咽、鼻咽和喉咽 3 部分。黏膜由上皮和固有层组成。口咽：表面覆以未角化的复层扁平上皮。鼻咽和喉咽：表面主要为假复层纤毛柱状上皮。固有层的结缔组织内含有丰富的淋巴组织及黏液腺或混合腺。黏膜下层由疏松结缔组织组成，富含小血管和淋巴管，并含有黏液腺或混合腺，深部为致密结缔组织，上厚下薄，富含弹性纤维。肌层由内纵行和外斜行或环行的骨骼肌组成。外膜为纤维膜，富含血管及神经纤维。

（赵培林）

shíguǎn

食管（esophagus） 连接咽与胃的管状器官。为前后压扁的肌性管道，位于脊柱前方，上端在第 6 颈椎下缘平面与咽相续，下端接续于胃的贲门，依其行程可分为颈部、胸部和腹部 3 段。食管具有消化管典型的 4 层结构，由黏膜、黏膜下膜、肌膜和外膜组成。食管腔面有 7~10 条纵形皱襞，食物通过时皱襞平展消失

（图）。黏膜表面为未角化的复层扁平上皮，下端与胃贲门部的单层柱状上皮骤然相接，此交界处为食管癌好发部位。固有层为细密的结缔组织。在食管上、下端的固有层内可见少量的黏液腺。黏膜肌层由一层纵行的平滑肌组成。黏膜下层的结缔组织内含黏液性食管腺，其导管穿过黏膜层开口于食管腔。肌层分为内环行和外纵行两层，食管的上 1/3 段为骨骼肌，中 1/3 段为骨骼肌、平滑肌兼有，下 1/3 段为平滑肌。食管两端的环行肌纤维较厚，可起到括约肌的作用。外膜为疏松结缔组织构成的纤维膜。

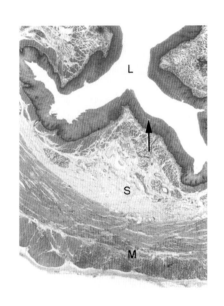

图　食管壁光镜像（HE×5）

注：↑. 上皮；L. 食管腔；S. 黏膜下层；M. 肌层

（赵培林）

wèi

胃（stomach）　食管和小肠之间的囊状膨大器官。胃扩张性很大，可容纳 2~3L 食物，空虚时前后扁平，分为贲门、胃底、胃体、幽门 4 部分，入口为贲门，出口为幽门。胃的腔面有许多不规则形的皱襞，当胃充盈时皱襞消失。

组织结构　胃壁由黏膜、黏膜下膜、肌层和外膜组成（图）。

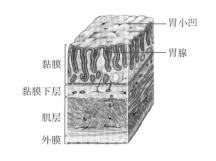

胃小凹
胃腺
黏膜
黏膜下层
肌层
外膜

图　胃壁立体结构

黏膜　胃黏膜表面许多小而浅的凹陷，切片中呈漏斗形，称胃小凹，为上皮向固有层凹陷而成。每个胃小凹底部有数条胃腺的开口。

上皮　为单层柱状类型。细胞内椭圆形的细胞核位于基部，顶部胞质含有大量黏原颗粒，称为表面黏液细胞。苏木精-伊红（HE）染色切片上颗粒部位着色浅淡。细胞间有紧密连接。表面黏液细胞分泌的不溶性碱性黏液含高浓度的 HCO_3^- 可在上皮表面形成黏液-碳酸氢盐屏障，与胃黏膜屏障共同起保护作用。表面黏液细胞 3~5 天更新一次，不断脱落的细胞由胃小凹底部的干细胞增殖补充。正常胃上皮内无杯状细胞，如果出现，病理学上称为胃肠上皮化生，是胃癌前期征象。

固有层　以富含网状纤维的细密的结缔组织为基础，内含较多的淋巴细胞及一些浆细胞、嗜酸性粒细胞、肥大细胞和平滑肌细胞等。固有层最明显的特征是含有大量的排列紧密的管状胃腺，以致仅见腺体之间及胃小凹之间存在少量结缔组织。

黏膜肌层　由内环行和外纵行两薄层平滑肌组成。

黏膜下层　为疏松结缔组织，

内有丰富的血管及淋巴管，肿瘤若侵及此层则易发生淋巴道转移。

肌层　是食管肌层的延续，并延续至十二指肠，由外纵行、中环行、内斜行 3 层平滑肌组成。环行肌层是胃最完整的肌层，在幽门处变厚，形成幽门括约肌。

外膜　胃外表面的膜为浆膜，即腹膜的脏层，由间皮和薄层结缔组织构成。间皮为单层扁平上皮，面向腹腔，表面有浆液，光滑，可减少胃运动时产生的摩擦。这层间皮尚具有阻碍肿瘤向邻近器官侵袭的作用，浆膜一旦被侵犯，肿瘤已是晚期。

功能　胃功能有储存食物，分泌胃液与食物混合成食糜，并进行初步消化，吸收水分、无机盐、乙醇等。

（赵培林）

wèixiàn

胃腺（gastric gland）　胃黏膜中的管状腺。存在于胃黏膜固有层内，可分泌消化液和黏液。

组成与结构　胃腺以所在部位、结构和功能的差异，分为胃底腺、贲门腺和幽门腺。

胃底腺　又称泌酸腺，是胃黏膜中数量最多，功能最重要的腺体，分布于胃底和胃体部，开口于胃小凹底部，呈分支管状，可分为颈、体、底 3 部分。胃底腺由壁细胞、主细胞、颈黏液细胞、未分化细胞和内分泌细胞组成（图 1）。

壁细胞　又称泌酸细胞，主要分布在胃底腺的上半部。光镜下细胞较大，多呈锥体形或圆形，常向基膜侧突出。核圆形位于细胞中央，可见双核，胞质强嗜酸性，呈鲜红色（图 2）。电镜下，细胞顶部质膜向内凹陷形成分支的小管，称细胞内分泌小管，小管腔面有大量微绒毛突向腔内，

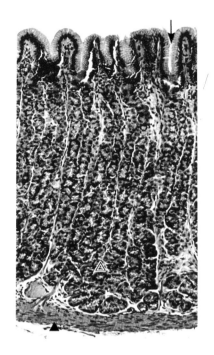

图1 胃底部黏膜光镜像（HE×66）

注：↑. 胃小凹；▲. 黏膜肌；△. 胃底腺

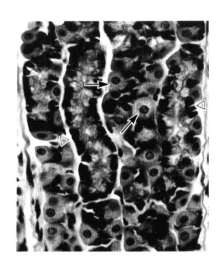

图2 胃底腺光镜像（HE×132）

注：↑. 壁细胞；△. 主细胞

从而增加了小管腔的表面积，小管开口于腺腔。分泌小管周围的胞质中有许多表面光滑的小管、小泡结构，称微管泡系统，是分泌小管膜的储备形式。壁细胞的这些结构特征随功能状态不同而发生变化，当分泌旺盛时，分泌小管发达，小管内的微绒毛既多又长，而微管泡结构减少；分泌静止时，分泌小管减少，微绒毛小而少，微管泡结构则增多。表明微管泡系统的膜与分泌小管的膜是可以融合而相互转换的。壁细胞内还有大量的线粒体。

壁细胞的主要功能是分泌盐酸。关于盐酸的形成，一般认为是在壁细胞的细胞内分泌小管中合成的，即胞外合成。其过程是壁细胞代谢所产生的 CO_2 及 H_2O，以及细胞本身存在的 H_2O 和从血液透入的 CO_2，在细胞内丰富的碳酸酐酶的催化下，化合成为 H_2CO_3。其后 H_2CO_3 解离成 HCO_3^- 和 H^+，而 HCO_3^- 可透过细胞进入血管的血液内；H^+ 被主动运输至细胞内分泌小管。合成盐酸所需的 Cl^- 来自血液中的盐，Cl^- 经小管泡系主动运输到细胞内分泌小管。H^+ 和 Cl^- 在小管内结合成盐酸，再被送到胃底腺腔内。盐酸形成与分泌活动所需能量来自于线粒体供给的ATP。盐酸能激活胃蛋白酶原使之成为胃蛋白酶，为胃蛋白酶作用提供适宜的酸性环境；杀灭胃内细菌；刺激胃肠某些内分泌细胞的分泌（如促胰液素），从而增加胰液、胆汁和小肠液的分泌，有助于小肠对铁、钙等的吸收。人壁细胞还能分泌一种糖蛋白，称内因子，微管泡系统的部分小泡内含有内因子。内因子在胃腔内与维生素 B_{12} 结合成复合物，使 B_{12} 不被水解酶所破坏，并能促进 B_{12} 在回肠被吸收，供红细胞生成所用。若内因子缺乏，维生素 B_{12} 吸收受阻，可引起恶性贫血。

主细胞 又称酶原细胞，数量较多，分布于胃底腺的底部和体部。细胞呈柱状或锥体形。核圆形位于细胞的基底部。在生活状态下，用相差显微镜观察，可见细胞核上区胞质中，含很多折光性强的颗粒。颗粒内含胃蛋白酶的前身——胃蛋白酶原，称酶原颗粒。在常规苏木精-伊红（HE）染色切片中，颗粒很难保存，胞质的颗粒所在部位显现空泡状或网状。如经铬酸、升汞及甲醛混合固定液固定，特别是在一段禁食后的动物切片中，可见主细胞充满粗大的颗粒，并呈嗜碱性染色反应。在剧烈分泌活动后，细胞变小，仅于靠游离面的胞质处有少许的颗粒。细胞的基底部胞质内，含有线粒体和嗜碱性物质的聚积物（图2）。电镜下，细胞的游离面有短而排列不整齐的微绒毛。胞质内可见呈管状或池形轮廓的粗面内质网，且多沿细胞的基底部或侧面平行排列。大量的游离核糖体弥散分布于胞质各处，粗面内质网上的核糖体和游离核糖体，是主细胞在光镜切片中胞质呈嗜碱性的原因。核上区有发达的高尔基复合体。线粒体主要分布于核周围的粗面内质网和酶原颗粒之间。

细胞特有的酶原颗粒，聚积在细胞顶部胞质内，呈大圆形或椭圆形，直径 $1 \sim 3 \mu m$，电子密度较低，外包厚约 5nm 的质膜。颗粒内容物向细胞外排出时，首先其质膜与顶部胞膜融合，随即经开口将内容物排出到细胞外。分泌到细胞外的胃蛋白酶原，在腺腔受胃酸激活变成小分子有活性的胃蛋白酶，可初步分解蛋白质为蛋白胨和蛋白脲，只产生极少量的氨基酸和多肽。主细胞还分泌少量脂肪酶，婴儿尚分泌凝乳酶。主细胞的侧面有紧密连接和桥粒等连接结构，还有胞膜皱褶与相邻细胞相嵌合。

颈黏液细胞　数量不多，位于胃底腺的颈部，夹在壁细胞之间，常成群存在，有的也单独夹在体或底部其他细胞之间。常因邻近细胞挤压，细胞在切片上看呈上窄下宽（或上宽下窄）的外貌。核呈扁平或不规则的三角形，横卧于细胞基底部。顶部胞质充满黏原颗粒，如制片过程中颗粒被溶，或不经染色，则不易与主细胞相区别。若用黏液胭脂红染色或过碘酸希夫（PAS）反应染色，则呈深红色或粉红色，而主细胞却不着色。颈黏液细胞的颗粒内含酸性黏多糖，分泌的黏液是酸性黏液，与贲门腺和幽门腺分泌的黏液相同，而与表面上皮细胞分泌的中性黏液不同，称可溶性黏液，是胃液的成分之一。组织化学证明，胃黏膜表面、小凹上皮、贲门腺黏液细胞、幽门腺黏液细胞和胃底腺颈黏液细胞的黏原颗粒，均呈 PAS 阳性反应，所分泌的黏液为中性黏液。此点常作为与小肠和大肠的杯状细胞颗粒含酸性黏多糖呈酸性反应的区别，并作为鉴别胃型或肠型胃癌的方法之一。电镜下，细胞游离面有短微绒毛，外有细胞衣。核上区胞质内有许多致密的椭圆形黏原颗粒。胞质内散在杆状线粒体。核上部可见相当大的高尔基复合体及少量滑面内质网。粗面内质网较丰富，位于基部呈小池状。细胞侧面，尤以靠近基底部，细胞膜交错相嵌，也可见桥粒。

未分化细胞　胃黏膜的干细胞，位于胃小凹与腺颈部的交界处，可见有丝分裂像。未分化细胞体积较小，柱状，胞核较大且核仁明显。未分化细胞即为干细胞，可分裂、分化成表面黏液细胞和/或胃底腺细胞。

内分泌细胞　见胃肠内分泌细胞。

贲门腺　位于胃近食管开口处宽 1~3cm 的窄小区域的固有层内，为单管或分支管状腺。腺上皮为黏液分泌细胞，分泌黏液和溶菌酶。贲门腺上皮内也有少量壁细胞。

幽门腺　位于幽门部的固有层内，此区的胃小凹较长，腺短而弯曲，腔大，分支多。腺以黏液性柱状细胞为主，也有少量内分泌细胞，如 G 细胞，其分泌促胃液素可刺激胃酸分泌，也有促进胃肠黏膜生长的作用；G 细胞数量过多，可导致十二指肠溃疡。幽门腺除分泌黏液与溶菌酶外，尚分泌少量蛋白分解酶。

胃液　胃上皮和 3 种胃腺的分泌物混合组成胃液，pH 为 0.9~1.5，主要成分为盐酸、胃蛋白酶，成年人每天分泌量为 1.5~2.5L。胃黏膜若缺乏黏液的保护，则易损伤。胃酸过多也易引起胃溃疡和十二指肠溃疡。胃液中有内因子和黏蛋白，还有大量水和 Na^+、K^+、Cl^- 等离子。

（赵培林）

xiǎocháng

小肠（small intestine）　消化管中最长的管状器官。为消化和吸收的主要部位，包括十二指肠、空肠和回肠。小肠各段的管壁结构基本相似，均由黏膜、黏膜下膜、肌层和外膜 4 层结构组成。小肠的各段也有一些各自的结构特征。

黏膜　小肠腔面可见许多与管壁长轴垂直的环行皱襞，皱襞从距幽门约 5cm 处开始出现，在十二指肠末段和空肠头段尤为发达，向下逐渐减少和变低，至回肠中段以下基本消失。黏膜表面还有许多细小的绒毛结构，是由

上皮和固有层向肠腔突起而成，长 0.5~1.5mm，形状不一，以十二指肠和空肠头段最发达。绒毛于十二指肠呈叶状，于空肠如指状，于回肠则如圆锥形。环行皱襞和绒毛使小肠表面积扩大 20~30 倍，总面积达 $20m^2$ 左右。绒毛根部的上皮下陷至固有层内形成管状的小肠腺，又称肠隐窝，故小肠腺与绒毛的上皮是连续的，小肠腺直接开口于肠腔（图）。

上皮　单层柱状类型，由吸收细胞、杯状细胞和少量内分泌细胞组成；小肠腺上皮除上述细胞外，还有帕内特（Paneth）细胞和未分化细胞。

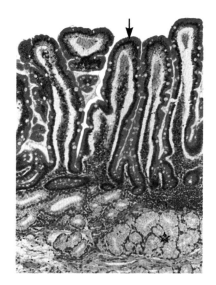

图　十二指肠黏膜光镜像（HE ×25）

注：↑. 绒毛；☆. 十二指肠腺

吸收细胞　数量最多，呈高柱状，核椭圆形，位于细胞基部。绒毛表面的吸收细胞游离面在光镜下可见明显的纹状缘，电镜观察是由密集而规则排列的微绒毛构成。每个吸收细胞约有微绒毛 1000 根，每根长 1~1.4μm，粗约 80nm，使细胞游离面面积扩大约

20 倍。小肠腺的吸收细胞的微绒毛较少而短，故纹状缘薄。微绒毛表面尚有一层厚 0.1～0.5μm 的细胞衣，是吸收细胞产生的糖蛋白，内有参与消化糖类和蛋白质的双糖酶和肽酶，并吸附有胰蛋白酶、胰淀粉酶等，故细胞衣是消化吸收的重要部位。微绒毛内有纵行微丝束，微丝束向下延伸汇入细胞顶部胞质内横向的终末网。吸收细胞胞质内有丰富的线粒体和滑面内质网。滑面内质网膜含有的酶可将细胞吸收的单酰甘油与脂肪酸合成三酰甘油，后者与胆固醇、磷脂及 β-脂蛋白结合后，于高尔基复合体形成乳糜微粒，然后在细胞侧面释出，这是脂肪吸收与转运的方式。相邻细胞顶部之间有紧密连接、中间连接等构成的连接复合体，可以阻止肠腔内物质由细胞间隙进入组织。

杯状细胞 散在于吸收细胞间，分泌黏液，有润滑和保护作用，从十二指肠至回肠末端，杯状细胞逐渐增多。

帕内特（Paneth）细胞 是小肠腺的特征性细胞，位于腺底部，常三五成群。细胞呈锥体形，胞质顶部充满粗大嗜酸性颗粒。电镜下，该细胞具有蛋白质分泌细胞的超微结构特征。其分泌颗粒内含防御素、溶菌酶等，具有一定的杀灭微生物的作用。

内分泌细胞 见胃肠内分泌细胞。

未分化细胞 位于小肠腺下半部，散在于其他细胞之间。胞体较小，呈柱状，胞质嗜碱性。细胞不断增殖、分化、向上迁移，以补充绒毛顶端脱落的吸收细胞和杯状细胞。绒毛上皮细胞的更新周期为 2～4 天。一般认为，内分泌细胞和帕内特细胞亦来源于未分化细胞。

固有层 由细密的结缔组织组成，其中除含有大量小肠腺外，还有丰富的游走细胞，如淋巴细胞、浆细胞、巨噬细胞，嗜酸性粒细胞等。绒毛中轴的固有层结缔组织内有 1～2 条纵行毛细淋巴管，称中央乳糜管，其起始部为盲端，向下穿过黏膜肌进入黏膜下层形成淋巴管丛。中央乳糜管管腔较大，内皮细胞间隙宽，无基膜，故通透性大。吸收细胞释出的乳糜微粒入中央乳糜管输出。此管周围有丰富的有孔毛细血管网，肠上皮吸收的氨基酸、单糖等水溶性物质主要经此入血。绒毛内还有少量来自黏膜肌层的平滑肌纤维，可使绒毛收缩而利于物质吸收和淋巴、血液运行。小肠黏膜淋巴组织丰富，固有层中除有大量分散的淋巴细胞外，尚有淋巴小结，在十二指肠和空肠多为孤立淋巴小结，在回肠多为若干淋巴小结聚集形成的集合淋巴小结（Peyer patch），它们可穿过黏膜肌抵达黏膜下层。此外，小肠上皮细胞之间也有较多的淋巴细胞分布。

黏膜肌层 由内环行与外纵行两层平滑肌组成。

黏膜下层 为疏松结缔组织，含较大的血管和淋巴管。十二指肠的黏膜下层内有十二指肠腺，为复管泡状的黏液腺，其导管穿过黏膜肌开口于小肠腺底部，分泌碱性黏液（pH 8.2～9.3），可保护十二指肠黏膜免受酸性胃液的侵蚀。人十二指肠腺还可分泌尿抑胃素，释入肠腔，具有抑制胃酸分泌和刺激小肠上皮细胞增殖的作用。

肌层 由内环行与外纵行两层平滑肌组成。

外膜 除十二指肠后壁为纤维膜外，其余部分均为浆膜。

（赵培林）

dàcháng
大肠（large intestine） 从盲肠至肛门之间的粗大肠管。分为盲肠（包括阑尾）、结肠和直肠（包括肛管）。大肠黏膜不形成环行皱襞和绒毛，故表面平滑；但在结肠袋之间的横沟处，结肠壁内面有半月形皱襞。

组成与结构 包括盲肠、结肠和直肠 3 部分。

结肠与盲肠 ①黏膜：上皮是单层柱状，由柱状细胞和杯状细胞组成，后者数量明显多于小肠。固有层内有大量由上皮下陷而成的大肠腺，又称肠隐窝，呈长单管状，较小肠腺直而长（图1），除含柱状细胞、杯状细胞外，尚有少量未分化细胞和内分泌细胞，无帕内特（Paneth）细胞。固有层内有散在的孤立淋巴小结。黏膜肌层同小肠。②黏膜下层：在疏松结缔组织内有较大的血管和淋巴管，有成群的脂肪细胞。③肌层：为内环行与外纵行两层

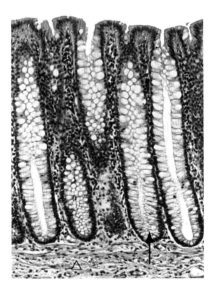

图 1 大肠黏膜光镜像（HE×66）

注：↑. 肠腺；△. 黏膜肌

平滑肌组成。内环行肌较规则，外纵行肌局部增厚形成 3 条结肠带，带间的纵行肌很薄。④外膜：在盲肠、横结肠、乙状结肠为浆膜；在升结肠与降结肠的前壁为浆膜，后壁为纤维膜。外膜结缔组织中常有脂肪细胞集聚构成的肠脂垂。

　　阑尾　管腔小而不规则，大肠腺短而少。固有层内有极丰富的淋巴组织，形成许多淋巴小结，并突入黏膜下层，致使黏膜肌层很不完整。肌层很薄，外覆浆膜（图 2）。

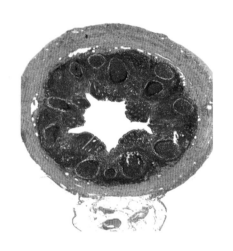

图 2　阑尾光镜像（HE×33）

　　直肠　为大肠末段，上端平第 3 骶椎处接续乙状结肠，下端止于肛缘（长 15～16cm）。齿状线为皮肤和黏膜相互移行的分界线。以齿状线为界，以上为直肠壶腹部，以下为肛管。内面观直肠腔内由黏膜和环行平滑肌形成的半月形横向皱襞，称直肠横襞，一般有 3 条。齿状线以上的黏膜结构与结肠相似，单层柱状上皮内含有大量的杯状细胞。在齿状线处，单层柱状上皮骤变为未角化的复层扁平上皮，痔环以下为角化的复层扁平上皮。壶腹部固有层含丰富的大肠腺，由少量的柱状细胞和大量的杯状细胞组成，齿状线以下无肠腺，有较多的小静脉，近肛门处有环肛腺（顶泌汗腺）。黏膜肌层在壶腹部为内环形，外纵行两层平滑肌，在齿状线附近消失。黏膜下层为疏松结缔组织，在齿状线附近的黏膜下层中含有丰富的静脉丛，如静脉淤血扩张则形成痔，在齿状线以上者称为内痔，以下者称为外痔。肌层为内环行、外纵形两层平滑肌，内环行肌在肛管处增厚形成肛门内括约肌。近肛门处外纵行肌周围有骨骼肌形成的肛门外括约肌。外膜于直肠上 1/3 段的大部，中 1/3 段的前壁为浆膜，其余部分为纤维膜。

　　功能　吸收水分和电解质，将食物残渣形成粪便。

（赵培林）

wèi-cháng nèifēnmì xìbāo

胃肠内分泌细胞（gut endocrine cell）

散布于胃肠上皮及腺体中的内分泌细胞。这些细胞所分泌的激素统称胃肠激素。胃肠道的内分泌细胞种类繁多、数量巨大，尤以胃幽门部和十二指肠上段最为显著。由于胃肠道黏膜面积巨大，这些细胞的总量超过体内其他内分泌腺腺细胞的总和。

　　形态结构　从胃贲门至直肠下段的黏膜上皮及腺体中均有内分泌细胞的分布。但在不同部位，有着明显的种类和数量上的差异。胃肠内分泌细胞大多单个夹于其他上皮细胞之间，也见三五成群，种类不同的细胞也可能分布在一起。这些细胞常呈不甚规则的锥体形、圆形或扁圆形，基底部附于基膜，并有基底侧突与邻近细胞相接触。电镜下，胞质中含一些粗面内质网与高尔基复合体，最显著的形态特点是底部胞质中含大量分泌颗粒，故又称基底颗粒细胞。分泌颗粒的大小、形状与电子密度依细胞类型而异。胃肠道内分泌细胞一般分两种类型：①大多数细胞具有面向管腔的游离面，称开放型，游离面上有微绒毛伸出，此型细胞对管腔食物的刺激和 pH 变化等化学信息有较强的感受性，从而引起其内分泌活动的变化。②少数细胞的顶部被相邻细胞覆盖而未达腔面，称封闭型，主要感受局部微环境变化、胃肠运动、机械刺激或其他激素的调节而改变其内分泌状态（图）。分泌颗粒中含肽和/或胺类激素，大多在细胞基底面释入固有层中的毛细血管，经血循环运送并作用于靶细胞；少数激素被释放后可直接作用于邻近细胞，以旁分泌方式调节靶细胞的生理功能。在苏木精-伊红（HE）染色切片上，胃肠内分泌细胞不易辨认；用铬或银盐浸染，少数种类的细胞可因其分泌颗粒具嗜铬性、嗜银性或亲银性而被显示。研究中主要采用免疫组织化学方法来显示这些细胞。

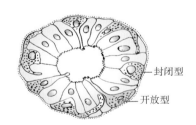

图　消化管内分泌细胞

　　组成　已知有 30 余种胃肠内分泌细胞，主要包括：①EC 细胞：数量最多，分布广泛，在胃与空肠尤其丰富。分泌的 5-羟色胺（5-HT）可刺激平滑肌收缩，与肠的运动有关，尚可抑制胃酸分泌，扩张血管。②ECL 细胞：

仅分布于胃底腺，释放的组胺主要作用于邻近的壁细胞，刺激盐酸分泌。③G 细胞：主要分布于胃幽门部，分泌的促胃液素对壁细胞的泌酸功能有强烈的刺激作用。④I 细胞：多见于十二指肠和空肠，产生的激素兼有促进胰外分泌部胰酶分泌和胆囊收缩的作用，故称缩胆囊素-促胰酶素。⑤S 细胞：主要分布于十二指肠和空肠，产生的促胰液素可刺激胰导管上皮细胞分泌水和碳酸氢盐，导致胰液分泌量剧增，此外还能与 G 细胞相拮抗，抑制促胃液素的释放和胃酸的分泌（表）。

功能 胃肠道激素作用广泛，不仅调节胃肠道自身的代谢和功能，也参与协调其他器官的生理活动，可通过 3 种方式发挥作用：①内分泌作用：激素释放到血液中，经血循环作用于靶细胞。②神经递质作用：分泌物作为神经递质而传递信息。③旁分泌作用：分泌物到达周围的结缔组织中，以扩散方式作用于邻近的细胞和组织。

（赵培林）

xiāohuàguǎn línbā zǔzhī

消化管淋巴组织（lymphoid tissue of digestive tract） 消化管壁的淋巴组织。又称肠相关淋巴组织。消化管与机体外环境相通连，各种细菌、病毒、寄生虫卵等有害物质不可避免地随饮食进入。它们大多被胃酸和消化酶所破坏，其余或以原形排出体外，或受到消化管淋巴组织的免疫应答，包括：①黏膜固有层和黏膜下层的集合淋巴小结、孤立淋巴小结（尤以咽、回肠与阑尾处发达）。②固有层中弥散淋巴组织：淋巴细胞、浆细胞、巨噬细胞、间质树突状细胞、肥大细胞等。③上皮内淋巴细胞。④微皱褶细胞。消化管淋巴组织接受消化管内的抗原刺激，并通过产生和向消化管腔分泌免疫球蛋白产生免疫应答。

微皱褶细胞存在于肠集合淋巴小结处，局部黏膜向肠腔呈圆顶状隆起，无绒毛和小肠腺。此部位上皮内有散在的小结相关上皮细胞，因其游离面有一些微皱褶与短小的绒毛，故又称 M 细胞。

M 细胞基底面质膜内陷形成一较大的穹隆状凹腔，凹腔内含有一至多个淋巴细胞（图）；下方基膜多不完整，淋巴细胞易通过。M 细胞在光镜下难以分辨，只能根据其基底部是否包含淋巴细胞来推断。电镜下，可见 M 细胞胞质很少，但有较多线粒体和丰富的囊泡，这些囊泡是 M 细胞转运抗原的形式。M 细胞可摄取肠腔内的抗原，并将其传递给下方的淋巴细胞。后者进入黏膜淋巴小结与肠系膜淋巴结内分化增殖，经淋巴细胞再循环途径大部分返回肠黏膜，并转变为浆细胞。浆细胞除产生少量 IgG 进入循环系统外，主要产生 IgA。IgA 能与吸收细胞基底面和侧面膜中的镶嵌糖蛋白结合，形成分泌性 IgA（SI-gA）。SIgA 被吸收细胞内吞入胞质，继而释入肠腔。SIgA 可特异性地与抗原结合，从而抑制细菌增殖，中和病毒，阻止抗原大分子物质的吸收，保护肠黏膜。此外，部分增殖的淋巴细胞还可经血流至其他器官如呼吸道黏膜、女性生殖道黏膜和乳腺等，发挥

表　主要的胃肠内分泌细胞一览表

细胞	分布部位	分泌物	主要作用
D	胃底、幽门 空肠、回肠、结肠	生长抑素	抑制其他内分泌细胞和壁细胞
EC	胃底、幽门 空肠、回肠、结肠	5-HT、P 物质	促进胃肠运动、扩张血管
ECL	胃底	组胺	促进胃酸分泌
G	幽门、十二指肠	促胃液素	促进胃酸分泌、黏膜细胞增殖
I	十二指肠、空肠	缩胆囊素-促胰酶素	促进胰酶分泌、胆囊收缩
K	空肠、回肠	肠抑胃肽	促进胰岛素分泌
L	空肠、回肠、结肠	肠高血糖素	促进胃肠肌层运动、升高血糖
M_0	空肠、回肠	促胃动素	参与控制胃酸分泌和胃运动
N	回肠	神经降压肽	抑制胃酸分泌、胃运动
P	胃底、幽门、空肠	铃蟾肽	刺激 G 细胞和 I 细胞的分泌
PP	胃底、幽门、结肠	胰多肽	抑制胰酶分泌、松弛胆囊
S	十二指肠、空肠	促胰液素	促进胰导管分泌水和 HCO_3^-

黏膜免疫作用，使消化管免疫成为整体免疫的一部分。

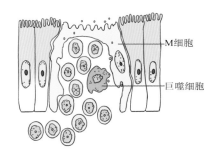

图　M 细胞

（赵培林）

tuòyèxiàn

唾液腺（salivary gland）

口腔周围及口腔壁内的、分泌的唾液经导管排入口腔的消化腺。又称涎腺，包括口腔黏膜小唾液腺和大唾液腺。唾液腺一般指大唾液腺。人和多数哺乳动物有 3 对大唾液腺，即腮腺、下颌下腺和舌下腺。它们位于口腔周围，左右对称，其导管开口于口腔黏膜。唾液腺分泌唾液。

结构 人的大唾液腺皆为复管泡状腺，腺体表面包有薄层致密结缔组织被膜，被膜伸入腺实质，将腺分隔成许多小叶，小叶间的结缔组织内有腺的导管、血管和神经通行。腺实质由分支的各级导管及末端的腺泡组成。腺泡合成分泌物，依次释入腺泡腔及各级导管，最终注入口腔。腺泡及部分导管的上皮细胞与基膜之间有肌上皮细胞，胞质内含有肌动蛋白微丝，其收缩可促使分泌物排入导管。

唾液腺腺泡 是腺的分泌部，又称腺末房，呈泡状或管泡状，由单层锥形腺细胞构成，腺细胞底部位于基膜上，顶部达腺腔，腺腔常不规则，较小而不明显。

相邻腺细胞之间有细胞间分泌小管，外侧端为盲端伸入基底部，内侧端开口于腺腔，小管腔面有微绒毛。根据结构特点和分泌物的性质，腺泡可分为浆液性、黏液性和混合性 3 种类型（图）。浆液性腺泡由浆液性腺细胞组成，黏液性腺泡由黏液性腺细胞组成，而混合性腺泡则由浆液性腺细胞和黏液性腺细胞共同组成。

浆液性腺泡 由浆液性腺细胞构成。在苏木精–伊红（HE）染色切片中，腺细胞胞质染色较深，基部嗜碱性较强，电镜下，可见此处有较多粗面内质网及核糖体。核较圆，靠近基底部。顶部胞质内有较多嗜酸性分泌颗粒（酶原颗粒），颗粒有膜包被，直径 $1\sim3\mu m$，电子密度高低不等。浆液性腺泡的分泌物较稀薄，含唾液淀粉酶。

黏液性腺泡 由黏液性腺细胞构成。在 HE 染色切片中，腺细胞胞质着色较浅，分泌颗粒不能显示，呈空泡状。细胞核扁圆形，居细胞基底部。电镜下可见顶部胞质内有电子密度低的分泌颗粒（黏原颗粒），颗粒有界膜，内容物均质、透明。黏液性腺泡的分泌物较黏稠，主要为黏液。

混合性腺泡 由浆液性腺细胞和黏液性腺细胞共同组成。常见形式是以黏液性腺细胞为主组成腺泡，几个浆液性腺细胞位于腺泡的底部或附于腺泡的末端，在切片中呈半月形排布，故称半月。半月的分泌物可经黏液性腺细胞的细胞间分泌小管释入腺泡腔内。

唾液腺导管 是反复分支的上皮性管道，是腺的排送部。导管系统起自闰管，闰管与纹状管相连，两者属小叶内导管，纹状管汇入小叶间导管，继而通过总导管，开口于口腔。

闰管 直接与腺泡相连，管径细，管壁为单层扁平或单层立方上皮，上皮细胞与基膜之间有肌上皮细胞。闰管上皮中储有未分化细胞，可分化为腺细胞、肌上皮细胞或纹状管细胞。

纹状管 又称分泌管，多散布于整个小叶内，与闰管相连续，管腔明显，管壁由单层高柱状上皮构成。纹状管细胞胞质嗜酸性，核位于细胞顶部，细胞基部可见垂直纵纹，电镜下为质膜内褶和纵行排列的线粒体。此种结构使细胞基部表面积增大，便于细胞与组织液间进行水和电解质的转

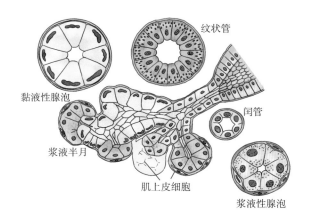

图　大唾液腺腺泡与导管结构

运。纹状管细胞能主动吸收分泌物中的 Na^+，而将 K^+ 排入管腔，并可重吸收或排出水，故可调节唾液的量和电解质成分。

小叶间导管 又称排泄管，位于小叶间结缔组织内。小叶间导管较粗，起始段为单层柱状上皮，以后逐渐移行为假复层柱状上皮。小叶间导管逐级汇合并增粗，最后形成一条或数条总导管（总排泄管）开口于口腔，总导管上皮为假复层柱状上皮，接近口腔开口处移行为复层扁平上皮，与口腔上皮相延续。

颗粒曲管（GCT） 啮齿动物特别是小鼠和大鼠下颌下腺闰管和纹状管之间的一段结构特殊的管道。该段导管极度弯曲，管壁由单层柱状上皮构成，且上皮细胞内含有致密均质性颗粒，因而称为颗粒曲管。构成颗粒曲管的细胞，即 GCT 细胞。根据胞质内颗粒的多少，将 GCT 细胞分为3 种类型：①多颗粒暗细胞：数量最多，细胞较大，胞质顶部充满粗大的分泌颗粒，电镜下为电子密度高的膜被颗粒。②少颗粒亮细胞：数量较少，形态与多颗粒暗细胞相似，但胞质染色较淡，颗粒较清亮、较小，电镜下颗粒一般较小，电子密度或高或低，线粒体发达，粗面内质网较丰富，游离核糖体呈玫瑰花样聚集，遍布胞质。③无颗粒细胞：数量最少，呈狭窄柱状，胞质中基本不含分泌颗粒，顶部胞质较其余部位染色浅，细胞核呈狭窄长圆形，纵向位于细胞中下部；电镜下顶部偶见电子密度低的膜包颗粒，胞质内几乎不见粗面内质网，但游离核糖体较多。一般认为这3 种细胞是处于分泌周期不同阶段的细胞，但也可能是处于分化发育不同阶段的细胞。

GCT 细胞具有合成多种生物活性物质的特性。1936 年，最早从下颌下腺发现激肽释放酶；1960 年左右，发现其能合成神经生长因子（NGF）及表皮生长因子（EGF）。随后陆续从鼠及人的下颌下腺发现近 30 种生物活性物质，故下颌下腺成为体内含生物活性物质较多的器官之一，也具有内分泌功能。这些活性物质或随唾液进入消化道再吸收入血，或直接分泌入血，对机体的生理活动起重要调节作用。根据活性物质化学性质和生理作用的不同，将其分为 4 大类：①促细胞生长与分化的因子：如 NGF、EGF、内皮生长刺激因子（EGSF）、促红细胞生成素（EPO）等。②内环境稳定因子：如激肽释放酶、肾素、生长抑素、胰岛素和高血糖素样物质等。③消化酶：如淀粉酶、酸性磷酸酶（ACP）、核糖核酸酶等。④细胞内调节因子：如酯肽酶等。人下颌下腺无颗粒曲管结构，这些多肽是由腺泡细胞或纹状管细胞产生的。

结构特征 3 对大唾液腺在腺泡的组成以及各级导管的长度和分泌物成分等方面有较明显的区别。

腮腺 人体最大的唾液腺，略呈三角形，位于外耳道前下方，咬肌后面，由腺的前端靠近上缘处发出腮腺管，穿过颊肌开口于颊部黏膜，开口处形成黏膜乳头，与上颌第二磨牙相对。腮腺为纯浆液性腺，闰管长，纹状管较短，分泌物含大量的唾液淀粉酶，黏液少。

下颌下腺 略呈卵圆形，位于下颌下三角内、下颌骨体和舌骨舌肌之间。由腺的内面发出下颌下腺管，沿口底黏膜深面前行，开口于舌下肉阜。下颌下腺为混合腺，浆液性腺泡多，黏液性和混合性腺泡少，闰管短，纹状管发达。分泌物含较多唾液淀粉酶及黏液。

舌下腺 舌下腺最小，细长而略扁，位于口底黏膜深面。其总导管有大小两种，小管 5～15 条，直接开口于口底黏膜；大管则单独或与下颌下腺总导管汇合后开口于舌下肉阜。舌下腺为混合腺，以黏液性和混合性腺泡为主，半月较多，无闰管，纹状管也较短。分泌物以黏液为主。

唾液 人每日分泌唾液为0.5～1.5L，几乎不丢失，吞咽后经肠道重吸收。唾液是大小唾液腺共同分泌的混合液，95%来自 3 对大唾液腺，其中 70% 由下颌下腺分泌，25% 由腮腺分泌，5% 由舌下腺分泌。主要成分为水、离子等无机成分和蛋白及酶、糖等有机成分。唾液的功能较为复杂，如溶解、缓冲、清洁、润滑、消化、防御、温度调节、生理功能调节等。唾液中的水和黏液起润滑口腔作用，有利于味觉、吞咽和说话等；唾液淀粉酶可初步分解食物中的淀粉；唾液中还含有溶菌酶。唾液腺间质内有淋巴细胞和浆细胞，浆细胞分泌的 IgA 与腺细胞产生的蛋白质分泌片结合，形成分泌型 IgA，随唾液排入口腔，具有免疫防御作用。

（赵培林）

yíxiàn

胰腺（pancreas） 由外分泌部和内分泌部（胰岛）构成的器官。表面覆以薄层结缔组织被膜，被膜的结缔组织伸入腺内将实质分隔为许多小叶，但人的胰腺小叶分界不明显。胰腺的外分泌部构成胰腺的大部分，分泌胰液，含多种消化酶，经导管排入十二指肠，在食物消化中起重要作用。

内分泌部是散在于外分泌部之间的细胞团，称胰岛，分泌多种激素进入血液或淋巴，主要参与调节糖代谢。

组成与结构　由内外分泌部组成（图1）。

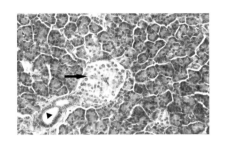

图1　胰腺光镜像（HE×50）
注：↑. 胰岛；▲. 导管

外分泌部　为浆液性复管泡状腺。小叶间结缔组织中含有导管、血管、淋巴管和神经。

腺泡　由一层锥体形腺细胞构成，细胞底部位于基膜上，基膜与腺细胞之间无肌上皮细胞。胰腺腺泡细胞具有合成蛋白质的结构特点，基部胞质内含有丰富的粗面内质网和核糖体，故在苏木精-伊红（HE）染色切片上，呈嗜碱性。细胞核圆形，位近基部。细胞合成的蛋白质（酶前体），经高尔基复合体组装成分泌颗粒（酶原颗粒）。分泌颗粒聚集于细胞顶部，呈嗜酸性，其数量因细胞功能状态不同而异，饥饿时细胞内分泌颗粒增多；进食后细胞释放分泌物，颗粒减少。腺泡腔内还可见一些较小的扁平或立方形细胞，称泡心细胞，细胞质淡染，核卵圆形或圆形。泡心细胞是延伸到腺泡腔内的闰管起始部上皮细胞（图2）。

导管　与腺泡相连的一段细长的导管称闰管。胰腺的闰管较长，管径较细，管壁由单层扁平或单层立方上皮构成，其伸入腺泡腔内的起始段由泡心细胞构成。胰腺无纹状管，闰管逐渐汇合形成小叶内导管。小叶内导管进入小叶间结缔组织内汇合成小叶间导管，后者再汇合成一条主导管，贯穿胰腺全长，在胰头部与胆总管汇合，开口于十二指肠大乳头。从小叶内导管至主导管，管腔逐渐增大，单层立方上皮逐渐变为单层柱状，主导管为单层高柱状上皮，柱状上皮细胞之间可见杯状细胞。

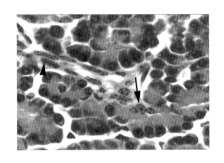

图2　胰腺腺泡、泡心细胞和闰管光镜像（HE×200）
注：↑. 泡心细胞；▲. 闰管

内分泌部　即胰岛。

功能　成年人每天分泌胰液1 500~3 000ml，胰液为碱性（pH 8.2~8.5），含水约97.5%，有机物约1.8%，无机物约0.6%。有机物主要为多种消化酶，无机物为各种电解质。水和电解质主要由导管上皮细胞分泌产生。电解质成分有 Na^+、K^+、Ca^{2+}、Mg^{2+}、HCO_3^-、Cl^- 等离子，其中以 HCO_3^- 含量最高，可中和进入十二指肠的胃酸。胰液中的多种消化酶由腺泡细胞分泌，如胰蛋白酶、胰糜蛋白酶、多肽酶、胰淀粉酶、胰脂肪酶、胆固醇脂酶、DNA酶、RNA酶等，它们分别消化食物中的各种营养成分。腺泡细胞分泌的酶有的是以酶原形式排出，如胰蛋白酶原和胰糜蛋白酶原，排入小肠后被肠激酶活化。腺泡细胞还分泌一种胰蛋白酶抑制因子，能防止胰蛋白酶原在胰腺内被激活，若这种内在机制失调或某些致病因素使胰蛋白酶原在胰腺内激活，将分解破坏胰腺组织，导致急性胰腺炎。

胰腺的分泌受神经和体液的调节。交感和副交感神经随血管进入胰腺，其末梢分布于腺泡，副交感神经兴奋促使胰酶分泌，交感神经兴奋使之分泌减少。消化管内分泌细胞分泌的某些激素也参与对胰腺分泌的调节，如促胰液素主要作用于小导管上皮细胞，使其分泌大量水和碳酸氢盐，胰液量增多；缩胆囊素-促胰酶素可促进腺泡细胞分泌大量消化酶，但胰液量不增多；促胃液素也有促进胰酶分泌的作用。

（赵培林）

yídǎo

胰岛（pancreas islet）　胰腺内由内分泌细胞组成的球形细胞团。是胰腺的内分泌部，散在分布于腺泡之间。在苏木精-伊红（HE）染色切片中，胞质着色浅淡，易于辨认。成年人胰腺约有100万个胰岛，约占胰腺体积的1.5%，胰尾部较多。胰岛大小不一，直径75~500μm，小的仅由10余个细胞组成，大的有数百个细胞，偶见单个内分泌细胞存在于腺泡细胞或导管细胞之间。胰岛内细胞呈团索状分布，细胞间有丰富的有孔型毛细血管，细胞释放激素入血。

组成与结构　人胰岛主要有A、B、D、PP 4种细胞，某些动物的胰岛内还有 D_1 细胞、C细胞等，细胞之间有紧密连接和缝隙连接。HE染色切片上不易区分各种细胞，用马洛里·阿赞（Mallory-Azan）染色法可显示A、B、D细胞。近年多用电镜和免疫组织化学法区分胰岛内的各种细胞（图）。

A 细胞　又称 α 细胞，约占胰岛细胞总数的 20%，细胞体积较大，多分布在胰岛周边部（图 B）。电镜下可见 A 细胞内的分泌颗粒较大，呈圆形或卵圆形，有膜包被，颗粒内的致密核芯常偏于一侧，膜与核芯之间可见新月形间隙，内含密度较低的无定形物质。A 细胞分泌高血糖素，故又称高血糖素细胞。高血糖素是小分子多肽，它的作用是促进肝细胞内的糖原分解为葡萄糖，并抑制糖原合成，从而升高血糖。

B 细胞　又称 β 细胞，数量多，约占胰岛细胞总数的 70%，主要位于胰岛的中央（图 C）。B 细胞内的分泌颗粒大小不一，结构因动物种属而异，人和鼠的 B 细胞颗粒内常见杆状或不规则形晶状致密核芯，核芯与膜之间有较宽的清亮间隙。B 细胞分泌胰

岛素，故又称胰岛素细胞。胰岛素是含 51 个氨基酸残基的多肽，主要作用是促进细胞吸收血液内的葡萄糖，作为细胞代谢的主要能量来源，同时也促进肝细胞将葡萄糖合成糖原或转化为脂肪。故胰岛素的作用与高血糖素相反，使血糖降低。这两种激素的协同作用，使血糖水平保持稳定。若 B 细胞受损，胰岛素分泌不足或胰岛素受体障碍，可致血糖升高，并从尿中排出，即为糖尿病。胰岛 B 细胞肿瘤或细胞功能亢进，则胰岛素分泌过多，可导致低血糖症。

D 细胞　又称 δ 细胞，数量少，约占胰岛细胞总数的 5%，散在于 A、B 细胞之间（图 D），并与 A、B 细胞紧密相贴，细胞间有缝隙连接。D 细胞内的分泌颗粒较大，圆形或卵圆形，内容物呈细颗粒状，电子密度低。D 细胞分泌生长抑素，以旁分泌方式

或经缝隙连接直接作用于邻近的 A 细胞、B 细胞或 PP 细胞，抑制这些细胞的分泌功能。生长抑素也可进入血循环调节其他细胞的功能。

PP 细胞　数量很少，主要存在于胰岛的周边部，还可见于外分泌部的导管上皮内及腺泡细胞间，胞质内也可见分泌颗粒。PP 细胞分泌胰多肽，具有抑制胃肠运动和胰液分泌以及胆囊收缩的作用。

除以上几种细胞外，某些动物的胰岛内还发现有分泌血管活性肠肽（VIP）的 D_1 细胞，分泌促胃液素的 G 细胞。有的低等脊椎动物胰岛内还存在一种无分泌颗粒的细胞，称为 C 细胞，是一种未分化细胞，可分化为 A、B、D 等细胞。胰岛细胞中除 B 细胞外，其他几种细胞也见于胃肠黏膜内，它们的结构也相似，均合成和分泌肽类或胺类物质，故认为胰岛细胞也属胺与胺前体摄取和脱羧细胞（APUD）系统，并将胃、肠、胰这些性质类似的内分泌细胞归纳称为胃肠胰内分泌系统，简称 GEP 系统。

功能调节　内分泌功能受神经系统的调节，胰岛内可见交感和副交感神经末梢。交感神经兴奋，促进 A 细胞分泌，使血糖升高；副交感神经兴奋，促使 B 细胞分泌，使血糖降低。

（赵培林）

gān

肝（liver）　人体最大的腺体，功能复杂多样。主要由肝小叶和门管区构成，可产生胆汁经胆管输入十二指肠，参与脂类物质的消化，故通常将肝列为消化腺。肝又能合成多种蛋白质及其他多类物质，直接分泌入血。

结构　与其他消化腺有很大

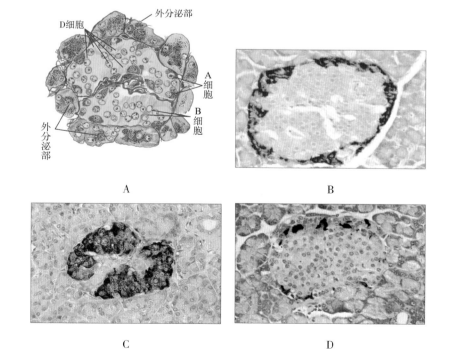

图　胰岛

注：A. 胰岛细胞分布；B~D. 免疫组化法显示 A、B、D 细胞（×132）

不同，如肝细胞的排列分布特殊，不形成类似胰腺和唾液腺的腺泡；肝内有丰富的血窦，肝动脉血以及由胃肠、胰、脾的静脉汇合而成的肝门静脉血均输入肝血窦内；肝细胞既产生胆汁排入胆管，又合成多种蛋白质和脂类物质直接分泌入血；由胃肠吸收的物质除脂质外全部经肝门静脉输入肝内，在肝细胞内进行合成、分解、转化、储存。因此，肝是物质代谢的重要器官。此外，肝内还有大量巨噬细胞，能清除从胃肠进入机体的微生物等有害物。

肝表面覆以致密结缔组织被膜，并富含弹性纤维，被膜表面大部有浆膜覆盖。肝门处的结缔组织随肝门静脉、肝动脉和肝管的分支伸入肝实质，将实质分隔成许多肝小叶。

从肝门进出的肝门静脉、肝动脉和肝管，在肝内反复分支，伴行于小叶间结缔组织内。在肝组织切片中，肝小叶周围的角缘处，相邻肝小叶之间呈三角形或椭圆形的结缔组织区域，称为门管区。其内可见 3 种伴行管道，即小叶间静脉、小叶间动脉和小叶间胆管，还含有淋巴管和神经纤维。每个肝小叶的周围一般有 3~4 个门管区（图）。

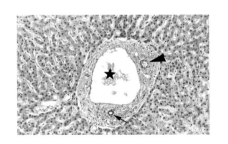

图 肝门管区光镜像（HE×25）

注：↑．小叶间动脉；★．小叶间静脉；▲．小叶间胆管

肝内血液循环 进入肝的血管有肝门静脉和肝动脉。肝门静脉是肝的功能血管，将从胃肠吸收的物质输入肝内。其在肝门处分为左右两支，分别进入肝左、右叶，继而在肝小叶间反复分支，形成小叶间静脉。小叶间静脉分出小支，称终末门微静脉，行于相邻两个肝小叶之间。终末门微静脉的分支与血窦相连，将肝门静脉血输入肝小叶内。肝动脉血富含氧，是肝的营养血管。肝动脉的分支与肝门静脉的分支伴行，依次分为小叶间动脉和终末肝微动脉，最后也通入血窦。小叶间动脉还分出小支，供应被膜、间质和胆管。因此，肝血窦内含有肝门静脉和肝动脉的混合血液。肝血窦的血液，从小叶周边流向中央，汇入中央静脉。中央静脉的内皮外无平滑肌，仅有少量结缔组织。若干中央静脉汇合成小叶下静脉，单独行于小叶间结缔组织内，管径较大，壁较厚。小叶下静脉进而汇合成 2~3 支肝静脉，出肝后入下腔静脉。

胆汁排出 肝细胞分泌的胆汁经胆小管从肝小叶的中央流向周边。胆小管于小叶边缘处汇集成若干短小的管道，称闰管或黑林（Hering）管。闰管较细，上皮由立方细胞组成，细胞着色浅，胞质内的细胞器较少。闰管与小叶间胆管相连，小叶间胆管向肝门方向汇集，最后形成左、右肝管出肝。

肝的淋巴 肝产生大量淋巴，胸导管内的淋巴有 25% ~ 50% 来自肝。肝淋巴管分布于被膜内和小叶间管道周围。肝小叶内无淋巴管。肝的淋巴主要来自窦周隙的血浆。窦周隙的血浆从小叶中央流向周边，在小叶边缘沿血管周围间隙流至小叶间结缔组织内，继而被吸收入淋巴管，形成淋巴，故肝淋巴富含蛋白质。当肝细胞坏死或胆道阻塞时，胆汁溢入窦周隙，肝淋巴也含胆汁成分。

（赵培林）

gānxiǎoyè

肝小叶（hepatic lobule） 肝的结构单位（经典划分）。呈多棱柱体，长约 2mm，宽约 1mm，成年人肝有（5~10）×10⁵ 个肝小叶。小叶之间以少量结缔组织分隔，有些动物，如猪的肝小叶分界相当清楚（图 1，图 2），而人的肝小叶间结缔组织很少，相邻肝小叶分界不明显。肝小叶中央有一条沿其长轴走行的中央静脉，中央静脉周围为呈放射状排列的肝细胞和肝血窦。

正常肝内的结缔组织主要分

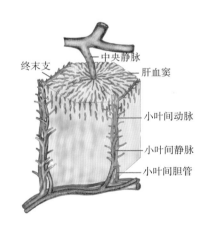

图 1 肝小叶

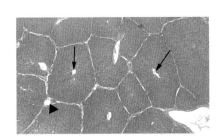

图 2 猪肝小叶光镜像（HE×66）

注：↑．中央静脉；▲．门管区

布在肝小叶之间，仅占肝体积的4%左右，肝小叶则约占肝体积的96%。肝细胞以中央静脉为中心单行排列成板状结构，称为肝板。肝板凹凸不平，大致呈放射状，相邻肝板吻合连接，形成网状结构。肝板之间为肝血窦，血窦经肝板上的孔互相通连，形成网状管道。在切片中，肝板的断面呈索状，故称肝索。肝细胞相邻面的质膜局部凹陷，形成微细的小管，称胆小管，胆小管在肝板内也相互连接成网（图3）。

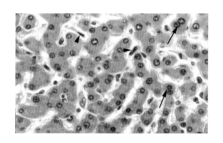

图3　肝小叶光镜像（HE×132）

注：↑. 肝细胞（双核）；▲. 肝巨噬细胞

（赵培林）

gānxìbāo

肝细胞（hepatocyte）　肝内数量最多的细胞。是构成肝小叶的主要成分，约占肝小叶体积的80%。肝细胞有3种不同的功能面：血窦面、胆小管面和肝细胞之间的连接面（见肝小叶图1）。血窦面是肝细胞摄取和分泌的功能面，有发达的微绒毛，使细胞表面积增大。胆小管面也有许多微绒毛伸入管腔。形成胆小管的肝细胞之间有紧密连接、桥粒等结构封闭以使胆汁不致漏出。相邻肝细胞之间的连接面有紧密连接、桥粒和缝隙连接等结构。

形态结构　肝细胞体积较大，直径20~30μm，呈多面体形，胞质呈较强的嗜酸性，并含有散在的嗜碱性物质。肝细胞核大而圆，居中，常染色质丰富着色浅，核膜清楚，核仁1至数个。部分肝细胞（约25%）有双核，有的肝细胞的核体积较大，为多倍体核。肝细胞核DNA含量分析，正常成体肝细胞以四倍体核占多数，约占肝细胞总数的70%左右，还有少量八倍体肝细胞。一般认为，双核肝细胞和多倍体肝细胞的功能比较活跃。肝细胞高度分化，各种细胞器丰富而发达，并含有糖原、脂滴等内涵物。其功能复杂多样。每个肝细胞约有2000个线粒体，遍布于胞质内，为肝细胞的功能活动提供能量。

粗面内质网　成群分布于胞质内，是肝细胞合成多种蛋白质的基地。血浆中的白蛋白、纤维蛋白原、凝血酶原、脂蛋白、补体蛋白以及许多载体蛋白等都是在粗面内质网的核糖体上合成，然后经内质网池转移到高尔基复合体，组装形成运输小泡或直接经胞质的基质，从血窦面排出。

滑面内质网　广泛分布于胞质内，滑面内质网膜上有多种酶系分布，如氧化还原酶、水解酶、转移酶、合成酶等。肝细胞摄取的各种有机物可在滑面内质网进行连续的合成、分解、结合和转化等反应，故肝细胞滑面内质网有多种功能，如胆汁合成和胆红素、脂类与激素的代谢以及生物转化等。胆汁中的重要成分胆酸，是在滑面内质网的酶作用下由胆固醇转变而成。肝细胞从血液中摄取的脂肪酸，是在滑面内质网的酶作用下由胆固醇转变而成。肝细胞从血液中摄取的胆红素，在滑面内质网上的葡萄糖醛酸转移酶的作用下转变为水溶性的结合胆红素，经胆汁排出。肝细胞摄取的脂肪酸，在滑面内质网上再度酯化为三酰甘油，并与蛋白质结合形成极低密度脂蛋白（VLDL）。多种激素尤其是类固醇激素的灭活，也在滑面内质网上进行。机体代谢过程中产生的有毒产物或从肠道吸收入肝的有害物质（药物、腐败产物等），经滑面内质网的酶氧化、还原、水解、结合等生物转化作用，使其毒性减弱或水溶性增强而易于排泄。若经常服用某些药物（如巴比妥等），可促使肝细胞的滑面内质网增生，酶活性增强，机体对这些药物的耐受性也增强。

高尔基复合体　每个肝细胞约有50个高尔基复合体。其参与肝细胞的分泌活动，粗面内质网合成的蛋白质转移到高尔基复合体进行加工或储存，然后经运输小泡或直接经胞质的基质由血窦面排出。肝细胞近胆小管处的高尔基复合体尤为发达，与胆小管面质膜的更新以及胆汁的排泌有关。

溶酶体　数量和大小不一。肝细胞吞饮的物质、退化的细胞或细胞内过剩物质常与溶酶体融合，被水解酶消化分解，或滞留在溶酶体内。溶酶体的这种作用，对肝细胞结构的不断更新和细胞正常功能的维持十分重要。

过氧化物酶体（微体）　为圆形小体，大小不一，人肝细胞微体呈均质状结构，有的动物（鼠）肝细胞微体有致密核芯。微体内主要含过氧化氢酶和过氧化物酶，可将细胞代谢产生的过氧化氢还原为水，以消除过氧化氢对细胞的毒性作用。微体内还有黄嘌呤氧化酶等，能将核酸的代谢产物嘌呤氧化为尿酸，由尿中排出。鼠肝细胞微体内的核芯含尿酸氧化酶，人肝细胞微体内无核芯，也不含尿酸氧化酶。

其他　肝细胞内有糖原、脂滴、色素等内涵物，其含量因机体的生理和病理状况的不同而异。进食后糖原增多，饥饿时糖原减少。正常肝细胞内脂滴少，肝病时脂滴多。肝细胞胞质的色素有胆红素、含铁血黄素、脂褐素等，也可储存在溶酶体内，脂褐素的含量随机体年龄的增长而增多。

(赵培林)

gān xuèdòu
肝血窦 (hepatic sinusoid)

肝板之间的血窦（网状管道）。血液从肝小叶的周边经血窦流向中央，汇入中央静脉。血窦壁由内皮细胞组成，腔大而不规则，窦腔内有定居于肝内的巨噬细胞和大颗粒淋巴细胞（图）。

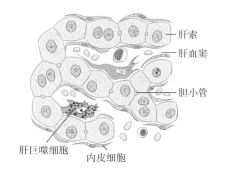

图　肝索与肝血窦

内皮细胞　构成肝血窦壁的主要成分，细胞扁而薄，含核部分凸向窦腔。扁薄的胞质有许多大小不等的窗孔，直径 0.1～2μm，内皮窗孔常聚集成群，形成筛样结构，孔上无隔膜。胞质内细胞器较少，而吞饮小泡较多。内皮外无基膜，仅见散在的网状纤维。内皮细胞间常有 0.1～0.5μm 的间隙。肝血窦通透性大，血浆中除乳糜微粒外，其他大分子物质均可自由通过，肝细胞产生的脂蛋白等也可通过血窦壁进入血窦，这种结构有利于肝细胞摄取血浆物质和排泌功能。

肝巨噬细胞　定居在肝内的巨噬细胞，又称库普弗 (Kupffer) 细胞。细胞形态不规则，有许多片状或丝状伪足，细胞表面还有许多皱褶和微绒毛，并有较厚的糖衣。细胞常以伪足附于内皮细胞上或穿越内皮细胞窗孔或细胞间隙伸入窦周隙内。胞质内溶酶体甚多，并常见吞噬体和残余体。肝巨噬细胞来自血液单核细胞，是体内固定型巨噬细胞中最大的群体，具有变形运动和活跃的吞饮与吞噬能力，属于单核吞噬细胞系统，对机体有重要的免疫防御意义。它们可吞噬清除从肠道经门静脉进入肝内的细菌、病毒和各种异物等，并能吞噬、清除衰老和损伤的血细胞。此外，还有处理和提呈抗原而调节机体免疫应答等作用。

大颗粒淋巴细胞 (LGL)
肝血窦内的另一种非实质性细胞，通常附于内皮细胞上。LGL 细胞近似球形，表面有短小突起，核较大，一侧有齿状凹痕，偏居于细胞一侧，核膜下染色质致密。在核凹陷处胞质内有高尔基复合体和中心体，一侧胞质内有少量线粒体及一些圆形或椭圆形的膜包颗粒，直径 0.3～0.6μm，颗粒具有溶酶体性质。已知 LGL 具有NK 细胞表面标志及活性，对肿瘤细胞和病毒感染的肝细胞有直接杀伤作用。LGL 是肝免疫防御功能的重要组成部分。

(赵培林)

dòu zhōu xì
窦周隙 (perisinusoidal space)

肝血窦内皮（细胞）与肝板（细胞）之间的狭窄间隙。又称迪塞间隙 (Disse space)。宽约 0.4μm，光镜下难以辨认，电镜下清晰可见。窦周隙内充以血浆，肝细胞血窦面的微绒毛伸入其中，是肝细胞与血液之间进行物质交换的场所。扫描电镜观察，有的肝细胞相邻面之间存在并与窦周隙相通的细胞间通道，表面也有许多微绒毛，使肝细胞有更大面积与血浆进行物质交换。显然，肝小叶内窦周隙也是相互通连的网状通道。

窦周隙内有散在的网状纤维，起支持血窦内皮的作用；还有一种散在的贮脂细胞，又称伊藤 (Ito) 细胞或肝星状细胞，形态不规则，有突起，常附于内皮细胞外表面及肝细胞表面，或伸入肝细胞之间。细胞周围常见网状纤维。贮脂细胞于苏木精-伊红 (HE) 染色切片中不易辨认，用氯化金、硝酸银浸染或免疫细胞化学方法均可显示；电镜下可见胞质内含有许多大脂滴，粗面内质网和高尔基复合体较发达。体内 70%～80% 的维生素 A 储存在贮脂细胞内，脂滴是维生素 A 储存和代谢的部位。当给动物以大量维生素 A 后，贮脂细胞数量增多，细胞体积增大且其脂滴显著增多。合成胶原是贮脂细胞的另一重要功能。贮脂细胞是一种特殊的成纤维细胞，在肝正常微环境中，细胞内形成脂滴，以摄取和储存维生素 A 功能为主，而胶原合成功能的表达受抑制；在病理状况下（如肝纤维化），贮脂细胞增多并转化为成纤维细胞，合成胶原的功能增强。

(赵培林)

dǎnxiǎoguǎn
胆小管 (bile canaliculus)

肝细胞相邻面质膜局部凹陷形成的微细管道。在肝板内相互连接成网。胆小管直径 0.5～1.0μm，银染或 ATP 酶组织化学可清楚显示。电镜下可见，肝细胞胆小管腔面的质膜形成许多微绒毛突入腔内，近胆小管的相邻肝细胞膜形成由紧密连接、桥粒等组成的连接复合体封闭胆小管。正常情况下，肝细胞分泌的胆汁排入胆小管，胆汁不会从胆小管溢出至细胞之间和窦周隙；当肝细胞发生变性、坏死或胆道堵塞致内压增大时，胆小管的正常结构被破坏，胆汁则溢入窦周隙，继而进入血窦，出现黄疸。胆小管内的胆汁从肝小叶中央流向周边，汇入小叶边缘处由立方细胞组成的短小管道，即闰管，又称黑林（Hering）管。有研究认为，黑林管上皮细胞分化程度较低，具有干细胞性质，在肝再生过程中能增殖分化为肝细胞。黑林管穿过界板，与小叶间胆管相接。胆汁最后汇入左右肝管出肝。

（赵培林）

gānmén-guǎn xiǎoyè

肝门管小叶（hepatic portal lobule）　肝的结构单位（非经典划分）。以中央静脉为中心的肝小叶称为经典肝小叶，作为肝的基本结构单位至今仍习惯应用。此外，还有肝门管小叶和肝腺泡两种肝结构单位的概念。与一般外分泌腺一样，以导管为中轴，构成小叶结构，肝门管小叶是以肝门管区（小叶间胆管）为中轴的肝结构单位，立体为三棱柱体，其长轴与经典肝小叶一致，中心为小叶间胆管及其伴行血管，周围以相邻 3 个肝小叶的中央静脉的连线为界。肝门管小叶内的胆汁从边缘向中央汇集，导入小叶中央的小叶间胆管。由此可见，肝门管小叶的概念着重于肝的外分泌功能。

（赵培林）

gānxiànpào

肝腺泡（hepatic acinus）　肝的微循环结构单位。肝细胞是行使肝功能的主要实质成分。肝细胞的代谢活动与肝内血循环关系密切。肝腺泡是根据肝生理和病理及再生与肝内微循环血流的关系的研究而建立的概念。肝腺泡立体形似橄榄，纵切面呈卵圆形。肝腺泡的体积较小，以门管区血管发出的终末门微静脉和终末肝微动脉及胆管分支为中轴，两端以相邻的两个中央静脉为界。因此，一个肝腺泡是由相邻两个肝小叶各 1/6 部分组成的，其体积约为肝小叶的 1/3。每个肝腺泡接受一条终末门微静脉和一条终末肝微动脉的血供，因而它是以微循环为基础的肝最小结构单位。

肝腺泡内的血流从中轴单向性地流向两端的中央静脉，根据血流方向及肝细胞获得血供的先后优劣的微环境差异，将肝腺泡分为 3 个带：①近中轴血管的部分为 I 带，肝细胞优先获得富于氧和营养成分的血供，细胞代谢活跃，再生能力强。② I 带的外侧为 II 带，肝细胞营养条件次于 I 带。③近中央静脉的腺泡两端部分为 III 带，肝细胞营养条件较差，细胞再生能力也较弱，易受药物和有毒物质的损害。营养不良、酒精中毒、药物中毒或病毒性肝炎时，常首先引起 III 带肝细胞变性坏死。肝腺泡概念与肝的病理变化及再生相关，故更有病理学意义。

（赵培林）

dǎnnáng

胆囊（gall bladder）　位于肝脏面的胆囊窝内，呈梨形的囊状器官。分底、体和颈 3 部，颈部延续胆囊管。胆囊壁由黏膜、肌层和外膜 3 层组成。黏膜有发达的

皱襞，胆囊收缩排空时，皱襞高大而分支；扩张充盈时，皱襞减少变小。黏膜由上皮和固有层构成。上皮为单层柱状，细胞游离面有许多微绒毛，胞质内线粒体和粗面内质网较发达，顶部胞质内可见少量黏液颗粒。固有层为薄层结缔组织，有较丰富的血管、淋巴管和弹性纤维。皱襞之间的上皮常向固有层内凹陷形成隐窝，称黏膜窦，类似黏液腺，可分泌黏液。肌层较薄，平滑肌纤维排列不规则。外膜较厚，为疏松结缔组织，含血管、淋巴管和神经等，外膜表面大部覆以间皮（图）。胆囊管的黏膜有许多螺旋状皱襞，黏膜单层柱状上皮内散在少量杯状细胞。固有层内有少量黏液腺，肌层较厚，以环行平滑肌为主。胆囊管在近胆囊颈的一段，黏膜形成的皱襞称螺旋襞或螺旋瓣，胆结石常嵌顿于此。

胆囊容量 40～60ml，功能是储存和浓缩胆汁。肝产生的胆汁

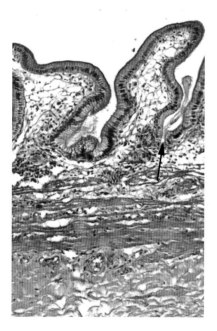

图　胆囊光镜像（HE×33）
注：↑. 下陷的黏膜窦

经肝管出肝，先在胆囊内储存。上皮细胞吸收胆汁中的水和无机盐（主要为 Na^+、Ca^{2+} 等离子），经细胞侧面质膜转运至上皮细胞间隙内，而后通过基膜进入固有层的血管和淋巴管内。间隙的宽度可因吸收液体的量而变化。胆囊的分泌、吸收和收缩排空受激素的调节。进食后尤其摄入高脂肪食物后，小肠内分泌细胞分泌缩胆囊素，刺激胆囊收缩，排出胆汁进入肠腔。

（赵培林）

dǎnguǎn
胆管（bile duct）　输送胆汁的管道。由肝分泌的胆汁经左右肝管、肝总管、胆囊管进入胆囊，胆囊将浓缩的胆汁经胆囊管、胆总管排入十二指肠。肝外胆管的管壁较厚，由黏膜、肌层和外膜组成。胆总管黏膜的上皮为单层柱状，有杯状细胞，固有层内有黏液腺。肌层平滑肌呈斜行和纵行肌束，较分散。外膜为疏松结缔组织。胆总管的下 1/3 的肌层分为内环行外纵行两层，下端与胰管汇合之前，环行平滑肌增厚，形成发达的胆总管括约肌［博伊登（Boyden）括约肌］。胆总管与胰管汇合穿入十二指肠壁，局部扩大形成肝胰壶腹［法特（Vater）壶腹］，此处的环行平滑肌增厚，形成肝胰壶腹括约肌［奥迪（Oddi）括约肌］。这些括约肌的舒缩作用，控制胆汁和胰液的排出。胆总管括约肌的收缩，可阻止胆汁流出，使胆汁储于胆囊；进食后，胆总管括约肌和肝胰壶腹括约肌松弛，胆汁输入十二指肠。若肝胰壶腹括约肌收缩过强，可使胆汁逆流入胰腺，引起胰腺炎。胆管纵行平滑肌收缩可使管道缩短，管腔扩大，有利于胆汁通过。胆管外膜为较厚的结缔组织。

（赵培林）

hūxī xìtǒng
呼吸系统（respiratory system）　机体与外界进行气体交换器官的总称。包括鼻、咽、喉、气管、支气管和肺。从气管至肺内的肺泡，是连续而反复分支的管道系统。呼吸系统分为导气部和呼吸部。从鼻腔开始到肺内的终末细支气管为导气部，传导气体，无气体交换功能，但具有保持气道畅通和净化吸入空气的重要作用。鼻具有嗅觉功能，鼻和喉还与发音有关。从肺内的呼吸细支气管至终端的肺泡为呼吸部，这部分管道都连有肺泡结构，是气体交换的部位。此外，肺还参与机体多种物质的代谢。

（赵培林）

bí
鼻（nose）　呼吸道的起始部。以软骨和骨构成支架，表面的皮肤较厚，皮脂腺和汗腺较发达，为痤疮和疖的好发部位。鼻腔内表面衬以黏膜，黏膜由上皮和固有层构成，黏膜下方为软骨、骨或骨骼肌。鼻黏膜分为前庭部、呼吸部和嗅部。

前庭部　鼻黏膜邻近外鼻孔的部分。黏膜表面为复层扁平皮上皮，近外鼻孔处为角化型上皮，其余为未角化上皮。固有层为致密结缔组织。近外鼻孔的前部黏膜有鼻毛、皮脂腺和汗腺，能阻挡吸入空气中的尘埃等异物。近呼吸部的后部为无毛区，黏膜固有层内有少量混合腺及弥散淋巴组织。

呼吸部　面积较大，占鼻黏膜的大部，包括下鼻甲、中鼻甲、鼻道及鼻中隔中下份的黏膜，生活状态下的呼吸部黏膜因血管丰富而呈淡红色。黏膜表面为假复层纤毛柱状上皮，杯状细胞较多。固有层结缔组织内有较多黏液腺、浆液腺和混合腺，分泌物经导管排入鼻腔，与上皮内杯状细胞分泌物共同形成一层黏液覆于纤毛上。纤毛向咽部快速摆动，将黏液及黏着的尘粒推向咽部而被咳出。呼吸部黏膜的血液供应较丰富，并有丰富的静脉丛，中和下鼻甲处尤多，使黏膜形成许多小隆起。静脉丛管壁薄，其管腔大呈窦状，随动静脉吻合的开放和关闭而有周期性充血变化，血流方向与空气的流动方向相反，通过散热和渗出，对吸入空气起加温和湿润作用。鼻黏膜超敏反应或炎症时，静脉丛异常充血，黏膜肿胀，分泌物增多，鼻道变窄，限制气体通过。固有层内淋巴组织较多，还可见嗜酸性粒细胞、嗜碱性粒细胞和肥大细胞。患过敏性鼻炎时，鼻分泌物中可见此类细胞。

嗅部　面积较小，位于上鼻甲及其相对的鼻中隔上份和鼻腔顶部的黏膜，生活状态下呈淡黄色，与淡红色的呼吸部分界明显。人两侧嗅部黏膜的总面积约 $2cm^2$，有些动物的嗅部黏膜面积比较大，如犬的嗅部黏膜约为 $100cm^2$。

嗅上皮　嗅部黏膜表面的假复层柱状上皮，由嗅细胞、支持细胞和基细胞组成（图）。

嗅细胞　为双极神经元，是唯一存在于上皮内的感觉神经元。嗅细胞分散于支持细胞之间，人约有 10^7 个，犬的数量多，约有 $2.2×10^8$ 个。嗅细胞呈细长梭形，分胞体、树突和轴突 3 部分，核位于细胞中部，顶部树突细长，伸至上皮表面，末端膨胀大呈球状，称嗅泡，从嗅泡伸出 10～30 根纤毛，称嗅毛。嗅毛较长，向一侧倒伏，平铺在上皮表面，埋于浆液层内。嗅毛的结构不同于动纤毛，其微管无动力臂，故无摆动性。胞体基部伸出细长轴突，穿过基膜，在固有层内由神经膜细胞〔施万（Schwann）细胞〕包裹，形成无髓神经纤维，组成嗅神经。嗅神经穿过颅骨筛板，与嗅球内的神经元树突构成突触。嗅毛为嗅觉感受器，可能具有相应的受体，分别接受不同化学物质的刺激，使嗅细胞产生冲动，传入中枢，产生嗅觉。

支持细胞　高柱状，顶部宽大，基部较细，游离面有许多微绒毛。核卵圆形，位于细胞上部，胞质内含有黄色色素颗粒，因而嗅黏膜呈黄色。支持细胞分隔嗅细胞，使每个嗅细胞为一个功能单位，两者之间形成连接复合体，支持和保护嗅细胞。

基细胞　位于上皮基底部。细胞呈圆形或锥形，细胞有细小突起，伸于上皮内其他细胞之间。基细胞能增殖分化为支持细胞和嗅细胞。

嗅部黏膜固有层　为薄层结缔组织，与深部骨膜相连。固有层富含血管，并有许多浆液性嗅腺。嗅腺腺泡分泌的浆液经导管排至上皮表面，可溶解吸入空气中的化学物质，有助于嗅毛感受嗅觉刺激。浆液的不断分泌，又可清洗上皮表面，保持嗅细胞感受刺激的敏锐性。

（赵培林）

喉（larynx）

由喉软骨、韧带、喉肌和喉黏膜构成的器官。上接咽腔，下连气管，既是气体通道，又是发音器官。喉以软骨为支架，软骨之间借韧带、肌肉和关节相连，会厌表面覆以黏膜，深部为会厌软骨，属弹性软骨。会厌舌面及喉面上份的黏膜上皮为复层扁平型，含有味蕾，喉面下份为假复层纤毛柱状上皮。固有层为疏松结缔组织，弹性纤维较丰富，并有混合腺和淋巴组织。固有层深部与会厌软骨的软骨膜相连。

喉侧壁黏膜形成上、下两对皱襞，即室襞和声襞。上、下皱襞之间为喉室。室襞黏膜表面为假复层纤毛柱状上皮，固有层和黏膜下层为疏松结缔组织，富含混合腺和淋巴组织。喉室的黏膜与黏膜下层的结构与室襞相似。声襞又称声带，游离缘为膜部，较薄，基部为软骨部。膜部黏膜表面为复层扁平上皮，固有层较厚，浅层为疏松结缔组织，炎症时易发生水肿；深层为致密结缔组织，富含与表面平行排列的弹性纤维，构成声韧带。固有层内无腺体，血管也较少，下方的骨骼肌纤维构成的声带肌。声带振动主要在膜部。声带软骨部黏膜表面为假复层纤毛柱状上皮，黏膜下层内含有混合腺，外膜中有软骨和骨骼肌。

（赵培林）

qìguǎn

气管（trachea）

由气管软骨、平滑肌和结缔组织构成的通气管道。连于喉和肺之间，管壁由内向外分为黏膜、黏膜下层和外膜3层（图1）。

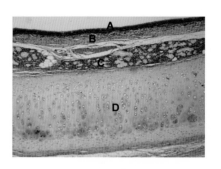

图1　气管壁横切面光镜像（HE×200）

注：A. 上皮；B. 固有层；C. 气管腺；D. 外膜

黏膜　由上皮和固有层组成。上皮为假复层纤毛柱状上皮，由纤毛细胞、杯状细胞、基细胞、刷细胞和小颗粒细胞（图2）。

纤毛细胞　数量最多，呈柱状，游离面有纤毛，每个细胞约有300根。核卵圆形，位于细胞中部。纤毛向咽侧快速摆动，将黏液及附于其上的尘埃、细菌等异物推向咽部，然后被咳出，因而纤毛有净化吸入空气的重要作用。感染或一些慢性有害刺激可损伤黏膜上皮，使纤毛粘连、变形、倒伏，数量减少。

杯状细胞　数量较多，散在分布于纤毛细胞之间，结构与肠道上皮的杯状细胞相似，顶部胞质内含大量黏原颗粒，细胞分泌的黏蛋白与管壁内腺体的分泌物在上皮表面共同构成一道黏液性屏障，可黏附吸入空气中的尘埃颗粒、细菌和其他有害物质，而后咳出。

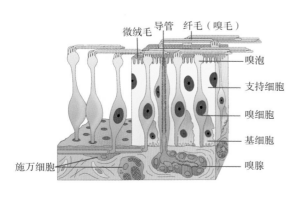

图　嗅部黏膜结构

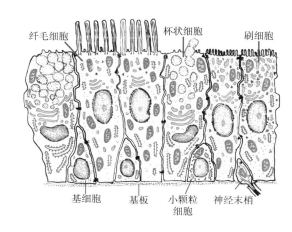

纤毛细胞　杯状细胞　刷细胞

基细胞　基板　小颗粒细胞　神经末梢

图2　气管上皮超微结构

基细胞　位于上皮深部，呈锥体形，细胞顶部未达上皮的游离面。基细胞是一种未分化的细胞，有增殖和分化能力，可分化为纤毛细胞和杯状细胞。

刷细胞　呈柱状，游离面有许多长而整齐的微绒毛，形如刷状，胞质内粗面内质网发达，但无分泌颗粒。刷细胞的功能尚定论。细胞顶部可见基粒，因此认为可能是一种未成熟的纤毛细胞。有的刷细胞基部可见与传入纤维构成的突触，故可能有感受刺激的功能。

小颗粒细胞　数量少，散在分布于气管及其以下分支的导气部管壁上皮深部。细胞呈锥体形，苏木精-伊红（HE）染色标本中难以与基细胞相区别，电镜下胞质内含有许多膜包致密核心颗粒，故称小颗粒细胞。小颗粒细胞是一种内分泌细胞，属于弥散神经内分泌系统。颗粒内含有多种胺类或肽类物质，如5-羟色胺、铃蟾肽、降钙素、脑啡肽等，分泌物可能通过旁分泌作用，或经血液循环，参与调节呼吸道血管平滑肌的收缩和腺体的分泌。

上皮与固有层之间有明显的

基膜，是气管上皮的特征之一。固有层结缔组织中弹性纤维较多，使管壁具有一定弹性。固有层内也常见淋巴组织，它与消化管管壁内的淋巴组织一样，也有免疫性防御功能。浆细胞分泌的IgA与上皮细胞产生的分泌片结合形成分泌型IgA（SIgA），释入管腔，可抑制细菌繁殖和病毒复制等，发挥免疫防御作用。

黏膜下层　为疏松结缔组织，与固有层和外膜无明显分界。黏膜下层除有血管、淋巴管和神经外，还有较多混合性腺。

外膜　为疏松结缔组织，较厚，主要有16~20个C形透明软骨环构成管壁支架，软骨环之间以弹性纤维组成的膜状韧带连接，支撑气管保持通畅并具有一定弹性。软骨环的缺口朝向气管后壁，缺口处有弹性纤维组成的韧带和平滑肌束。咳嗽反射时平滑肌收缩，使气管腔缩小，有助于清除痰液。

（赵培林）

zhīqìguǎn

支气管（bronchus）　连于气管和肺之间的管道。支气管管壁结构及功能与气管相似。气管分为

左右两主支气管后，管径变细，管壁变薄，3层分界更不明显。支气管壁内的软骨环较少，形态也渐不规则，或环绕成环行，或体积变小呈不规则软骨片；平滑肌则逐渐增多，螺旋形排列，其收缩有利于分泌物排出。

（赵培林）

fèi

肺（lung）　位于胸腔内，外面覆以浆膜（即胸膜脏层），表面为间皮，深部为结缔组织的气体交换器官。

形态结构　肺的组织结构分为实质和间质两部分。实质即肺内支气管及其各级分支和终端的大量肺泡；间质为肺内的结缔组织，含有血管、淋巴管和神经。

支气管树　支气管经肺门入肺后反复分支呈树枝状管道，称支气管树。人的支气管至肺泡约有24级分支。支气管（第1级）的分支为叶支气管（第2级），右肺3支，左肺2支。叶支气管分为段支气管（第3~4级），左、右肺各10支。段支气管反复分支为小支气管（第5~10级），继而再分支为细支气管（第11~13级），细支气管又分支为终末细支气管（第14~16级）。从叶支气管至终末细支气管称为肺的导气部。终末细支气管以下的分支称为肺的呼吸部，包括呼吸性细支气管（第17~19级）、肺泡管（第20~22级）、肺泡囊（第23级）和肺泡（第24级）。

肺小叶　每个细支气管连同它的分支至末端肺泡，组成一个肺小叶（图1）。肺小叶呈锥体形，尖向肺门，底向肺表面，小叶间为结缔组织间隔。肺小叶是肺的结构单位，每叶肺有50~80个肺小叶，直径1~2.5cm。临床上称仅累及若干肺小叶的炎症为

小叶性肺炎，而累及肺段、肺叶的大范围炎症称为大叶性肺炎。

肺导气部　是气流通过的管道，各段管道随分支变细、管径变小，管壁渐薄，结构也逐渐变化，愈趋简单。

叶支气管至小支气管　管壁结构与支气管基本相似，但管径渐细，至小支气管的内径为 2～3mm，管壁渐薄。管壁结构发生移行性改变：①上皮仍为假复层纤毛柱状，也含有前述几种细胞，但上皮变薄，杯状细胞逐渐减少。固有层变薄，其外侧出现少量的环行平滑肌。②黏膜下层腺体逐渐减少。③外膜中的软骨呈不规则片状，并逐渐减少。软骨片之间平滑肌相对增多，从分散排列渐成环形肌束。

细支气管　内径约 1mm，上皮由假复层纤毛柱状渐变为单层纤毛柱状，杯状细胞、腺体和软骨逐渐减少或消失，环行平滑肌则更为明显，黏膜常形成皱襞。

终末细支气管　内径约为 0.5mm，黏膜皱襞更明显，上皮为单层柱状或立方形，无杯状细胞、腺体和软骨片全部消失，平滑肌则更明显，形成完整的环行层。终末细支气管上皮内除少部分纤毛细胞外，大部为无纤毛的柱状分泌细胞［克拉拉（Clara）细胞］。电镜下，分泌细胞顶部呈圆顶状凸向管腔，顶部胞质内含分泌颗粒（图 2）。一般认为分泌细胞的分泌物中含蛋白水解酶，可分解管腔内的黏液，利于排出；细胞内还含有较多的氧化酶系，可对吸收的毒物或某些药物进行生物转化，使其毒性减弱或便于排出。上皮受损时，该细胞能分化成纤毛细胞。还有认为，分泌细胞能产生表面活性物质，以降低细支气管的表面张力。细支气

管和终末细支气管的环行平滑肌，在自主神经的支配下收缩或舒张，以调节进出肺泡的气流量。正常情况下吸气时平滑肌松弛，管腔扩大；呼气末时，平滑肌收缩，管腔变小。在支气管哮喘等病理情况下，平滑肌发生痉挛性收缩，以致呼吸困难。

肺呼吸部　是呼吸系统完成换气功能的部位，共同特点是管壁都带有肺泡。

呼吸性细支气管　终末细支气管的分支，每个终末细支气管分成 2 支及以上呼吸性细支气管。它是肺导气部向呼吸部过渡的管道，其管壁上有肺泡的开口，因而管壁结构不完整。呼吸性细支气管的管壁结构与终末细支气管相似，上皮为单层立方型，也由纤毛细胞和分泌细胞构成。在肺泡开口处，单层立方上皮移行为肺泡的单层扁平上皮（图 3）。上皮下结缔组织内有少量弹性纤维和环行平滑肌。

肺泡管　呼吸性细支气管的分支，每个呼吸性细支气管分支形成 2～3 个或更多个肺泡管，其管壁上有许多肺泡开口，故其自身的管壁结构很少，仅存在于相邻肺泡开口之间，此处呈结节状膨大，表面为单层立方或扁平上皮，上皮下为薄层结缔组织和少量平滑肌束及弹性纤维，平滑肌纤维环绕于肺泡开口处（图 4）。

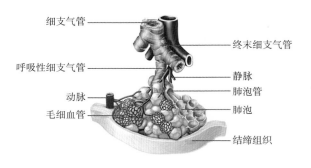

图 1　肺小叶结构

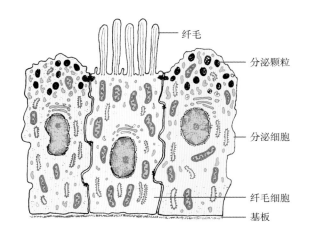

图 2　终末细支气管上皮细胞超微结构

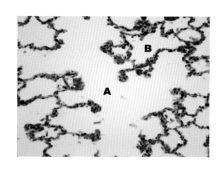

图3　肺呼吸部光镜像（HE×400）

注：A. 肺泡管；B. 肺泡囊

肺泡囊　是若干共同开口的肺泡围城的囊腔，延续于肺泡管，每个肺泡管通连2~3个肺泡囊。肺泡囊的相邻肺泡之间为薄层结缔组织，在肺泡开口之间无环行平滑肌，故在切片中不呈现结节状膨大（图4）。

肺泡　见肺泡。

肺血管、淋巴管和神经　主要分布于肺内的结缔组织。

血管　肺有两组血管系统，即肺循环和支气管循环。

肺循环　是肺的功能性血循环。肺动脉属弹性动脉，从肺门入肺后，随支气管分支而分支，至肺泡隔内形成毛细血管网。在肺泡处进行气体交换后，汇集成小静脉，行于肺小叶间结缔组织内，而不与肺动脉的分支伴行。小静脉汇集成较大的静脉后，与支气管分支及肺动脉分支伴行，最后在肺门处入汇合成两条肺静脉出肺。

支气管循环　是肺的营养性血循环，体循环的组成部分。支气管动脉为肌性动脉，入肺后，沿途在肺导气部和呼吸性细支气管管壁内以及肺动脉、肺静脉管壁内和肺间质内分支形成毛细血管，其内皮为有孔型，为肺组织提供营养。支气管动脉也有终末分支参与形成肺泡隔内的毛细血管网，部分汇入肺静脉，部分汇集形成支气管静脉，与支气管伴行，由肺门出肺。支气管动脉还分支供应胸膜和肺淋巴结。由于全身血液均通过肺循环，因而肺血管内皮细胞的代谢作用对机体有重要意义，内皮细胞具有激活、合成和灭活流经肺循环的各种生物活性物质的作用。

淋巴管　有浅丛和深丛两组。浅丛分布在胸膜内，淋巴丛汇合形成几支较大的淋巴管，将淋巴输入肺门淋巴结。深丛分布在肺支气管树的管壁和肺泡隔内以及肺血管的周围，最后也汇合成几支淋巴管，伴行肺静脉，也注入肺门淋巴结。

神经　肺受内脏运动神经支配，传入神经纤维和传出神经纤维在肺门处形成肺丛。传出神经纤维包括交感神经和副交感神经，分布于支气管树平滑肌、血管平滑肌和腺体。交感神经纤维为肾上腺素能神经，兴奋时使支气管平滑肌松弛，血管收缩，腺体分泌减少；副交感神经纤维为胆碱能神经，兴奋时使支气管平滑肌收缩、血管扩张和腺体分泌增强。传入神经纤维末梢分布于支气管树管壁黏膜、肺泡上皮和胸膜的结缔组织内，纤维出肺后行于迷走神经内，将肺内的刺激传入呼吸中枢。

（赵培林）

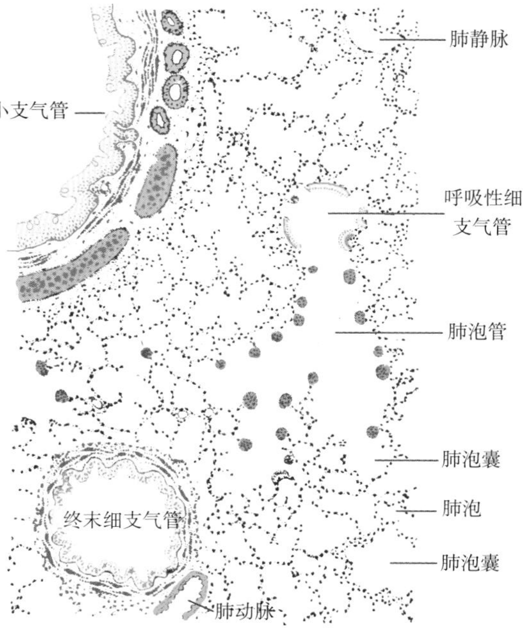

fèipào

肺泡（pulmonary alveoli）　肺内多面体形有开口的囊泡。为支气管树的终端部分，是构成肺的主要结构。肺泡为半球形的小囊状结构，开口于肺泡囊、肺泡管和呼吸细支气管，是肺进行气体交换的部位。成年人的每侧肺有$(3~4) \times 10^9$个肺泡，每侧面积为70~80m^2。

形态结构　肺泡直径约200μm，壁很薄，由单层肺泡上皮及基膜构成。相邻肺泡紧密相贴，仅隔以薄层结缔组织，称为

肺静脉

小支气管

呼吸性细支气管

肺泡管

肺泡囊

终末细支气管

肺泡

肺泡囊

肺动脉

图4　肺泡管结构

肺泡隔（图1）。

肺泡上皮　由Ⅰ型肺泡细胞和Ⅱ型肺泡细胞组成。

Ⅰ型肺泡细胞　细胞扁平，表面较光滑，含核部分略厚，其余部分很薄，厚约0.2μm，光镜下难辨认，电镜下清晰可见。Ⅰ型肺泡细胞数量较Ⅱ型肺泡细胞少，但宽大而扁薄，覆盖肺泡表面的绝大部分，参与构成气-血屏障，是进行气体交换的部位。相邻Ⅰ型肺泡细胞之间或Ⅰ型与Ⅱ型肺泡细胞之间有紧密连接。胞质内细胞器甚少，但吞饮小泡甚多，细胞以吞饮方式吞入吸入空气中的微小尘粒和上皮表面的表面活性物质，转运至间质内经淋巴转运和消除。Ⅰ型肺泡细胞无增殖能力，损伤后由Ⅱ型肺泡细胞增殖分化补充。

Ⅱ型肺泡细胞　散在分布于Ⅰ型肺泡细胞之间，细胞数量较Ⅰ型肺泡细胞多，但仅覆盖肺泡表面的很小部分。细胞较小、立方形或圆形，凸向肺泡腔，核圆形，胞质着色浅，呈泡沫状（图1）。Ⅱ型肺泡细胞是一种分泌细胞，电镜下可见细胞表面有短小微绒毛，胞质内除富含线粒体、粗面内质网、高尔基复合体和溶酶体外，还有许多分泌颗粒（图2）。颗粒大小不一，直径0.1~1μm，电子密度高，内含同心圆或平行排列的板层结构，称嗜锇性板层小体。主要化学成分有磷脂（主要是二棕榈酰卵磷脂）、蛋白质和糖胺聚糖等。细胞以胞吐方式将颗粒内容物释放，分泌物中的磷脂等成分在肺泡上皮表面铺展成一层薄膜，称表面活性物质。该物质在肺泡上皮表面与气体之间形成界面，有降低肺泡表面张力的作用，使肺泡回缩力降低，减少吸气阻力，便于吸气。

此外，表面活性物质对稳定肺泡大小起重要作用。吸气时肺泡扩大，表面活性物质分布稀薄，肺泡表面张力增大，回缩力增强，可防止肺泡过度膨大；呼气时肺泡缩小，表面活性物质密度增加，表面张力减小，肺泡回缩力减小，可避免肺泡塌陷。表面活性物质由Ⅱ型肺泡细胞不断产生，经Ⅰ型肺泡细胞吞饮转运或经呼吸道排出，保持不断更新。Ⅱ型肺泡细胞还有分裂增殖并转化为Ⅰ型肺泡细胞的功能。

肺泡隔　相邻肺泡之间的薄层结缔组织，属肺的间质。肺泡隔内含密集的连续型毛细血管，紧贴肺泡上皮，有利于肺泡腔中的O_2与毛细血管中的CO_2进行交换。内皮甚薄，无孔，胞质内含较多吞饮小泡。隔内弹性纤维也很丰富，使肺泡富有弹性。也有少量胶原纤维和网状纤维，并有成纤维细胞、巨噬细胞、浆细胞和肥大细胞等以及淋巴管和神经纤维。肺巨噬细胞是体内单核吞噬细胞系统的重要成员，广泛分布于肺间质，肺泡隔中最多，可迁移进入肺泡腔。肺巨噬细胞的吞噬、免疫和分泌作用都十分活跃，有重要防御功能。吸入空气

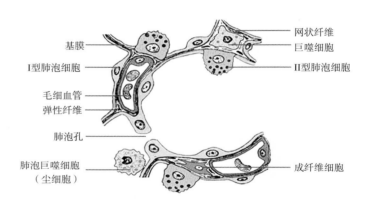

图1　肺泡及肺泡隔

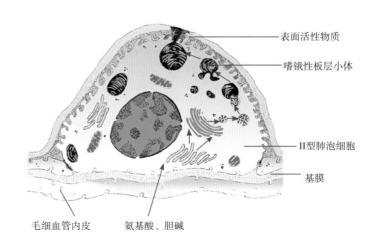

图2　Ⅱ型肺泡细胞超微结构

中的尘粒、细菌等异物进入肺泡和肺间质，多被巨噬细胞吞噬清除，故细胞胞质内常见尘粒、次级溶酶体及吞噬体等。胞质内含大量尘粒的肺巨噬细胞又称尘细胞。肺巨噬细胞还可吞噬衰老的红细胞，在心力衰竭患者出现肺淤血时，大量红细胞从毛细血管溢出，被巨噬细胞吞噬，胞质内含许多血红蛋白的分解产物含铁血黄素颗粒，此种肺巨噬细胞又称心衰细胞。吞噬异物的巨噬细胞，有的从肺泡腔经呼吸道黏液流动和纤毛运动而被咳出，有的进入肺淋巴管随淋巴进入肺淋巴结内。

不同部位肺泡隔的厚薄不一，隔内的毛细血管大多紧贴肺泡，上皮基膜与内皮基膜相互融合；有的部位的肺泡上皮与毛细管之间有少量结缔组织。

肺泡孔　相邻肺泡之间气体流通的小孔，直径 $10 \sim 15 \mu m$，一个肺泡上可有一个或数个。肺泡孔是沟通相邻肺泡的孔道，可均衡肺泡内气体的含量。当某个终末细支气管或呼吸细支气管阻塞时，肺泡孔起侧支通气的作用，防止肺泡萎缩；在肺内感染时，病菌也可通过肺泡孔扩散，而使炎症蔓延。

气-血屏障　肺泡内气体与血液内气体分子进行交换所通过的结构，又称呼吸膜，由以下结构组成：肺泡表面液体层、Ⅰ型肺泡细胞与基膜、薄层结缔组织、毛细血管基膜与内皮。有的部位的肺泡上皮与血管内皮之间无结缔组织，两层基膜直接相贴而融合。气-血屏障很薄，总厚度为 $0.2 \sim 0.5 \mu m$，有利于气体交换的迅速进行。间质性肺炎时，肺泡隔结缔组织水肿，炎症细胞浸润，致使肺气体交换功能障碍，引起

机体缺氧。

与临床联系　胎儿在妊娠第 $25 \sim 30$ 周时Ⅱ型肺泡细胞才能产生表面活性物质，以后分泌量逐渐增加。倘若早产儿或新生儿因先天性缺陷引起肺表面活性物质产生不足或缺如，可使肺泡表面张力过大，肺泡扩张困难，导致新生儿呼吸窘迫症，患儿还因血氧不足，肺毛细血管通透性增大，血浆蛋白质漏出，在肺泡上皮表面沉积形成一层透明膜样物质，也影响肺泡的扩张和气体交换，称新生儿透明膜病。

老年人弹性纤维退化、炎症等病变也可破坏弹性纤维，使肺泡弹性减弱，肺泡渐扩大，导致肺气肿，肺换气功能降低。

（赵培林）

mìniào xìtǒng

泌尿系统（urinary system）

形成和排出尿液，清除机体代谢终产物和过剩的物质的系统。包括一对生成尿液的肾、一对运送尿液的输尿管、一个暂储尿液的膀胱和一条将尿液排出体外的尿道。泌尿系统通过肾的尿生成过程（即血浆在肾小体血管球滤过形成滤液、滤液流经肾小管和集合管被选择性重吸收、肾小管和集合管的分泌），调节机体的水、电解质和酸碱平衡，以保持内环境的相对稳定；肾能合成和分泌多种生物活性物质，如肾素、促红细胞生成素（EPO）、羟化的维生素 D_3、前列腺素等，分别与血压的调节、骨髓红细胞生成的调节、钙代谢的调节以及血管活动的调节有关。

（张君慧）

shèn

肾（kidney）　位于腹膜后方脊柱两侧，形似蚕豆红褐色的器官。是人体最主要的排泄器官。肾生

成尿液，排除体内多余的水和代谢终产物，以调节血容量、达到电解质和酸碱平衡，维持机体内环境的稳定；并分泌多种生物活性物质，以保证机体正常的生理功能。

形态结构　肾外侧缘隆凸，内侧缘中央凹陷，称为肾门，是肾动脉、肾静脉、淋巴管、神经、肾盂等出入之处。肾盂呈扁平漏斗状，将肾髓质与输尿管相连接。肾盂向肾内分支成 $2 \sim 3$ 个肾大盏，每个肾大盏再分支成 $2 \sim 3$ 个肾小盏，每个肾小盏包绕 $1 \sim 3$ 个肾乳头。

肾被膜　主要由纤维性结缔组织和少量平滑肌构成，又称纤维膜。

肾实质　分为皮质和髓质两部分（图1）。肾皮质主要在外周部，由髓放线和皮质迷路组成；髓质位于皮质深层，由 $10 \sim 18$ 个肾锥体构成，肾锥体内有许多直行的管道，呈条纹状。肾锥体之间有皮质结构伸入，称为肾柱。肾锥体的底部较宽且略呈弧形，与皮质相连，从肾锥体底呈辐射状伸向皮质的条纹状结构即为髓放线，是髓质内直行管道在皮质的延续，皮质迷路是位于髓放线之间的皮质结构，呈颗粒状。肾锥体顶部钝圆，称肾乳头，伸入肾小盏内。每个肾乳头顶端有 $10 \sim 25$ 个小孔，是乳头管的开口，形如筛状，又名筛区。肾产生的尿液由此进入肾小盏。

肾髓质又分为外髓和内髓，外髓靠近肾皮质，条纹较密，染色较深；内髓包括肾乳头，比外髓窄，条纹较稀，染色较浅。每条髓放线及其周围的皮质迷路组成一个肾小叶，皮质迷路中央部分有小叶间动脉和小叶间静脉穿行。一个肾锥体及与其相连的皮

质组成一个肾叶。人胚胎时肾叶明显，出生一年左右，分叶已不明显。

组织结构　光镜下，肾实质内可见肾单位、集合管、血管及肾间质（图2）。

肾单位　是肾结构和功能的基本单位。每侧肾有（1~2）× 10^6 个肾单位，与集合管共同行使泌尿功能。肾单位由一个膨大成球状的肾小体和一条细长弯曲的肾小管构成。肾小体包括血管球和包绕血管球的肾小囊。血管球为一团毛细血管，与入球微动脉和出球微动脉相连；肾小囊与肾小管相通。肾小管分为近端小管、细段与远端小管 3 段。其中近端小管和远端小管又分直部和曲部。肾小管的起始段与肾小体的肾小囊相连，呈蟠曲状在肾小体附近走行，称近曲小管；继而变直称近直小管，从皮质向髓质方向直行；随后管径变细，称细段；细段折返上行向皮质方向，之后管径又变粗，先是直行称远直小管，之后又呈蟠曲状走行于所相连的肾小体附近，称远曲小管，最后汇入集合管。近端小管直部、细段和远端小管直部构成 U 形的髓袢［又称亨勒袢（Henle loop）或肾单位袢］，髓袢由皮质向髓质方向下行的一段称髓袢降支，而由髓质向皮质方向上行的一段称髓袢升支。

根据肾小体在皮质中的位置不同，可将肾单位分为浅表肾单位和髓旁肾单位。浅表肾单位又称短袢肾单位，数量较多，约占肾单位总量的85%；肾小体位于皮质浅层和中层，体积较小，髓袢较短，仅伸达肾髓质外髓，有时甚至不进入肾锥体，髓袢中的细段也短，仅位于髓袢降支内，有时可缺如。髓旁肾单位又称长

袢肾单位，数量较少，约占肾单位总量的15%；其肾小体靠近肾锥体，体积较大，髓袢较长，可深达肾髓质内髓，有些髓袢可伸至近乳头尖处，髓袢中的细段较长，位于髓袢降支和升支内。

肾小体的功能是将血管球毛细血管内的部分血浆成分滤入肾小囊的囊腔内，形成原尿（又称滤液）；而肾小管则能重吸收原尿内的大部分水、无机盐和几乎全部的营养物质，并有分泌、排泄等作用。

集合管　分为弓形集合管、

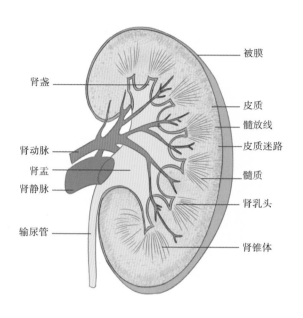

图1　肾纵切面观

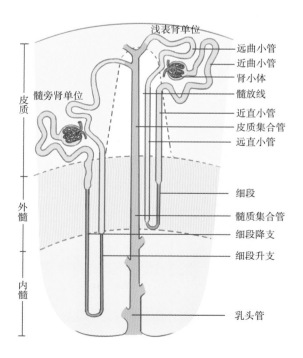

图2　肾的组织结构

皮质集合管和髓质集合管，髓质集合管的末端部分为乳头管。集合管主要参与尿液浓缩。肾小囊、肾小管和集合管又统称为泌尿小管。肾单位和集合管在皮质和髓质内分布规律（表），肾小体和肾小管的弯曲部分位于皮质迷路和肾柱内，肾小管的直行部分与集合管位于髓放线和肾锥体内。

在血管球与入球微动脉和出球微动脉相连的一侧，可见球旁复合体，由球旁细胞、致密斑和球外系膜细胞构成，与调节机体血压、血容量和电解质平衡有关。

肾间质 是指位于肾单位、集合管之间的结缔组织。肾间质在肾内分布不均匀，从皮质向髓质逐渐增加，乳头管之间含量较多；皮质内间质体积占 5%～7%，至内髓时，间质体积可达 30%。肾间质内有纤维、基质，还有多种类型的间质细胞，包括数量较多的成纤维细胞、树突状细胞和少量的巨噬细胞、淋巴细胞等，其中皮质间质的成纤维细胞能产生促红细胞生成素（EPO）。髓质间质中主要的细胞成分是载脂间质细胞。电镜下可见细胞略长，呈不规则形，有长突起，突起可与邻近的血管和髓袢相接触；载脂细胞长轴与髓袢、直小血管垂直，通常成排地排列在相邻的管道之间，呈"阶梯结构"。胞质内细胞器发达，有丰富的内质网、高尔基复合体、溶酶体、线粒体、微丝、微管等，还含有嗜锇性脂滴。载脂间质细胞有多种功能：①参与形成内髓间质的纤维与基质。②产生前列腺素（PGE$_2$ 和 PGF$_{2\alpha}$）等。③产生肾髓质血管降压脂，包括肾髓质抗高血压极性脂和肾髓质抗高血压中性脂，有较强的降压效应。④有吞噬功能。⑤细胞排列方式有利于尿液浓缩，当细胞收缩时，可促进血管内血液带走重吸收的水分。

肾盏和肾盂 为肾内排尿道。肾盏的上皮与髓质集合管的乳头管上皮相移行，从单层高柱状变为由 2～3 层细胞构成的薄变移上皮；上皮外有少量结缔组织和环行平滑肌。肾盂的变移上皮略厚，肌层的平滑肌增厚为内纵行、外环行。

肾的血液循环 与肾功能密切相关。

血流途径 肾动脉经肾门入肾，分出数支叶间动脉，沿肾锥体之间上行至皮质与髓质交界处，分支形成与肾表面平行走行的弓形动脉。弓形动脉分出若干小叶间动脉，呈放射状在皮质迷路内上行，走向皮质表面，其末端在被膜下形成毛细血管网。小叶间动脉沿途分出许多入球微动脉进入肾小体，形成血管球，而后汇合成出球微动脉。离开肾小体的出球微动脉再次形成球后毛细血管网，分布在相应的肾小管周围。毛细血管网依次汇合成小叶间静脉、弓形静脉和叶间静脉，分别与相应动脉伴行，最后形成肾静脉出肾。髓旁肾单位的出球微动脉部分形成肾小管周围的球后毛细血管网，部分形成若干直小血管降支下行入髓质，而后折返上行为直小血管升支，汇入小叶间静脉，构成 U 形直小血管，与髓袢伴行（图 3）。

特点 ①血液供应丰富：静息状况下，两肾的血流量约为 1200ml/min，相当于心输出量的 1/5～1/4，充足的血流量是尿生成的前提。②约 94% 的血液流经皮质，进入肾小体形成原尿，其余 5%～6% 分布在外髓，不足 1% 供应内髓。③有两套毛细血管网，即入球微动脉分支形成肾小体的血管球，以及出球微动脉在肾小管周围形成球后毛细血管网。入球微动脉管径较出球微动脉粗，使血管球内的血压力高，有利于肾小体滤过；球后毛细血管的血压较低，有利于肾小管重吸收，有营养和运输重吸收物质的作用。④髓质内的直小血管与髓袢相伴行，有利于肾小管和集合管的重吸收和尿液浓缩。

肾内淋巴管和神经 肾内淋巴管分为被膜淋巴丛和肾内淋巴丛两组。被膜淋巴丛的毛细淋巴管汇入被膜淋巴管；肾内淋巴丛的毛细淋巴管环绕分布于肾小体和肾小管周围，沿血管逐级汇集成小叶间淋巴管、弓形淋巴管和叶间淋巴管，最终与被膜淋巴管

表 肾单位与集合管的组成与分布

组成					分布
肾单位	肾小体	血管球			皮质迷路
		肾小囊			
	肾小管	近端小管	曲部		皮质迷路、肾柱
			直部	髓袢	髓放线、肾锥体
		细段			
		远端小管	直部	髓袢	皮质迷路、肾柱
			曲部		皮质迷路、肾柱
集合管	弓形集合				
	皮质集合				髓放线
	髓质集合管				肾锥体
				泌尿小管	

在肾门处会合出肾，进入肾动脉与腹主动脉交界附近的腰淋巴结。肾的神经源于肾丛，有交感神经和副交感神经。神经纤维从肾门入肾，主要分布于肾血管、肾单位、球旁复合体，通过血管收缩和扩张以调控肾的生理功能；神经活动可使肾素分泌增加。

功能 生成尿液；合成和分泌多种激素或生物活性物质。流经血管球的血液通过肾小体的滤过，血浆中除蛋白质外的成分均能进入肾小囊腔，形成原尿，成年人一昼夜两肾形成的原尿约180L。肾小管、集合管通过重吸收、分泌、排泄和尿液浓缩作用，将原尿中99%的水、离子，几乎全部的葡萄糖、氨基酸等重新吸收返回血液循环，每日的终尿量仅为1.5~2L，尿液含多种排泄物，如一定量的尿素、肌酐、尿酸、有机酸等，为机体代谢终产物。尿液形成过程是机体调节血容量、维持酸碱平衡和电解质平衡的过程。

肾能产生多种激素或生物活性物质，如肾间质中的成纤维细胞产生EPO、载脂间质细胞产生前列腺素和肾髓质血管降压脂、球旁细胞分泌肾素等，对机体的生理功能有重要调节作用，或在肾功能的局部调节过程中起重要作用。

（张君慧）

shènxiǎotǐ

肾小体（renal corpuscle） 肾单位中的球形结构。临床一般称肾小球，直径约200μm，由入球微动脉分支形成的血管球和包绕血管球的肾小囊组成（图1）。

组织结构 肾小体有两个极，微动脉出入的一端称血管极，在其对侧端，肾小囊与近曲小管通连处则称尿极。

血管球 是一团蟠曲成球状的动脉性毛细血管丛，起自肾动脉的终末支——入球微动脉。后者从肾小体的血管极进入肾小囊内，分4~5支，即初级分支，每个分支再分出许多袢状的毛细血管。由每个初级分支形成的一组毛细血管袢构成一个小叶或节段。小叶内毛细血管及相邻小叶间的毛细血管可相互吻合成网，小叶中轴有血管系膜支持，各小叶的血管系膜在血管极处汇集成蒂，与球外系膜相延续。小叶的毛细血管在近血管极处汇集成一条出球微动脉离开肾小囊。入球微动脉短而粗，出球微动脉细而长，故血管球毛细血管内血压较高。

血管球毛细血管属有孔毛细血管（图2）。内皮细胞呈扁平状，含核部位较厚，常位于血管系膜侧，其余部分呈薄膜状。核较小，染色略深；核周胞质内有少量细胞器，如线粒体、内质网、小泡等；内皮细胞菲薄部有环形或不规则的窗孔，孔径为50~100nm，无隔膜，窗孔总面积达血管球毛细血管表面积的30%~40%，有利于血液中的小分子物质滤出。内皮游离面和内皮孔周围的细胞衣富含带负电荷的唾液酸糖蛋白。

血管球基膜（GBM） 位于内皮细胞和肾小囊脏层足细胞的足突之间，为均匀一致的薄膜，过碘酸希夫（PAS）反应阳性，厚度为（300±100）nm。血管球毛细血管内皮基底面附着于GBM。电镜下，GBM分3层，即内疏层、致密层和外疏层。致密层位于中层，厚200~240nm，由许多相互吻合的细丝密集而成，有明显的抗拉强度，以抵抗血管球毛细血管壁的扩张；内疏层厚20~40nm，外疏层厚40~50nm，细丝交织成疏松的网状结构，内疏层的细丝横跨于血管球毛细血管内皮和致密层间，外疏层的细丝横跨于致密层与足突之间，内皮细胞和足细胞的足突牢固地固着于致密层。GBM的主要成分为

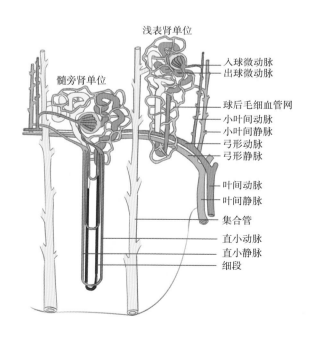

浅表肾单位
髓旁肾单位
入球微动脉
出球微动脉
球后毛细血管网
小叶间动脉
小叶间静脉
弓形动脉
弓形静脉
叶间动脉
叶间静脉
集合管
直小动脉
直小静脉
细段

图3 肾的血液循环

Ⅳ型、Ⅴ型、Ⅵ型胶原，层粘连蛋白，纤连蛋白和糖胺聚糖等，糖胺聚糖以带负电荷的硫酸肝素为主。

血管系膜　小叶中轴的血管系膜又称球内系膜，邻接于血管球毛细血管之间（图3），直接与血管系膜接触的一侧毛细血管管壁外无基膜。血管系膜主要由球内系膜细胞和系膜基质组成。光镜下，血管球内的3种细胞不易区别，但各类细胞的核着色略有不同，球内系膜细胞核的染色最深，内皮细胞次之，足细胞最浅。电镜下可见球内系膜细胞呈星形多突，突起长短不一，可伸至邻近的内皮与基膜之间；核小而圆，电子密度略高；胞质内有较发达的内质网、高尔基复合体、丰富的核糖体、散在的溶酶体和大小不一的吞噬体；胞体和突起内有较多的微管、微丝和中间丝。球内系膜细胞主要功能为：①合成和分泌系膜基质的成分。②吞噬和清除滤入基质内的小分子或大分子物质，释放溶酶体的多种蛋白水解酶，降解血管球内沉积的异物或免疫复合物。③合成和分泌多种酶类及生物活性物质，如中性蛋白酶、纤维蛋白溶解酶原激活因子Ⅰ、尿激酶、纤维蛋白酶原激活抑制因子Ⅰ、白细胞介素-1（IL-1）、血小板衍生生长因子类似物、胰岛素样生长因子Ⅰ等。④系膜细胞是一种收缩性细胞，相当于平滑肌样细胞。系膜细胞的收缩可防止血管球毛细血管因较高静水压而扩张，维持毛细血管的结构稳定。

系膜基质由系膜细胞产生，为基膜样物质，填充在系膜细胞之间，对毛细血管袢起支持作用。其电子密度较GBM低；许多胶原原纤维交织成疏松的网状结构；

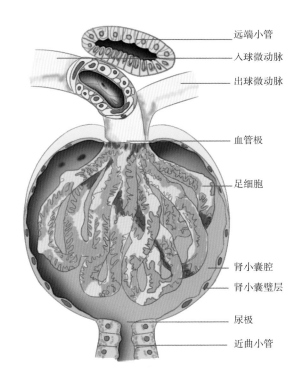

图1　肾小体结构

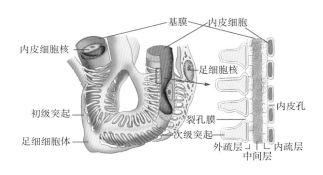

图2　滤过屏障

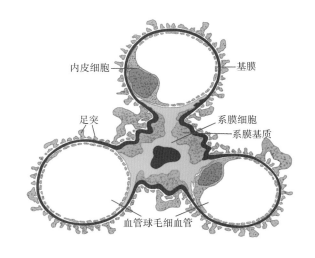

图3　血管系膜与毛细血管

基质内有密集的弹性微原纤维网，部分微原纤维聚集成束，连接系膜细胞的突起与相邻 GBM 的致密层，将系膜细胞收缩时产生的力传递到 GBM。基质除富含Ⅳ型胶原外，还含有Ⅲ型、Ⅴ型和Ⅵ型胶原，纤连蛋白，层粘连蛋白以及硫酸肝素、硫酸皮肤素、硫酸软骨素等，基质呈亲水的带阴离子的水合凝胶状，有利于血管球毛细血管内血浆成分滤入肾小囊腔内。血管系膜内还可见少量巨噬细胞。球内系膜细胞具有分裂能力，球内系膜细胞增生和基质增多是肾小球疾病中很常见的病变，如见于 IgA 肾病、狼疮性肾炎、膜增生性肾小球肾炎、局灶节段性肾小球硬化等。系膜增生导致毛细血管管腔变窄，甚至闭塞，最终引起肾小体纤维化。

肾小囊　又称鲍曼囊（Bowman capsule），是肾小管的盲端膨大凹陷而形成的杯状双层囊，包绕在血管球外，两层之间的狭窄腔隙即肾小囊腔或鲍曼囊腔。肾小囊内层（即脏层）贴附于血管球毛细血管表面，脏层上皮由足细胞构成；在血管极脏层反折构成肾小囊外层（即壁层），壁层内衬单层扁平上皮，在肾小体的尿极处与近曲小管上皮相连续，肾小囊腔与肾小管腔在此相通。

壁层上皮　细胞呈扁平的多边形，厚 $0.1 \sim 0.3 \mu m$，含核部突向肾小囊腔，厚 $2 \sim 3.5 \mu m$；细胞表面有 $1 \sim 2$ 根纤毛和少量微绒毛，胞质内细胞器稀疏，有少量核糖体、粗面内质网、较小的线粒体、高尔基复合体、肌动蛋白细丝束等。上皮基底面有一层厚 $1.2 \sim 1.5 \mu m$ 的基膜，呈 PAS 阳性，电镜下可分为透明层和致密层，外附网状纤维。基膜在肾小体的血管极和尿极明显变薄，并

分别与血管球基膜、近曲小管上皮基膜相连。壁层上皮细胞可能是一种未分化的储备细胞，在病理情况下可明显增生。快速进行性肾小球肾炎时，增生的壁层上皮细胞、渗出的单核/巨噬细胞等在血管球外侧形成新月体或环状体，充填部分或全部肾小囊腔，可压迫血管球的毛细血管。

脏层上皮　足细胞高度特化，体积较大，呈扁平分支状。扫描电镜下可见胞体凸向肾小囊腔，从胞体伸出几支大的初级突起，在初级突起上再发出许多长指状的次级突起，有的次级突起还分出三级突起。次级突起和三级突起也称足突，其末端膨大如足，呈薄片状紧贴在血管球的毛细血管基膜外面。相邻足细胞的足突或足细胞自身的足突互相穿插相嵌，呈栅栏状。相嵌的突起之间有宽约 $20 \sim 40 nm$ 的裂隙，称滤过裂隙或裂孔，裂孔上覆盖一层 $4 \sim 6 nm$ 厚的裂孔膜。透射电镜观察足细胞核大，染色较浅，胞质内有发达的粗面内质网、丰富的游离核糖体和发达的高尔基复合体；常见吞饮小泡和多泡体；骨架系统如微管、微丝和中间丝较丰富，含肌动蛋白和角蛋白的微丝可一直延伸到足突膜。足细胞有多种重要的功能：①合成 GBM 的蛋白成分，包括Ⅳ型胶原、硫酸乙酰肝素、纤连蛋白、层粘连蛋白、巢蛋白等，与 GBM 的形成与更新有关。②有活跃胞吞活动，参与清除 GBM 上的沉淀物。③对血管球毛细血管起支持作用。④足突收缩能可改变裂孔的大小，以调节毛细血管的管径和血流量，从而影响滤过膜的通透性。⑤足突表面的细胞衣厚，富含带负电荷的唾液酸，可阻拦血浆白蛋白分子的漏出。出生后的足细胞无

分裂能力，数量不再增加。病理情况下，足细胞是最易受损伤和最先出现病变的细胞。

极周细胞　在血管极肾小囊壁层与脏层上皮移行处的一种圆形细胞，包绕血管极，每个肾小体可有 $1 \sim 10$ 个。细胞的基底位于肾小囊的基膜上，游离面向着肾小囊腔，表面有微绒毛。胞质内有丰富的粗面内质网、发达的高尔基复合体和少量线粒体，顶部胞质有大量的有膜包被的圆形颗粒，细胞间有连接复合体。极周细胞可能是一种分泌细胞，但功能尚不清楚。推测其排入肾小囊的分泌物可调节肾小管上皮对钠的重吸收。

功能　滤过血浆，在肾小囊腔内形成原尿或称滤液。血液从入球微动脉流经血管球毛细血管时，由于管内血压较高，血浆中的水和小分子溶质成分经毛细血管内皮孔、GBM 和足细胞裂孔膜滤入肾小囊腔（图3），这 3 层结构称为滤过屏障或滤过膜。滤入肾小囊腔的液体称滤液或原尿，成年人一昼夜两肾可形成约 180L 原尿。原尿中除蛋白质含量极微外，其他成分的浓度、渗透压和 pH 均与血浆的相似。

滤过膜及其通透性是维持肾小体正常滤过功能的关键因素之一。成年人两侧肾有 $(2 \sim 4) \times 10^6$ 万个肾单位，全部肾小体的滤过总面积约达 $1.6 m^2$，正常情况下，其保持稳定，有利于血浆的滤过。滤过面积的减少直接影响肾小体的滤过率，在快速进行性肾小球肾炎时，正常的肾小体数量减少，大量肾小体纤维化，使滤过面积明显减少而降低肾小体滤过率，引起少尿甚至无尿。滤过膜 3 层结构的分子孔径分别限制了不同大小、形状分子的滤过，

其中 GBM 和裂孔膜的作用更大。分子有效半径小于 2.0nm、相对分子质量小于 70 000 的中性物质可以自由滤过，如葡萄糖、多肽、尿素、电解质和水等；有效半径大于 4.2nm 的物质则不能滤过；有效半径在 2.0～4.2nm 的物质，随有效半径增加，滤过量逐渐降低。另外，血管球毛细血管内皮表面、足细胞的足突表面和裂隙膜的表面均有一层唾液酸糖蛋白，在 GBM 内有硫酸乙酰肝素，滤过膜这些上带负电荷的成分使带阳离子物质易于通过，而带阴离子的物质则很难通过，如携带阴离子的白蛋白，相对分子质量 69 000，正常情况下仅少量被滤过进入原尿。若滤过膜受损害如膜性肾病时，其通透性大大增加，大分子蛋白质甚至血细胞均可通过滤过膜漏出，形成蛋白尿或血尿。

（张君慧）

shènxiǎoguǎn

肾小管（renal tubule） 肾单位中与肾小体相连的单层上皮性小管。是肾单位的另一个重要组成部分，功能是重吸收肾小体形成的原尿中的大部分水、无机盐和几乎全部的营养物质，并有分泌、排泄等作用。肾小管起始于肾小体尿极，末端与弓形集合管相接，分为近端小管、细段和远端小管 3 部分（图 1）。管壁均由单层上皮细胞、小管基膜和少量的网状纤维构成。肾小管各段的长度、管径、上皮细胞的形态结构及其功能各不相同。

近端小管 是肾小管中最长最粗的一段，管径 50～60μm，长约 14mm，约占肾小管总长的一半。可分为曲部和直部。

近端小管曲部 简称近曲小管，蟠曲于肾小体附近。光镜下横切面的管腔小而不规则，管壁上皮细胞较大，为单层立方形或锥形；细胞界限不清，游离面有刷状缘，基底有纵纹；细胞核圆，靠近基底部，胞质嗜酸性。电镜下，可见刷状缘由密集细长的微绒毛整齐排列构成，微绒毛长约 1μm，粗约 0.07μm，每平方微米约有 150 根微绒毛，使细胞表面积扩大约 36 倍，人的两肾近曲小管总表面积可达 50～60m²。微绒毛基部有许多小管和小泡以及大量溶酶体、吞噬体和多泡体。细胞侧面伸出许多侧突（图 2），相邻细胞的侧突相互嵌合，故光镜下细胞分界不清。细胞基部胞膜折向胞质，形成发达的质膜内褶，内褶间有许多纵向排列的杆状线粒体。侧突和质膜内褶使细胞侧面和基底面面积扩大，有利于重吸收物排出。基部与侧突质膜上富含 Na⁺-K⁺ ATP 酶（钠钾泵），与原尿中 Na⁺ 的重吸收有关。

近端小管直部 又称近直小管，直行于髓放线和肾锥体内，构成髓袢降支粗段，结构与近曲小管基本相似，但上皮细胞较矮，管腔略大，微绒毛、侧突、质膜内褶等不如曲部发达，胞质内的细胞器略少。近端小管是重吸收的主要区域，原尿中约 67% 的水、

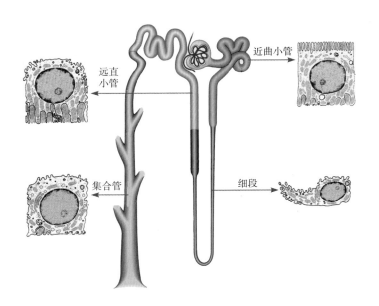

图 1　肾小管和集合管上皮细胞

远直小管　近曲小管　集合管　细段

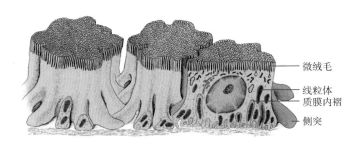

微绒毛　线粒体　质膜内褶　侧突

图 2　近曲小管上皮细胞立体超微结构

无机离子、尿素及全部葡萄糖、氨基酸、小分子蛋白质等均在此被重吸收。

上皮细胞膜有水通道蛋白，对水有高度通透性。细胞间的紧密连接对水和离子通透的阻力较低。上皮细胞基部与侧突质膜上的 Na^+-K^+ ATP 酶在 Na^+ 的重吸收中起关键作用，将细胞内的 Na^+ 泵到细胞间质，细胞内的 Na^+ 浓度降低，由此造成的 Na^+ 梯度使管腔内原尿中 Na^+ 以易化扩散的方式进入细胞内。近端小管细胞膜上有偶联载体，HCO_3^-、Cl^- 等阴离子则与 Na^+ 偶联运输，同向偶联运输的还有葡萄糖、氨基酸等。近端小管对葡萄糖的重吸收有一定限度，当血液中葡萄糖浓度的增加超过一定数值时，原尿中葡萄糖的总量就会超过肾小管重吸收的限度，尿中即出现葡萄糖（糖尿）。尿中能不出现葡萄糖时的最高血糖浓度称为肾糖阈，为 8.89～10.00mmol/L。近端小管原尿内小分子蛋白质的重吸收是以小管和小泡形式被胞吞，与溶酶体结合后被降解成氨基酸运至小管周围的毛细血管。此外，近端小管还向腔内分泌或排泄体内一些代谢终产物或某些药物，如 H^+、肌酐、肌酸和氨基马尿酸等。临床上利用马尿酸或酚红排泄试验来检测近端小管的功能。

细段 浅表肾单位的细段较短，主要构成髓袢降支细段；髓旁肾单位的细段长，由降支再折返上行，参与构成髓袢升支细段。细段管径细，直径 12～15μm，管壁内衬单层扁平上皮，细胞含核部分突向管腔，胞质着色较浅，无刷状缘。由于细段上皮薄，有利于水和离子通透。电镜下细段各部上皮的超微结构不同。一般认为髓袢降支细段对水的通透性高，对 Na^+ 的通透性低，而升支细段对水的通透性低，对 Na^+ 的通透性高，在维持肾髓质高渗和尿液浓缩机制中起重要作用。

远端小管 比近端小管较短。管壁上皮细胞体积较小，细胞呈矮立方形，故管腔相对较大，腔面规则。细胞核分布近细胞顶部，胞质呈弱嗜酸性，染色较浅。细胞游离面无刷状缘，基部有基底纵纹。远端小管包括直部和曲部。

远端小管直部 简称远直小管，构成髓袢升支粗段，从肾锥体上行经髓放线返回所属的肾小体附近，管径约 30μm。电镜下，细胞表面有少量短而小的微绒毛；相邻细胞间有紧密连接，下方有广泛侧突，向四周伸展；基底部质膜内褶发达、长的内褶可伸达细胞顶部；侧突和褶间胞质富于纵向排列的长线粒体；侧突和基部质膜上有丰富的 Na^+-K^+ ATP 酶，能主动向间质转运 Na^+。远直小管无水通道蛋白，对水不能通透，而能主动重吸收 NaCl，排至间质，致使小管液呈低渗状态，间质呈高渗状态。远直小管末端靠近肾小体血管极一侧的管壁形成致密斑。

远端小管曲部 简称远曲小管，位于皮质迷路，蟠曲在所属的肾小体周围，比近曲小管短，管径 35～45μm，超微结构与直部相似，质膜内褶可深达细胞高度的 2/3 甚至 3/4。远曲小管的主要功能是重吸收 NaCl，也参与 Ca^{2+} 的重吸收。醛固酮能促进此段重吸收 Na^+ 和排出 K^+；在抗利尿激素作用下，上皮细胞对水的通透性增大，对水的重吸收也增加。远曲小管末端上皮中夹有闰细胞（见集合管），与 H^+、NH_3^- 的分泌相关。

（张君慧）

jíhéguǎn

集合管（collecting duct） 连接远端小管曲部，沿皮质髓放线直行下达肾锥体，途经内髓和外髓时不断与其他集合管汇集，末端进入肾乳头改称乳头管，经乳头孔开口于肾小盏，参与尿液浓缩、酸化和机体酸碱平衡的调节。

分布与走行 集合管全长 20～38mm，可分为弓形集合管、皮质集合管和髓质集合管 3 段。弓形集合管位于皮质迷路内，很短且呈弧形，一端连接远曲小管，另一端汇入位于髓放线内的皮质集合管。许多弓形集合管可与 1 根皮质集合管相通。皮质集合管下行至肾锥体时，改称为髓质集合管。随着集合管下行，其管径逐渐增粗，由起始部约 40μm 到乳头管处的约 200μm；管壁上皮由单层立方逐渐转变为单层柱状，至乳头管处为单层高柱状。

组织结构 集合管上皮主要由主细胞和闰细胞构成。

主细胞 又称亮细胞，是构成集合管上皮的主要细胞。光镜下细胞染色浅，细胞界限清晰，核圆形，位于细胞中央。电镜下可见细胞游离面有散在的短微绒毛；相邻细胞近游离面处有紧密连接，细胞侧面有微突起以桥粒相连，突起间的间隙明显。细胞基部的质膜内褶相对较浅，伸达细胞高度的 1/4～1/3，褶间线粒体较小。胞质内细胞器不发达。细胞膜上富含水通道蛋白和抗利尿激素受体。抗利尿激素（ADH）可促使主细胞对水的通透性增加，使管液中的水分通过渗透作用进入高渗状态的髓质，使尿液浓缩；另外，主细胞也可受心房利钠尿多肽的作用，减少对水的重吸收，导致尿量增多。醛固酮可进入主细胞，与胞质中的醛固酮受体结合，调节细胞重吸收 H^+ 和分泌 K^+，进行离子交换。

闰细胞　又称暗细胞，夹杂于主细胞间，也分布于远端小管的末端。皮质集合管的闰细胞较多，髓质逐渐减少，至集合管远端消失。闰细胞的游离面凸向管腔，有微绒毛或微皱褶，细胞侧面的微突起与主细胞的微突起以桥粒相连。细胞核常位于细胞基部，胞质内线粒体较多，顶部有小管、小泡，滑面内质网丰富，高尔基复合体发达。闰细胞胞膜的胞质侧载有许多栓形颗粒，与 H^+-ATP 酶有关，细胞内碳酸酐酶活性较高。细胞内的 CO_2 和 H_2O 在碳酸酐酶催化作用下生成 H_2CO_3，后者又解离成 H^+ 和 HCO_3^-，H^+ 通过 H^+-ATP 酶逆电化学差主动分泌到集合管液内，HCO_3^- 则通过细胞的基侧膜进入细胞间质。H^+ 分泌和 HCO_3^- 的重吸收与机体酸碱平衡调节有关。

最后，经乳头管排入肾小盏的浓缩液体称为终尿，每天 1～2L，仅占原尿的 1% 左右。

（张君慧）

qiú páng fùhétǐ

球旁复合体（juxtaglomerular complex）

由球旁细胞、致密斑和球外系膜细胞组成的结构。又称肾小球旁器或血管球旁器。在肾小体血管极处形成一个三角形区域（图），致密斑为三角形的底，入球微动脉和出球微动脉分别形成两条侧边，球旁细胞主要分布在入球微动脉管壁上，球外系膜细胞则位于三角形的中心。

组织结构　如下：

球旁细胞　是肾小体血管极处的入球微动脉管壁中膜的平滑肌细胞上皮样变而形成的。大部分球旁细胞分布于入球微动脉的管壁内，也可出现在出球微动脉的管壁内。球旁细胞体积较大，呈立方形或多边形；核大而圆，着色浅；胞质呈弱嗜碱性。电镜下，球旁细胞具有肌性细胞和上皮样细胞的双重特点。胞质内有少量肌丝，胞膜下有类似平滑肌密斑样的结构；胞质内还可见与合成、分泌蛋白质相关的结构，如丰富的粗面内质网、发达的高尔基复合体、大量有膜包被的分泌颗粒（又称颗粒细胞）等。颗粒形态各异、大小不一，提示其处于不同发育阶段。颗粒呈过碘酸希夫（PAS）反应阳性；免疫组化法显示颗粒内含肾素。球旁细胞的主要功能是合成和分泌肾素。球旁细胞与内皮细胞间无弹性膜和基膜相隔，分泌物易于释放入血。肾素是蛋白水解酶，能水解肝分泌的血管紧张素原，生成十肽的血管紧张素 I。后者在肺、肾和其他组织的血管紧张素转换酶催化下，降解为八肽的血管紧张素 II。血管紧张素 II 有较强的缩血管作用，使血压升高；还可刺激肾上腺皮质分泌醛固酮，促进肾远曲小管和集合管吸收 Na^+ 和水，导致血容量增大，血压升高。肾素-血管紧张素系统参与调节机体的血压。

致密斑　远直小管末端行至肾小体血管极处，靠近肾小体侧的管壁上皮增高变窄，细胞从立方形变成高柱状，排列紧密，形成一个细胞核密集的椭圆形斑块状隆起，即致密斑。每个斑由 20～30 个细胞构成，直径 40～70μm。光镜下，细胞染色浅，核椭圆形，近细胞顶部。电镜下，细胞游离面有许多微绒毛和微皱褶，偶见单根纤毛。相邻细胞侧面顶部有紧密连接，其下方的侧面胞膜形成小突起或微皱褶以桥粒相互连接，无突起处有明显的细胞间隙，间隙的大小随肾功能状况而改变，甚至关闭。细胞基部有细小而分支的突起，有些与相邻细胞的突起相嵌，有些穿过不完全的基膜伸至邻近的球旁细胞和球外系膜细胞。顶部胞质有少量胞膜内陷形成的小泡，高尔基复合体不发达，线粒体短小，内质网、核糖体散在分布。致密斑是离子感受器，能感受远端小管的滤液中 Na^+ 浓度的变化。当滤液内 Na^+ 浓度降低时，致密斑细胞直接或通过球外系膜细胞将信息传递给球旁细胞，促使其分泌肾素，增强远端小管和集合小管对 Na^+ 的重吸收，使血液 Na^+ 水平升高。

球外系膜细胞　又称极垫细胞，位于入球微动脉、出球微动脉和致密斑围成的三角形区域内，

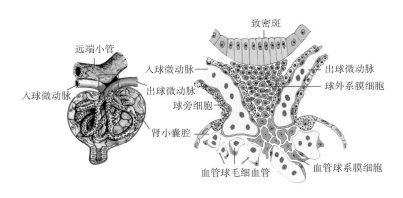

图　球旁复合体

与基膜样基质构成球外系膜。球外系膜细胞与球内系膜细胞相延续，二者的形态结构也相似。细胞多突，相邻细胞的突起间有缝隙连接。细胞核长椭圆形，胞质内可见粗面内质网、高尔基复合体、少量分泌颗粒和微丝，细胞膜下有类似平滑肌密斑样结构。球外系膜细胞紧贴于致密斑，其突起分别与球旁细胞、球内系膜细胞以及入球微动脉和出球微动脉管壁上的平滑肌细胞之间均形成缝隙连接。因此球外系膜细胞的功能可能是将致密斑的"信息"转变成"信号"传递给各个相关细胞，使其起效应作用。

功能 调节机体血压、血容量和电解质平衡。

与临床联系 如球旁复合体细胞（包括球外系膜细胞）增多、体积增大、胞质内含肾素的分泌颗粒增加，称为肾小球旁器肥大，可见于各种原因的固缩肾、肾小球长期缺血、原发性慢性肾上腺皮质功能减退症［艾迪生病（Addison disease）］等疾病。而原发性醛固酮增多症时，肾小球旁器萎缩，则球旁细胞数量减少、体积缩小，分泌颗粒减少。

（张君慧）

shūniàoguǎn

输尿管（ureter） 成对的位于腹膜外位的肌性管道。上接肾盂、下通膀胱，全长 20～30cm，管径 4～7mm。功能是将肾生成的尿液输送到膀胱暂时储存。

输尿管管壁由内向外可分为黏膜、肌层和外膜 3 层。黏膜形成许多纵行皱襞，使管腔的横切面呈星形。黏膜上皮为较厚的变移上皮，有 4～5 层细胞构成，基膜不明显。上皮收缩时，表层细胞较大，呈立方形或圆形，扩张时可变为 2～3 层。固有层的细密

结缔组织内可见弥散淋巴组织。肌层为内纵行、外环行两层平滑肌，在输尿管的下 1/3 段，其环行肌层外增加一层外纵行肌层，分界不清。输尿管斜穿入膀胱壁的部分为输尿管壁内段，在此环行肌消失，纵行肌穿过膀胱壁，抵达膀胱黏膜处，收缩时可协助管口开放。输尿管开口处，膀胱黏膜折叠成瓣膜，膀胱充盈时，瓣膜受压封闭管口，防止尿液逆流。外膜为疏松结缔组织，与周围组织移行。

输尿管常见疾病为结石和感染，常可引起腰部疼痛、血尿等临床症状。

（张君慧）

pángguāng

膀胱（urinary bladder） 储存尿液的肌性囊状器官。形状及其壁的厚薄随所储存的尿液量而变化，当尿液排空时，膀胱皱缩；随着尿液逐渐增多，膀胱膨大，其壁变薄。

膀胱壁由内向外分为 3 层：黏膜、肌层和外膜，黏膜又分变移上皮和固有层。膀胱底的内面有一个由两输尿管口和尿道内口构成的三角形区域，称为膀胱三角，是肿瘤、结核和炎症的好发部位。膀胱三角区的黏膜始终平滑，其余部位的膀胱黏膜收缩时形成许多皱襞；充盈时皱襞减少或消失。收缩时黏膜表面变移上皮很厚，有 8～10 层细胞，表层盖细胞大，近似矩形；充盈时上皮变薄，仅 3～4 层细胞，盖细胞也变扁。电镜下，盖细胞游离面胞膜有内褶和囊泡，膀胱充盈时内褶可展开拉平；细胞近游离面的胞质较为浓密，可防止膀胱内尿液的侵蚀；细胞间有极为发达的紧密连接和桥粒，防止高度浓缩的尿液扩散进入组织，并加强

细胞间的连接。固有层的结缔组织中富含胶原纤维和弹性纤维。肌层厚，由 3 层平滑肌组成，分别为内纵行、中环行和外纵行，解剖学合称为逼尿肌，各层肌纤维相互交错，分界不清。中层环行肌在尿道内口处增厚形成膀胱括约肌，即尿道内括约肌。外膜除膀胱顶部为浆膜外，多为疏松结缔组织。

膀胱长期的过度充盈可使黏膜上皮的抗菌能力下降，造成膀胱炎，或发生尿液反流入肾，引发肾盂肾炎，或引起肾水肿，造成肾衰竭。

（张君慧）

niàodào

尿道（urethra） 从膀胱通向体外的管道。起自膀胱尿道内口，止于尿道外口的排泄通道。男性尿道兼有排尿和排精的功能；女性尿道只有排尿功能。两者的解剖结构差异较大。

男性尿道长约 20cm，管壁由内向外为黏膜、肌层和外膜。尿道全程分为 3 段：①前列腺部：为尿道自膀胱底部穿过前列腺的部分（见前列腺），长约 3cm。近段黏膜被覆变移上皮，远段黏膜为变移上皮间夹假复层柱状或复层柱状上皮，黏膜固有层是疏松结缔组织，含丰富的弹性纤维、散在的平滑肌束、前列腺的腺组织。肌层是膀胱平滑肌层的延续，呈内纵行、外环行两层。②膜部：为尿道穿过尿生殖膈的部分，长约 1.5cm，被覆假复层柱状或复层柱状上皮，其肌层除两层平滑肌外，周围有骨骼肌环绕，即尿道外括约肌，可控制排尿。③海绵体部：为尿道穿过尿道海绵体的部分（见阴茎），长约 15.5cm，主要被覆复层柱状上皮，在近舟状窝处转变为复层扁平上皮，与

阴茎头表面的上皮相连接。黏膜层有许多黏液腺，称尿道腺，其排泄管开口于尿道黏膜，肌层仅为一薄层环行平滑肌。

临床上常将尿道前列腺部和膜部称为后尿道，将尿道海绵体部称为前尿道。良性前列腺增生症患者因前列腺上皮和间质增生压迫尿道而致排尿困难。

女性尿道短而直，长约4cm，起自膀胱的尿道内口，止于阴道前庭的尿道外口。管壁由内向外分为黏膜、肌层和外膜3层。黏膜形成许多纵行皱襞，黏膜上皮主要为复层扁平上皮，也可见假复层柱状上皮。上皮内陷形成黏液腺，相似于男性尿道的尿道腺，但腺体较少；固有层为疏松结缔组织，含丰富的弹性纤维和小静脉丛。肌层由内纵行、外环行两层平滑肌构成，环行肌较发达。尿道外口处多一层环行骨骼肌，为尿道外括约肌。外膜为疏松结缔组织，富含血管和神经丛。由于女性尿道较短，且开口距阴道口和肛门较近，易发生尿路逆行感染，蔓延至膀胱甚至肾。

（张君慧）

shēngzhí xìtǒng
生殖系统（reproductive system）
生物体内和生殖密切相关器官组织的总称。由机体内与生殖功能相关的器官构成，包括生殖腺（又称性腺）、生殖管道、附性腺、外生殖器等。功能是分泌性激素和产生生殖细胞，以维持男女两性性征、正常性生理活动并繁衍后代。

组成 两性的生殖器官有显著差别，且形态结构与生理功能均呈现明显的年龄性变化。

生殖腺 男性生殖腺是位于左右两侧阴囊内的睾丸。青春期后的睾丸有着双重功能，即产生精子和分泌雄性激素。女性生殖腺为卵巢，位于盆腔内，青春期后和性成熟期的卵巢产生与排出卵子，并且分泌雌性激素，包括雌激素和孕激素。

生殖管道 男性生殖管道包括附睾、输精管和射精管。睾丸内产生的精子进入附睾，在附睾内经历一系列变化，获得受精能力和运动潜能，达到功能上的成熟，并暂时储存在附睾尾部；输精管长，上端与附睾管的尾端相连，末端与精囊的排泄管汇合成射精管；射精管开口于尿道的前列腺部。射精时，输精管壁平滑肌强力收缩，将精子快速通过射精管从尿道排出体外。输卵管、子宫、阴道为女性生殖管道。输卵管是受精的场所和运送受精卵到子宫的管道；子宫是孕育胎儿的器官，性成熟期女性的子宫内膜在卵巢激素的作用下，发生增生、肥厚、剥脱的周期性变化；阴道为性交器官，也是月经排出及胎儿娩出的通道。

附性腺 精囊、前列腺和尿道球腺是男性附性腺，射精时其分泌物排入尿道并成为精浆的主要成分，精浆与精子构成精液。女性附性腺为前庭大腺，相当于男性的尿道球腺，分泌物可润滑阴道口。

外生殖器 ①男性外生殖器：包括阴茎和阴囊。阴茎是性交器官，能将精子射入女性阴道，并兼有排尿功能。阴囊悬于体外，位于阴茎的后下方，是一皮肤囊袋，其内容纳睾丸和附睾。阴囊的皮肤菲薄，呈暗褐色，有皱襞，富含汗腺和皮脂腺。其皮下组织（浅筋膜）为肉膜，无脂肪细胞，含有散在的平滑肌纤维，能随外界温度的变化而舒张或收缩，以调节阴囊内的温度，使之维持在33℃左右，适宜睾丸内精子发生和附睾内精子成熟。阴囊对睾丸和附睾还有保护的作用。②女性外生殖器：亦称女阴，是女性生殖器官的门户，包括阴阜、大阴唇、小阴唇、阴蒂、阴道前庭等，阴道前庭为两侧小阴唇所圈围的菱形区，内含前庭球、前庭大腺、尿道口、阴道口和处女膜。乳腺能分泌乳汁，是哺乳器官，且乳腺的变化与生殖系统的功能状况直接相关，故也列入女性生殖系统的范畴。

生殖系统年龄性变化 有两方面：

男性 12岁以前，睾丸处于幼稚未成熟阶段，不分泌雄激素，生殖器官亦无明显变化。12～18岁为青春期，下丘脑-垂体-睾丸轴逐渐成熟，睾丸开始发育，血清中雄激素浓度不断上升。睾丸体积增大，阴囊皮肤色泽加深，阴茎增长变粗，各附性腺同步发育。第二性征发育，出现阴毛和腋毛，汗腺和皮脂腺分泌增加，声音变粗，长出胡须等。14岁左右常有第一次遗精。身体明显增高，肌肉发达。青春期末发育为成年人体型。50岁以后，睾丸开始衰退，体积逐渐缩小，睾丸分泌的雄激素水平与活性不断下降，进入男性更年期。随后进入老年期，随着睾丸的老年性变化，其附睾、附性腺和外生殖器均表现出结构萎缩、功能退化。

女性 8岁以前，女性生殖器官呈幼稚型，生长迟缓；8岁以后，生殖器官和乳腺逐渐生长发育。至青春期（10～18岁），生殖器官迅速发育成熟，卵巢开始排卵并分泌雌激素；月经来潮；第二性征显现，如乳房发育、音调变高、出现阴毛腋毛；生长发育加速；逐渐形成并呈现女性特有体态。青春期后约 30 年为性成熟期，又称生育期，有生育能力，在下丘脑-垂体-卵巢轴的神经内分泌调节下，生殖器官及乳腺随月经周期经历规律的周期性变化。卵巢功能一般在 40 岁后开始衰退，雌性激素水平逐渐下降，可呈无排卵月经失调。从卵巢功能开始衰退至绝经后 1 年内的一段时期称为围绝经期，即更年期。更年期的起始年龄及症状表现等方面有较大的个体差异，历时可达 1~10 余年。至 50 岁左右，卵巢功能完全衰竭，月经停止，称绝经，此时卵巢内卵泡耗竭，不能分泌雌激素。60 岁以后进入老年期，机体逐渐老化，生殖器官进一步萎缩。

（张君慧）

gāowán

睾丸（testis） 男性生殖腺。位于阴囊中，能产生男性生殖细胞——精子，并分泌雄激素。睾丸为一对椭圆体，位于两侧阴囊内。阴囊内侧壁贴附着壁层鞘膜，睾丸表面覆以脏层鞘膜，均为单层扁平上皮，两层之间有很窄的鞘膜腔，含少量液体，有润滑作用。鞘膜脏层、白膜和血管膜构成睾丸被膜。白膜为致密结缔组织，在睾丸后缘增厚，并凸入睾丸内形成睾丸纵隔。从纵隔发出许多放射状睾丸小隔伸入睾丸实质，将其分成 200~250 个锥体形小叶。每个小叶内有 1~4 条弯曲细长的生精小管，近睾丸纵隔处生精小管变为短而直的直精小管。后者进入睾丸纵隔相互吻合形成睾丸网。血管膜位于白膜内侧，薄而疏松，富含血管，并深入至生精小管间。生精小管之间的疏松结缔组织称睾丸间质（图 1）。

成年人睾丸的生精小管每条长 30~70cm，每侧睾丸生精小管的总长度约 250m。小管直径为 150~250μm，壁厚 60~80μm。生精小管由界膜包绕，界膜分为 3 层，最外层是成纤维细胞，对界膜起修复作用；中层有胶原纤维和一些梭形的肌样细胞，肌样细胞收缩时有助于精子排出；内层为基膜，紧贴在上皮基底面。管壁上皮称为生精上皮，由生精细胞和支持细胞组成。生精细胞包括精原细胞、初级精母细胞、次级精母细胞、精子细胞和精子。在青春期前，生精小管管腔很小或无管腔，管壁中只有支持细胞和精原细胞。自青春期开始，在垂体促性腺激素的作用下，精原细胞不断增殖分化，最终形成精子，此过程称精子发生。

直精小管很短，衬以单层柱状或单层立方上皮，上皮中无生精细胞。睾丸网由相互吻合的不规则管道组成，腔大衬以单层立方上皮。生精小管内产生的精子经直精小管、睾丸网进入附睾，储存于附睾尾部。

睾丸间质内含巨噬细胞、成纤维细胞、肥大细胞等结缔组织细胞以及胶原纤维、弹性纤维和丰富的毛细血管、毛细淋巴管。在间质中有一种间质细胞（图 2），

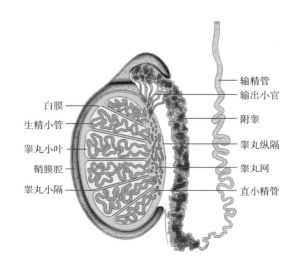

图 1　睾丸与附睾

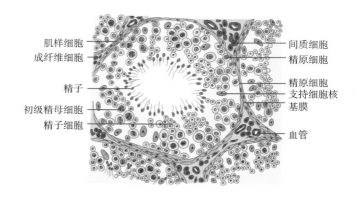

图 2　生精小管与睾丸间质

是合成和分泌雄激素的内分泌细胞（见睾丸间质细胞）。

（张君慧）

shēngjīng xìbāo

生精细胞（spermatogenic cell）

一系列处在不同发育阶段的男性生殖细胞。位于睾丸生精小管内，与支持细胞共同构成生精上皮。生精细胞包括精原细胞、初级精母细胞、次级精母细胞、精子细胞和精子，分别处于生殖细胞连续分化过程的不同阶段。青春期前，睾丸尚未发育，生精上皮内只有支持细胞和精原细胞。自青春期始，在下丘脑－垂体－睾丸轴的调节下，精原细胞通过5次有丝分裂，增殖并分化，形成精母细胞，后者经过减数分裂成为精子细胞，再通过独特的形态学转变（精子形成），最终产生男性生殖细胞——精子（图1），整个连续的过程称精子发生，其间支持细胞起了重要作用。

精原细胞 位于生精小管基底室，直接与基膜接触。细胞圆形或椭圆形，直径约12μm，胞质内除核糖体外，细胞器不发达。根据精原细胞核的形态、染色质的致密程度、核仁的数量等，可分为A暗型精原细胞（Ad）、A亮型精原细胞（Ap）和B型精原细胞。Ad型精原细胞核呈椭圆形，核染色质深染，核中央常见淡染区域，是生精细胞中的储备干细胞，有丝分裂后，一部分继续作为干细胞，以稳定精原细胞的数量，保持活跃的生精能力，另一部分分化为Ap型精原细胞；Ap型精原细胞核染色质细密，染色浅，有1~2个核仁附在核膜上，是生精细胞中的更新干细胞，经过多次增殖分裂后，再分化为B型精原细胞；B型精原细胞核圆形，染色质呈颗粒状沿核膜分布或附于核中央的核仁，B型精原细胞分裂分化为初级精母细胞。

初级精母细胞 位于精原细胞近腔侧，圆球形，体积较大，直径约18μm，核大而圆，染色体为46，XY。其复制DNA（4n DNA）、转录和合成精子发生过程中所需的多种蛋白质和酶。此后，进入第一次成熟分裂（减数分裂）阶段。分裂前期可分为5个亚期，历时约22天，故在生精小管的切面中常可见处于不同亚期的初级精母细胞。经过分裂中期、后期和末期后，初级精母细胞完成第一次成熟分裂，形成2个体积较小的次级精母细胞。

次级精母细胞 位置靠近管腔，直径约12μm，核圆形，染色较深，染色体为23，X或23，Y（2n DNA）。次级精母细胞不复制DNA，很快进行第二次成熟分裂，持续6~8小时，形成两个体积更小的精子细胞，其染色体为23，X或23，Y（1n DNA）。次级精母细胞存在时间较短，在生精小管切面中不易见到。

减数分裂是生殖细胞形成过程中特殊的有丝分裂，包括两次成熟分裂。其主要特点是：DNA复制1次，细胞连续分裂两次，子细胞所含的染色体数目比亲代细胞减少一半，为单倍体；两性生殖细胞结合后可恢复两倍体，维持了染色体数量的恒定；而且在减数分裂过程中，同源染色体发生联会和交换，从而使子细胞实现了基因重组，确保独特的遗传信息。

精子细胞 位近管腔，直径约8μm，核圆，染色质致密。精

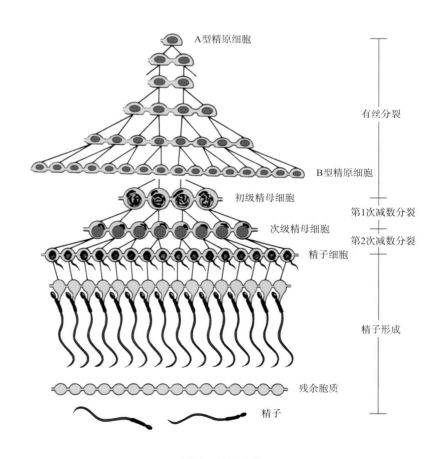

图1 精子发生

子细胞为单倍体，不再进行细胞分裂。圆球形的精子细胞经过形态结构的一系列变化转变为蝌蚪状的精子，这个过程称为精子形成（图2）。主要变化是：①细胞核浓缩变小，移向细胞的一侧。②高尔基复合体形成顶体囊泡，呈扁平状覆盖在细胞核头端的表面，并向两侧延伸，成为顶体。③中心粒迁移至细胞核的尾侧，远端中心粒分化形成轴丝，成为精子鞭毛中轴。④线粒体逐渐汇集，在鞭毛的起始部形成线粒体鞘。⑤多余的细胞质形成残余体而脱落。

精子　为高度分化的细胞，形似蝌蚪，长约60μm，分为头、尾两部分。精子头部为扁卵圆形，长4~5μm，宽2.5~3.5μm，厚约1μm，正面呈卵圆形，侧面呈梨形。头部主要由细胞核和顶体组成。核染色质高度浓缩，携带父本的遗传信息；覆盖在核前2/3的顶体内含多种水解酶，如顶体蛋白酶、透明质酸酶、酸性磷酸

酶（ACP）等。受精时顶体酶释放，可分解卵子外周的放射冠与透明带。精子尾部又称鞭毛，与精子运动有关，可分为颈段、中段、主段和末段4个节段。颈段短，是精子尾和头的连接部分，其内的中心粒发出9+2排列的微管，向精子尾部延伸，构成纵贯鞭毛中轴的轴丝。中段长为5~7μm，由内到外，主要由轴丝、9根纵行外周致密纤维和螺旋形包绕其外的线粒体鞘构成。线粒体鞘可为鞭毛摆动提供能量。主段最长，约45μm，外周致密纤维外无线粒体鞘，包有纤维鞘。末段短，仅有轴丝。

精子发生过程中，由同一精原细胞来源的各级生精细胞的胞质未完全分开，细胞之间有2~3μm的胞质桥相连；一直到精子细胞完成变形，胞质桥断裂。胞质桥有利于信息传递，保证同源生精细胞的同步发育、同时成熟和释放，这是精子发生的同源群现象（图1）。

相邻的A型精原细胞进入精子发生的时间间隔是恒定的，且细胞增殖分化的速率也是恒定的，生精细胞在生精上皮中的排列并非随机，而是严格有序。处于不同发生阶段的生精细胞形成特定的细胞组合。从生精小管某一局部来看，间隔一定时间又会再现相同的细胞组合。将这种从某一特定的细胞组合开始，到下一次出现同一细胞组合所经历的时程，称为一个周期。从空间上看，相邻的同一细胞组合沿生精小管的空间距离称生精波。一个周期经历的不同细胞组合称为期。人的一个生精周期可分为6个期，约为16天。整个精子发生过程约占4个周期的时间，即64天左右。

精子发生是个复杂的过程，必须具备如下条件：①正常的生精干细胞（精原细胞）。②可发挥作用的支持细胞。③一定浓度的促性腺激素和雄激素的刺激。④一个依赖血-睾屏障保障的适宜的内环境。上述任何一个条件稍有缺陷均可引起生精功能异常，轻则精子数量减少、存活率下降、畸形率增加，重则出现无精症，最终导致不育。

（张君慧）

zhīchí xìbāo

支持细胞（sustentacular cell）

生精上皮内的一种不规则锥体形细胞。又称塞托利（Sertoli）细胞，位于睾丸生精小管内，在精子发生过程中不可或缺。成年人睾丸每个生精小管横断面上有8~11个支持细胞。成熟的支持细胞不再分裂，数量相对恒定。

结构　在苏木精-伊红（HE）染色的睾丸切片中可见生精细胞间的支持细胞轮廓不清，细胞核呈三角形或不规则形，染色浅，核仁明显。电镜下，支持细胞呈

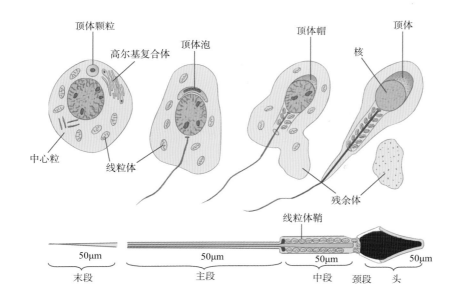

图2　精子形成

不规则锥体形，基部紧贴基膜，顶部伸达管腔，侧面和腔面有许多不规则凹陷，其内镶嵌着各级生精细胞。胞质内高尔基复合体发达，有丰富的粗面内质网、滑面内质网、线粒体、溶酶体，还有许多微丝和微管；顶部胞质内常见精子残余体，基部胞质内有脂滴、糖原等内含物。在生精小管近基底部，即精原细胞上方处，相邻支持细胞之间的细胞膜形成紧密连接，将生精上皮分成基底室和近腔室两部分。基底室位于生精上皮基膜和支持细胞紧密连接之间，内有精原细胞；近腔室位于紧密连接上方，与生精小管管腔相通，内有正在发育的精母细胞、精子细胞和精子（图）。生精小管与血液之间，形成血-睾屏障（又称血-生精小管屏障），组成包括睾丸间质的毛细血管内皮及其基膜、毛细血管与生精小管之间的结缔组织、生精上皮基膜以及支持细胞间的紧密连接，紧密连接是血-睾屏障的主要结构。

功能 ①支持营养生精细胞。②促进生精细胞转位和释放精子，支持细胞内微丝和微管的收缩，使不断成熟的生精细胞向腔面移动，并促精子释放入管腔。③吞噬功能：能吞噬和消化变性或凋亡的生精细胞以及精子形成过程中脱落的残余胞质等。④分泌功能：在卵泡刺激素（FSH）和雄激素的作用下，能合成和分泌多种蛋白质或多肽因子，如雄激素结合蛋白（ABP）、抑制素和激活素。ABP与雄激素结合可维持生精小管内高雄激素水平，促进精子发生。抑制素可选择性抑制腺垂体远侧部细胞合成和分泌FSH，但不影响LH的分泌，激活素与抑制素的作用相拮抗，二者对FSH的合成和分泌起调节作用。支持细胞还能分泌少量睾网液，利于精子向着附睾方向运送，高浓度的ABP随着睾网液流向附睾，对附睾的结构和功能具有重要意义。⑤支持细胞之间的紧密连接参与构成血-睾屏障，可阻止某些物质进出生精上皮，形成并维持有利于精子发生的微环境，并防止精子抗原物质从生精小管逸出引起自体免疫反应。⑥支持细胞能将孕烯醇酮及黄体酮转化为睾酮，并将睾酮转化为雌二醇。支持细胞分泌雌二醇的量与年龄有关，幼年和老年者分泌的雌二醇较多，青春期和性成熟期分泌的较少。⑦在男性胚胎早期，支持细胞分泌抗中肾旁管激素（AMH）可抑制中肾旁管的生长发育，使其退化消失。

（张君慧）

gāowán jiānzhì xìbāo

睾丸间质细胞（testicular interstitial cell）

睾丸间质中单个或成群分布的细胞。又称莱迪希（Leydig）细胞，主要功能是合成和分泌雄激素。

结构 细胞体积较大，圆形或多边形；细胞核圆，居中；胞质嗜酸性。电镜下可见其具有分泌类固醇激素细胞的超微结构特点：滑面内质网丰富，高尔基复合体发达，线粒体大而多，呈多形性，主要是管状嵴线粒体，也有板状嵴的，胞质内常见脂滴，脂滴中含有合成类固醇激素所需的基本物质。组织化学显示胞质中有3β-羟胆固醇脱氢酶、葡萄糖-6-磷酸脱氢酶、乳酸脱氢酶、酸性磷酸酶（ACP）等。

胚胎发育 男胚第8周，发育中的睾丸内，睾丸索之间的间充质细胞开始分化逐渐形成间质细胞，胞质中滑面内质网和线粒体增加，产生雄激素；胚胎第14~18周，睾丸间质细胞发育为成熟型，数量明显增加，占睾丸体积的一半以上，并具有很强的合成和分泌雄激素的能力，此时正是男性生殖导管分化的关键阶段（见生殖管道发生）。以后间质细胞的数量迅速下降，胚胎第27周时，生精小管之间仅有少量间质细胞。新生儿睾丸内几乎不能见到间质细胞，至青春期时才得以重现。

功能 自青春期始，在下丘脑-垂体-睾丸轴的调节下，间质细胞合成和分泌雄激素，包括睾酮、脱氢表雄酮、雄烯二酮及微量的双氢睾酮（DHT）。男性体内

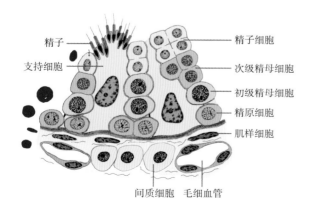

图　支持细胞和生精细胞

的睾酮90%以上是由间质细胞分泌的，其余的由肾上腺皮质网状带细胞分泌的去氢异雄酮、雄烯二酮转化而成。

间质细胞合成的胆固醇或摄取的胆固醇被酯化，以脂滴形式积聚于胞质内。在脂酶作用下，脂滴中的胆固醇酯可释放游离胆固醇。在腺垂体远侧部促性腺激素细胞分泌的间质细胞刺激素（ICSH）的作用下，间质细胞内的类固醇合成急性调节蛋白（StAR）使胆固醇快速转运至线粒体内膜，经线粒体酶的作用转化为孕烯醇酮，然后在滑面内质网酶的作用下再转化为睾酮，继而进入血液和淋巴循环。雄激素可促进精子的发生和男性外生殖器及附性腺的生长和功能活动，刺激产生男性第二性征及维持正常的性功能；还能促进蛋白质合成、骨骺融合，并刺激骨髓造血；此外，雄激素对机体免疫功能有调节作用。

间质细胞能分泌少量的雌激素，并能合成和分泌多种生长因子和生物活性物质，共同参与睾丸功能的局部调节。

(张君慧)

fùgāo

附睾（epididymis） 贴附于睾丸的上端和后缘的新月形的组织。为男性生殖管道，位于阴囊内，是精子运行、精子成熟以及精子储存的场所。睾丸产生的精子随睾网液进入附睾，在附睾内停留8~17天，经历一系列变化，逐渐获得运动能力、受精能力，达到功能上的成熟，并储存于附睾尾部直至射精。

组织结构 分为起始段、头、体和尾4部分。起始段由输出小管构成，附睾头部由输出小管和附睾管头段构成，附睾体部和尾部由附睾管构成（见睾丸图1）。

输出小管 为10~20根弯曲小管，与睾丸网相连，其远端汇合成1根附睾管。输出小管管壁内衬单层柱状上皮，由高柱状细胞和低柱状细胞成群相间排列，致使腔面不规则。高柱状细胞表面有纤毛，称纤毛细胞；低柱状细胞为无纤毛细胞。薄层平滑肌围绕在小管周围。无纤毛细胞较多，其功能是从管腔中摄取液态和固态物质。纤毛细胞较高，基部稍窄，游离面有大量纤毛及少量微绒毛，纤毛细胞也参与对管腔内物质的重吸收，另外纤毛摆动有助于管腔内液体及精子向附睾管方向移动（图）。

附睾管 是一根极度蟠曲的管道，长4~6m，远端与输精管相连。管壁衬有假复层柱状上皮，细胞游离面有静纤毛，管腔整齐。附睾上皮由主细胞、基细胞、顶细胞、狭窄细胞、亮细胞、晕细胞等构成。附睾各段上皮所含的各种细胞比例各不相同，表现出细胞分布上的区域性差异。

主细胞 是附睾上皮中的主要细胞，分布于附睾管各段。附睾管头段主细胞形态高而窄，从附睾体部至尾部主细胞逐渐变成矮而宽、致使附睾管腔渐大。主细胞游离面有多而高的微绒毛，由于不运动故称为静纤毛，胞质中有线粒体、溶酶体、糖原、微丝、微管以及顶部小管，有衣小凹和有衣小泡。核上区高尔基复合体较发达，核下区有丰富的粗面内质网、多聚核糖体。基底部足突与基膜相接触。体部主细胞质内见丰富脂滴。主细胞有很强的吞饮功能和分泌功能。分泌物可沿静纤毛进入附睾管腔。相邻主细胞近腔面有紧密连接，是血-附睾屏障的主要结构基础，为维持附睾内环境稳定的重要因素之一。

基细胞 分布于附睾管各段，细胞扁平，位于相邻主细胞基部之间。基细胞与主细胞之间有许多桥粒，基底部与基膜有较大接触面。

顶细胞 主要见于附睾头部，细胞狭长，顶部稍宽，游离面有少量微绒毛。顶部胞质内含有大量线粒体。

狭窄细胞 呈高柱状，较其他细胞窄。游离面有少量短的微绒毛；核长而致密，近细胞游离缘；顶部胞质有丰富的小泡和多泡体，线粒体丰富。基部窄，贴于基膜上。

亮细胞 游离面有少量微绒毛；细胞核圆形，浅染，核仁明显；顶部胞质内充满大小不等的

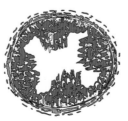

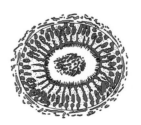

输出小管　　　　　附睾管

图 输出小管和附睾管横切面观

囊泡和空泡、顶部小管、溶酶体和致密颗粒。亮细胞有很强的吞饮功能。

晕细胞 位于上皮基部，细胞周围有一圈透亮间隙，故称晕细胞。目前认为晕细胞是附睾上皮内的辅助性 T 细胞、细胞毒性 T 细胞和巨噬细胞。晕细胞可能参与附睾局部的免疫屏障，能阻止精子抗原与循环血的接触。

附睾管道的上皮细胞附着于基膜，在基膜外有收缩细胞组成的连续结构，称收缩鞘。输出小管的收缩鞘由 3~4 个细胞组成，排列成环行或螺旋状，细胞内有肌丝。在附睾尾部收缩细胞逐渐减少，代之以平滑肌层，并逐渐增厚。管壁外为富含血管的疏松结缔组织。

功能 附睾上皮有吸收和分泌的功能，使附睾内形成有利于精子成熟和储存的微环境。输出小管和附睾管头部是重吸收的主要区域，约 95% 的睾网液在此被重吸收。附睾管上皮细胞（主要是主细胞）有旺盛的分泌功能，分泌离子（如 Cl^-、HCO_3^-、K^+）、有机小分子（如肌醇、甘油磷酸胆碱和唾液酸）及多种蛋白质和多肽〔如前向运动蛋白、酸性附睾糖蛋白、制动素、α-糖苷酶、糖基转移酶、超氧化物歧化酶（SOD）、谷胱甘肽过氧化物酶、γ-谷氨酰转移酶等〕，含量从头部至尾部逐渐升高。附睾头部远端和体部上皮细胞能摄取血液中的肉毒碱并转运至腔内，使附睾液内的肉毒碱浓度由头部至尾部逐渐增高，并高于血浆水平。

此外，附睾管上皮细胞能表达 5α-还原酶，能将睾酮转变为双氢睾酮（DHT）。DHT 是附睾功能的主要调控激素。

与临床联系 附睾功能异常会影响精子的成熟，导致不育。

（张君慧）

shūjīngguǎn

输精管（deferent duct；vas deferens） 将精液运送到射精管，长约 50cm 的肌性管道。是附睾管的远端延续，上端与附睾管相连，下端略膨大成输精管壶腹，末端变细与同侧精囊的排泄管合并成射精管。直径 0.2~0.3cm，管壁厚而坚韧，管腔窄。管壁由黏膜、肌层和外膜组成。黏膜表面为较薄的假复层柱状上皮，固有层结缔组织中富含弹性纤维，黏膜形成数条纵行皱襞。肌层厚，具有很强的收缩能力，由内纵、中环、外纵 3 层平滑肌组成，内层较薄，中层最厚。外膜为富含血管和神经的疏松结缔组织。输精管壶腹部的黏膜皱襞粗大并分支，相互吻合成网。上皮较厚。

射精时，交感神经末梢释放大量肾上腺素类物质，使输精管发生相互协调而有力的收缩，将精子迅速送往射精管和尿道中。输精管缺如或炎症堵塞时，射精时精子不能排出，造成男性不育症。同样，输精管结扎术是一种男用节育方法。

（张君慧）

shèjīngguǎn

射精管（ejaculatory duct） 由输精管的末端与精囊的排泄管汇合而成的管道。长约 2cm，开口于尿道前列腺部，功能是运送精子。管壁厚而坚韧，管腔窄。管壁黏膜形成许多皱襞，其表面为假复层柱状上皮，在尿道开口处变为变移上皮。固有膜的结缔组织中弹性纤维多。射精管的肌层和外膜与前列腺的间质相混。

因泌尿生殖道炎症或先天性射精管囊肿而导致射精管梗阻的患者或先天性射精管缺如的患者

的射出精液稀薄、透明，精液内无精子，无精囊液和睾丸附睾液，只含前列腺和尿道球腺的分泌物。

（张君慧）

jīngnáng

精囊（seminal vesicle） 位于膀胱后面的一对长椭圆形蟠曲的囊状器官。又称精囊腺。属男性附性腺，长 3~5cm。其排泄管与同侧的输精管末端汇合成射精管。射精管开口于尿道前列腺部。精囊的分泌物参与构成精浆，占射出精液的 60%~70%。

精囊表面凹凸不平，呈钩回状。其实质由蟠曲的小管构成，小管若拉直，可长达 15cm，管径 0.3~0.4cm。管壁由内向外分黏膜、肌层和外膜 3 层（图）。黏膜突向管腔形成高而分支的皱襞，相互连接成网，使黏膜的表面积增大。黏膜上皮是单层柱状或假复层柱状上皮，由主细胞和基细胞组成。主细胞是分泌细胞，呈柱状，核长形，与细胞长轴平行，胞质内有丰富的线粒体和粗面内质网，高尔基复合体发达，分泌颗粒存在于顶部胞质中，胞质内还含有许多脂褐素颗粒，细胞通过胞吐作用释放分泌物。基细胞数量少，位于主细胞基部之间，胞质内有少量游离核糖体。在上皮内还可见淋巴细胞、中性粒细胞、嗜酸性粒细胞、巨噬细胞等。黏膜固有膜为结缔组织。肌层由平滑肌构成，内层为环行肌与斜行肌交织而成，外层为纵行肌，射精时平滑肌收缩，促使精囊的分泌物进入射精管。外膜为薄层结缔组织。

在雄激素作用下，精囊分泌白色或浅黄色的黏液，呈弱碱性，可中和阴道与子宫的酸性环境，有利于精子在女性生殖道的活动；分泌物内含果糖、前列腺素、柠檬酸盐、胆碱、维生素 C、凝固因子、去能因子等成分，对精子有保护作用，并为精子的运动提供能量。

（张君慧）

qiánlièxiàn

前列腺（prostate gland）　环绕于尿道起始段呈栗形的男性附性腺。其分泌物参与构成精浆。前列腺还能分泌多种多肽类激素。

组织结构　富含弹性纤维的结缔组织和平滑肌构成前列腺的被膜，并伸入实质将其分成数叶，还形成腺组织周围的间质。

前列腺实质　主要由 30～50 个复管泡状腺组成，有 15～30 条导管开口于尿道精阜的两侧。腺组织可分 3 个带（图）：尿道周带（又称黏膜腺），最小，位于尿道黏膜内；内带（又称黏膜下腺），位于黏膜下层；外带（又称主腺），构成前列腺的大部。腺泡和导管的腔均较大，上皮为单层柱状或假复层柱状。导管上皮在邻近尿道处转变为变移上皮。部分区域的腺泡上皮呈单层立方和单层扁平。腺泡上皮形成许多皱襞，使腺泡腔弯曲而不规则。腺腔中常有同心圆的板层小体，为浓缩的分泌物形成，称前列腺凝固体，如有钙盐沉积，则称前列腺结石，随年龄增长而增多。上皮的形态及功能与雄激素水平有关。

腺上皮一般由分泌细胞、基底细胞和神经内分泌细胞组成。分泌细胞数量多，呈柱状。核位于基底，圆形或卵圆形，核仁不明显。电镜下，细胞游离面形成许多微绒毛，顶部胞质含有大量溶酶体和致密体，基部胞质内含线粒体、粗面内质网和游离核糖体。核上区有高尔基复合体和少量粗面内质网以及分泌颗粒和小泡，偶见脂滴。细胞内的分泌物

可通过局浆分泌和顶浆分泌到腔内，酸性磷酸酶（ACP）主要存在于分泌小泡和溶酶体内。相邻分泌细胞侧面的细胞膜互相交错，细胞间有连接复合体。基底细胞数量较少，为分泌细胞的 1/10。细胞较小，呈多边形，嵌于相邻两个分泌细胞的基部。细胞核大

而不规则。基底细胞是未分化的干细胞，能增殖分化形成分泌细胞。前列腺感染后的修复及良性增生可能都基于基底细胞的增殖；恶性肿瘤时，基底细胞消失，只见异常的分泌细胞。在前列腺的导管和腺泡上皮中散在分布着神经内分泌细胞，其数量在所有泌

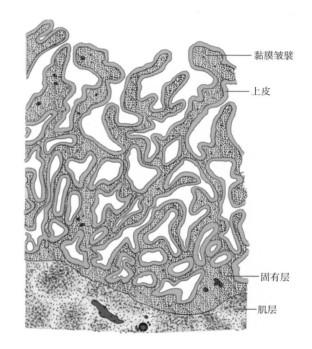

图　精囊组织结构

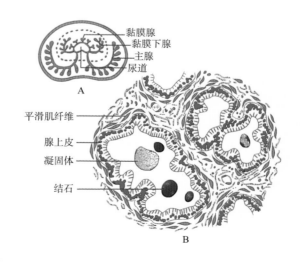

图　前列腺结构

尿生殖系统的器官中为最多。神经内分泌细胞通过内分泌、旁分泌和神经递质等机制释放一些肽类物质，调节前列腺分泌活动和细胞生长。

前列腺间质 对腺组织起支持作用，成纤维细胞常规则地排列在腺泡基膜下，外周是一层与肌上皮细胞相似的平滑肌细胞，构成了腺泡周围鞘；间质内还常见巨噬细胞、肥大细胞和嗜酸性粒细胞。

胚胎发生 胚胎第 7 周，尿直肠隔将原始消化管后肠末端的泄殖腔纵分为背侧的原始直肠和腹侧的尿生殖窦。尿生殖窦的中段狭窄部分在男性发育为尿道前列腺部（见膀胱-尿道发生）。胚胎第 12 周末，在胚胎睾丸分泌的雄激素［睾酮和双氢睾酮（DHT）］的作用下，尿道前列腺部的内胚层上皮开始增殖，形成若干向外突出的芽，称前列腺芽。前列腺芽穿入周围的间充质，迅速增长，伸长、分支、成管状，形成前列腺的导管系统。胚胎第 13 周，出现了约 70 个初级导管，并有分泌性细胞的分化。前列腺腺管主要沿尿道的近端向远端、腹侧向背侧、头侧向尾侧发生和生长。在腺管发育过程中，受母体雌激素影响，前列腺囊和尿道后壁周围的腺上皮出现鳞状细胞化生，化生随睾丸发育而消失，代之以柱状或立方上皮。随着导管网的发展，间充质分化形成平滑肌束有序、规律地包绕在新形成的腺泡周围。男性中肾旁管退化，其末端残留形成前列腺囊，相当于女性的子宫和阴道上部。前列腺囊是一个小憩室，开口于尿道前列腺部的精阜，精阜为一个小隆起，是窦结节的残余。

幼年时，前列腺甚小，腺组织不显著，主要由肌纤维、结缔组织构成。青春期后在雄激素的作用下，腺组织迅速增大，结构和功能达到完全成熟，约持续 10 年的成熟期，30 岁后开始逐渐减退。老年人的腺组织萎缩，前列腺往往缩小。如其结缔组织极度增殖，则为病理性的前列腺增生。

功能 前列腺既有外分泌功能，也有内分泌作用。青春期后，前列腺在雄激素的刺激下分泌增强。参与构成精浆的前列腺液为稀薄弱酸性（pH 6.5）的乳白色液体，含 ACP、纤维蛋白溶酶、蛋白水解酶、柠檬酸、锌、精胺等多种成分。前列腺液有保护精子膜、增加精子活力、抗菌等作用，并与射出精液的液化有关，保证精子的活动和受精能力。

前列腺的 ACP 含量在机体组织内最高，有两种：①溶酶体性的 ACP：与其他组织的溶酶体相似。②分泌性 ACP：其合成和分泌是雄激素依赖性的。血清 ACP 水平升高是诊断前列腺癌的一个重要依据。前列腺上皮细胞还分泌一种糖蛋白——前列腺特异性抗原（PSA），能使精液中的凝块水解，与男性生育力相关；也常作为前列腺癌早期诊断的标志物。

前列腺能分泌多种肽类物质，如促甲状腺素释放激素（TRH）、促肾上腺皮质激素（ACTH）、松弛素、内啡肽、催乳素（PRL）、抑制素等。

与临床联系 在男性生殖系统各器官中，前列腺疾病的发病率较高。前列腺炎是成年男性的常见病，慢性前列腺炎可影响男性的生育能力。前列腺的平滑肌细胞和成纤维细胞内含有 5α 还原酶，该酶可使睾酮变成双氢睾酮（DHT）。随年龄的增长，前列腺中的 5α-还原酶含量增多，DHT 也随之逐渐增多，与前列腺增生肥大有关，故在老年男性，良性前列腺增生的发病率随年龄增长呈直线上升，增生的前列腺压迫尿道，造成排尿困难。前列腺癌则是男性常见的恶性肿瘤之一，主要发生在腺的外带（主腺），此时分泌物中的 ACP、PSA 含量增多，而锌的含量下降。

（张君慧）

niàodàoqiúxiàn

尿道球腺（bullbourethral gland）

一对豌豆状的复管泡状腺。是最小的男性附性腺，位于尿道膜部的后外侧、尿道球的后上方，左右各一，其分泌物参与组成精液。

尿道球腺外被薄层结缔组织，许多小导管汇合成一些大导管，再汇合成 1 根细长的总导管或称排泄管，开口于尿道球部。小导管衬以单层柱状上皮，有分泌作用；大导管上皮为假复层柱状或复层柱状上皮，总导管的上皮呈复层柱状。导管上皮的基膜下有少量结缔组织以及 1~2 层环行平滑肌。腺泡上皮为单层立方或单层柱状，由黏液性细胞构成，核位于细胞基底，核上区充满黏原颗粒。腺泡间的结缔组织中含有平滑肌和骨骼肌纤维（图）。尿道球腺分泌一种碱性黏蛋白，清亮而黏稠，为射出精液的最初部分，以润滑尿道，中和尿道内残存的酸性尿液，有利于精子的活动。

（张君慧）

jīngyè

精液（semen） 由睾丸液、附睾液及附属性腺分泌物构成的含有精子的液体。由阴茎射出，精子与精浆组成，精浆作为精子的介质将精子输入女性生殖道，而且可营养精子、激发精子的活力，以利于精子在女性输卵管内与卵

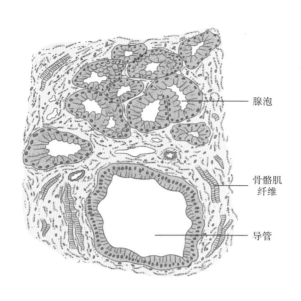

腺泡

骨骼肌纤维

导管

图 尿道球腺结构

子结合，繁衍子代。精液呈灰白色，pH 7.2～8.9，有特殊气味。正常男性一次射精量为 2～6ml，如果精液量少于 1ml，常可导致不育。

精浆 体积占射出精液的 91%～95%，主要为附性腺分泌物。其中精囊液约占精浆的 60%，前列腺液约占 30%，其余 10% 是由睾丸支持细胞产生的睾网液及附睾、输精管壶腹部、尿道球腺和尿道腺体的分泌物组成。

精浆的化学成分包括 90% 以上的水以及蛋白质、脂质（胆固醇、高密度脂胆固醇、甘油酯、磷脂、睾酮、前列腺素 E 系列等）、糖类（果糖、葡萄糖、半乳糖、甘露糖等）、游离氨基酸（精氨酸、甘氨酸等）、无机离子（钠、钾、氯、钙、镁、锌、铜、硒等）、多胺类化合物（精胺、亚精胺）以及有机酸、有机碱（柠檬酸、乳酸、肉毒碱、甘油磷酸胆碱）等。精浆蛋白质含非酶蛋白质（去能因子、蛋白酶抑制剂、乳铁传递蛋白、免疫球蛋白等）和酶蛋白〔酸性磷酸酶（ACP）、

糖苷酶、谷胱甘肽转移酶等〕。精浆的成分可参与糖代谢、精液的凝固和液化、增强精子在子宫颈的穿透力、影响精子的代谢，与精子的活率、活力、运动力以及受精能力密切相关。

正常射精时，首先射出的精液来自尿道球腺、尿道腺和前列腺，随后射出的来自附睾和壶腹伴大量精子，最后主要是精囊的分泌物。将精液进行分段生化分析对临床评定生育能力、附性腺和生殖管道的功能有重要意义。

精子 每毫升精液中精子密度应 $\geq 15 \times 10^6$/ml。精子是高度特化的细胞，不再生长和分裂，主要功能是与卵子结合，产生新个体，并将遗传物质带给新个体。人精子呈蝌蚪状，全长约 60μm，分为头部和尾部。头部主要由高度浓缩的核和富含酶的顶体组成，尾部是精子的运动装置（见生精细胞）。精子经女性阴道、子宫到达输卵管，除女性生殖道的推动力外，主要依赖精子本身的主动运动。精子数量、形态、活率、运动状况的异常均可导致不育。

非精子细胞 精液中有一定量的"圆细胞"，为非精子细胞。其中未成熟生精细胞（包括精子细胞、精母细胞、精原细胞）约占 83.4%、白细胞（中性粒细胞、淋巴细胞、单核/巨噬细胞）约占 9.1%、泌尿生殖道脱落上皮细胞约占 6.3%、睾丸支持细胞约占

1.2%。正常精液中的圆细胞数量应 $\leq 5 \times 10^6$/ml，而白细胞数量则应 $\leq 1 \times 10^6$/ml。非精子细胞的增加提示病理状态，若未成熟的生精细胞过多，可能因生精细胞凋亡、生精障碍而致；若白细胞数量超过 1×10^6/ml，则称为白细胞精子症，可能与感染、自身免疫等因素有关。

（张君慧）

yīnjīng

阴茎（penis） 男性排尿和性交器官。呈圆柱状，由两个阴茎海绵体和一个尿道海绵体构成，外包皮肤。阴茎海绵体位于背侧，较大；尿道海绵体居腹侧，较小，尿道贯穿其全长，后端略为膨大形成尿道球部，前端膨大成为阴茎头，有较狭窄的尿道外口，排尿或射精时由此排出尿液或精液。

组织结构 阴茎皮肤薄而柔软，无皮下脂肪，无毛发，汗腺发达，真皮中含散在的环行及纵行平滑肌束。在阴茎头处，皮肤褶成双层的包皮。皮肤下的疏松结缔组织构成包绕 3 个海绵体的被膜，富含神经和血管。被膜与海绵体间还有致密结缔组织形成的白膜。白膜发达、质地坚韧，向海绵体实质内分支形成交织成网的小梁，为海绵体的支架，内含丰富的平滑肌纤维及弹性纤维、胶原纤维、血管等。小梁间的空隙为血窦，又称海绵窦，衬以内皮。海绵窦相互通连。阴茎海绵体中央的海绵窦较大，周围的较小；尿道海绵体的海绵窦大小均匀（图）。

血液供应 丰富。阴茎背侧被膜中有一对阴茎背动脉，其分支穿过白膜进入海绵体，供血于非勃起状态的阴茎，为营养血管。阴茎深动脉行于阴茎海绵体中央，其分支曲折行进于小梁内与海绵

窦相通，称螺旋动脉，是主要的阻力血管，可控制进出海绵窦的血流量与速度。阴茎背动脉与深动脉之间有大量的交通支。阴茎深动脉的另一组分支进入尿道海绵体，称尿道动脉，供血于尿道海绵体。阴茎海绵窦血液汇入白膜下方的静脉丛，形成穿通支穿过白膜，分别流入阴茎白膜表面的环静脉或背侧的背深静脉。

神经支配 阴茎受自主神经系统和脑、脊髓神经系统的双重支配。阴茎的感觉神经是阴茎背神经，属于脑、脊髓神经系统，其末梢分布于阴茎头和阴茎皮肤；司阴茎勃起的主要是盆神经丛的副交感神经，起源于骶髓 S2～S4 段，经神经根至盆丛，与来源于胸腰干的神经支（T11～L2）的交感神经纤维汇合成海绵体神经到达阴茎海绵体，走行于海绵窦小梁之间，直接作用于海绵体平滑肌和内皮组织。

勃起功能 在阴茎松弛萎软时，海绵体平滑肌处于恒定的收缩状态，螺旋动脉盘绕弯曲，处于关闭状态，因动静脉分流，血液的静脉回流不受限制。在受到一定的性刺激后，副交感神经兴奋使海绵体平滑肌松弛，螺旋脉舒张伸直，阴茎深动脉的大量血液经螺旋动脉直接流入海绵窦，使阴茎海绵体中央海绵窦充盈扩张，周围的小海绵窦既受膨大的中央海绵窦的压迫，又受坚硬的白膜的限制，管腔消失，血液滞留于中央海绵窦，动静脉分流关闭，静脉回流受阻，海绵窦进一步扩张，阴茎海绵体内压明显上升，阴茎增粗变硬，阴茎勃起。当兴奋减弱时，小梁和螺旋动脉的平滑肌恢复原有张力，使螺旋动脉关闭，进入海绵窦的血量减少，解除了对周围海绵窦和静脉丛的压迫，积聚的血液缓缓流出，阴茎恢复松弛萎软状态。

除副交感神经外，多种神经因素与阴茎勃起相关，如一氧化氮（NO）能神经、肾上腺素能神经、血管活性肠肽、降钙素基因相关肽等，另外阴茎血管的内皮细胞通过释放 NO、前列腺素（PGE_2）等内皮舒张因子和内皮素、环氧合酶等内皮源性缩血管物质参与对阴茎勃起的调控或在阴茎萎软过程中发挥作用。

与临床联系 阴茎结构和功能的异常导致勃起功能障碍，表现为阳痿和勃起异常。阳痿分为器质性的和精神心理性的。造成器质性阳痿的原因往往为血管性的、神经性的、内分泌性的或糖尿病性的。

（张君慧）

luǎncháo

卵巢（ovary） 女性生殖腺。性成熟期（生育期）妇女的卵巢能产生生殖细胞——卵子和分泌雌性激素，从而维持女性正常的生育能力和生理特征。卵巢有明显的年龄性变化，青春期前体积较小表面光滑；青春期后增大，由于卵泡的生长发育和排卵后形成的瘢痕，其表面凹凸不平。成年女性的卵巢体积约 4cm×3cm×1cm，重 5～6g，呈灰白色；35 岁以后卵巢体积逐渐缩小，绝经期后仅为原体积的1/2。

形态结构 卵巢是一对略扁的椭圆形器官（图），表面覆有一层扁平或立方上皮，下为一薄层

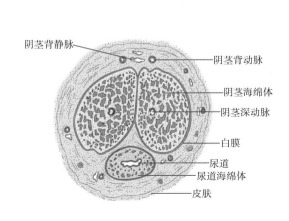

图　阴茎横切面观

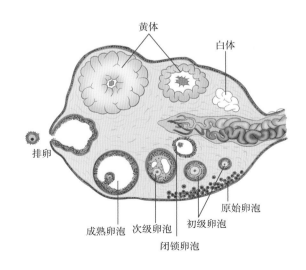

图　卵巢纵切面观

致密结缔组织构成的白膜。卵巢分为皮质和髓质两部分。皮质较宽厚，位于周围，含有不同发育阶段的卵泡或黄体、白体以及大量网状纤维和梭形的基质细胞，后者低分化，胞质中有较多核糖体、微丝，核周聚集大量线粒体，胞膜下有吞饮小泡和少量脂滴。皮质结构随月经周期而有所变化。髓质狭窄，位于中间，是富含血管和弹性纤维的疏松结缔组织，也含有基质细胞。皮质和髓质之间无明显分界。髓质与卵巢门相连，血管、淋巴管和神经由此出入卵巢。卵巢门细胞成群分布于近系膜处，其结构与睾丸间质细胞类似。

卵子发生 是以卵泡发育的形式在卵巢内进行的（见卵泡）。卵巢皮质浅层含大量处于静止状态的原始卵泡，卵泡中央为处于第一次减数分裂前期的初级卵母细胞。原始卵泡的数量随年龄增长而减少。自青春期始，在神经内分泌调控下，每个月经周期（约28天）都有一些原始卵泡启动发育。这些卵泡体积逐渐增大，并渐向皮质深层迁移，经过初级卵泡、次级卵泡阶段，在这些处于不同发育阶段的卵泡中，一般只有1个卵泡达到成熟称为优势卵泡，其中初级卵母细胞完成第一次减数分裂，形成1个次级卵母细胞。体积膨大的成熟卵泡向卵巢表面隆起，最终将卵从卵巢排出；其余卵泡均在不同发育阶段先后退化，成为闭锁卵泡。成熟卵泡排卵后，残留在卵巢内的卵泡壁形成黄体，黄体退化为白体。

内分泌功能 生育期女性卵巢在卵泡发育阶段、黄体形成阶段主要分泌雌激素、孕激素。雌激素不仅可促进和调节女性生殖器官的发育、维持第二性征，并且可明显影响机体代谢，改善血脂成分，抗凝血，防止血栓形成；并与维持骨质正常有关；可改善皮肤弹性及血供。孕激素的功能是在雌激素作用的基础上，使子宫内膜维持分泌状态，有利于受精卵的植入，并刺激乳腺的发育和阻止卵巢内其他卵泡发育成熟。

卵巢门细胞分泌雄激素，排卵前血液循环中雄激素升高，可促使不能达到成熟的卵泡闭锁。门细胞增生或发生肿瘤的患者可出现男性化症状。

卵巢还分泌一定量的多肽激素（如松弛素、抑制素、激活素等）及多种生长因子［如表皮生长因子（EGF）、成纤维细胞生长因子（FGF）等］，具有参与卵巢局部调节的生理作用。

（张君慧）

luǎnpāo

卵泡（ovarian follicle） 卵巢皮质中由一个卵母细胞和包绕在其周围的许多卵泡细胞所组成的泡状结构。

形成 人胚第6周时，原始生殖细胞（PGC）从卵黄囊背侧内胚层沿后肠肠背系膜逐渐迁移进入生殖腺嵴内，女性胚胎的PGC分化为卵原细胞。胚胎早期，PGC及卵原细胞分裂增殖，细胞数量可高达600万个。人胎第5个月后，生殖细胞不再分裂并大量退化。卵原细胞的周围包绕一层扁平的、起源于生殖腺嵴皮质索的卵泡细胞，构成原始卵泡。卵原细胞分化为初级卵母细胞，后者进行第一次减数分裂，并停滞于分裂前期。出生时，双侧卵巢有70万～200万个原始卵泡；至青春期时还有4万余个原始卵泡；至40～50岁时，仅余下几百个。绝经期后，卵巢内卵泡耗竭。

发育和成熟 卵泡的生长发育是一个连续的过程。自青春期起，在神经内分泌作用下，每个月经周期（约28天）都有一批原始卵泡开始生长，经过初级卵泡、次级卵泡阶段，最终只有1个卵泡达到成熟，成为成熟卵泡（图1），并排卵。

原始卵泡 呈球状，中央为1个圆形的处于第一次减数分裂前期的初级卵母细胞，又称始基卵泡，直径约40μm；周围是一层扁平的卵泡细胞。初级卵母细胞核大而圆，染色质细小分散，核仁大而明显，胞质内除一般细胞器外，还含有较多的卵黄颗粒。卵泡细胞较小，核扁圆形。初级卵母细胞和卵泡细胞表面均较光滑，两者之间有细胞连接。卵泡细胞与周围结缔组织以薄层基膜相隔。

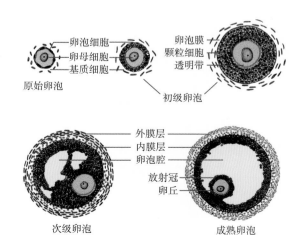

图1 各级卵泡

原始卵泡处于休眠状态，体积小，数量多，位于卵巢皮质浅层，形成原始卵泡库，是卵细胞的储备形式。每个月经周期初有15~20个的原始卵泡离开卵泡库，启动发育，进入初级卵泡阶段，这个短暂的过程称为卵泡募集，相当于月经周期的第1~4天。

初级卵泡 又称窦前卵泡。位于卵泡中央的初级卵母细胞体积增大，直径可达50~80μm。卵泡细胞由扁平变为立方或柱状，并迅速经有丝分裂增殖为多层，此时的卵泡细胞称为颗粒细胞，胞质内细胞器逐渐增多。在卵母细胞和卵泡细胞之间，出现一层由卵泡细胞和卵母细胞共同分泌产生的嗜酸性厚膜，称为透明带。透明带为凝胶状的糖蛋白，随卵泡的发育而增厚，最厚时可达10~12μm。电镜下可见卵母细胞的微绒毛和最内层卵泡细胞的突起伸入透明带内，卵泡细胞的长突起可越过透明带，与卵母细胞接触（图2），在卵泡细胞之间，以及卵母细胞和卵泡细胞之间均可见缝隙连接，这些结构可加速细胞间离子和小分子物质的传递，有利于卵母细胞和卵泡细胞间的物质交换、信息沟通和功能协调以及卵母细胞的代谢。透明带主要由3种蛋白质分子组成（ZP1、ZP2、ZP3），它们是卵子表面主要的精子受体，受精时对具有种属特异性的精卵识别和精卵结合意义重大。随着卵泡体积的增大，卵泡逐渐移向皮质深层。围绕在卵泡周围的毛细血管、梭形基质细胞和结缔组织分化形成卵泡膜。卵泡膜与卵泡细胞以基膜相隔。初级卵泡发育后期，卵泡细胞上出现卵泡刺激素（FSH）的受体，此前卵泡的发育主要受卵巢自身控制，基本不受垂体影响。初级卵泡在垂体促性腺激素刺激下分化发育为次级卵泡。

次级卵泡 当卵泡细胞增至6~12层时，FSH诱发卵泡细胞分泌卵泡液，使卵泡细胞之间出现一些含液体的不规则腔隙，此时的卵泡改称为次级卵泡。随着卵泡的发育增大，小腔逐渐融合成一个较大的半月形的腔，即为卵泡腔，腔内充满卵泡液。卵泡液由卵泡细胞的分泌液和卵泡膜血管的渗出液组成，其内富含营养物质、黏多糖以及高于血液浓度数倍的生长因子、卵巢分泌的性激素和垂体分泌的促性腺激素。卵泡液内激素浓度变化与次级卵泡的大小和月经周期相关。卵泡腔的增大使初级卵母细胞及其周围的卵泡细胞被挤至卵泡的一侧，突向腔内，称为卵丘。此时初级卵母细胞的直径可达125~150μm，卵周围透明带厚约5μm。紧靠透明带的一层卵泡细胞为柱状，呈放射状排列，称为放射冠。卵泡腔周围的卵泡细胞密集成数层，形成颗粒层，为卵泡壁的一部分。在卵泡生长过程中，卵泡膜逐渐分化为界限不清的内外两层。内膜层中含较多的细胞及丰富的毛细血管。内膜细胞呈多边形或梭形，具有分泌类固醇激素细胞的结构特点，胞质内有丰富的滑面内质网、管状嵴的线粒体和大量的脂滴。外膜层由环绕卵泡排列的纤维束和少量成纤维细胞组成，并含有平滑肌纤维。颗粒层细胞和内膜细胞上出现黄体生成素（LH）受体，数量随卵泡的发育而增多。有较大卵泡腔的次级卵泡以及成熟卵泡又称为窦状卵泡。

成熟卵泡 是卵泡发育的最终阶段，又称三级卵泡或格拉夫卵泡（Graafian follicle）。体积显著增大，直径达25mm，向卵巢表面隆起。卵泡液剧增，卵泡腔扩大，颗粒层卵泡细胞的增殖与卵泡液的积聚不成正比，使颗粒层变薄。在排卵前36~48小时，在FSH、LH作用下，初级卵母细胞完成第一次减数分裂，形成1个大的次级卵母细胞和1个很小的第一极体。染色体数量均减半，核型为23，X（2n DNA）。第一极体位于次级卵母细胞和透明带之间的卵周间隙内。次级卵母细胞迅速进入第二次减数分裂，停滞在分裂中期。

从原始卵泡发育至成熟并非在1个月经周期内完成，而要跨几个周期，从初级卵泡至成熟约需85天。每个月经周期被募集进入继续发育轨道的卵泡中，最终只有1个卵泡可获得定向发育为优势卵泡继而排卵的能力。在垂体促性腺激素的作用下，优势卵泡于月经周期增生期内迅速发育成熟并排卵。

内分泌功能 卵泡发育过程

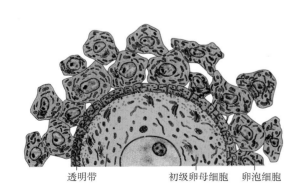

图2 初级卵母细胞、透明带和卵泡细胞

透明带　　　初级卵母细胞　卵泡细胞

中，颗粒层细胞和内膜细胞相互协作，合成和分泌雌激素。颗粒层细胞先后出现 FSH 受体和 LH 受体，内膜细胞出现 LH 受体。促性腺激素与相应的受体结合，使细胞进一步分化。内膜细胞摄取血液中的胆固醇，在滑面内质网中合成雄激素。雄激素进入颗粒细胞，在芳香化酶系的作用下转变为雌激素。少量雌激素进入卵泡腔，其余的进入血液循环，调节靶细胞的生理活动。

优势卵泡的选择 同一批启动生长的原始卵泡在形态上没有区别，均具发育为成熟卵泡的潜力，但每个卵泡的发育速率不同，一些卵泡的颗粒细胞分裂指数高，增殖能力强，FSH 受体丰富。在垂体分泌的较高水平 FSH 的作用下，这些卵泡产生的雌激素可直接或间接通过增强 FSH 的作用进一步刺激其颗粒细胞增生，卵泡继续迅速生长，成为优势卵泡。当血液中雌激素达到一定水平时，反馈抑制下丘脑和垂体，血液中 FSH 水平下降，使体积较小的卵泡发育受阻而退化，由于卵泡对 FSH 的敏感性的差异，发育的卵泡中最终只有 1 个最敏感的优势卵泡达到成熟，其余的均退化，此过程则为优势卵泡的选择。

闭锁卵泡 退化的卵泡称为闭锁卵泡，由卵泡细胞的凋亡而触发。卵泡的退化始于胎儿期，性成熟期的卵泡闭锁可发生在卵泡发育的各个阶段。原始卵泡退化时，卵泡细胞变小，互相分离；卵母细胞形态变得不规则，核固缩；随后，两者都自溶消失。早期的生长卵泡闭锁与原始卵泡基本相似，还可见卵泡塌陷，透明带呈波浪状。晚期的生长卵泡退化过程稍复杂，先是卵泡壁的变化，然后影响卵母细胞。此时内膜细胞肥大，胞质内充满类脂和脂滴，变成多边形的上皮样细胞，类似黄体细胞，被结缔组织和毛细血管分隔成分散排列的细胞团或索，称为间质腺。人卵巢的间质腺不发达。妊娠期和哺乳期，卵巢内闭锁卵泡数量增多。

（张君慧）

páiluǎn

排卵（ovulation） 处于第二次成熟分裂（减数分裂）中期的次级卵母细胞从卵巢表面排至腹膜腔的过程。生育期妇女每隔 21～35 天（平均 28 天）排 1 次卵，通常双侧卵巢交替排卵，也可由一侧卵巢连续排出，一般每次排 1 个卵，偶尔排 2 个。排卵多发生于下次月经来潮前约 14 天。

机制 排卵受神经内分泌的调节。排卵前期血浆卵泡刺激素（FSH）水平升高，卵巢内卵泡发育成熟，卵泡分泌雌激素量增高，促使血浆黄体生成素（LH）量急剧上升。LH 峰的出现使成熟卵泡发生一系列结构和功能的变化，最终导致卵母细胞的释放。

过程 在激素及其诱导产生的相关因素的作用下，卵巢血流量增加；卵泡膜内层毛细血管通透性增大，内皮细胞间隙变宽，基膜断裂；颗粒层下的基膜呈不连续状，血浆及一些血细胞通过内皮间隙渗出，进入卵泡腔；卵丘细胞产生大量透明质酸，摄取水分，卵泡液迅速增多，卵泡腔扩大。颗粒层、卵丘和放射冠细胞间隙增大，卵丘与卵泡壁脱离，悬浮在卵泡液中。突向卵巢表面的卵泡壁、卵巢的白膜和表面上皮变薄，局部缺血（图），形成透明状卵泡小斑。卵泡小斑处的蛋白多糖酶、胶原酶和透明质酸酶活性增强，酶解该处结缔组织；卵巢表面上皮细胞及颗粒细胞内的溶酶体增多，释放水解酶分解白膜和卵泡膜外层。颗粒细胞合成的前列腺素可激活胶原酶和促进溶酶体酶释放。卵巢皮质的基质及卵泡膜外层的平滑肌均有丰富的自主神经末梢，主要是肾上腺素能神经纤维和末梢，去甲肾上腺素可促进卵泡壁平滑肌收缩，卵泡小斑破裂。次级卵母细胞及其外周的透明带与放射冠随卵泡液一起从卵巢排出，被吸入输卵管漏斗部。

如排卵后 24 小时内未受精，次级卵母细胞则退化；如与精子相遇受精，次级卵母细胞完成第二次减数分裂，形成 1 个成熟的卵细胞和 1 个小的第二极体。此时卵细胞从二倍体变为单倍体细胞 $[23, X (1n \, DNA)]$。

与临床联系 排卵是女性生育的必要条件，也是生育期妇女月经周期最为重要的环节之一。长期反复不排卵是女性不孕和月

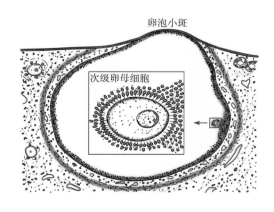

图 成熟卵泡排卵前

经周期紊乱的常见原因。生育期妇女可因某种内外环境刺激，如劳累、应激反应、流产、手术、疾病等引起短暂的无排卵，也可因肥胖、多囊卵巢综合征、高催乳素血症等引起持续无排卵。各种原因引起的无排卵均可致子宫内膜受单纯雌激素影响，达到或超过雌激素的内膜出血阈值，而无孕激素对抗，从而发生雌激素突破性出血，临床上称为无排卵性功能失调性子宫出血；不排卵也可表现为闭经。

（张君慧）

huángtǐ

黄体（corpus luteum） 排卵后残留于卵巢内的卵泡壁逐渐发育成的富含血管的内分泌细胞团。因含有大量黄色脂色素，肉眼观察呈黄色而得名。黄体的发育程度及维持时间均取决于排出的卵是否受精。

形成过程 月经周期（28天周期）第14天，因垂体释放的黄体生成素（LH）量骤升致使卵巢内的成熟卵泡（通常只有1个）破裂，次级卵母细胞及其外周的透明带和放射冠随卵泡液自卵巢中排出，尚留在卵巢皮质内的卵泡壁向卵泡腔内塌陷。颗粒层与卵泡膜间的基膜崩解，内膜层的血管和结缔组织伸入颗粒层，毛细血管破裂，血液进入卵泡腔，外观呈暗红色，称为血体。卵泡破口处邻近间质内的成纤维细胞和巨噬细胞迁移至此，在巨噬细胞分泌的白细胞介素-1（IL-1）刺激下，破溃血管的内皮细胞和成纤维细胞合成纤溶酶激活物抑制因子，终止了该处胶原纤维和蛋白质的降解，以利卵巢的修复。排卵后3～5天，在黄体生成素作用下，颗粒层内形成丰富的毛细血管网。颗粒层细胞增生，且体积迅速增大，分化为粒黄体细胞，位于黄体的中央部，数量较多。与此同时，卵泡膜内层细胞也明显增生，分布于黄体的周边部，并随结缔组织伸入，分散于粒黄体细胞之间，分化成为膜黄体细胞，数量相对较少（图）。

粒黄体细胞 呈多边形，胞体直径达 $20 \sim 35\mu m$，胞质染色浅，具有分泌类固醇激素细胞的结构特点。电镜下可见核大，核染色质均匀分布，核仁明显；胞质内有丰富的发育完善的滑面内质网，线粒体量多，嵴呈管状，还含有大量脂滴。在黄体细胞转化期间，胞质内可见丰富的游离核糖体和粗面内质网，当黄体发育成熟后，其含量均减，表明细胞内各种相关酶已迅速合成。粒黄体细胞的表面有许多微绒毛和较大的突起，或内陷形成细胞内小管，或伸入细胞间隙，并与血管周间隙相通，具有将胞内合成的类固醇激素送至血管周的作用。相邻的粒黄体细胞间有紧密连接和缝隙连接。

膜黄体细胞 体积较小，直径 $15\mu m$，细胞核与胞质染色均较深。该细胞也具有分泌类固醇激素细胞的超微结构特点，但细胞外形比粒黄体细胞规则，无微绒毛和细胞突起。

月经黄体 排出的卵若未受精，形成的黄体称月经黄体，在排卵后第4天发育成熟。在LH作用下，月经周期第19～22天（排卵后5～8天）是月经黄体的成熟期，直径可达1.5～2cm，此时黄体内血管极为丰富，成为人体内单位体积含血流量较高的组织之一，此时黄体的分泌功能达到最强。月经周期第23～28天黄体逐渐退化。月经黄体约可维持2周。

妊娠黄体 卵子若受精，受精卵发育成胚泡。受精后第5天末或第6天初，胚泡开始逐渐植入子宫内膜（见植入），同时形成胎盘的雏形。在胎盘绒毛膜分泌的绒毛膜促性腺激素的作用下，黄体继续发育增大，称为妊娠黄体。妊娠第3个月，黄体直径可达4~5 cm，功能最为活跃。电镜下可见粒黄体细胞内的滑面内质网发育更好，线粒体大，且呈多形性。胞质内还可见常与粗面内质网相连的直径15～20μm的膜被颗粒，颗粒内含松弛素。妊娠黄体于妊娠3个月末开始退化。

内分泌功能 黄体可合成分泌大量的孕激素和部分雌激素。孕激素主要由粒黄体细胞产生，该细胞从血浆中摄取的胆固醇酯或胆固醇在细胞质及细胞器内多种酶的作用下形成孕酮。雌激素的合成由粒黄体细胞和膜黄体细胞协同完成。膜黄体细胞形成雌激素前体——雄烯二酮进入粒黄体细胞，在其滑面内质网的芳香化酶系作用下转变成雌激素。

妊娠黄体的粒黄体细胞还能分泌松弛素，可抑制妊娠子宫平

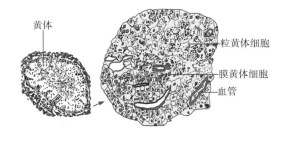

图　黄体

滑肌的收缩；分娩时，可使子宫颈扩大，耻骨联合松弛。

退化 月经黄体和妊娠黄体退化状况相同。血液中高浓度的孕激素可反馈抑制下丘脑和腺垂体分泌促性腺激素释放激素、卵泡刺激素（FSH）和LH，致使卵巢黄体退化；另外卵巢内的雌激素有直接抑制黄体功能的作用。黄体退化表现为黄体细胞凋亡，一些激素和细胞因子参与调节细胞凋亡，如由卵巢和子宫产生的前列腺素 F_2（PGF_2）通过提高黄体细胞内 Ca^{2+}/Mg^{2+} 依赖性核酸内切酶活性致使细胞凋亡；粒黄体细胞分泌的催产素可促进子宫分泌 PGF_2，导致黄体退化。黄体细胞的凋亡还受 *c-myc*、*bcl-2*、*bax*、*p53* 等相关基因调控。电镜下可见退变的黄体细胞核固缩，染色质逐步分裂为碎片，细胞器浓缩，细胞膜内陷，包裹核碎片和细胞器，形成多个凋亡小体；巨噬细胞可清除凋亡小体；黄体内毛细血管退变；成纤维细胞明显增多，功能活跃，生成大量胶原纤维，黄体为纤维组织取代，并发生透明样变，外观色白，称白体。白体在卵巢内可存在多年，然后逐渐被巨噬细胞吸收。

在黄体形成过程中，若卵泡壁血管出血过多，血体过大，经吸收后仍形成一个直径 2~3cm 含液体的囊腔，称黄体囊肿，囊壁内衬黄体细胞。黄体退变后成白体囊肿。

与临床联系 黄体期类固醇激素特别是孕酮分泌不足和/或黄体过早衰退，使子宫内膜的分泌期发育不良或延迟，临床上称为黄体功能不足，可造成不孕症或习惯性流产，或导致排卵性功能失调性子宫出血。

（张君慧）

输卵管（oviduct） 输送卵子和受精卵的管道。也是精子与卵子受精的场所。为一对细长而弯曲的喇叭状管道，分为伞部（漏斗部）、壶腹部、峡部和子宫部（间质部）。管壁均由黏膜、肌层和浆膜3层组成。

黏膜 形成许多纵行而分支的皱襞，壶腹部的皱襞最发达，高而多分支，故管腔不规则（图），横切面显示如同迷宫，精子与卵子即在此处结合。从壶腹部至子宫部，皱襞的数量、高度、分支逐渐减少。黏膜上皮为单层柱状上皮，主要由纤毛细胞和分泌细胞组成，还有少量栓细胞和基细胞。纤毛细胞以伞部和壶腹部最多，至峡部和子宫部逐渐减少。纤毛细胞和分泌细胞的数量比例受卵巢激素的影响，纤毛细胞在卵泡期显著增多，黄体期减少，月经期最少（见月经周期）。纤毛细胞呈柱状，核圆形或卵圆形，位于细胞的中部，细胞游离面纤毛多。纤毛向子宫方向摆动有利于卵子或受精卵的运行，并可阻止外来病菌进入腹腔。分泌细胞又称无纤毛细胞，也呈柱状，顶部较宽，表面有微绒毛。近排卵时，其分泌高度活跃，顶部胞质内充满分泌颗粒；排卵后分泌物从细胞内排出，构成输卵管液，含氨基酸、葡萄糖、果糖等，可营养卵细胞。栓细胞锥形，是分泌细胞随月经周期变化的一种形态。基细胞分布于上皮基部，体积小，其中部分是未分化细胞，

可分化为纤毛细胞和分泌细胞，另一部分为淋巴细胞。输卵管上皮细胞在卵巢雌激素和孕激素的作用下，随月经周期而变化。雌激素促进上皮细胞的生长和功能活动。在子宫内膜增生晚期（排卵前），上皮细胞变成高柱状，纤毛细胞的纤毛增多，分泌细胞顶部有分泌颗粒。至分泌后期（黄体形成后期），两种细胞均变矮，纤毛细胞的纤毛减少，分泌细胞的颗粒排空。黏膜固有层由薄层细密结缔组织组成，富有胶原纤维、成纤维细胞、肥大细胞、淋巴细胞等；当发生输卵管妊娠时，固有层反应类似子宫内膜，形成许多蜕膜细胞。

肌层 为平滑肌，输卵管的大部分肌层分内环行外纵行两层，两者间无明显界限，环层是肌层的主要部分。子宫端起始部还有一层内纵肌，伞部可无纵行肌。输卵管肌层以峡部最厚，此处是女性绝育方法——输卵管结扎术的结扎部位。

浆膜 由间皮和富含血管的疏松结缔组织组成。

（张君慧）

子宫（uterus） 孕育胎儿和产生月经的空腔性肌性器官。形似倒置梨形，壁厚腔窄，可分成底、

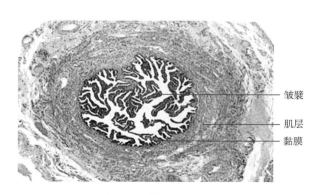

图 输卵管壶腹部横切面光镜像（HE×5）

体、颈 3 部分。子宫底、体称为宫体部，其组织结构与宫颈部不同。在性成熟期女子，其宫体部内膜呈明显的周期性变化（见月经周期）。

结构 子宫壁从内向外分为内膜（又称黏膜）、肌层和外膜（图 1）。

内膜 子宫内膜由单层柱状上皮和固有层组成。其表面上皮向固有层内陷形成许多管状的子宫腺，一般为单管腺，其末端近肌层处常有分支（图 2），偶尔可穿入肌层浅部。固有层较厚，血管丰富。固有层含大量基质细胞、网状纤维和基质。基质细胞分化程度较低，呈梭形或星形，有合成胶原蛋白的功能。妊娠时，基质细胞可分化为蜕膜细胞内膜中还常见淋巴细胞、巨噬细胞、浆细胞和来自血液的中性粒细胞，巨噬细胞能吞噬黏液、破碎组织，并能游走至浅层吞噬精子；内膜中还可见淋巴小结，其中 20% ~ 50% 有生发中心。网状纤维在子宫腺和血管周围构成网架，基底层的网状纤维排列较紧密，功能层的网状纤维在月经周期的不同阶段分别表现为多而纤细（增生期）、排列稠密（接近排卵时）、因基质水肿呈分散而疏松（分泌期）以及崩解（月经期）。基质主要由黏多糖和组织液组成，黏多糖的组分和结构、组织液的量随月经周期而变化，均是为胚泡植入作准备。

子宫底和体部的内膜可分成功能层和基底层。功能层较厚，位于浅层，自青春期起在卵巢激素的作用下可发生周期性剥脱、出血、修复、增生、肥厚的变化，妊娠时是胚泡植入和孕育胎儿的部位。在月经周期的后半期，功能层又可分为浅表的致密层和较

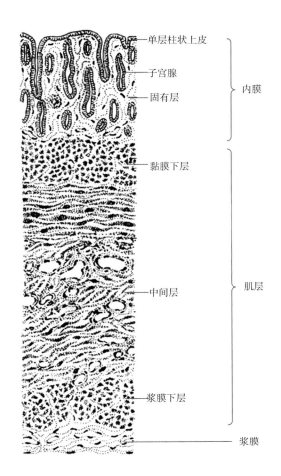

图 1 子宫壁切面观

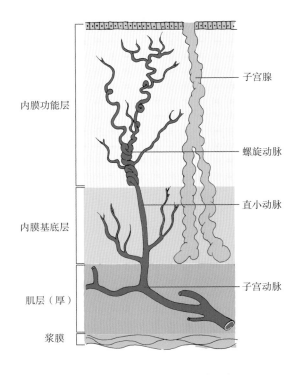

图 2 子宫内膜腺体及血管分布

深的海绵层，致密层内含大量排列紧密的基质细胞，海绵层内主要是许多弯曲而扩张的腺体，腺腔内充满分泌物。基底层较薄，位于内膜深层，与肌层相邻。此层无周期性剥脱变化，但可增生，有修复功能层的作用。

子宫上皮分为两类，位于浅表的称表面上皮，位于固有层内的称腺上皮，均为单层柱状，由大量分泌细胞和少量纤毛细胞构成，腺上皮内的纤毛细胞比表面上皮少。纤毛细胞的数量和形态在月经周期中随雌激素和孕激素水平的变化而变化，雌激素使其增多（增生期），孕酮使其减少（分泌期），妊娠时纤毛细胞的纤毛退化。分泌细胞表面有微绒毛，其数量、长短和形态亦受卵巢激素影响，增生早期时微绒毛短而细，增生晚期时变粗变长。在分泌期，功能层腺上皮分泌细胞的变化特别明显，电镜观察，可见细胞内的核仁管道系统、巨线粒体和核上区大量糖原从分泌早期出现到分泌晚期消失。

子宫动脉经外膜呈斜角穿入子宫肌层，在中间肌层形成弓形动脉，随后发出许多放射状分支，垂直穿入内膜。在内膜与肌层交界处，形成一些短而直的分支称为基底动脉，分布于内膜基底层，不受性激素变化的影响。基底动脉的主干从基底层一直延伸至功能层浅层，呈螺旋状行走，称为螺旋动脉（图2），对性激素的作用敏感。螺旋动脉在内膜浅层形成毛细血管网，经物质交换后汇入小静脉，穿越肌层，最后汇合成子宫静脉出子宫。

青春期前的子宫内膜厚约0.4mm，腺体短小而稀少，表面上皮低矮。绝经期后，卵巢功能退化，激素分泌停止，子宫内膜萎缩变薄，间质纤维化日益明显。

肌层 很厚，由大量成片或成束的平滑肌交织而成，分层不明显。肌束间以疏松结缔组织分隔，自内向外大体上可分为黏膜下肌层、中间肌层及浆膜下肌层。黏膜下肌层和浆膜下肌层主要为纵行平滑肌，中间肌层较厚又可分为内环行外纵行两层，含有许多大血管，呈海绵状。子宫平滑肌纤维上有 α 与 β 肾上腺素受体，激发 α 受体时肌纤维收缩，激发 β 受体时肌纤维收缩被抑制。卵巢激素影响 α 与 β 受体的数量，雌激素可使 α 受体增多，孕激素使 β 受体增多。妊娠时，子宫平滑肌纤维明显增长，可由正常时的 $30\sim50\mu m$ 增至 $500\sim600\mu m$；平滑肌纤维数量增多，肌纤维可自身分裂增生，也可由肌间结缔组织中的未分化的间充质细胞分化而来，致使肌层增厚。分娩后，部分肌纤维恢复原来大小，胞质中细胞器减少；部分肌纤维退化消失，增大的子宫又可恢复原状。子宫平滑肌的分化和维持依赖雌激素的作用，雌激素减少，平滑肌萎缩。孕激素可抑制平滑肌收缩，使子宫在排卵和受精时处于静止状态，有利于胚泡的植入，而前列腺素和催产素则能促使平滑肌收缩，有助于精子向输卵管运送、经血外排及胎儿娩出。

外膜 宫体部的外膜为浆膜，由少量结缔组织和间皮构成。子宫颈的外膜为纤维膜。

与临床联系 具有生长功能的子宫内膜组织（腺体和间质）出现在子宫以外的身体其他部位时称为子宫内膜异位症，简称内异症，绝大多数发生于盆腔内生殖器官和邻近器官，少数生长在远离子宫的部位，如鼻黏膜、肺等。内异症是良性病变，但具有增生、浸润、转移等恶性行为，临床症状和体征以异位子宫内膜的部位不同而异，常见有痛经、月经异常、不孕等。如子宫内膜基底层细胞增生，其腺体和间质侵入到子宫肌层中，则称为子宫腺肌病。内异症与子宫腺肌病可合并存在，但发病机制和组织发生学不同，临床表现也有差异。

（张君慧）

yuèjīng zhōuqī

月经周期 （menstrual cycle）

自青春期开始，子宫体和底部的内膜功能层在卵巢分泌的性激素作用下，每隔28天左右发生1次内膜增生、分泌和剥脱出血的过程。每个月经周期是从月经第一天起至下次月经来潮的前1天止。

分期 子宫内膜的周期性变化一般分为3期，按照28天的周期，月经期为第1~4天、增生期为第5~14天、分泌期为第15~28天（图）。

增生期 此期的卵巢内有若干卵泡生长，又称卵泡期。在卵泡分泌的雌激素作用下，子宫内膜发生增生性变化，可分为增生早期（第5~7天）、增生中期（第8~10天）和增生晚期（第11~14天）。在月经期末，子宫内膜已开始由基底层增生修复。增生早期的子宫腺短、细、直，且数量少；腺细胞低柱状，核大，胞质内细胞器少；螺旋动脉不明显。增生中期子宫腺增多、增长并稍弯曲，腺细胞增高，胞质内的核糖体、粗面内质网、高尔基复合体增多，线粒体开始增大，胞质内出现糖原。增生晚期时，子宫内膜增厚可达2~3mm，子宫腺继续增多，并不断增长和弯曲。腺上皮细胞分化成熟，功能活跃，胞质中糖原积聚，腺腔扩大。螺旋动脉也增长并弯曲。固有层内基质细胞增生且排列紧密。至增生期末，卵巢内成熟卵泡排卵，子宫内膜由增生期进入分泌期。

分泌期 排卵后，卵巢内黄体逐渐形成，又称黄体期，子宫内膜在黄体分泌的孕激素和雌激素的共同作用下继续增厚，腺体更增长弯曲，出现分泌现象；螺旋动脉迅速增加，更加弯曲；基质疏松水肿。分泌期亦可分为3期。分泌早期（第15~18天）：腺腔变宽，腺上皮细胞内大量糖原积聚于核下，核均移至细胞顶部；第18天，糖原从核下区逐渐转移至核上区，细胞核又位于细胞基部。分泌中期（第19~23天）：腺细胞内的糖原以顶浆分泌的方式分泌至腺腔，腺腔内可见含糖原的嗜酸性分泌物，并排入宫腔，给植入前胚泡提供营养。该分泌活动于周期第21天时达到高峰，与胚泡开始植入的时间一致。腺细胞排泌后，细胞变矮，腺腔扩大呈锯齿状。螺旋动脉增

长并更弯曲，可伸至内膜表层。此时期的固有层内组织液增多，血管充血、基质水肿。基质细胞增生并分化形成两种细胞，一种为前蜕膜细胞，细胞体积大而圆，核大、染色质疏松呈空泡状，胞质中充满糖原和脂滴，妊娠时在孕激素的作用下继续发育增大转化为蜕膜细胞；另一种细胞为内膜颗粒细胞，体积较小，核小、染色深，胞质内含有大小不一、数量不等的特殊颗粒，颗粒内为松弛素。子宫内膜厚达5~7mm。此期卵若受精，胚泡植入后的子宫内膜发生反应性变化，形成蜕膜，在妊娠黄体分泌的孕激素和雌激素的持续作用下继续增厚；卵若未受精，分泌晚期（第24~28天）时，卵巢内的月经黄体开始退变，子宫内膜皱缩，周期第27天，孕激素和雌激素水平下降，子宫内膜细胞逐渐退化、脱落，进入月经期。

月经期 为周期第1~4天。

由于卵巢内黄体退化，血液中雌激素和孕激素水平骤然下降，子宫内膜功能层的螺旋动脉持续性收缩，内膜表层缺血，腺细胞坏死，腺体停止分泌，组织液大量流失，内膜萎缩。螺旋动脉收缩后又突然短暂性地扩张，血液溢入结缔组织，最终突破退变坏死的内膜表层，流入子宫腔。与此同时，退变及坏死的子宫内膜呈小块地剥脱，直至功能层深部。脱落的子宫内膜连同血液一起从阴道内排出，即为月经。月经一般持续3~5天，其时长和出血量有个体差异并受环境与心理因素的影响。月经终止前，在下丘脑和垂体分泌的促性腺激素释放激素和卵泡刺激素作用下，卵巢内卵泡生长，血液中雌激素水平升高，内膜基底层残留的子宫腺上皮分裂增生，内膜开始修复而进入增生期。

生理意义 月经周期是女性生殖器官在中枢神经系统的下丘脑-垂体-卵巢轴的严格控制下围绕生殖的一个活动过程。在每一个周期中，排出1个卵子，并为卵子的受精、受精卵发育、胚泡着床提供一次机会。卵巢、子宫、输卵管、阴道等器官的结构和功能均随月经周期发生变化。规律的月经周期是女性正常生殖生理最显著的特征。当出现功能失调性子宫出血、痛经、闭经、月经失调和不孕等症状时，反映了生殖内分泌障碍或生殖器官疾病。

（张君慧）

zǐgōngjǐng

子宫颈（cervix） 子宫下段长而狭窄的部分。上与子宫体相连，下连阴道，长约3cm，组织结构和功能与宫体部不同。子宫颈壁由内向外分为黏膜、肌层和外膜3层。外膜为结缔组织构成的纤维

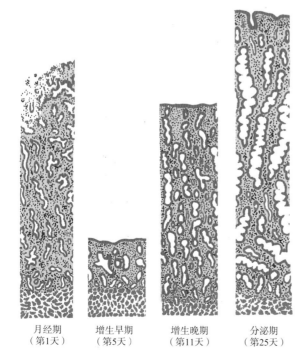

月经期　　　增生早期　　　增生晚期　　　分泌期
（第1天）　　（第5天）　　（第11天）　　（第25天）

图　子宫内膜周期性变化

膜；肌层平滑肌的数量由宫颈上端至下端逐渐减少，其间的结缔组织含有丰富弹性纤维；黏膜形成许多高大而分支的皱襞，皱襞之间的裂隙形成腺性隐窝，性交时大量精子可暂存于此，以便分批上行至子宫。黏膜上皮为单层柱状，由分泌细胞、纤毛细胞及储备细胞组成，分泌细胞较多，胞质中充满黏原颗粒。纤毛细胞较少。纤毛细胞的纤毛向阴道方向摆动，有利于分泌物的排出。储备细胞体积小，分化程度低，在上皮受损后有增殖修复功能。

宫颈黏膜本身无周期性剥脱，但其分泌细胞的活动受卵巢激素调节，也呈周期性变化（见月经周期）。增生晚期雌激素促使细胞分泌活动旺盛，排卵期间黏液分泌增多，分泌物稀薄，黏度低，有利于精子的通过。分泌期时孕激素抑制细胞分泌活动，分泌物黏稠呈凝胶状，阻止精子和病原微生物进入子宫。

子宫颈下端突入阴道的部分称子宫颈阴道部。该部黏膜光滑，表面覆盖复层扁平上皮。在子宫颈外口处，由单层柱状上皮移行为复层扁平上皮，两种上皮分界清晰（图），此处为宫颈癌的好发部位。绝经后，子宫颈变小质硬，黏膜萎缩，腺样隐窝减少，分泌功能低下。

（张君慧）

yīndào

阴道（vagina）

连接子宫和外生殖器、排出月经和娩出胎儿的肌性管道。也是性交器官。

结构 阴道壁由黏膜、肌层及外膜构成。

黏膜 向阴道腔内形成许多横向皱襞。黏膜由非角化型复层扁平上皮和致密结缔组织的固有层组成。

上皮 较厚，分为5层，从基底面向游离面依次为：基底层、旁基层、中间层、过渡层和表层（图）。基底层由一层有活跃增殖功能的低柱状细胞构成，是阴道上皮更新的储备层；旁基层有两层细胞，细胞分裂活跃；中间层约由10层体积大、多边形的细胞组成；过渡层在卵巢排卵期最厚，可有10层细胞，随后细胞逐渐转变为鳞状，呈进行性蜕变，黄体期时表层细胞剥脱，此层的浅部即成表层；表层在排卵时最厚，约有10层扁平细胞，细胞呈鳞片状，胞核形态不规则、固缩，胞质嗜酸性，细胞器不能辨认。上皮细胞含有透明角质颗粒，但无明显角化现象。受卵巢分泌的雌激素影响，阴道上皮呈周期性改变。在增生早期，阴道上皮增生，胞质内糖原聚集；增生晚期时阴道上皮最厚；分泌早期，基底层细胞处于相对静止状态，表层上皮脱落，其余的开始退行性变；至分泌晚期血液中雌激素水平下降时，表层上皮呈块状脱落，上皮变薄。阴道上皮脱落后，细胞内糖原被阴道内的乳酸杆菌分解为乳酸，使阴道保持酸性，有较强的抑菌作用。绝经后雌激素水平下降，阴道黏膜萎缩，上皮变薄，脱落细胞和糖原减少，阴道内pH上升，易引起细菌繁殖而导致阴道炎。

固有层 厚，其浅层在上皮下形成许多短小的结缔组织乳头，富含细胞、弹性纤维和毛细血管。深部主要由胶原纤维和成纤维细胞组成，含有丰富的静脉丛和神经。固有层中还可见巨噬细胞、淋巴细胞、浆细胞、肥大细胞等。

肌层 平滑肌束呈左旋或右旋的螺旋状排列，交织成格子状，使阴道壁易于扩大。肌束间含丰富的弹性纤维、血管和神经纤维。

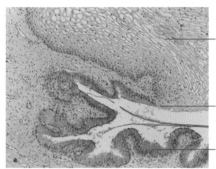

图 子宫颈光镜像（HE×50）

宫颈阴道部复层扁平上皮

交界移行区

宫颈内管柱状上皮

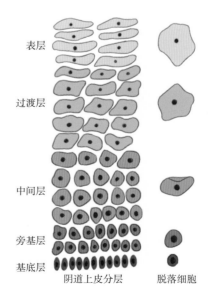

表层

过渡层

中间层

旁基层

基底层

阴道上皮分层　脱落细胞

图 阴道上皮分层及阴道涂片细胞

阴道外口有骨骼肌组成的环行括约肌，称尿道阴道括约肌。

外膜　为富含胶原纤维、弹性纤维的致密结缔组织。

与临床联系　临床上可通过对阴道脱落细胞涂片观察，间接了解卵巢的分泌状态。脱落细胞中可见阴道上皮细胞以及子宫颈和子宫内膜的上皮细胞，对脱落细胞的检查是诊断生殖道肿瘤的一种方法。

（张君慧）

rǔxiàn

乳腺（mammary gland）　位于胸部两侧分泌乳汁的复管泡状腺。为人类和哺乳动物所特有的器官。男（雄）性乳腺退化，女（雌）性乳腺相当发达，有哺乳的功能。人的乳腺有一对，位于胸部两侧的浅筋膜内，开口于乳头。人胚第 4 周，在腋窝与腹股沟之间，左右两侧各出现一条由表皮向下增生的绒状嵴——乳腺嵴，以后乳腺嵴只在左右胸部留下一点，将来发育为乳腺。若乳腺嵴退化不全可形成多乳头与多乳房。在母体激素作用下，新生儿不分男女，乳腺都能分泌少量乳汁。女性乳腺自青春期开始发育，其结构随年龄在不同的生理状况下受到神经内分泌调节而出现明显的变化。性成熟期未孕女性的乳腺称静止期乳腺，而妊娠期和授乳期的乳腺因有乳汁分泌，故称活动期乳腺。

结构　乳腺的实质被结缔组织分隔为 15~25 个乳腺叶，每个乳腺叶就是一个独立的复管泡状腺。每个乳腺叶又由较厚的致密结缔组织的小叶间隔分隔成若干乳腺小叶，小叶间隔两侧为脂肪组织。小叶内结缔组织较疏松，含较多成纤维细胞、脂肪细胞及少量巨噬细胞、淋巴细胞和浆细胞。腺泡上皮为单层立方或单层柱状，在上皮细胞和基膜间有与腺上皮同源的肌上皮细胞，电镜下可见其胞质内含较多有收缩功能的肌丝。导管系统包括有小叶内导管（衬以单层立方或单层柱状上皮）、小叶间导管（衬以复层柱状上皮）和输乳管（即总导管，衬以复层扁平上皮）。15~25 条输乳管穿行于乳头内，其末端开口于乳头顶端的乳头孔，与乳头表皮相延续。

静止期乳腺　腺体不发达，光镜下仅见少量导管和萎缩的腺泡（图）。脂肪组织和结缔组织丰富。在月经周期的增生期，乳腺导管的上皮细胞受雌激素影响而增生；分泌期在孕激素的作用下乳腺导管扩张，结缔组织内血管充血、组织水肿，乳腺稍增大。

活动期乳腺　妊娠时，在胎盘分泌的雌激素、孕激素以及胎盘催乳素的作用下，乳腺的小导管和分泌部的细胞迅速增生，小叶内和小叶间的结缔组织相应减少，结缔组织中的毛细血管和小血管明显增多，小叶间隔变薄。妊娠早期，小导管上皮以出芽的方式形成许多由单层立方或单层柱状上皮构成的管状或泡状的腺泡（图）。妊娠中期，腺细胞体积增大，腺泡腔明显扩大，腔内有较多嗜酸性分泌物。乳腺组织的增生，使乳房体积明显增大。妊娠后期，在垂体分泌的催乳素影响下，腺泡分泌活动增强，腺细胞的分泌方式为顶浆分泌。腺泡腔内有大量分泌物，分泌物含脂滴、乳蛋白、乳糖、抗体及各种生长因子等，是构成初乳的成分。初乳内还含有吞噬脂滴的巨噬细胞，称初乳小体。

哺乳期乳腺的结构与妊娠期的相似，但腺体更发达，小叶内导管和腺泡密集，腺泡腔大而不规则，间质中脂肪细胞显著减少，

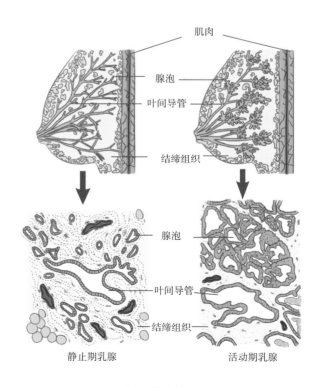

图　乳腺结构

淋巴细胞、浆细胞明显增多。各部分腺泡的分泌活动交替进行，不同部分的腺泡上皮处于不同的分泌时期，呈不同的形态，如分泌前期的腺泡上皮呈高柱状，腺细胞内含许多分泌颗粒和脂滴，分泌后期的腺泡上皮呈立方或扁平形，腺腔内充满乳汁。哺乳期乳腺的分泌活动受神经内分泌的调节，并受婴儿吮吸和乳汁排放的影响。胎儿娩出后，母体腺垂体分泌催乳素增多，乳腺开始哺乳性分泌；哺乳时乳头受婴儿吮吸的刺激，产生的神经冲动可抑制下丘脑催乳素抑制激素的分泌，从而解除下丘脑对腺垂体合成和分泌催乳素的抑制作用，致使催乳素分泌增多，乳腺分泌增强；哺乳时乳腺内的乳汁完全排空可刺激催乳素的分泌，也可机械性地促进腺上皮细胞的分泌活动。

断乳后，乳头不再受吮吸刺激，腺泡不能排空，血液中催乳素锐减，乳腺停止分泌，腺泡萎缩，结缔组织和脂肪组织增多，乳腺又恢复至静止期状态。绝经后，体内雌激素和孕激素水平下降，乳腺组织萎缩退化，结缔组织细胞和胶原纤维也明显减少，脂肪组织取代了腺组织。

与临床联系 乳腺疾病常发生于青春期后的女性。超过一半以上的成年女性患有乳腺纤维囊性变，卵巢内分泌失调对此病的发生起一定作用，一般病变轻微，无任何临床症状，较大的囊肿才会被临床检查发现。乳腺癌在中国一些大城市的发病率居妇女恶性肿瘤的第二位，癌组织多数起源于导管上皮。其发病机制尚未完全阐明，可能与雌激素作用、遗传因素、环境因素等有关。

（张君慧）

dànǎo pízhì

大脑皮质（cerebral cortex）

覆盖在大脑半球表面的灰质。又称大脑灰质，主要由神经元胞体、树突以及神经胶质细胞构成。

形态结构 大脑皮质的神经元均为多极神经元，共有 1000 亿个，可分为 3 类：

锥体细胞 是大脑皮质内的主要传出神经元。数量较多。根据胞体大小，可分为大中小 3 种类型。胞体呈锥体形，顶部向上（皮质表面）发出一支较粗的主树突，沿途发出许多小分支；从细胞的底部还发出一些较短的、多呈水平方向的底树突（图 1）。锥体细胞的轴突起自细胞的底部或近胞体的底树突，走向大脑皮质深层或髓质。

颗粒细胞 是大脑皮质内的中间神经元。数量最多，散在分布于皮质。该类细胞又分为星形细胞、水平细胞、篮状细胞和神经胶质样细胞等。颗粒细胞的胞体较小，形态不一，多呈三角形或多角形。树突多，树突棘丰富，

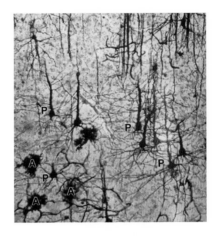

图 1 大脑皮质锥体细胞光镜像（银染×200）

注：A. 星形胶质细胞；P. 锥体神经元

轴突较短，与邻近的神经元形成突触。

梭形细胞 是大脑皮质内的传出神经元。数量较少，主要分布在大脑皮质深部。细胞大小不等，呈梭形，其长轴与皮质表面垂直，从胞体的上下两极发出树突。轴突从胞体中部或下部发出，进入大脑髓质。

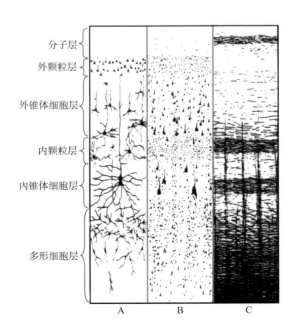

分子层
外颗粒层
外锥体细胞层
内颗粒层
内锥体细胞层
多形细胞层

A   B   C

图 2 大脑皮质 6 层光镜结构模式

细胞排列分布 在尼氏染色或苏木精-伊红（HE）染色标本中，可见大脑皮质的神经元胞体排列成层，每层细胞的类型和密度不相同，一般由浅（皮质表面）到深（皮质深层）依次分 6 层（图 2）。大脑皮质的 6 层结构因不同脑区而有差异：①分子层：位于大脑皮质的最表面。神经元小而少，主要是水平细胞和星形细胞。神经纤维与皮质表面平行分布。②外颗粒层：主要由颗粒细胞和少量小型锥体细胞构成。③外锥体细胞层：较厚，约占大脑皮质厚度的 1/3，主要由中型锥体细胞和颗粒细胞构成，也可见水平走向的神经纤维。④内颗粒层：主要含有颗粒细胞，也含有小型锥体细胞以及较多水平走向的神经纤维。⑤内锥体细胞层：主要由大、中型锥体细胞组成。也含有颗粒细胞。⑥多形细胞层：含多种类型细胞，已梭形细胞为主，还有锥体细胞和颗粒细胞。

功能 大脑皮质是高级神经活动的物质基础。低等脊椎动物的大脑皮质一般不发达，或完全没有。动物越高等，大脑皮质越发达，其结构与功能越复杂。人的大脑皮质最发达，是思维的器官，主导机体内的一切活动，并调节机体与周围环境的平衡。人大脑神经网络的构架须在出生以后几年才能最终完成，不同脑区功能网络的形成有不同的关键期，在此期间须对树突棘进行一些"修剪"，还可形成新的突触。例如，人类视觉系统神经网络形成的关键期为 3 岁前，语言系统的关键期则在六七岁前，一旦错过这个关键期，就无法弥补。因此，幼儿期是人类大脑开发非常关键的阶段。成年大脑的可塑性远小于幼儿期。由于基因缺陷，神经网络发育过程中"修剪"不够，会导致自闭症；若"修剪"过分，则会造成精神分裂症。

（伍静文）

xiǎonǎo pízhì
小脑皮质（cerebella cortex）
小脑表面的灰质，主要由神经元胞体及其树突构成。许多平行的横沟，将其分隔成许多叶片。叶片的表面为小脑皮质，又称小脑灰质。

形态结构 小脑皮质由外向内依次分为分子层、浦肯野细胞层和颗粒层（图 1）。含有浦肯野（Purkinje）细胞、颗粒细胞、星形细胞、篮细胞和高尔基（Golgi）细胞 5 种神经元。①分子层：较厚，含大量无髓神经纤维，主要含有少而分散的星形细胞和篮细胞两种神经元。②浦肯野细胞层：由一层排列规则、形态相似的浦肯野细胞的胞体构成，位于分子层和颗粒层之间。浦肯野细胞是小脑皮质中最大的神经元，胞体呈梨形，顶端发出 2~3 条粗的主树突伸向分子层，主树突的分支繁密，形如侧柏叶状或扇形，铺展在与小脑叶片垂直的平面上（图 2）。树突上有许多树突棘。

细长的轴突自胞体底部发出，离开皮质进入小脑髓质，终止于其中的神经核。③颗粒层：含有密集的颗粒细胞和一些高尔基细胞。颗粒细胞的数量很多，胞体很小，呈圆形，染色深，细胞质少，形似小淋巴细胞，有 4~5 个短树突，末端分支如爪状。轴突上行进入分子层呈 T 形分支，与小脑叶片长轴平行，称为平行纤维。大量平行纤维垂直穿过浦肯野细胞的扇形树突，与其树突棘形成突触。高尔基细胞主要分布于颗粒层浅部，数量较少，胞体很大，树突分支较多，大部分伸入分子层与平行纤维形成突触，轴突在颗粒层内分支茂密，与颗粒细胞的树突形成突触。

功能 浦肯野细胞是唯一的传出神经元。它接受传入小脑的冲动（信息），轴突穿过颗粒层进入髓质，组成小脑皮质的传出纤维，终止于小脑髓质中的核群（齿状核和顶核等）。颗粒细胞、星形细胞、篮细胞和高尔基细胞均为中间神经元。其中颗粒细胞是谷氨酸能的兴奋性神经元，其他中间神经元均为谷氨酸能抑制性神经元。5 种神经元在小脑皮

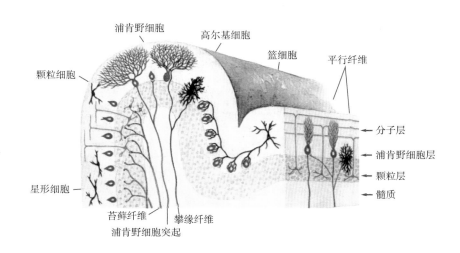

图 1 小脑皮质神经元种类及分布

质内构成复杂的环路，对浦肯野细胞起兴奋或抑制作用，调控机体的平衡和精细动作。

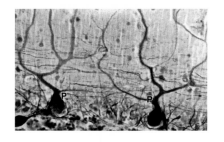

图2　小脑皮质浦肯野细胞光镜像（银染×40）

注：P. 浦肯野细胞

（伍静文）

jǐsuǐ huīzhì

脊髓灰质（gray matter of spinal cord）　位于脊髓的中央，横断面上呈 H 形（蝴蝶形）的结构。主要成分是多极神经元的胞体与突起、无髓神经纤维和神经胶质细胞。可分为向前突出的前角；向后突出的后角；在胸腰节段的前角和后角之间还有侧角（图）。

前角主要由大型和中型躯体运动神经元组成。大型的称为 α 运动神经元，胞体平均直径 25μm 以上，轴突较粗，分布到骨骼肌；小型的称为 γ 运动神经元，胞体

直径 15~25μm，轴突较细，支配肌梭内的肌纤维。这两种运动神经元释放的神经递质为乙酰胆碱。还有一种短轴突的小神经元称为闰绍（Renshaw）细胞，其短轴突与 α 运动神经元的胞体形成突触，通过释放甘氨酸抑制 α 运动神经元的活动。

侧角由中型和小型内脏运动神经元组成，也属于胆碱能神经元，其轴突组成交感神经系统的节前纤维终止于交感神经节，与节内神经元建立突触。

后角的神经元类型较复杂，主要接受感觉神经元轴突传入的神经冲动。有些神经元（称为束细胞）发出长轴突进入白质，形成各种神经纤维束，上行至脑干、小脑和丘脑。

脊髓灰质与脊髓白质一起，传导上行、下行神经冲动和进行反射活动。

（伍静文）

shénjīngjié

神经节（ganglion）　周围神经系统中神经元胞体与其周围卫星细胞以及神经纤维聚集，外包结缔组织被膜形成的卵圆形结构。

形态结构　神经节分为脑神经节、脊神经节和自主神经节 3 种。其中脑神经节和脊神经节属于感觉神经节。神经节中的神经

元称为节细胞。

脑神经节　连于脑神经，形状不定，周围有结缔组织被膜，节内为假单极神经元或双极神经元，神经元胞体呈球形、卵圆形或梭形，大小不一，成群聚集。神经元胞体之间散在分布着有髓或无髓的神经纤维。

脊神经节　是脊髓两侧的脊神经背根上的膨大结构，也称为背根神经节，属感觉神经节，内含许多假单极神经元（感觉神经元）胞体和平行排列的神经纤维束，因而胞体往往被分隔成群。神经元胞体呈圆形或卵圆形，大小不等。大的染色浅，小的染色深。细胞核圆形，位于胞体中央，核仁明显。细胞质内的尼氏体（Nissl body）细小分散。从胞体发出一个突起，其根部在胞体附近盘曲，然后呈 T 形分支，一支走向中枢（中枢突），另一支（周围突）经脊神经分布到其他器官，其终末形成感觉神经末梢。神经元胞体及其附近盘曲的突起外面有一层卫星细胞包裹，在 T 形分支处改由神经膜细胞包裹（图 1）。脊神经节内的神经纤维

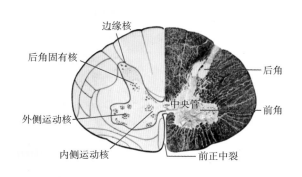

图　脊髓颈段横切面内部结构

（图中标注：边缘核、后角固有核、外侧运动核、内侧运动核、中央管、后角、前角、前正中裂）

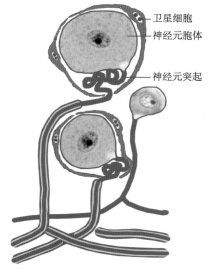

图 1　脊神经节

（图中标注：卫星细胞、神经元胞体、神经元突起）

大部分是有髓神经纤维。

自主神经节 包括交感和副交感神经节。交感神经节位于脊柱两旁及前方，副交感神经节则位于器官附近或器官内。节细胞主要是自主神经系统的节后神经元，属多极运动神经元。胞体一般较感觉神经节的细胞小，散在分布。细胞核常偏位于细胞的一侧，部分细胞有双核，细胞质内尼氏体呈细颗粒状，均匀分布。卫星细胞数量较少，不完全地包绕节细胞的胞体及其突起，卫星细胞外面还有一层基膜（图2）。节内的神经纤维有节前纤维和节后纤维，多为无髓神经纤维，较分散。节前纤维与节细胞的树突和胞体建立突触，节后纤维离开神经节，其末梢即内脏运动神经末梢，支配平滑肌、心肌和腺体的活动。交感神经节内大部分为去甲肾上腺素能神经元，少数为胆碱能神经元。副交感神经节的神经元一般属胆碱能神经元。

功能 神经节是传递神经冲动的中转站。感觉神经节（脑神经节和脊神经节）接受外界或机体的刺激，将神经冲动传入中枢神经系统。自主神经节将中枢神经系统的神经冲动传递给肌肉、腺体，调控平滑肌、心肌的收缩，腺体的分泌等，维持机体内环境的稳定。

（伍静文）

màiluòcóng

脉络丛（choroid plexus） 由第三和第四脑室顶与部分侧脑室壁的软膜及室管膜直接相贴，突入脑室而形成的皱襞状结构。由脉络丛上皮及下方的结缔组织构成（图）。脉络丛上皮由一层矮柱状或立方形室管膜细胞组成，细胞表面有许多微绒毛，细胞核大而圆，细胞质含丰富的线粒体，相

邻细胞顶部之间有连接复合体。上皮下是基膜，基膜深部是结缔组织，含丰富的有孔型毛细血管和巨噬细胞。内皮细胞上的小孔有薄隔膜封闭。

脉络丛上皮细胞不断分泌无色透明的脑脊液，又不断回流入血液，形成脑脊液循环。脑脊液有营养和保护脑与脊髓的作用。其成分不同于血液，含蛋白质很少，但有较高浓度的 Na^+、K^+ 和 Cl^-，并有少许脱落细胞和淋巴细胞。成年男性约有 100ml 脑脊液，充满在脑室、脊髓中央管、蛛网膜下隙和血管周隙。脑脊液最后被蛛网膜粒（蛛网膜突入硬膜静脉窦内形成的绒毛状突起）吸收进入血液。

（伍静文）

xuè-nǎo píngzhàng

血-脑屏障（blood-brain barrier, BBB） 在脑组织与毛细血管之间，由连续性毛细血管的内皮、基膜和星形胶质细胞构成的一层屏障结构。可调节分子或离子从血液中进出脑组织，广泛存在于脑组织中，但下丘脑、神经垂体与脉络丛区域无 BBB。BBB中毛细血管属连续型，其内皮细胞之间以紧密连接封闭，内皮外有基板、周细胞及星形胶质细胞

突起的脚板围绕（图）。BBB可阻止血液中某些物质（细菌毒素、感染源、其他外源物质等）进入脑组织，但能选择性让营养物质和代谢产物顺利通过，以维持脑组织内环境的相对稳定。

（伍静文）

yǎn

眼（eye） 人体的视觉器官。由眼球及附属结构组成。眼球呈球形，是眼的核心结构，具有感光功能，通过视神经与脑相连。其外壳由外至内分为纤维膜、血管膜和视网膜3层，内有房水、晶状体和玻璃体等内容物。眼的附

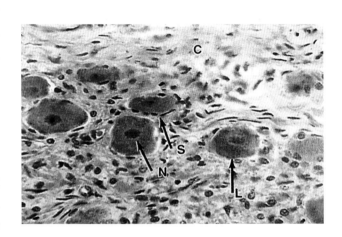

图2 交感神经节光镜像（HE×400）
注：C. 结缔组织被膜；L. 脂褐素；N. 神经元胞体；S. 卫星细胞

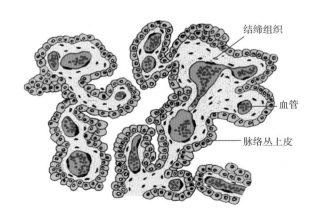

结缔组织

血管

脉络丛上皮

图 脉络丛光镜结构模式

属结构包括眼睑、结膜、泪器和眼外肌等，对眼球起支持、保护、营养和运动作用。

（周国民）

yǎnqiú

眼球（eyeball）

位于眼眶前部可接受光线的球形结构。由眼球壁和眼球内容物组成（图）。眼球壁可分为 3 层：外层为纤维膜，主要为致密结缔组织，起保护作用，其前方为透明的角膜，后部为白色的巩膜；中间层为血管膜，又称葡萄膜或色素膜，从前向后可分为虹膜、睫状体和脉络膜，为富含血管和色素细胞的疏松结缔组织，具有营养和遮光作用；内层为视网膜，为高度特化的神经组织，大部分具有感光作用，其信号通过视神经传入脑。眼球内容物包括房水、晶状体和玻璃体，与角膜一起组成眼球透明的屈光介质。

（周国民）

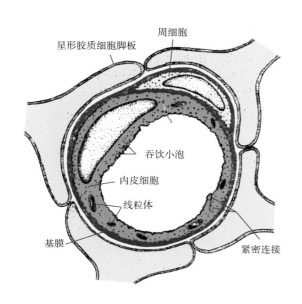

图　血-脑屏障超微结构

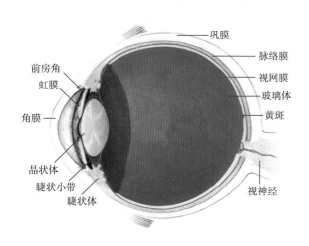

图　眼球矢状正中切面观

jiǎomó

角膜（cornea）

纤维膜前端透明、稍突出的部分。是眼球前端的圆盘状结构，直径约 11mm，厚度仅为 0.5～1mm，中央较周边薄，类似凸凹透镜，是眼球的重要屈光部分。由于透过角膜可以观察到眼内的黑色素，俗称黑眼珠。

组织结构

由前向后分为 5 层（图）：①角膜上皮：未角化的复层扁平上皮，厚约 50μm，由 5～6 层排列整齐的细胞组成，其中基底部为一层柱状的基底细胞，有较强的再生能力；中间为 2～3 层翼状细胞；表层为 1～2 层扁平细胞，游离面有许多短小的微绒毛，具有吸附泪液，防止上皮干燥的作用。②前界层：又称鲍曼（Bowman）膜，厚 10～16μm，为角膜基质分化而来的无细胞均质层，内含胶原原纤维。该层不能再生，损坏后被疤痕组织替代。③角膜基质：又称固有层，厚约 500μm，主要由规则致密结缔组织组成，包括大量与角膜表面平行排列的胶原原纤维和少量角膜细胞。胶原原纤维聚集成 200 多个厚约 2μm 的板层，相邻板层的纤维相互垂直，使角膜结构牢固。角膜细胞分布于板层之间，为细长的成纤维细胞，具有形成纤维和基质的功能。基质中有硫酸软骨素 A、硫酸角质素、透明质酸和纤连蛋白等，起粘合纤维和保持水分的作用。④后界层：又称德塞梅（Descemet）膜，是角膜内皮细胞的基底膜。⑤角膜内皮：单层扁平上皮，具有合成、分泌和物质转运功能，对角膜基质水分恒定起重要作用。角膜无血管分布，其营养和氧气主要从角膜缘血管扩散及从房水和泪液中获得。角膜有丰富的游离神经末梢分布，使角膜感觉非常敏锐，有利于保护角膜免受伤害。

与临床联系　角膜是光线进入眼球的窗口，折射率为 1.376，其屈光力占眼球屈光系统总屈光力的 70% 左右。角膜无色素、无血管分布、纤维排列规则及水分含量恒定等是其透明的重要保证。炎症、外伤等可能导致角膜浑浊、白斑或瘢痕形成，从而影响视觉、甚至造成失明，临床上可通过全角膜、部分角膜或板层移植进行治疗，也可通过组织工程方法再造角膜。近视是人类常见的疾病，是指光线经过眼屈光介质后聚焦在视网膜前的状态，可通过准分子激光角膜切削术（LASIK）进

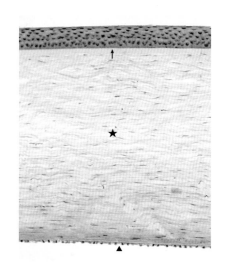

图　人角膜光镜像（HE×400）

注：↑. 角膜上皮；★. 角膜基质；▲. 角膜内皮

行矫正。

（周国民）

gǒngmó

巩膜（sclera）

纤维膜的大部分，质地坚硬、呈瓷白色，由致密结缔组织构成。约占眼球表面积的93%，与前端透明的角膜一起构成眼球坚韧的外壳，具有维持眼球形状及保护作用，也是眼外肌附着和血管、神经穿行的部位。巩膜自外向内可分为巩膜上层、固有层和棕黑层。巩膜上层和棕黑层均较薄，前者由疏松结缔组织组成，含有较多的血管；后者含较多黑素细胞和成纤维细胞。巩膜固有层最厚，主要由致密结缔组织组成，内含大量粗大交织成网的胶原纤维束和少量弹性纤维，有少量成纤维细胞、血管和神经。巩膜前表面有球结膜覆盖，其上皮与角膜上皮相延续。巩膜厚度不一，以后极部最厚，赤道部最薄，在后端因视神经纤维穿行而形成多孔的筛板。当眼压增高时，筛板因受压而后移，使视神经乳头凹陷增大。

（周国民）

jiǎo-gǒngmó yuán

角巩膜缘（corneoscleral limbus）

角膜与巩膜的移行部位。又称角膜缘。宽1~2mm。角膜缘内侧的巩膜静脉窦和小梁网是房水循环的重要结构，与眼压的维持密切相关。巩膜静脉窦为一环形管道，管壁由内皮、不连续的基膜和薄层结缔组织构成，腔内充满房水（图1，图2）。小梁网为角膜基质纤维、后界膜和角膜内皮向后扩展覆盖在巩膜静脉窦内侧的网状结构，具有过滤房水和吞噬功能，其轴心为胶原纤维，表面覆以内皮细胞，小梁之间为小梁间隙。

（周国民）

hóngmó

虹膜（iris）

角膜后的环状肌性薄膜。中央有可以调节大小的瞳孔，以控制进入眼球的光线。虹膜由前部的虹膜基质和后部的虹膜上皮组成（图）。虹膜基质为特殊的疏松结缔组织，含有大量色素细胞和血管，其前表面无上皮细胞覆盖，由扁平的成纤维细胞、色素细胞和少量胶原原纤维组成，构成前缘层。基质中的色素细胞呈星形或圆形，细胞质中含大量色素颗粒，其形状、密度和分布

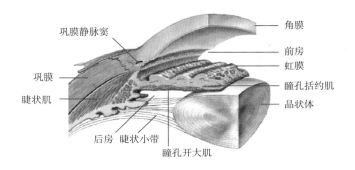

图1　眼球前部断面观

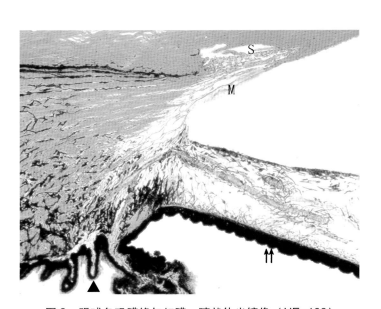

图2　眼球角巩膜缘与虹膜、睫状体光镜像（HE×100）

注：S. 巩膜静脉窦；M. 小梁网；↑↑. 虹膜色素上皮；▲. 睫状体上皮

因人种或个体而异，使虹膜呈现不同颜色。虹膜血管呈放射状走行，特点为外膜厚，肌层薄，内皮无窗孔，相邻内皮细胞之间有连接复合体，具有血-眼屏障的功能。虹膜上皮属于视网膜盲部的一部分，由两层色素上皮细胞组成。前层色素上皮细胞特化为肌上皮细胞，内含大量肌丝，分别形成瞳孔括约肌和瞳孔开大肌。瞳孔括约肌围绕瞳孔缘呈环形排列，受副交感神经支配，收缩时使瞳孔缩小。瞳孔开大肌在括约肌外侧呈放射状排列，受交感神经支配，收缩时使瞳孔开大。后层色素上皮细胞呈立方形或矮柱状，细胞质内富含较大的黑素颗粒，具有遮光作用。

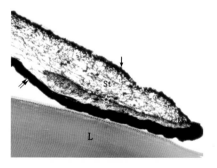

图　人虹膜和晶状体光镜像
（HE×100）

注：L. 晶状体；↓. 前缘层；
St. 虹膜基质；↑↑. 虹膜色素上皮；☆. 瞳孔括约肌

（周国民）

jiézhuàngtǐ

睫状体（ciliary body）

虹膜后面的扁圆形有弹性的双凸透明体。介于虹膜与脉络膜之间，切面呈三角形的肌性结构。可分泌房水和调节晶状体屈光度。前部较厚，并伸出放射状的睫状突，后部渐平坦，止于锯齿缘。睫状体由睫状肌、基质与上皮组成（见角巩膜缘图2）。睫状肌为平滑肌纤维，密集分布于睫状体大部分区域，呈外纵行、中斜行和内环行排列。基质为富含血管和色素细胞的结缔组织，除散在分布于肌纤维之间外，主要集中分布在睫状体内侧及睫状突内。睫状体上皮属视网膜盲部，由两层细胞组成：外层为立方形的色素上皮细胞，内有粗大的色素颗粒；内层为立方形或矮柱状的非色素上皮细胞，有较发达的内质网和高尔基复合体。两层细胞的游离面彼此相对紧靠在一起；基底面则分别面向睫状体基质和后房，均附着在各自的基膜上，有丰富的质膜内褶；细胞的侧面可见缝隙连接与桥粒等结构。睫状体上皮产生房水，成分以水为主，还含有氨基酸、葡萄糖、Na^+、Cl^- 和抗坏血酸等物质，其中 Na^+、Cl^- 等由上皮主动转运至后房，水和其他成分等则由基质中的有孔毛细血管渗透入后房。

睫状突与晶状体之间通过细丝状的睫状小带相连，由许多直径 11～12nm 的管状微原纤维，通过蛋白多糖黏合、包被而成。当睫状肌收缩时，睫状小带松弛；反之，则紧张，使晶状体的位置和曲度发生改变，对光线在视网膜上的聚焦具有调节作用。

（周国民）

màiluòmó

脉络膜（choroid）

巩膜与视网膜视部之间的血管膜。占血管膜的大部分，前端以视网膜的锯齿缘作为与睫状体的分界、富含血管和色素细胞的疏松结缔组织薄膜。从外至内可分为固有层、毛细血管层和玻璃膜3层。固有层主要有后睫状动脉的分支和涡静脉分布，周围有胶原纤维、弹性纤维、成纤维细胞、少量平滑肌细胞、自主神经元和黑素细胞等。毛细血管层含丰富的有孔型毛细血管网，为外层视网膜提供氧与营养。玻璃膜又称为布鲁赫（Bruch）膜，为由胶原纤维、弹性纤维和基质组成的薄层夹芯样均质透明膜。

（周国民）

shìwǎngmó

视网膜（retina）

眼球壁的内层。来源于胚胎时期的双层视杯结构，为厚 100～300μm 的神经组织薄膜，通过视神经与脑相连。根据有无感光功能，分为视部和盲部，两者以锯齿缘为界。盲部为覆盖在虹膜和睫状体表面的上皮组织。视部与盲部相延续，覆盖在脉络膜表面，由外向内分为视网膜色素上皮层和神经层，两层之间有潜在间隙，是临床上视网膜脱离的好发部位（图1）。

视网膜常指视部而言。视网膜神经层薄而透明，分层明晰，光镜下可分为9层，分别为外界膜、视锥视杆层、外核层、外网层、内核层、内网层、节细胞层、神经纤维层和内界膜。这9层实则由感光细胞、中间神经元、节细胞与视网膜特有的放射状胶质细胞所组成。感光细胞的胞体形成外核层，其外侧突起构成视锥视杆层，外界膜则由放射状胶质细胞与外突共同形成。内网层由视细胞的内突和中间神经元的树突共同形成。内核层是双极细胞、水平细胞、无长突细胞等中间神经元和放射状胶质细胞的胞体聚集的部位（图2）。内网层则由双极细胞、无长突细胞的轴突及节细胞的树突共同形成。节细胞的胞体和轴突分别形成节细胞层和神经纤维层。内界膜由放射状胶质细胞的内侧膨大穿过神经纤维层，在视网膜表面相互连接而成的膜状结构。外网层和内网层是

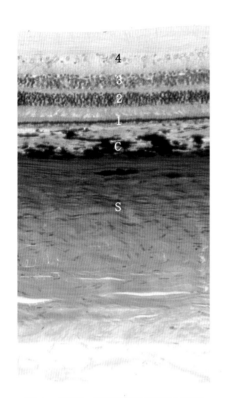

图 1 巩膜、脉络膜和视网膜光镜
像（HE×200）

注：S. 巩膜；C. 脉络膜；1. 色
素上皮层；2. 视细胞层；3. 双极细胞
层；4. 节细胞层

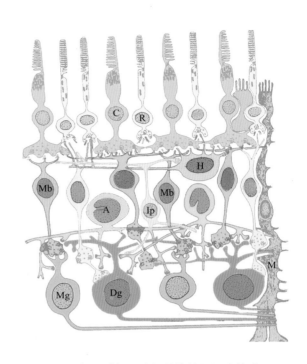

图 2 视网膜视细胞与其他神经细胞的联系

注：C. 视锥细胞；R. 视杆细胞；Mb. 侏儒双极细胞；H. 水平细胞；A. 无长
突细胞；Ip. 网间细胞；Mg. 侏儒节细胞；Dg. 弥散节细胞；M. 米勒（Müller）细胞

神经元形成突触的部位。视网膜后极部有两个特殊的结构，一个是节细胞轴突穿出巩膜处，称视神经乳头，无感光功能，为生理性盲点；另一个为黄斑，其中央凹陷，称中央凹，是视觉最敏感区域。视网膜神经层外 1/3 无血管分布，其营养由脉络膜血管提供，内 2/3 由视网膜动脉分支提供血供。

（周国民）

shìwǎngmó sèsù shàngpícéng

视网膜色素上皮层（retinal pigment epithelium）

视网膜最外层的由矮柱状色素细胞形成的单层细胞。细胞之间有紧密连接、中间连接和缝隙连接等，具有屏障作用。细胞基部紧附于玻璃膜上，其内有发达的质膜内褶。细胞顶部与视细胞相接触，并有大量胞质突起伸入视细胞之间，但两者之间并无牢固的连接结构，视网膜脱离常发生在这两者之间。色素上皮细胞的主要特点是胞质内含有大量粗大的黑素颗粒，可防止强光对视细胞的损害；的另一特点是胞质内含有吞噬体，直径 1.5~2μm，吞噬体内常见被吞入的视细胞膜盘。色素上皮细胞还能储存维生素 A，参与视紫红质的形成。

（周国民）

gǎnguāng xìbāo

感光细胞（photoreceptor cell）

视网膜中具有感受光线和颜色功能的细胞。又称视细胞，为视网膜中的光感受器，能将光信号转换成电信号，分视杆细胞和视锥细胞两种（图）。胞体密集排列成多层，构成外核层。由胞体向

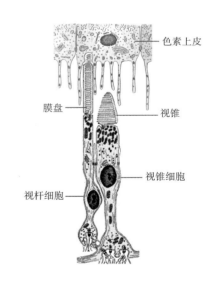

图 视细胞与色素上皮

内、外两侧分别伸出内突和外突。外突伸向色素上皮细胞，并与之接触，呈杆状或锥状，构成视锥视杆层。外突又分外节和内节，

两者之间有狭窄纤毛样结构相连，前者内有膜盘状结构，含有感光色素；后者含较多细胞器。内突参与外网层的构成，其末端膨大成足状或小球状，与双极细胞突起以及水平细胞树突形成突触。

（周国民）

shìgǎn xìbāo

视杆细胞（rod cell） 感受弱光的感光细胞。胞体位于外核层的内侧份，细胞核较小，染色较深。细胞向内侧和外侧分别伸出外突和内突。外突呈杆状，称视杆。视杆分内节与外节两段，内节是合成蛋白质的部位，含丰富的线粒体、粗面内质网和高尔基复合体；外节为感光部位，含有许多平行排列的膜盘，是由外节基部一侧的胞膜内陷并与胞膜分离形成的独立膜盘。外节顶部衰老的膜盘不断脱落，并被色素上皮细胞吞噬。膜盘上镶嵌的感光物质称视紫红质，感受弱光。视紫红质由11-顺视黄醛和视蛋白组成。维生素A是合成11-顺视黄醛的原料，当人体内维生素A不足时，视紫红质缺乏，导致弱光视力减退即为夜盲。视杆细胞的内突伸入外网层，内突末端膨大呈小球状，与双极细胞和水平细胞形成突触。

（周国民）

shìzhuī xìbāo

视锥细胞（cone cell） 感受强光和色觉的感光细胞。胞体位于外核层的外侧份，细胞核较大，染色较浅。细胞向内侧和外侧分别伸出外突和内突。外突呈圆锥状，称视锥，分内节和外节。外节内有膜盘状结构，但大多与细胞外膜不分离，顶部膜盘也不脱落，膜盘上嵌有能感受强光和色觉的视色素，由内节不断合成和补充。内突末端膨大成足状，称

锥小足，与双极细胞、水平细胞的树突形成突触。人和大多数哺乳动物视锥细胞可分为3种，分别有红敏色素、蓝敏色素和绿敏色素，均由11-顺视黄醛和视蛋白组成，但视蛋白的结构与视杆细胞中的不同。若缺少感红光（或绿光）的视锥细胞，则不能分辨红（或绿）色，为红（或绿）色盲。

（周国民）

shuāngjí xìbāo

双极细胞（cone cell） 视网膜中连接感光细胞与节细胞的中间神经元。胞体位于内核层，树突伸入外网层，与视细胞内侧突形成突触，轴突伸入内网层，与节细胞的树突形成突触。双极细胞分两类：①侏儒双极细胞：树突只与一个视锥细胞形成突触，其轴突也只与一个节细胞的树突建立突触。②扁平或杆状双极细胞：树突分别与多个视锥细胞或视杆细胞形成突触。

（周国民）

shuǐpíng xìbāo

水平细胞（horizontal cell） 视网膜中的一种中间神经元。胞体位于内核层的外侧缘，较双极细胞大而染色较浅；树突和轴突呈水平走行发出很多突起伸入外网层内侧，并与感光细胞的锥小足、杆小球、双极细胞的树突和网间细胞突起建立突触联系。相邻水平细胞间可见缝隙连接。

（周国民）

wúchángtū xìbāo

无长突细胞（amacrine cell） 视网膜中参与局部环路的中间神经元。胞体较大，呈烧瓶状，位于内核层的近内网层的边缘或节细胞层外侧；突起兼有树突和轴突的特点，在内网层内与双极细胞的轴突、节细胞及网间细胞的

突起形成突触。

（周国民）

jiéxìbāo

节细胞（ganglion cell） 视网膜中较大的、轴突穿出眼球形成视神经的多级神经元。为传入神经元，多排列成单行，构成节细胞层。胞体较大，直径为10～30μm。树突伸入内网层，与双极细胞、无长突细胞和网间细胞形成突触。轴突在视网膜内表面走行，形成视神经纤维层，并向视神经乳头处汇集穿出眼球，形成视神经。根据细胞的形态、功能及在大脑的靶向区域，节细胞有15种，如根据与节细胞形成突触细胞的多少，可将节细胞分为侏儒节细胞和弥散节细胞。前者胞体较小，只接受单一的视锥细胞和双极细胞的信息传入，这种一对一的通路能精确地传导视觉；后者的胞体较大，与多个双极细胞形成突触联系。节细胞中还有一类具有感光功能的细胞，称内在光敏性节细胞，其数量约有3000个，含有视黑素，与非成像的昼夜节律调节有关。

（周国民）

fàngshèzhuàng jiāozhì xìbāo

放射状胶质细胞（radial neuroglial cell） 视网膜特有的神经胶质细胞。又称米勒（Müller）细胞，呈细长不规则形状，几乎贯穿视网膜神经层，外侧端侧面与感光细胞内节形成连接复合体，构成视网膜外界膜；内侧端膨大，并在神经纤维层表面相互连接形成一层连续的内界膜；细胞侧面发出众多不规则叶片状突起，除包裹周围的神经元及突起外，还包裹毛细血管，参与血-视网膜屏障的形成；胞核位于内核层中部，呈卵圆形，染色较深。放射状胶质细胞具有营养、支持、绝缘和

保护作用。

（周国民）

huángbān

黄斑（maculaa lutea） 视网膜后极部直径约 3mm 的浅黄色区域。其中央直径约 1.5mm 的凹陷为中央凹（图），厚度仅 0.1mm 左右。中央凹处只有色素上皮细胞和视锥细胞，而双极细胞和节细胞斜向小凹外周排列，使光线可以直达视锥细胞，且此处视锥细胞与双极细胞、节细胞形成一对一的连接，故中央凹是视觉最敏锐的区域。

（周国民）

shìshénjīng rǔtóu

视神经乳头（papilla of optic nerve） 视网膜黄斑内侧直径约 1.5mm 的圆形或卵圆形浅凹。又称视盘，由节细胞轴突汇集穿出眼球而形成，也是视网膜动脉和静脉进出眼球的部位。除神经纤维和血管外，此处缺乏包括视细胞在内的其他视网膜结构，故无感光功能，为生理性盲点（图）。临床上，青光眼患者的视神经乳头有可能扩大和加深，可作为诊断青光眼的重要依据。

（周国民）

jīngzhuàngtǐ

晶状体（lens） 虹膜后面的扁圆形有弹性的双凸透明体。由胚胎时期晶状体泡演变而来，主要由纤维样细胞构成。其通过睫状小带悬于虹膜与玻璃体之间，为重要的屈光装置，并具有调节眼焦距的作用。

晶状体由晶状体囊、晶状体上皮和晶状体纤维 3 部分组成。晶状体囊是包裹在晶状体表面的均质薄膜，由增厚的基膜及胶原原纤维组成，具有一定的弹性和韧性。晶状体上皮为单层立方上皮，覆盖在晶状体前表面和赤道部，其中赤道部上皮细胞保持分裂能力，在向晶状体中心移行过程中逐渐向前后延伸为长柱状，最终分化为含大量晶状体蛋白的纤维样结构，即晶状体纤维。由于晶状体纤维持续增多的缘故，晶状体大小随年龄而改变，刚出生时赤道部直径约 6.5mm，至 15 岁时可达 9mm，之后增长缓慢。位于浅层的晶状体纤维构成晶状体的皮质，纤维与表面平行，成环层状排列，部分纤维内仍可见细胞核；中心部位的纤维构成晶状体核，纤维内充满均质状的蛋白质，细胞核消失。晶状体内无血管和神经，营养由房水供给。老年人晶状体的弹性减弱，透明度降低，甚至混浊，为老年性白内障。

（周国民）

bōlitǐ

玻璃体（vitreous body） 充填在晶状体与视网膜之间空腔内的无色透明胶状物。占眼球体积的 4/5。从晶状体后极至视神经乳头之间，玻璃体内可见一个狭小的玻璃体管，为胚胎时期玻璃体动脉退化后的遗迹。玻璃体成分 99% 为水，含有少量透明质酸、玻璃蛋白和胶原原纤维。玻璃体中散在分布少量细胞，称玻璃体细胞或透明细胞，具有单核吞噬细胞的结构特征，正常情况下处于静息状态，而在炎症时，具有活跃的吞噬能力。随年龄增长，玻璃体出现液化，流失后不能再生，将由房水填充。

（周国民）

fángshuǐ

房水（aqueous humor） 充盈在前房、后房内的无色透明液体。由睫状突内有孔毛细血管内血浆渗透和非色素上皮细胞分泌产生。主要成分为水，含极少量蛋白质，还含有氨基酸、葡萄糖、Na^+、Cl^-和维生素 C 等。房水主要经后房、瞳孔、前房角、小梁间隙、巩膜静脉窦路径流出眼球，其产生和排出维持动态平衡，具有维持眼压和保持眼球形状的功能，参与屈光系统的组成，并对晶状体和角膜等具有营养作用。若房水产生过多，或回流受阻，眼压将升高，对视网膜和视神经造成损害，导致青光眼。

（周国民）

yǎnjiǎn

眼睑（eyelid） 眼球前方的皮肤皱褶。为覆盖于眼球前表面、可上下移动的帘状皮肤结构。具有遮光和保护作用。从前向后可将眼睑分为皮肤、皮下组织、肌层、睑板和睑结膜 5 层（图）。眼睑与结膜移行的部位为睑缘。皮肤薄

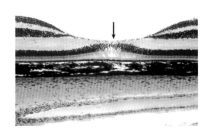

图 视网膜黄斑光镜像（HE× 100）

注：↓. 黄斑中央凹

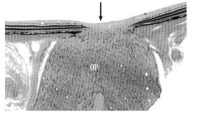

图 视神经乳头光镜像（HE× 25）

注：OP. 视神经；↓. 视神经乳头

而柔软，在睑缘部有 2～3 列较长的睫毛，睫毛根部有较小的皮脂腺，称为睑缘腺［蔡斯（Zeis）腺］。还有一种腺泡腔较大的汗腺，称为睫毛腺［莫尔（Moll）腺］，开口于睫毛毛囊或睑缘。皮下组织为薄层疏松结缔组织。肌层主要由眼轮匝肌构成，在上眼睑还有提上睑肌，均为骨骼肌。睑板呈新月形凸向前方，由致密结缔组织构成，质地较硬，起支撑作用。睑板内有皮脂腺构成的睑板腺，其导管垂直开口于睑缘，其分泌的油性分泌物沿睑缘弥散，并随眨眼而涂抹在泪膜之上，对角膜有保护作用。睑结膜为薄层黏膜，表层为富含杯状细胞的复层柱状上皮，上皮下为薄层结缔组织。睑结膜经穹隆部结膜与眼球表面的球结膜相延续。由眼睑的腺体和睑结膜的杯状细胞产生的分泌物，具有润滑睑缘、结膜和保护角膜的作用。结膜杯状细胞分泌黏液，参与泪膜的组成，具有保护作用。

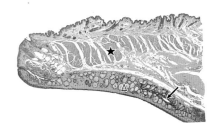

图　眼睑光镜像（HE×33）
注：△. 睑板腺；↓. 导管；
★. 肌层

（周国民）

lèixiàn

泪腺（lacrimal gland）　分泌泪液的纯浆液性复管状腺。为位于眼眶外上方泪腺窝内的椭圆形腺体，被结缔组织分隔为大小不等的小叶，结缔组织中有较多的浆细胞、淋巴细胞等。腺泡腔较大，腺细胞为单层柱状或立方形，胞质内可见分泌颗粒。上皮与基膜之间有呈梭形或星形肌上皮细胞，它的收缩有助于分泌物的排出。导管由小叶内导管、小叶间导管组成，并汇集成 8～12 条导管，开口于结膜上穹隆部，上皮由单层立方逐渐移行为两层细胞。泪腺分泌的泪液为弱碱性，具有润滑、清洁角膜、结膜和轻度杀菌、溶菌作用，其中所含的表皮生长因子还具有调节眼表面创伤愈合的作用。

（周国民）

ěr

耳（ear）　位于头部两侧、具有感受位置觉与听觉功能的器官。由外耳、中耳和内耳组成。外耳和中耳传导声波，内耳有位置觉和听觉感受器。

（周国民）

ěrguō

耳郭（auricle）　位于头部两侧的贝壳样突出物。又称耳廓。具有收集声波和辨别声音方向的作用。外覆薄层皮肤，与软骨膜紧密相贴，皮下组织甚少，但含有丰富的血管，可见动静脉吻合，与维持耳郭的体温有关。中间大部分以弹性软骨为支架，但下 1/3 的耳垂部分无软骨，仅有结缔组织和脂肪。耳郭软骨受伤后不易愈合，常留下畸形。

（周国民）

wài'ěrdào

外耳道（external acoustic meatus）　从外耳门至鼓膜的管道。是声波传入的主要通道。外 1/3 段为软骨部，内 2/3 段为骨部，表面均覆以较薄的皮肤，与软骨膜或骨膜紧贴，皮下结缔组织很少。皮肤内游离感觉神经末梢丰富，炎症肿胀时可引起剧烈疼痛。软骨部皮肤厚 1～1.5mm，内有耳毛、皮脂腺和耵聍腺，其分泌物及脱落的上皮细胞混合为黏稠的耵聍，具有润滑皮肤和防止异物深入外耳道的作用。骨部的皮肤较薄，厚约 0.1mm，耳毛和耵聍腺较少，仅在顶部有少量皮脂腺。

（周国民）

gǔmó

鼓膜（tympanic membrane）　分隔外耳道与鼓室的半透明薄膜。周缘略厚，大部分通过纤维软骨环附着于外耳道。鼓膜的外侧面覆盖复层扁平上皮，与外耳道表皮相连续，但无毛发和腺体。中间为薄层固有层，主要由两层胶原纤维束组成。内侧面覆盖黏膜，与中耳黏膜相连续，表面覆以单层扁平上皮，细胞游离面有少数不规则的微绒毛，上皮下方为薄层疏松结缔组织。鼓膜在声波作用下发生同步振动，能将外界声波传递至中耳。

（周国民）

gǔshì

鼓室（tympanic cavity）　颞骨内的不规则含有空气的小室。其外侧通过鼓膜与外耳道相隔，内侧通过前庭窗和蜗窗与内耳相邻，后外上方通过鼓窦与乳突小房相通，前内下方与咽鼓管通连。鼓室表面有黏膜皱襞覆盖，听小骨、骨骼肌、韧带、神经和血管等随黏膜皱襞突入鼓室腔。鼓室黏膜由较薄的固有层和上皮组成，固有层为细密结缔组织，内含神经纤维、血管和淋巴管；上皮类型多样，如外侧壁和内侧壁为单层扁平上皮，后壁为单层立方或单层纤毛低柱状上皮，前壁和下壁为单层纤毛柱状上皮或假复层纤毛柱状上皮，并有杯状细胞。中耳炎时，杯状细胞增多，产生的黏液积存在鼓室内，可引起听力受损。听小骨包括锤骨、砧骨和镫骨，均为密质骨，依次通过关节相连，构成听骨链，关节表面有透明软骨。当鼓膜振动时，与之相连的听骨链也随之振动，并通过镫骨底板将声波经外淋巴传至内耳，可以将振动放大 10 倍左右。

（周国民）

yāngǔguǎn

咽鼓管（eustachian tube）

连接鼓室与鼻咽部的管道。其可维持鼓膜两侧的压力平衡。咽鼓管后外 1/3 为骨性部，黏膜表面为单层纤毛柱状上皮，有杯状细胞，固有层为薄层结缔组织。咽鼓管前内 2/3 的软骨部，黏膜表面为假复层纤毛柱状上皮，杯状细胞逐渐增多，固有层结缔组织较厚，内有混合腺。咽鼓管通过纤毛向咽部的摆动，将中耳黏液输送至鼻咽部。平时咽鼓管关闭，在吞咽和呵欠时可被动开放。鼻咽部有炎症时可以通过咽鼓管蔓延到中耳。

（周国民）

nèi'ěr

内耳（internal ear）

位于颞骨岩部内的位置觉和听觉装置。又称迷路。因其形状不规则和结构复杂而得名，由套叠在一起的骨迷路和膜迷路组成（图）。骨迷路为弯曲如隧道的骨性管道，表面覆有骨膜，分骨半规管、前庭和耳蜗 3 部分。膜迷路为悬吊在骨迷路之中，相互连通的膜性管或囊腔，包括位于骨半规管内的膜半规管、前庭内的膜性椭圆囊和球囊以及耳蜗内的膜蜗管 3 部分。膜迷路的腔面覆有薄层黏膜，表面大部分为单层扁平上皮，但在听觉感受器和平衡感受器，上皮明显增厚特化为感觉上皮，均由支持细胞和毛细胞构成。膜迷路和骨迷路之间的间隙称外淋巴间隙，充满外淋巴，而膜迷路内所含的则为内淋巴。内外淋巴之间互不相通，它们的来源和排出也各不相同。外淋巴主要从骨膜内的毛细血管过滤产生，经由蜗小管入蛛网膜下隙。内淋巴由膜蜗管外侧壁的血管纹产生，通过内淋巴管及其末端膨大的内淋巴囊导入硬脑膜下隙。内外淋巴具有营养内耳和传递声波的作用。

（周国民）

móbànguīguǎn

膜半规管（membranous semicircular duct）

悬吊于骨半规管中的 3 个相互垂直的半环形膜性管道。直径约为骨半规管的 1/4。前膜半规管和后膜半规管的内侧端在进入椭圆囊前合成总膜脚。每个膜半规管的外侧端在骨壶腹内扩大形成膜壶腹，其一侧黏膜增厚呈马鞍状，形成凸向腔内的嵴状隆起，称壶腹嵴，是位置觉感受器，能感受头部旋转变速运动时的刺激。3 个膜半规管内的壶腹嵴呈相互垂直关系，可分别感受人体在三维空间中的运动变化。

（周国民）

húfùjí

壶腹嵴（crista ampullaris）

由支持细胞所分泌的覆盖在壶腹嵴表面呈高帽装的胶状物质。由支持细胞和毛细胞组成，为位觉感受器（图）。支持细胞呈高柱状，从基膜直达腔面，细胞基部稍宽，含椭圆形细胞核，游离面有微绒毛。细胞顶部胞质有分泌颗粒，分泌物覆盖在壶腹嵴表面，形成壶腹帽，成分主要为胶质状的酸性黏多糖。毛细胞位于壶腹嵴顶部的支持细胞之间，中央部的毛细胞大部分呈烧瓶状，周边部的毛细胞则主要呈圆柱状。毛细胞顶部有一根较长的动纤毛和许多静纤毛，均伸入壶腹帽中。动纤毛内有 9+2 的微管结构，静纤毛则是特殊分化的微绒毛，中轴内有纵行排列的微丝。毛细胞的基底外侧部与前庭神经末梢形成突触。壶腹嵴感受头部旋转运动的开始和终止时的刺激，当头部进行各方向的旋转时，膜半规管的内淋巴由于惯性作用而发生流动，使壶腹帽倾斜，从而刺激毛细胞，产生的神经冲动经前庭神经将传向中枢。一些毛细胞基部还有传出神经末梢，可能与抑制和调节毛细胞的功能有关。由于半规管相垂直排列，因此可以感受头部任何方向的旋转运动。毛细胞的

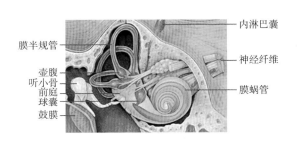

膜半规管
壶腹
听小骨
前庭
球囊
鼓膜
内淋巴囊
神经纤维
膜蜗管

图　骨迷路与膜迷路

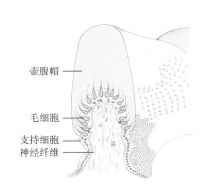

壶腹帽
毛细胞
支持细胞
神经纤维

图　壶腹嵴

数量具有增龄性变化，40 岁以后逐渐减少。

（周国民）

tuǒyuánnáng

椭圆囊（utricle） 前庭内呈椭圆形的膜性囊。内有椭圆囊斑，为位置觉感受器。椭圆囊后端与 3 个膜半规管相通，前方与球囊之间有一 Y 形小管相连，并延伸成盲端状的内淋巴管，其末端在硬脑膜下膨大为内淋巴囊。

（周国民）

tuǒyuánnángbān

椭圆囊斑（macula utriculi） 椭圆囊外侧壁上的位觉感受器。其长轴呈水平位，与球囊斑位置相互垂直，均为位觉感受器（又称位觉斑）。黏膜上皮为单层高柱状，包含支持细胞和毛细胞，表面覆盖有胶质状的耳石膜（位砂膜），膜的表面嵌有较多的呈晶体颗粒状耳石（图）。由于耳石的比重比内淋巴大，当头部直线加速运动开始和终止时，内淋巴发生的惯性流动对纤毛产生刺激，静止时的地心引力对毛细胞的作用，均能引起毛细胞的兴奋，经前庭神经将冲动传向神经中枢。

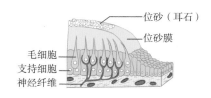

图 椭圆囊斑

（周国民）

qiúnáng

球囊（saccule） 前庭内呈球形的膜性囊。内有球囊斑，为位觉感受器。球囊后端与椭圆囊之间有一 Y 形椭圆球囊管彼此交通，

前端通过联合管与膜蜗管相通。

（周国民）

qiúnángbān

球囊斑（macula sacculi） 球囊内侧壁上的位觉斑（图1）。其长轴为前后走向，与椭圆囊斑位置相互垂直，均为位觉感受器（又称位觉斑）。黏膜上皮为单层高柱状，包含支持细胞和毛细胞，表面覆盖有胶质状的耳石膜（位砂膜），膜的表面嵌有较多的呈晶体颗粒状耳石（图2）。由于耳石的比重比内淋巴大，当头部直线加速运动开始和终止时，内淋巴发生的惯性流动对纤毛产生刺激，静止时的地心引力对毛细胞的作用，均能引起毛细胞的兴奋，经前庭神经将冲动传向中枢。

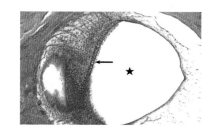

图 1 豚鼠球囊斑光镜像（HE×100）

注：★. 球囊；↑. 球囊斑

（周国民）

ěrwōguǎn

耳蜗管（cochlear duct） 膜蜗管中位于前庭膜与螺旋板之间的

螺旋形膜性管道。又称膜蜗管，中间阶，简称蜗管。其顶端为一封闭的盲端，下端通过联合管与球囊相通。

耳蜗管横切面呈三角形，有上、外和下 3 个壁（图）：①上壁：为前庭膜，从内侧螺旋缘斜向外上方附着于耳蜗外壁，分隔前庭阶与蜗管，两面均被覆单层扁平上皮，中间为薄层结缔组织。②外壁：由血管纹和螺旋韧带构成。血管纹为含连续毛细血管的特殊复层上皮，从上皮浅表到深部，分为边缘细胞、中间细胞和基底细胞等类型，与内淋巴的分泌和吸收有关，参与离子和水分的运输。螺旋韧带为血管纹深部增厚的骨膜，其外层较致密，内层较疏松，其中含有多突起的结缔组织细胞、黑素细胞和血管。③下壁：由内侧的骨螺旋板和外侧的膜螺旋板共同构成，分隔蜗管与鼓室阶。骨螺旋板与前庭膜连接处骨外膜增厚，并向蜗管内突出形成螺旋缘，其中的结缔组织纤维垂直排列，形成齿样突起的听齿，听齿之间有齿间细胞，为特殊的结缔组织细胞，其分泌物形成盖膜，覆盖在螺旋器的上方。膜螺旋板内接骨螺旋板，外连螺旋韧带，由两侧的上皮和中间的固有层组成。上表面上皮隆起，形成听觉感受器，即螺旋器。下表面上皮为一层扁平的间皮，

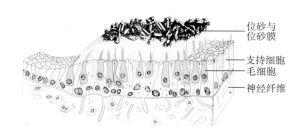

图 2 球囊斑

细胞之间有紧密连接。固有层又称基底膜，其长宽因动物种类的不同或蜗管的位置不同而异，人的长为 33～35mm，宽约 336μm，蜗底部较窄，约 80μm，顶部最宽达 500μm。基底膜中除神经血管外，主要成分为非常薄的纤维层，为从骨螺旋板向外放射状排列的胶原样细丝束，称为听弦。从蜗底至蜗顶，听弦渐长。因此，蜗底基底膜的共振频率高，蜗顶的共振频率低。

（周国民）

luóxuánqì

螺旋器（spiral organ）位于膜蜗管基底膜上的听觉感受器。又称科蒂（Corti）器。由意大利解剖学家阿方索·贾科莫·加斯帕雷·科蒂（Alfonso Giacomo Gaspare Corti，1822～1876 年）于 1851 年发现。

结构 由支持细胞和毛细胞构成（图）。

支持细胞 种类较多，主要有 3 种：①柱细胞：分内柱细胞和外柱细胞，各有一列，坐落在基膜上。细胞核圆形，位于细胞基部，胞质内有丰富的张力原纤维，起支持作用。内、外柱细胞基部宽阔并相接，而胞体中部细长，彼此分离，顶部又互相嵌合，从而围成一条三角形的隧道，称内隧道或科蒂隧道。②指细胞：分内指细胞和外指细胞，分列于内、外柱细胞的两侧，各有一列和 3～5 列。指细胞呈柱状，基部位于基底膜上，细胞核位于上部，顶部有一指状突起，有托举毛细胞的作用。③边缘细胞：分内缘细胞和外缘细胞，分别位于内指细胞的内侧和外指细胞的外侧，细胞游离面有密集的微绒毛，细胞间有紧密连接。

毛细胞 是感受听觉的细胞，分内毛细胞和外毛细胞，分别位于内、外指细胞的顶部，细胞游离面有大量长短不一的静纤毛，称听毛。内毛细胞只有一列，约 3500 个。细胞呈长颈瓶形，核大而圆，位于基底部，游离面有 30～60 根静纤毛，长 5～7μm，根据长短不同依次呈阶梯状排列成 3～4 行的 V 形或弧线形。外毛细胞有 3～5 列，约 12 000 个。细胞呈高柱状，核圆，位于细胞基底部，游离面有 120～140 根静纤毛，3～5 行静纤毛排列成 V 或 W 形。蜗轴内有螺旋神经节，由双极神经元构成，其周围突穿过骨螺旋板，终末与毛细胞的基部形成突触，中枢突穿出蜗轴形成蜗神经。

听觉形成机制 听觉的形成是一个将声波的机械振动转换为电信号的过程。声波经外耳道引起鼓膜的振动，再经听小骨传至卵圆窗，引起前庭阶的外淋巴振动，继而使前庭膜和膜蜗管的内淋巴振动。同时前庭阶的外淋巴振动又可经蜗孔传至鼓室阶进而使基底膜发生共振。由于基底膜的不同部位的听弦长度和直径不同，因而引起与声波的频率相应的听弦发生大幅度共振。相应部位基底膜的振动导致该部位毛细胞的听毛和盖膜接触而发生弯曲，使毛细胞兴奋，产生的冲动经蜗神经传至中枢。

与临床联系 螺旋器易受到外因的影响，主要有噪声、外伤及链霉素、新霉素等耳毒性药物的损伤。有些药物可引起螺旋器血管和血管纹的内皮暂时性肿胀，血流受阻而造成毛细胞缺氧，进而听毛肿胀，毛细胞发生退变坏死，与其相联系的神经纤维和螺旋神经节发生退行性变，最终导致药物性耳聋。

（周国民）

réntǐ pēitāixué

人体胚胎学（human embryology）研究人体出生以前的发生、发育过程及其机制和规律的

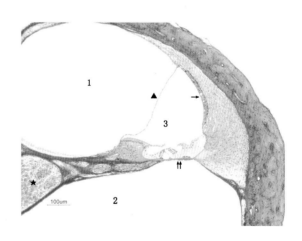

图　耳蜗管光镜像（HE×100）

注：↑. 血管纹；↑↑. 基底膜；★. 螺旋神经节；▲. 前庭膜；1. 前庭阶；2. 鼓室阶；3. 膜蜗管

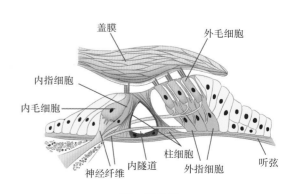

图　螺旋器

学科。即研究两性生殖细胞（精子与卵子）受精以及受精卵在母体内发育为成熟胎儿的全过程。

人体是自然界中进化程度最高、结构和功能最复杂的生命体，由几百万亿个细胞构成。根据形态结构和生理功能的不同，这些细胞又可分200多种，它们均起源于一个细胞，即受精卵。受精卵是带有父方遗传信息的精子和带有母方遗传信息的卵子相互融合的产物，经过增殖、分化、诱导、凋亡和诸如迁移、集聚、融合、分层、卷褶及芽生等复杂的生物学过程，历时约266天，发育为一个成熟胎儿。这个过程称为人的个体发生。从某种意义上来说，人体胚胎学是研究人类个体发生过程及其机制的学科。人类的发生是生物进化的结果，即由原核细胞到真核细胞，由单细胞生物到多细胞生物，由简单到复杂，由低级到高级，经历了几十亿年的进化过程，最终演变为现代人，这一过程称为人的系统发生。人的个体发生过程中也会出现动物进化过程中的一些代表性结构，如卵黄囊、尿囊、脊索、尾和鳃器官等。这些结构中有的出现后不久即退化消失，如卵黄囊、尿囊；有的退化后尚留有遗迹，如脊索；有的则演变成其他器官，如鳃弓、咽囊。这些胚胎结构的出现、退化和演变，反映了生物的进化历程，阐述这一重要规律的理论称为重演论。

广义上，人体胚胎学是人体发育生物学的一个重要组成部分。人体发育生物学是研究人体从受精后生命开始孕育，经历胚胎期及胎儿期在子宫内的生前发育，以及娩出后从新生儿、婴儿、儿童、青春期到成年期和更年期直至衰老死亡的全部生后发育的整

个过程及其规律的学科。其中围生期（妊娠第28周至产后7天）涉及孕妇、产妇、胎儿及新生儿一系列的解剖与生理变化，是胎儿从不成熟过渡到成熟并开始独立生活的重要阶段，研究围生期母体与胎儿和新生儿健康的学科称为围生医学。

简史 大致分为4个阶段：

初步观察与臆测阶段 在显微镜发明之前，人们对胚胎发育的认识处于玄想和臆测阶段。不是认为神造万物，便是以缺乏科学依据的理论牵强附会。直至古希腊学者亚里士多德（Aristotle，公元前384~前322年）对鸡胚发育进行了认真观察，推测人胚胎来源于妇女月经血与男子精液的混合，并提出了有性生殖、无性生殖和自然发生的假说。一般认为亚里士多德是胚胎学的创始人。17世纪初期，英国生理学家威廉·哈维（William Harvey，1578~1657年）与福兰西斯·雷迪（Frances Redi，1620~1697年）把胚胎发育追溯到体内发育的卵，认为"一切生命来自于卵"，反对自然发生说。17世纪中叶，由于显微镜的问世，丹麦解剖学家雷尼尔·德·格拉夫（Regnier de Graaf，1641~1673年）与荷兰科学家安东尼·菲利普·范·列文虎克（Antonie Philip van Leeuwenhoek，1632~1723年）相继发现卵子和精子。随后意大利的生理学家拉扎罗·斯帕拉扎尼（Lazzaro Spallanzani，1729~1799年）用两栖类和家蚕卵子作人工授精，发现两性配子的结合是胚胎发育启动的要素。

受当时科学发展水平的限制，人们对精子与卵子在胚胎发育过程中的真正意义并不认识，因而出现了两种臆测：一派认为精子

内存在一个微小的个体，卵子只是为这个微小个体提供营养，使其生长为胎儿，此即精源说；另一派则认为卵子内存在一个微小个体，受到精子刺激后才生成胎儿，即卵源说。两种臆测争论不休，但均基于精子或卵子内存在一个预先形成的微小个体，因此后人将此称为先成说。在先成说的基础上，又发展出了套装说，即认为精子或卵子中存在的微小个体中还套装着下一代的微小个体。如此一代又一代地绵延不绝。随着显微镜技术的不断改进和相关科学的发展，德国胚胎学家卡斯帕·弗雷德里希·沃尔夫（Caspar Friedrich Wolff，1733~1794年）发现精子与卵子中并不存在预成的"小人"，因而主张胚胎的各个器官都是从无到有，从简单到复杂逐渐形成的，这就是渐成论。从先成论到渐成论是人类对生殖与胚胎发育认识的飞跃，是胚胎学发展史上一个重要的里程碑，但渐成论有太多理论推导的臆想，甚至提出胚胎发育的"内在动力"，以致渐成论发表后半个世纪内未能取得长足进展。

描述胚胎学及比较胚胎学阶段 19世纪细胞学说的创立和达尔文进化论的问世为胚胎学的发展提供了坚实的基础，推动了胚胎学快速发展，并逐步形成了一门独立的学科。胚胎学家对多种动物和人的胚胎发育和各个器官系统的发生与演变进行了全面观察和系统描述，积累并形成了描述胚胎学。另外一些学者，着重比较和分析不同种类动物和人的胚胎发育过程的异同，找出了若干共同的规律，即比较胚胎学。这期间有3个重要的里程碑：

贝尔定律 1828年，德国胚胎学家卡尔·恩斯特·冯·贝尔

（Karl Ernst von Baer，1792~1876年）在《论动物的进化》一书中指出，人与各种脊椎动物的早期胚胎发育极为相似，对不同动物胚胎之间的比较要比成体之间的比较可更清晰地反映动物之间的亲缘关系，在胚胎发育中逐渐出现纲、目、科、属、种的特征（即贝尔定律）。贝尔的研究成果彻底否定了"先成论"，并创立了比较胚胎学。此外，贝尔还提出了胚胎的组织与器官发生是以内、中、外3个胚层为出发点的"胚层学说"，从这个意义上来说，贝尔是使胚胎学发展成为一门独立学科的奠基人。

重演论 19世纪60年代，德国生物学家恩斯特·海克尔（Ernst Haeckel，1834~1919年）根据各种动物胚胎早期的相似性，个体发育是种系发育的简单而迅速重演的论点，简称重演论。由于胚胎发育时间短暂，不可能重演全部祖先的进化过程，如人胚中可以出现类似鱼类的鳃裂，但不能形成鳃。重演论符合进化规律，但其缺点是过于绝对化，忽视了个体发育过程中的变异。

决定子理论 19世纪末，德国进化生物学家奥古斯特·弗雷德里希·利奥波德·魏斯曼（August Friedrich Leopold Weismann，1834~1914年）发表了将机体内所有细胞区分为体细胞与生殖细胞两大类的重要论文。他认为生殖细胞是物种延续的要素，而体细胞有保护与营养作用，并作为生殖细胞的载体，推测生殖细胞内含有不等价的"决定子"，胚胎细胞的分化取决于这些决定子，决定子可与某些体细胞发生联系使之定向分化。他主张决定子可以代代相传的"种源学说"是现代遗传学基因理论的萌芽。

实验胚胎学与化学胚胎学阶段 在描述胚胎学及比较胚胎学发展的同时，胚胎学家采用分离、切割、移植和重组等实验手段，以研究胚胎发育的内在规律与机制，并观察各种化学或物理因素对胚胎发育的影响。这种以实验方法研究胚胎发育规律的学科称为实验胚胎学，是20世纪上半叶胚胎学发展的主流。德国胚胎学家汉斯·施佩曼（Hans Spemann，1869~1941年）用显微外科技术对胚胎发育机制进行研究，他发现，4、8或16细胞期的卵裂球或核的发育潜能与未分化的受精卵没有区别，从而动摇了魏斯曼的决定子理论。施佩曼最大的贡献在于提出了"诱导"学说。他用实验的方法将蝾螈胚胎的背唇（未来的脊索中胚层物质）移植到另一只蝾螈早期原肠胚的囊胚腔中，诱导产生了第2个胚胎，据此认为胚胎的某些组织（诱导者）能对邻近组织（反应者）的分化起诱导作用。之后许多学者均发现，在器官原基形成时期，上皮和间充质组织之间，相邻胚层组织之间均普遍存在诱导关系，这种关系在不同发育阶段有不同的属性，一旦被破坏或发生紊乱，将会导致发育异常。施佩曼由于在实验胚胎学方面的突出贡献获得了1935年诺贝尔生理学或医学奖。为了探索诱导物的性质，采用化学及生物化学技术对各类胚胎所有发育阶段的化学组分进行分析，并进一步观察胚胎形态发育和生理活动与化学物质的性质和数量以及能量消长之间的关系，逐步形成了化学胚胎学。20世纪30年代，英国生物化学家李约瑟（Joseph Terence Montgomery Needham，1900~1995年）和60年代比利时化学家让·路易·奥古斯

特·布拉谢（Jean Louis Auguste Brachet，1909~1988年）的两本化学胚胎学专著是一个重要标志。

分子胚胎学和学科交叉融合阶段 20世纪中叶至21世纪初是学科交叉重组与融合的重要阶段，胚胎学的发展也不例外。主要有两个发展趋势：一是胚胎学基础理论研究向细胞与分子水平不断深入，二是通过学科交叉开展有明确应用目标的转化医学研究。例如，胚胎学与分子及细胞生物学相结合形成了分子胚胎学，着重在分子水平上研究胚胎发育过程中基因表达的时空顺序及其调控机制，并采用基因植入或敲除以及核移植或细胞质置换等技术，以阐明胚胎分化发育的分子机制。1997年，英国胚胎学家伊恩·维尔穆特（Ian Wilmut，1944~）将绵羊乳腺细胞核移植到另一个体的去核卵母细胞产生了首例体细胞克隆羊（多莉），为进一步研究胚胎发育中的核质关系与基因表达及进行动物物种遴选提供了新的可能。胚胎干细胞的分化机制和基因调控是另一个重要研究方向，为探索干细胞治疗和再生医学研究开辟了新的途径。

1978年7月25日，英国生理学家罗伯特·杰弗里·爱德华兹（Robert Geoffrey Edwards，1955~2013年）与帕特里克·克里斯托弗·斯特普托（Patrick Christopher Steptoe，1913~1988年）应用人类体外受精及胚胎移植技术，诞生了世界第一例试管婴儿，创立了生殖工程与辅助生殖技术（ART），不仅为广大不孕患者带来了福音，还为人体胚胎早期发育及干细胞分化研究提供了新的实验技术平台，为此爱德华兹获得了2010年诺贝尔生理学或医学奖。1988年，在妇产科学

家张丽珠（1921～2016 年）与胚胎学家刘斌（1937～）合作下，中国大陆首例试管婴儿诞生。在畸形学研究领域内，除研究各种出生缺陷的发生率和发生机制外，还着重研究出生缺陷的预测，预防和早期干预。另一个重要研究方向是胚胎早期发育与成年人疾病之间的关系。已经证实，胚胎宫内发育迟缓或发育异常与许多成年人的疾病密切相关，这就是所谓的健康和疾病的发育起源学说（DOHaD）。

2016 年，《世界卫生组织孕产妇和婴幼儿营养全面实施计划》提出"生命最初 1000 天"的概念：是指从受精第 1 天开始，包括整个胚胎发育过程，以及分娩出生直到两岁的天数，共 1000 天。胚胎期如果受到内外因素（基因和自然与社会环境）的干扰，有可能导致出生缺陷或出生质量低下；围产儿和婴幼儿是幼儿体格和智力发展与成年后疾病发生和健康的关键期。研究表明，人类的视觉和嗅觉、学习和语言能力、心理和性格发育，以及人际交流的能力都是在生命最初的 1000 天之内形成的。为此，世界卫生组织提出"生命最初 1000 天孕产妇和婴幼儿综合干预和健康促进规划"。

中国的胚胎学研究始于 20 世纪 20 年代，胚胎学家朱洗（1899～1962 年）、张汇泉（1899～1986 年）、童第周（1902～1979 年）和薛社普（1917～2017 年）等对胚胎学的研究和人才培养做出了重要贡献。在中国的医学教育与研究中，常将人体组织学与人体胚胎学整合成一门课程。一方面是由于这两门学科都属于形态学，基本采用相同的研究技术；另一方面，两门学科整合后更有利于将器官组织的微细结构、生理功能与胚胎发生有机结合，可称为发育与功能组织学。

研究内容　主要研究胚胎发育的全过程及其规律。人胚在母体子宫内成长发育需历经 38 周（约 266 天）才能成熟并从母体娩出。通常可将人体胚胎发育分为 3 个时期：①胚前期：历时 2 周，从受精开始历经卵裂、着床直至二胚层胚盘形成。②胚期：第 3～8 周，在此期间各器官与系统相继形成，胚的外形也已初现人体雏形。此时只有 3cm 长，称为"袖珍人"。③胎儿期：自第 9 周直至分娩出生，此期内胎儿逐渐长大，各器官系统继续发育分化，部分器官开始发挥其功能。在胚胎发育过程中，还会形成一系列胎儿附属结构（包括羊膜、绒毛膜、卵黄囊、尿囊、脐带）以及胎盘，这些在胚胎期暂时存在的结构维系着母体与胚胎之间的相互联系，与胚胎的正常发育密切相关，也是人体胚胎学的研究内容。人体胚胎的正常发育过程，若受到内外因素的干扰，诸如遗传与表观遗传、社会和自然环境（包括宫内发育环境）中各种物理、化学与生物因素及孕产妇的生活方式与行为习惯等，有可能出现胚胎发育异常，导致各种缺陷的发生或出生质量低下。研究导致出生缺陷发生与出生质量低下的原因、发生机制以及预测和预防的学科称为畸形学，也是人体胚胎学的一个重要分支。

同邻近学科的关系　人体胚胎学和人体解剖学及人体组织学同属人体形态学，是以研究人体结构和起源的重要学科，人体胚胎学有关从受精开始的在母体内发生发展和发育过程的知识有助于深刻理解人体各组织、器官和系统的结构与功能。人体胚胎学也是临床医学中妇产科学和新生儿科医学的重要基础，也和生殖医学，尤其是辅助生殖技术的研究密切相关。人体胚胎学中关于各器官系统正常和异常发育过程的研究有助于理解各种先天畸形的发生机制，是医学遗传学和发育生物学的重要基础。

（王一飞）

réntǐ pēitāi fāyù

人体胚胎发育（development of human embryo）

出生前人体在母体子宫内的发生和演化的过程。在母体子宫内生长发育的人体统称为胚胎，包括从受精卵开始直至成熟胎儿的各个阶段。

发生过程与机制　胚胎起源于由精子和卵子融合（受精）而成的受精卵。受精卵是由单个细胞组成的最原始胚胎，通过持续分裂而使细胞数目增多，历经卵裂球、桑葚胚、胚泡（囊胚）、二胚层胚盘、三胚层胚盘、胚体形成和器官发生等阶段，逐步演变为成熟的胎儿。在此过程中，胚胎在一系列基因及其表达产物、生长因子和转录因子的调控下，通过细胞增殖、分化、凋亡、迁移和细胞-组织间的相互作用，包括细胞识别、黏附、诱导、抑制等多种机制，形成了一个由数以百万亿计细胞组成的多器官、多系统相互分工、相互协调的人体。

分期　胚胎在母体子宫里的发育经历 38 周（约 266 天），分两个时期：①胚期：从受精卵到第 8 周末。这是胚胎发育最关键的时期，在此期内，受精卵经过细胞增殖、分化和细胞间相互作用，初步建立了全身所有器官、系统和人体体貌的雏形，形成了一个约 3cm 长的"袖珍人"。

②胎儿期：又称胎期，从第9周到出生。此期是胚胎生长、完善的过程。在前期的基础上，已发生的器官和体貌雏形继续生长、分化，结构趋于完整，部分器官的功能逐渐出现并进一步完善。

妊娠第28周至胎儿产后1周的这个时期称为围生期。此期关系到孕/产妇和胎儿/新生儿的一系列生理病理变化。胎儿要经历从不成熟到成熟和出生后独立生存的复杂变化，是胎儿能否顺利出生与存活的重要时期。以围生期母体与胎儿/新生儿保健为主要内容的医学称为围生医学。

常见畸形　人体胚胎的先天畸形多发生于胚期，即妊娠的前2个月内。受精后2周内的胚早期，胚胎的主要变化是卵裂、胚泡形成、植入和胚层形成，此期虽易受致畸因子影响，但很少发生畸形，因为严重受损的胚胎会整体死亡而流产。若仅少数胚胎细胞受害死亡，其他完好的细胞往往予以补偿，胚胎仍可正常发育而不出现畸形。受精后第3周起，尤其是从第4周初至第8周末，细胞增殖分化和迁移活跃，是形态发生和器官发育形成的关键时期，人胚内部结构和外形的发育演变剧烈。此时的组织结构和器官原基最易受到干扰而发生异常演变，故3~8周的人胚是先天畸形的易发期。胎儿期的发育过程最长，该期内躯体各部和器官生长迅速，各器官的功能逐步分化成熟。此时虽也可受致畸因子的影响，但较少发生肉眼可见的形态结构畸形，往往表现为微细结构、功能和代谢的异常。

（江一平）

pēiluǎnqī

胚卵期（ovigerm stage）　从受精卵开始到胚泡形成为止的特定时期。是胚期的第1周，包括受精卵、卵裂球、桑葚胚、胚泡、孵化胚泡等不同阶段，统称胚卵。胚卵是胚层发生的重要基础。

人的精子和卵子在受精时形成受精卵（又称合子），其外包裹着从卵母细胞延续来的透明带。受精卵是人体胚胎发育的起点，因此又被称为1-细胞期的胚胎。受精卵形成后12~24小时即完成第1次有丝分裂，称为卵裂；卵裂后产生2个子细胞，每个子细胞称为卵裂球。卵裂和一般的细胞分裂略有不同，是在受精卵留下的透明带包裹着的限定空间内展开的，且分裂间期无细胞生长，故随着分裂次数增加，细胞只是数目增加而体积逐渐变小，细胞核与细胞质的比值逐渐增大。卵裂每隔12~24小时发生一次，分别经历2-细胞期、4-细胞期、8-细胞期等阶段。在8-细胞期之前，所有的卵裂球都保持着像受精卵那样的全能性，如果对这些时期的卵裂球（包括刚形成的8-细胞卵裂球）进行分割，分离出的每一个细胞都可单独发育为一个胎儿。从8-细胞期开始，卵裂球中的细胞开始发生不同的变

化，即细胞分化。大多数细胞产生极性并彼此形成紧密连接，位于卵裂球的外周部，此为致密化，是胚胎开始细胞分化的第一个象征；少数非极化细胞则位于卵裂球中央。到受精第3天时，卵裂球数目达12~16个，因形似桑葚而称桑葚胚。卵裂继续进行，当卵裂球数目增至100个左右时（约受精第5天），卵裂球中央部分的细胞间逐渐积累液体而出现小的腔隙，最后液体汇合于中央形成较大的腔，并将内部细胞推挤至腔的一侧，从而演变为囊状的胚泡，又称囊胚。胚泡形成后卵裂还会继续，同时从周围吸收液体使胚泡扩张，并从透明带挣脱孵化出来。

胚卵期从受精开始到胚泡孵化，全过程持续约6天，该期发生起点位于输卵管壶腹部，受精卵一边发生卵裂一边在输卵管的作用下向子宫方向迁移，第4~5天时，胚卵已从桑葚胚转化为胚泡，并进入子宫腔，当胚泡从透明带孵化出来后，便逐渐植入子宫内膜，同时胚泡逐步发育为二胚层胚盘。

胚卵期胚胎极易受致畸因子

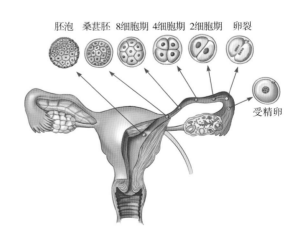

胚泡　桑葚胚　8细胞期　4细胞期　2细胞期　卵裂

受精卵

图　排卵及各期胚胎所在部位

影响，但很少发生畸形，因为严重受损的胚胎会死亡而流产。若仅少数细胞受损死亡，其他完好的细胞往往予以补偿，胚胎仍可正常发育而不出现畸形。

（江一平）

pēiqī

胚期（embryo stage） 人体胚胎从受精卵到第 8 周末的时期。是人体胚胎发育最关键的时期，在此期内，受精卵经过细胞增殖、分化和细胞间相互作用，经历了迅速、有序的复杂变化过程，初步完成了全身所有器官、系统和体貌的雏形发生，形成了一个长约 3cm 的"袖珍人"。

胚期可大致分为 4 个阶段：①第 1 周：精子和卵子在输卵管壶腹部受精形成受精卵，随后发生卵裂形成多细胞的卵裂球，进而经过桑葚胚阶段演变为囊状的胚泡（囊胚）。到第 1 周末，胚泡进入子宫腔并从透明带内孵化出来植入子宫内膜。此阶段也称为胚卵期。②第 2 周：胚泡的内细胞群细胞分化为上下两个胚层，分别称为上胚层（初级外胚层）和下胚层（初级内胚层），构成了二胚层胚盘，同时在其上方和下方分别形成羊膜囊和卵黄囊。③第 3 周：在二胚层胚盘的基础上，上胚层改称为外胚层并衍生出中胚层，下胚层改称为内胚层，内中外 3 个胚层构成三胚层胚盘。到第 3 周末时，胚盘中轴线上的结构发育迅速，使胚盘中线向背侧隆起，两侧和头尾两端向腹面包卷，演变成 C 形的筒状胚体。④第 4~8 周：3 个胚层分别向不同方向分化，开始全身各系统的器官发生和胚体建立。此阶段的主要特征是胚层分化和器官发生。

胚期胚胎易受致畸因子影响，但前 2 周内很少发生畸形，因为严重受损的胚胎会死亡而流产。若仅少数胚胎细胞受损死亡，其他完好的细胞往往予以补偿，胚胎仍可正常发育而不出现畸形。故胚早期不属畸形易发期，致畸因子对此期胚胎的作用是全或无的效应。受精后第 3 周起，尤其是从第 4 周初至第 8 周末的胚期，细胞增殖、分化和迁移活跃，是形态发生和器官形成的关键时期，其内部结构和外形的发育演变剧烈。此时的组织结构和器官原基最易受到干扰而发生异常演变，故此段时期是先天畸形的易发期。

（江一平）

tāi'érqī

胎儿期（fetal stage） 从妊娠第 9 周至出生为止的时期。又称胎期。人体胚胎从受精卵到第 8 周末（胚期结束）时，已经初步完成了全身所有器官、系统和人体体貌的雏形发生，形成了一个冠-臀长（CRL）约 3cm，重量约 8g 的"袖珍人"，头的体积约占全身的一半。从第 9 周开始，已发生的器官和体貌雏形继续生长、分化，结构趋于完整，部分器官的功能逐渐出现并进一步完善。在第 9~16 周期间，胎儿开始产生呼吸样运动，可刺激肺的发育；脑和肌的通路开始发生连接，肌肉开始以抽搐的方式进行无控制的运动。第 20~21 周时，孕妇可感觉到典型的胎动（经产妇约在 20 周，初产妇约 21 周）。第 5 月末，胎儿体长即可达约 20cm。在第 26~38 周，胎儿体内脂肪迅速增多，体积进一步增大，骨骼已完全发育，但依然柔韧。铁、钙、磷含量更加丰富，指甲长到指尖，胎毛开始消退，除了上臂和肩膀外，大部分褪毛。男女性胎儿都有小的乳房芽，头发变粗而密。介导感觉的丘脑神经形成连接，

从而出现有控制的运动，一直持续到分娩。有目的的随意运动始于出生后并将继续发育完善直至青春期。出生时的胎儿体长 48~53cm。

妊娠第 28 周至胎儿产后 1 周的时期称为围生期。此期关系到孕/产妇和胎儿/新生儿的一系列生理病理变化。胎儿要经历从不成熟到成熟和出生后独立生存的复杂变化，是决定能否顺利出生与存活的重要时期。以母体与胎儿/新生儿保健为主要内容的医学称为围生医学。

胎儿期的发育过程较长，此期内胎儿躯体各部和器官生长迅速，功能逐步分化成熟。此过程虽也可受致畸因子的影响，但较少发生肉眼可见的形态结构畸形，常表现为微细结构和功能的异常。有的器官或系统发生和演变较晚或历时较长，如外生殖器的发生和中枢神经系统的发育等，它们在胎儿期若受到致畸因子的作用，仍有可能发生形态结构的异常。

（江一平）

wéishēngqī

围生期（perinatal stage） 受精后的第 28 周到胎儿出生后的第 1 周的时期。又称围产期。为胎儿分娩前后的一个特定时期。

人体胚胎在母体子宫里的发育共经历 38 周（约 266 天）。处于围生期的胎儿或新生儿统称为围生儿。此期胎儿已发育至较大的体积，要经历从不成熟到成熟和出生后独立生存的复杂变化。胎儿的发育对孕妇的身心健康形成很大的负荷，会产生一系列生理病理变化，很多孕妇可能出现某些并发症，威胁自身及胎儿的安全，影响胎儿生长发育，故这段时期对孕产妇和围生儿都是危险高发期。围生儿很容易受到胎

内、分娩过程中及出生后各种因素的影响而患病甚至死亡。新生儿发病率、死亡率均较高，尤以第1周为著。因此，围生儿死亡率是衡量一个国家和地区妇幼卫生工作质量的重要指标。为了降低围生儿的死亡率并使母婴避免因妊娠后期、分娩过程及生后各种不良因素的影响，在围生期内要特别注意母亲与围生儿的保健。

（江一平）

shòujīng

受精（fertilization） 两性生殖细胞（精子与卵子）结合形成受精卵（合子）的过程。受精是个体发育的起点，也是新生命的开端。受精的概念有广义和狭义之分。广义的概念涵盖了从两性生殖细胞开始相互作用之前的准备阶段，包括排卵、精子获能、精卵相互作用和合子形成等基本环节；狭义的概念则是指精子和卵子的相互融合。另一个类似的概念是授精，是指促使精子接近卵子以便发生受精的行为，如人工授精，即人为地将精子输送到雌性生殖道内使精子与卵子受精。

分类 按受精的发生方式，可分为体外受精和体内受精。某些无脊椎动物和鱼类等水生动物将精子和卵子排出体外，受精过程发生于水中，是天然的体外受精，其过程便于研究。哺乳类、鸟类和昆虫等许多动物则采取体内受精的方式，在雌性动物的生殖道内进行，难以直接观察。近年来，科学家致力于开发哺乳动物的人工体外受精技术并获得巨大成就，已用体外受精胚胎移植技术（IVF-ET）培育出包括人在内的多种动物（俗称试管婴儿或试管动物），并对受精过程有了深入了解。无论何种受精方式，其基本过程大同小异，都涉及精子、卵子在形态、功能和代谢上的一系列变化。

受精过程与机制 人和哺乳动物的受精发生于排卵期雌性输卵管的壶腹部。首先，卵巢里发育成熟的卵泡破裂排卵。排出的卵实际上是一个卵冠丘复合体，即一个处于第二次减数分裂中期的次级卵母细胞、包裹在卵母细胞外周的透明带及其外侧的数层卵丘颗粒细胞构成的多细胞复合结构。由于最靠近透明带的卵丘颗粒细胞呈放射形冠状排列，故有放射冠之名。卵冠丘复合体伴随部分卵泡液排出后即被伞状的输卵管端口吸入并转运至输卵管壶腹部等待受精。

哺乳动物交配时，雄性将精液射入雌性生殖道——阴道或子宫（人、兔、猴、牛、绵羊等射入阴道，马、犬、猪和啮齿动物等射入子宫）。精液进入阴道或子宫后，精子离开精浆游出，穿越子宫和输卵管峡部，最后进入输卵管壶腹部与卵受精。在此过程中，精子摆脱了精浆的抑制作用并受到雌性生殖道内各种环境因素的影响，完成获能，具备了与卵受精的能力。如果在排卵之前获能精子已到达输卵管峡部，它们可暂时储存在输卵管峡部的隐窝中与输卵管上皮细胞贴附在一起。一旦排卵，某种化学信号将促使获能精子从输卵管隐窝上皮表面脱落并直驱壶腹部完成受精过程。

排卵后进入壶腹部的卵冠丘复合体和卵泡液里含有孕酮及某些趋化因子，它们向四周扩散，在输卵管壶腹部处形成以卵冠丘复合体为中心的浓度梯度，借此吸引具有趋化性的获能精子。大量获能精子聚集到卵冠丘复合体并对卵丘颗粒细胞层进行穿透，一些精子受到颗粒细胞外基质中富集的孕酮和卵泡液中的血小板激活因子等的诱导产生顶体反应，释放顶体内所含的水解酶（如透明质酸酶等）。卵丘颗粒细胞的细胞外基质成分主体是透明质酸，可被透明质酸酶等水解酶溶解，从而使卵丘颗粒细胞层（包括放射冠）解体、消散，暴露出透明带，使后来的精子进而与透明带发生相互作用（图）。

透明带是卵母细胞分泌形成

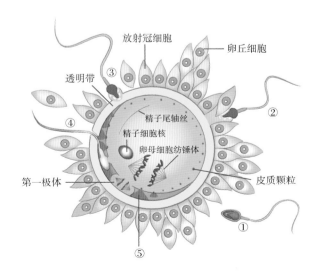

图 受精过程

的一层细胞外基质，由 3 种糖蛋白（ZP1、ZP2、ZP3）构成超微网络，其中 ZP2 和 ZP3 能与精子结合。已经获能而尚未发生顶体反应的精子，顶体区质膜暴露出 ZP3 受体，能与透明带 ZP3 蛋白的糖链相互识别并结合，而 ZP3 蛋白的肽链则能诱导精子产生顶体反应。因此，精子一旦与透明带结合便发生顶体反应，释放蛋白水解酶对局部透明带进行消化，形成一个隧道。发生顶体反应的精子暴露出 ZP2 的相应受体，从而识别 ZP2 并与之结合。使精子在消化透明带的过程中依然锚定在透明带上，直至完全地穿越透明带。

精子随即进入卵周腔与卵母细胞接触，精子头部赤道段（ES）和顶体后区的质膜率先与卵母细胞表面微绒毛的质膜融合，称为精卵融合。质膜融合面积逐渐扩大直至精子和卵母细胞的质膜完全融为一体，从而使精子的细胞核与细胞质进入卵母细胞，使两个细胞合二为一。在精卵融合中，精子 ES 质膜上的 Izumo、TSSK6 分子和卵母细胞质膜上的 JUNO、CD9、GPI-AP 分子起了决定性作用，但机制尚未完全阐明。精卵融合激发卵母细胞发生"皮质反应"，即其表层细胞质中的皮质颗粒（CG）与细胞膜融合破裂，释放颗粒内物质至卵周腔，进而扩散至透明带。CG 内容物作用于卵母细胞质膜和透明带后，使其分子结构发生修饰，分别称为卵膜阻断和透明带反应，从而使其他精子不能与之结合，保证 1 个卵子只和 1 个精子结合。一般来说，受精具有严格的种间特异性，只有同种的精子和卵子才能相互结合。但有例外，如马和驴可以交配受精并孕育出骡，但骡不具有繁殖能力。

精子细胞核进入卵母细胞后随即解体，染色质解聚并形成雄性原核，与此同时，卵母细胞的中期染色体也解聚并形成雌性原核。两个原核互相靠拢、融合形成一个新的二倍体细胞核，从而使卵形成合子，受精过程到此完成。受精后，进入卵母细胞的精子线粒体在随后的卵裂期中被细胞自噬而消失。因此，新个体的线粒体基因全部来源于卵母细胞。

生理意义 ①受精促使两性配子激活：精子和卵子如果不受精，其功能将很快退化而死亡。人精子和卵的受精能力分别只能维持 48 和 24 小时，受精后两个细胞相互激活，不仅它们的生命在新的个体中得到延续，而且受精卵的新陈代谢变得异常活跃。②受精是新个体生命的起点。③受精恢复二倍体，是维持遗传稳定性和生物多样化的必经之路：受精后，亲代染色体相互混合并在随后的细胞分裂中，同源染色体重新配对并重组、交换，父源和母源的遗传性状整合于新的个体中，下一代继承了来源于父本和母本的部分遗传性状，维持了遗传的相对稳定。同时，亲代同源染色体的重组、交换产生了新的变异，导致后代与亲代不完全相同，奠定了生物多样性的基础。④受精决定个体性别：受精时，携带不同性染色体（X 或 Y）的精子与卵结合后，将决定受精卵的遗传性别。性染色体为 XY 的胚胎将分化为男性，为 XX 的胚胎将分化为女性（见性别决定）。⑤受精使基因表达重新编程：精子和卵子分别为高度分化的细胞，其染色质上只有部分特异基因表达，受精后形成的受精卵细胞核受到卵母细胞的胞质中多种因子的影响，基因表达组发生巨大改变，恢复到十分"原始"的状态，使受精卵成为一种"全能"的干细胞，能够在以后的分裂中逐步分化为各种胚层和各种组织、器官的细胞。卵母细胞中的这些因子甚至可促使移植而来的体细胞（二倍体）细胞核重新编程，形成一个类似于受精卵的重构胚。把这种重构胚移植入雌性动物的子宫，同样可以形成并分娩出新的个体，这就是体细胞克隆动物的理论基础。

应用 受精在科研和技术运用中具有重要价值：①是细胞相互作用的重要研究模型：受精涉及细胞与细胞外基质之间、不同细胞之间的识别与结合。因此，对受精机制的研究不仅可以揭开受精过程的奥秘，还能了解细胞与细胞外基质、细胞与细胞之间的相互作用，对生命过程的研究具有重要价值。②是生殖调控的重要靶点：对受精过程及其机制的研究将最终阐明精卵相互作用的分子机制。在此基础上，可以进一步对受精的某一环节加以干预，从而人为地调节并控制受精结果。这对不育症的治疗和计划生育具有重要意义。例如，在受精研究成果基础上建立起来的 IVF-ET 已广泛用于不育症的治疗。部分男性的精子不能正常地产生顶体反应，导致其精子不能穿越透明带，并无法与次级卵母细胞融合。对这种患者，可采用卵质内单精子注射（ICSI）的显微受精技术，将其精子的细胞核用微针直接注射到次级卵母细胞的细胞质里，让精子核在其内形成雄性原核而完成受精。另一方面，可以针对精卵相互作用的某些关键分子（如 ZP3 及其精子上的相应受体蛋白）研制疫苗或抑制剂，来阻断精卵相互作用，达到避孕或绝育的目的。

（江一平）

jīngzǐ huònéng
精子获能（sperm capacitation）

精子获得受精能力的过程，简称获能。是人和其他哺乳动物的精子在受精之前必经的一个关键阶段。

获能过程　雄性射精的精液含有精浆和精子两类成分。在精子成熟阶段，附睾头部的精子就已具有受精潜能，但精浆中的某种（或某些）物质附着于精子表面并作用于精子，抑制了精子的受精能力，这类物质称为去能因子。因此，精液中的精子不能立即使卵受精，需要通过获能来恢复受精能力。在自然的生殖过程中，获能发生于雌性生殖道里，包括子宫颈、子宫和输卵管峡部，是一个历时约数小时的多时相历程。性交时精液被射入阴道，与子宫颈相接触。子宫颈里充满了宫颈黏液，把精浆阻拦在阴道里，而精子则靠自主运动能力从精液里游出穿过子宫颈，游过子宫、输卵管峡部，最后抵达受精地点——输卵管壶腹部。从穿越宫颈黏液起，精子就开始了获能过程，一方面是由于宫颈黏液和子宫、输卵管的液体有助于精子洗脱精浆去能因子的吸附，另一方面是从子宫颈开始的这一段雌性生殖道环境里，含有某种（某些）有利于精子获能的物质。这些因素消除了去能因子的抑制效应，使精子的生理功能逐步激活。当精子游到输卵管壶腹部附近时，获能过程已告完成。

精子在获能过程中发生了一系列可逆性的变化，突出体现在两个方面：①细胞膜系不稳定化：获能过程使精子膜系的分子构筑发生了显著变化，包括细胞膜表面吸附成分丢失、膜表面糖基受到修饰、膜胆固醇含量降低导致流动性增强、膜上的某些酶和离子通道被激活、膜蛋白位移及或构型改变等。其中，精子头部与 Ca^{2+} 相关的膜蛋白发生大幅度位移，集中重排于顶体区，使获能状态可以借助金霉素染色得以显示。②代谢活化：获能时，获能时，精子的物质和能量代谢显著活化，尤其是糖和膜脂的代谢。获能前，精子主要靠糖酵解维持较低的能量需求，获能开始后，有氧氧化的酶系被激活，葡萄糖分解加速，能量的产生和利用加快，利于精子提高运动能力；与膜脂代谢相关的酶系也被激活而加速了膜脂代谢，进一步增强了膜系流动性，不仅质膜而且细胞内膜结构都变得越来越不稳定，膜两侧离子交换更加频繁，膜的可融合性显著增强。上述两方面变化相辅相成，逐渐递进，使获能程度越来越高。

结果　当获能完成时，精子获得了 4 项功能：①超激活运动（HAM）能力：主要特征是，精子尾呈现强烈的甩鞭样摆动、头部侧摆显著加大、运动轨迹偏离线性（图）。精子穿越子宫到达子宫-输卵管结合部时就获得超激活运动能力。这种运动方式有利于精子穿越子宫-输卵管结合部以及精子与卵子相互作用时穿越密集的卵丘颗粒细胞层和放射冠。②趋化性：获能过程使精子头部质膜的某种信号受体暴露，使子能够感受卵子释放的某种化学信号的浓度梯度，从而调整方向朝着卵子的部位游动。有研究表明人卵丘复合体中富集的孕酮就是精子的趋化信号。③卵子识别能力：获能精子的头部质膜暴露出卵透明带 ZP3 分子的受体，使

精子借助其与透明带上的 ZP3 分子相互识别并紧密结合。④接受诱导顶体反应的能力：获能使精子顶体区质膜及其下方的顶体外膜可融合性增强，同时，该区质膜上与顶体反应有关的受体（如孕酮受体、ZP3 受体）暴露以及钙结合蛋白分布重构等，都为顶体反应做好了准备，从而使精子可以接受卵丘细胞外基质、透明带和一些化学物质如孕酮、血小板激活因子等的诱导而产生顶体反应。借助这 4 项能力，精子就可与卵子发生相互作用乃至受精。

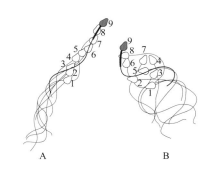

图　人精子获能前后的运动轨迹比较

注：1～9 表示时间上的先后；A. 获能前的前向运动；B. 获能后的超激活运动

发生机制　具体机制尚不清楚，已知解除精浆中去能因子的抑制是获能的始动环节，此后，膜离子通道变化、膜胆固醇脱落和环腺苷酸（cAMP）信号转导途径在获能中起了至关重要的调控作用。研究表明，在精子开始获能时，首先是精子内部的 K^+ 外流，引起质膜静息电位发生变化，增加了质膜的不稳定性；同时由于雌性生殖道中的一些蛋白质如白蛋白和转脂蛋白的作用，使膜胆固醇脱落，促使部分离子通道开放，导致 Ca^{2+} 和 HCO_3^- 内流，

继而激活了质膜上的腺苷酸环化酶，从而使细胞内的一磷酸腺苷环化形成cAMP。细胞内cAMP水平的升高激活了蛋白激酶A（PKA），后者进一步激活蛋白酪氨酸激酶，同时抑制了蛋白磷酸酶，这种双重效应促使多种蛋白质发生磷酸化，激活了糖代谢和膜脂代谢的酶系而导致一系列代谢的活化，膜系分子构筑发生进一步变化。

生物学意义 1951年，美籍华人生殖生物学家张明觉（Chang Min-Chueh，1908～1991年）和澳大利亚生物学家奥斯汀（Austin CR）分别独立发现了精子获能现象，1957年张明觉又发现了去获能现象。获能的发现开辟了受精研究的新纪元，不仅增进了人们对受精过程的认识，而且促使长期裹足不前的体外受精研究的突破，进而促进了试管动物（试管婴儿）技术的发明和辅助生育技术（生殖工程）的进步，是生殖生物学和生殖医学领域的一个里程碑。

（江一平）

dǐngtǐ fǎnyìng

顶体反应（acrosome reaction）

精子的顶体外膜与其相对应处的细胞质膜发生多点融合并破孔，从而将精子顶体内容物释放至细胞外的过程。是人和其他哺乳动物精子在受精前必须经历的一个关键反应，该反应是继精子获能之后所发生的重大结构和功能变化，本质上是一种特殊的细胞胞吐现象。顶体反应发生于输卵管壶腹部，已经完成获能的精子与卵子（卵母细胞-卵丘细胞复合体）外层的卵丘细胞相互作用，或与裸露的卵母细胞透明带相结合时，精子头部顶体区质膜的某些受体受到卵丘细胞外基质中或透明带上的相关信号刺激而触发顶体反应。

顶体反应过程：①第一阶段：顶体反应初期，顶体内容物膨胀，内含大量水解酶。精子质膜与顶体外膜之间的质膜下方空间变得更加狭窄，使得质膜与顶体外膜十分靠近，继而发生质膜与顶体外膜的多点融合。②第二阶段：顶体反应中期，质膜与顶体外膜的融合处破裂，融合的质膜与顶体外膜形成杂合膜泡；此时顶体通过破裂口与精子外部相通，顶体内容物通过破口扩散至精子头表面。③第三阶段：顶体反应后期，随着顶体反应进展，杂合膜泡逐渐脱落、丢失，顶体内膜（IAM）暴露，并延伸至赤道段（ES），但与IAM相连的部分顶体外膜仍留在原处，其外缘与ES的质膜融合，从而使IAM与质膜相连（图）。

生理意义：①顶体反应释放了顶体内容物中的大量蛋白水解酶，可消化、溶解细胞外基质中的蛋白质，使精子得以突破卵母细胞外部的屏障——卵丘细胞层和透明带，从而到达卵周隙，以便和卵母细胞接触。②顶体反应激活了精子与卵母细胞融合的功能——顶体反应释放的顶体内容物中，可能有某些物质转移并吸附于ES和顶体后区质膜的表面，使得该区域能够首先与卵母细胞质膜识别与融合。如果精子缺乏产生顶体反应的能力，就不能完成与卵子的相互作用，从而不能实现受精。临床上有些男性不育症患者，其精子不能产生顶体反应，称为顶体反应缺陷症。

（江一平）

jīng-luǎn rónghé

精卵融合（sperm-oocyte fusion）

两性生殖细胞（精子与卵子）相互识别、结合并融合而成一个细胞——受精卵的过程。是受精过程的核心环节，狭义上的受精概念，指的就是精卵融合。

融合过程 精卵融合发生于卵母细胞与透明带之间狭窄的卵周间隙（卵周腔）里。穿越透明带的精子到达卵周间隙，与处于第二次减数分裂中期的次级卵母细胞（MⅡ卵）接触。此时精子已完成顶体反应，顶体内膜（IAM）已经通过尾端残留的顶体外膜与赤道段（ES）质膜连成一体。ES及顶体后区质膜首先和卵

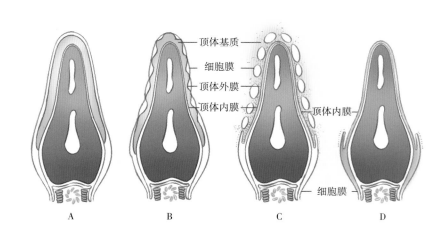

图 精子顶体反应
注：A. 顶体反应前；B. 顶体反应初期；C. 顶体反应中期；D. 顶体反应后期

母细胞表面微绒毛接触，随后与微绒毛的质膜融合，融合范围逐渐扩大，直至精子头部乃至整个精子的膜系全部汇入卵母细胞质膜，从而使精子的细胞质和细胞核进入卵母细胞。

精子质膜与卵母细胞质膜发生融合的过程中，卵母细胞受到激活，开始一系列生理生化反应。首先，卵母细胞质膜的膜电位发生变化，继而导致膜 Ca^{2+} 通道开放，大量 Ca^{2+} 迅速内流，细胞内游离 Ca^{2+} 浓度提高，引起一系列细胞内信号转导反应，促使位于卵母细胞胞质浅层的皮质颗粒（CG）向质膜迅速移动、紧贴到膜上并与之融合。随后，融合处破孔，CG 内物质释放到卵周间隙。卵母细胞的这种反应称为皮质反应。其次，由于精卵膜融合引起的质膜重构，导致卵母细胞表面微绒毛变短、变少（图）。皮质反应是卵母细胞的胞吐现象，其所分泌的内容物扩散到卵母细胞膜表面和透明带，并使之相继变性，起到阻止第 2 个精子穿越透明带和与卵母细胞融合的作用。

精子与卵母细胞之间同样存在着相互识别现象，这种识别具有种间专一性，但不如精子与透明带之间那样严格。种缘相近的哺乳动物之间，异种精卵融合较常见，如小鼠精子可与大鼠卵母细胞相互融合。而中国仓鼠的卵母细胞似乎具有更广泛的兼容性，可与实验过的所有哺乳动物精子相互融合。因此，去透明带中国仓鼠卵母细胞作为研究精卵融合的模型而被广泛应用，尤其在研究人或一些难于获得卵母细胞的大型或珍稀动物的精卵融合机制时，中国仓鼠卵母细胞可以作为一个良好的替代。世界卫生组织（WHO）曾经推荐采用人精子穿透中国仓鼠卵母细胞试验，简称精子穿透试验（SPA），作为检测人精子受精能力和鉴定男性生育力的诊断参数。

机制 精卵融合的关键是精子和卵母细胞质膜的融合，机制尚不清楚。精卵膜融合涉及精子和卵母细胞双方质膜的分子构筑，包含两个步骤：首先是两质膜表面的分子相互识别、结合，而后

是质膜脂质的物理性合并。在精子和卵母细胞质膜上，分别存在着与膜融合相关的分子，正是这些分子间的相互识别介导了质膜的融合。

（江一平）

luǎnliè
卵裂（cleavage） 受精之后连续而迅速的细胞分裂。为受精卵进行的细胞有丝分裂过程，发生于从受精卵开始到囊胚形成为止的胚卵期。

哺乳动物和人的受精卵形成后 12～24 小时完成第一次卵裂，产生 2 个子细胞，卵裂后的子细胞称为卵裂球。卵裂和一般的细胞分裂略有不同，卵裂在受精卵留下的透明带包裹着的限定空间内展开，且分裂间期无细胞生长，因而随着分裂次数增加，细胞数目增加而细胞体积却逐渐变小，细胞核与细胞质的比值逐渐增大。卵裂每隔 12～24 小时发生 1 次，分别经历 2-细胞期、4-细胞期、8-细胞期等阶段。在 8-细胞期之前，所有的卵裂球都保持着像受精卵那样的全能性。如果对这些时期的卵裂球（包括刚刚形成的 8-细胞卵裂球）进行分割，分离出的每一个细胞都可能单独发育为一个胎儿。从 8-细胞期开始，卵裂球中的细胞开始发生不同的变化，即细胞分化。大多数细胞产生极性并彼此形成紧密连接，位于卵裂球的外周部，此过程称为致密化，是胚胎开始细胞分化的第一个象征；少数非极化细胞则位于卵裂球的中央。到受精第 3 天时，卵裂球数目达 12～16 个，因形似桑葚而称桑葚胚。卵裂继续进行，当卵裂球数目增至 100 个左右时（约受精第 5 天），卵裂球中央部分的细胞间逐渐积累液体而出现小的腔隙，最后液体汇

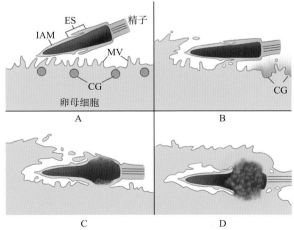

图　精卵融合过程
注：IAM. 顶体内膜；ES. 赤道段；CG. 皮质颗粒；MV. 微绒毛

合于中央形成较大的腔，并将内部细胞推挤至腔的一侧，从而演变为囊状的胚泡（囊胚）。

（江一平）

sāngshènpēi
桑葚胚（morula）

受精后约第3天，卵裂球数目达12~16个，形状类似桑树的果实桑葚的胚。是哺乳类动物和人体胚胎发育早期的一个阶段性结构。

受精卵形成后发生卵裂，卵裂产生的子细胞聚集在受精卵留下的透明带内构成多细胞的卵裂球。受精后约第3天，形似桑葚。早在桑葚胚之前的8-细胞期开始，卵裂球中的细胞就分化为两群：大多数细胞产生极性并彼此形成紧密连接，位于卵裂球的外层；少数非极化细胞则位于卵裂球的中央。桑葚胚继承了这样的状态并继续卵裂，致使卵裂球的数目逐渐地增多，细胞体积逐渐变小。

（江一平）

pēipào
胚泡（blastocyst）

哺乳动物和人体胚胎发育早期的一个阶段性结构，形似泡状（囊状）。又称囊胚，从桑葚胚演变而来。人和哺乳动物受精后形成受精卵，后者通过卵裂形成卵裂球，卵裂球的细胞数达到12~16个细胞时，外形类似桑葚而称为桑葚胚。桑葚胚继续卵裂，同时其外层细胞从外部泵入液体使中央的细胞间逐渐积累液体而出现小的腔隙，当卵裂球数目增至100个左右时（约受精后第5天），液体汇合于中央形成大腔并将中央的细胞群推至一侧，使此时的胚变成泡状（囊状），桑葚胚便演变为胚泡。

胚泡结构分3部分（图）：滋养层、内细胞群、胚泡腔。滋养层是从桑葚胚表层细胞演化形成

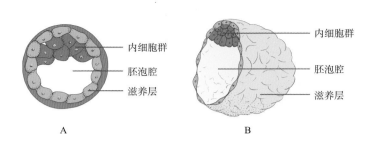

图 胚泡

的胚泡壁，由单层扁平的多边形细胞构成，可吸收胚泡外环境中的营养物质，将发育为绒毛膜并进一步发育为胎盘和胎膜的一部分。内细胞群起源于桑葚胚的中央群细胞，是多边形的球状细胞，彼此聚集成团（又称内细胞团）附着于一侧滋养层上，被内细胞群所附着的滋养层称为极端滋养层。内细胞群是胚体发育的原基。当胚泡植入到子宫后，内细胞群将分化、发育成3个胚层，进而产生胎儿全身所有的器官。如果在胚泡期将内细胞群分离出来并在体外培养，可培育胚胎干细胞。胚胎干细胞是多能的干细胞，在一定条件下可分化为全身所有组织器官的细胞类型。胚泡形成后卵裂还会继续，同时从周围吸收液体使胚泡扩张，晚期胚泡的扩张导致透明带变薄，同时极端滋养层细胞分泌水解酶消化其外侧的透明带，使胚泡从透明带构成的囊内挣脱出来，称为胚泡孵化。孵化后的胚泡以其极端滋养层与子宫内膜相互识别、继而黏附并向子宫内膜植入。

（江一平）

zhírù
植入（implantation）

胚泡的胚极与子宫内膜表面上皮黏附后，极端滋养层细胞分泌溶组织酶，穿越上皮，进入并包埋于子宫内膜基质中的过程。又称着床，始于受精后第5天末或第6天初，完成于第11~12天，这是妊娠的开始。

植入过程 胚泡于受精后的第4天形成，从输卵管移动并进入子宫腔，包裹其外的透明带变薄而消失，胚泡得以与子宫内膜接触，并与子宫内膜发生相互作用。植入时，内细胞群侧的滋养层即极端滋养层先黏附于子宫内膜表面，并分泌蛋白水解酶消化与其接触的子宫内膜组织，胚泡则沿着被消化的子宫内膜组织缺口逐渐埋入子宫内膜功能层，同时该处子宫内膜形成许多血窦，以便为植入的胚泡提供血液供应。在植入过程中，滋养层细胞迅速增殖，滋养层增厚，并分化为内外两层。外层细胞互相融合，界限消失，呈合胞体样，称*合体滋养层*；内层由单层立方形细胞组成，称*细胞滋养层*。细胞滋养层通过细胞分裂使细胞数目增多，不断补充加入合体滋养层。在此过程中，合体滋养层内出现腔隙，并与周围的子宫内膜血窦相通，由此，胚泡可以获得进一步发育的适宜环境和充足的营养供应。胚泡全部植入子宫内膜后，缺口修复，植入完成（图1）。在胚泡

植入的同时，其内细胞群迅速增殖并分化为由外中内3个胚层构成的胚盘；胚泡的滋养层则开始形成胎膜与胎盘的雏形。

子宫内膜变化 植入时子宫内膜处于分泌期，植入后内膜血液供应更加丰富，腺体分泌更加旺盛，功能层内的基质细胞变得肥大，内含丰富的糖原颗粒和脂滴，内膜进一步增厚。这些变化适应了胚泡植入和发育的需要，称为蜕膜反应，此时的子宫内膜称蜕膜，其中的基质细胞称蜕膜细胞。根据蜕膜与胚泡的位置关系，将其分为3部分：①基蜕膜：位于胚泡深部。②包蜕膜：覆盖于胚泡的邻宫腔侧。③壁蜕膜：为子宫其余部分的蜕膜（图2）。基蜕膜参与胎盘的形成，而包蜕膜和壁蜕膜则逐渐退化而变薄。

植入机制 植入是胚泡与子宫内膜相互识别、黏附和相互作用的过程。胚泡与子宫内膜细胞表面的糖蛋白在识别中起重要作用。植入过程不仅受雌激素和孕激素的精确调控和多种细胞因子的介导，同时还受宫腔内环境的影响；其中任一环节出现异常都会引起植入障碍而致不孕。植入机制十分复杂，尚未完全阐明，但有两个显著特点：①通常异体细胞进入体内会发生免疫排斥，然而，胚泡与子宫内膜两者的遗传构成虽不同，但子宫内膜不排斥胚泡，反而可容纳胚泡并促进其发育，提示此时母体存在免疫屏障和免疫耐受作用。②胚泡的植入是以母体性激素的正常分泌使子宫内膜保持在分泌期为基础的，透明带消失和胚泡适时进入宫腔是植入的重要条件，只有处于一定发育阶段的胚泡与特定功能状态的子宫内膜相接触才能相互识别并顺利植入，两者发育必

须同步，过早或过晚均不能植入，这个特定阶段称为植入窗。母体内分泌紊乱、子宫内膜炎症或有避孕环等异物存在，均可造成子宫内膜与胚泡的发育不同步，阻碍胚泡的植入。

植入涉及母胎双方的相互作用，是一个精密调控的过程。植入过程不仅受神经、内分泌调节，着床局部微环境中还有许多分子参与调节。植入窗开放期间子宫内膜局部有一系列特异性表达的

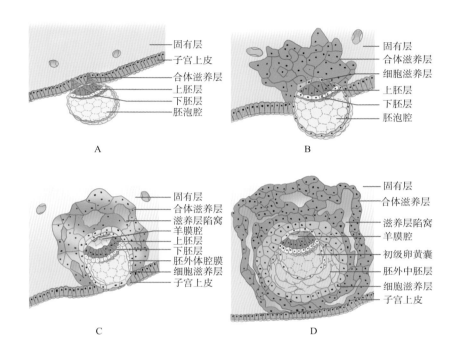

图1　人胚植入过程

注：A. 胚第7天，胚泡开始植入子宫内膜；B. 胚第7.5天，胚泡已部分植入子宫内膜；C. 胚第9天，胚泡全部植入子宫内膜；D. 胚第12天，植入完成，子宫内膜修复

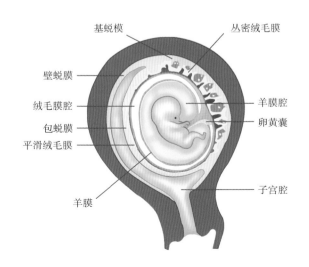

图2　胚胎与子宫蜕膜的关系

分子，包括诸多细胞因子、黏附分子、糖复合物等。其中，IL-1、白血病抑制因子、集落刺激因子、表皮生长因子、整合素 αvβ3 等是子宫内膜容受性的重要分子标志物，参与调节子宫内膜植入窗的开放与闭合。

植入异常　胚泡植入的部位通常在子宫体或底部，多见于后壁。若植入部位靠近子宫颈处，在此形成胎盘，称前置胎盘，分娩时前置胎盘可堵塞产道，导致胎儿娩出困难或因胎盘过早剥离而引起大出血；若植入在子宫以外部位，称宫外孕，常发生在输卵管，偶见于子宫阔韧带，肠系膜及卵巢表面等处。宫外孕胚胎多早期死亡，少数胚胎可发育到较大后破裂而引起大出血。此外，着床后胎盘发育附着的位置及侵入的深度，也关系到能否正常怀孕至分娩。

(江一平)

tuìmó

蜕膜（decidua）　妊娠期间胚泡植入后具有特定形态结构和功能的子宫内膜。

当胚泡运行到子宫时，子宫内膜正处于分泌期，具备了接受胚泡植入并产生蜕膜反应的条件。植入后子宫内膜血管，血液供应丰富，腺体分泌更加旺盛，功能层内的基质细胞变得更加肥大，富含糖原颗粒和脂滴，内膜进一步增厚。子宫内膜的这些变化适应了胚泡植入和发育的需要，称为蜕膜反应，此时的子宫内膜即称为蜕膜，其中的基质细胞称为蜕膜细胞。根据与胚泡的位置关系，可将蜕膜分为3部分：①基蜕膜：位于胚泡深部。②包蜕膜：覆盖于胚泡的临宫腔侧。③壁蜕膜：为子宫其余部分的蜕膜（见植入图2）。

随着胚胎发育，基蜕膜与胚胎的丛密绒毛膜一起形成胎盘，构成胎盘的母体部，而包蜕膜和壁蜕膜则逐渐退化而变薄。

(江一平)

yìwèi zhírù

异位植入（ectopic implantation）　植入发生在子宫前壁或后壁之外某些部位的现象。又称异位妊娠。

胚泡通常植入于子宫体和底部，多见于后壁。在少数情况下，胚泡植入于子宫体和底部以外的部位，如近子宫颈处和输卵管、卵巢表面和腹腔的子宫阔韧带、肠系膜等处（图）。若植入发生于近子宫颈处并在此处形成胎盘，分娩时胎盘位于胎儿的前方，称前置胎盘。前置胎盘可堵塞产道，导致胎儿娩出困难或因胎盘过早剥离而引起大出血。发生于子宫以外部位的异位植入也称为宫外孕，最常发生于输卵管，偶见于子宫阔韧带，肠系膜及卵巢表面等。宫外孕胚胎多早期死亡，少数胚胎可发育到较大后破裂而引起大出血，是威胁母亲生命的临床急症。也有极少比例的宫外孕能完成全部妊娠过程，娩出发育

正常的婴儿。异位植入的机制尚不清楚，对胚胎植入起决定作用的基因或分子可能来自胚胎，胚胎产生的某些因子可能会诱导其所附着的部位发生适宜于植入的改变。

(江一平)

pēicéng xíngchéng

胚层形成（formation of germ layer）　胚泡的内细胞群增殖、分化、演变成胚层的过程。发生于胚泡子宫内膜植入的同时。胚层是胚体的原基组织。

发生过程　在胚泡植入的同时，胚泡自身也在生长、演变（图1）。其中，内细胞群的细胞增殖尤为迅速，依次分化、演变为二胚层胚盘和三胚层胚盘。因此，胚层形成的过程实际上就是胚盘及其附属结构形成和演变的过程。

二胚层胚盘　受精后第2周初，内细胞群的细胞增殖、形成由上下两层细胞紧密排列构成的椭圆形盘状结构，称二胚层胚盘。两层细胞分别称为上胚层和下胚层。上胚层是由内细胞群中央区的细胞分化而成的一层柱状细胞；下胚层是邻胚泡腔侧的内细胞群

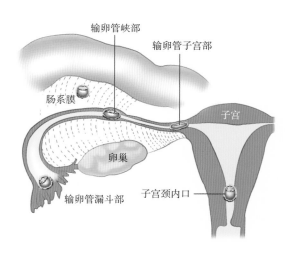

图　异位植入

细胞分化的一层立方细胞，两个胚层间借助基膜紧贴在一起（图1B）。二胚层胚盘形成之后，很快衍生出相关的附属结构。首先，在上胚层的邻近滋养层一侧形成羊膜囊，囊腔称为羊膜腔，腔内充满液体（羊水）；囊壁称为羊膜，与上胚层的周缘相连，故上胚层构成羊膜腔的底，即胚盘背侧。羊膜的近滋养层侧与极端滋养层相贴；下胚层的周缘向胚泡腔面延伸并汇合形成卵黄囊，故下胚层构成卵黄囊的顶，即胚盘腹侧（图1C）。随着二胚层胚盘的形成，胚泡腔内逐渐出现松散分布的细胞，填充于整个胚泡腔，构成胚外中胚层。继而，胚外中胚层的细胞间出现腔隙，并逐渐汇合形成一个大腔，称为胚外体腔。胚外体腔的出现使胚外中胚层分成两层，内层覆盖于卵黄囊的外表面，外层则附着于羊膜的外表面和滋养层内面（图1D）。第2周末，随着胚外体腔和羊膜囊的扩大，羊膜囊顶壁与滋养层之间的胚外中胚层相对缩小形成一条索，称为体蒂，其将胚盘和羊膜囊、卵黄囊悬吊于胚外体腔中（图2）。

三胚层胚盘 第3周初，二胚层胚盘正中线的上胚层细胞在胚盘一侧迅速增生，形成一条细胞索，称原条（图3，图4）。其出现确定了胚盘的方位。原条位于胚盘的尾端，将来发展为胚体的尾部，相反的一侧则为胚盘头端。原条头端略膨大呈结节状，称为原结。继而，在原条的背侧中线出现一条浅沟称原沟，原结的背侧中心出现浅凹称原凹。原条和原结的细胞继续增殖并分别形成新的结构（图4）。原条深面的细胞迅速增殖，其中一部分细胞进入下胚层，并继续增殖、扩

展直至取代下胚层形成内胚层，而下胚层细胞则被推向腹侧加入卵黄囊。原条增殖而来的另一部分细胞迁移到上下胚层之间形成一个新的胚层即胚内中胚层，简称中胚层（图4，图5），它在胚盘边缘与胚外中胚层相连。与此

同时，原结的细胞向头侧方向增生，形成头突，原凹也随着深陷，使头突成为一条中空的细胞索，改称脊索管，该管随后闭合，演变为脊索。内胚层和中胚层形成后，上胚层改名为外胚层，内中外3个胚层组成三胚层胚盘。此

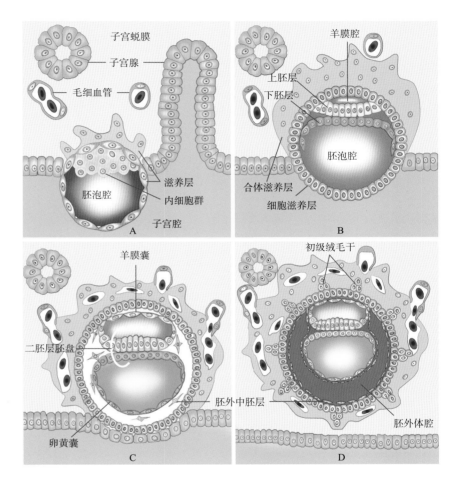

图 1　胚胎植入过程中的胚层形成

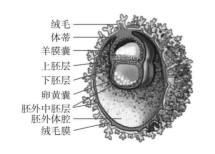

图 2　第 2 周末胚的剖面

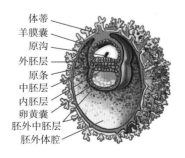

图 3　第 3 周初胚的剖面

时的胚盘呈头端大、尾端小的梨形，在脊索的头侧和原条的尾侧，各有 1 个仅有内胚层和外胚层直接相贴的薄膜，将来分别发育为口咽膜和泄殖腔膜（图 5）。三胚层形成过程中，胚盘主要向头端方向生长，悬挂胚盘及其附属结构的体蒂逐渐偏向尾侧。

三胚层胚盘将发育形成整个胚体。3 个胚层分别发育演化成为各种不同的组织和器官，原条和脊索则是一过性的结构。随着脊索向头端生长、加长，原条则相对缩短，最终消失。若原条细胞残留，在人体骶尾部可分化形成由多种组织构成的畸胎瘤。脊索在早期胚中起支持作用，同时，与其前身头突对神经管和椎体的形成有重要的诱导作用。随着胚胎发育的进展，脊索最终退化成为椎间盘中的髓核。

三胚层形成以后，各个胚层便开始一边继续增殖一边进行细胞分化，形成各种组织和器官的原基，从而奠定了全身各器官、系统发生的基础（图 6）。胚层在分化形成各种器官的过程中，细胞经过分化、组合形成 4 种基本组织：上皮组织、结缔组织、肌组织和神经组织。所谓组织是指一种或多种细胞及其所产生的细胞间质按照一定的空间方式排列形成的结构，是形成各种器官的基础。细胞的分裂、生长、运动、分化和凋亡以及细胞之间的相互作用，在组织的发生、发育及其功能的发挥中起着决定性的作用。3 个胚层中位于胚盘表面及位于各胚层内部先后出现的腔隙（如胚内体腔）表面的细胞将发育为上皮组织；结缔组织和肌组织均来源于中胚层；神经组织起源于神经管和神经嵴（外胚层）。

从第 4 周初至第 8 周末，各

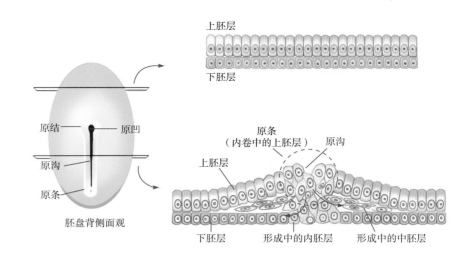

图 4　三胚层的发生

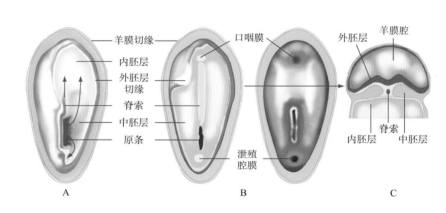

图 5　三胚层胚盘

注：A. 中胚层形成及其细胞迁移方向；B. 第 18 天胚盘背侧观；C. 胚盘头端横切面

器官系统的雏形逐渐形成，胚体初具人形。此时期胚胎发育对环境因素的作用十分敏感，某些有害因素（如病毒、药物及环境毒物等）易通过母体传递至胚胎而影响其发育，导致某些严重的先天畸形。

常见畸形　胚层形成发生于受精后的第 2~3 周，所发生的结构都是将来胚体的原基组织。因此，微小的发育异常都可能导致整个胚发育受到严重损害而夭折，所以此时期能造成的出生后发育

缺陷较少。相对较常见的是三胚层胚盘中的原条细胞残留导致的人体骶尾部畸胎瘤。

（江一平）

pēipán

胚盘（embryonic disc）　胚胎早期发生的原基。胚胎早期胚发育过程中的一个过渡性结构，包括二胚层胚盘和三胚层胚盘两个阶段。

受精后第 2 周初，胚泡的内细胞群细胞增殖分化成上胚层与下胚层组成的二胚层胚盘，是早

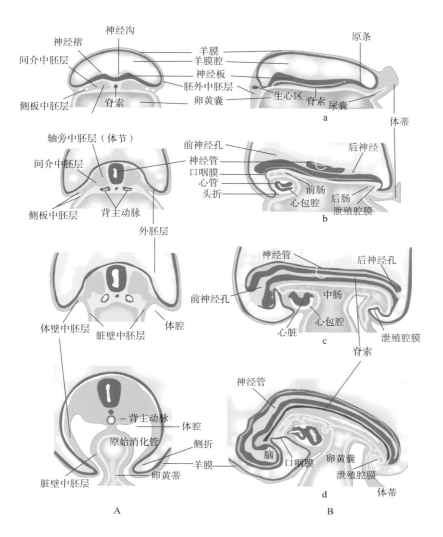

图 6　胚层分化与胚体形成
注：A. 胚横切面；B. 胚正中矢状切面

织、器官发生发育的原基。

（江一平）

pēi wài zhōngpēicéng

胚外中胚层（extraembryonic mesoderm）

位于细胞滋养层与外体腔膜及羊膜上皮之间的一层星形细胞。为过渡性的胚胎组织。受精后第 2 周初，胚泡的内细胞群发育为二胚层胚盘，随之，胚泡腔里除了胚盘外的其余空间中逐渐出现松散分布的细胞，填充于整个胚泡腔，构成一个不规则球形的疏松组织，这就是初始状态的胚外中胚层。继而，胚外中胚层的细胞间出现腔隙，并逐渐汇合形成一个大腔，称胚外体腔。胚外体腔的出现使胚外中胚层分成二层膜状结构，内层覆盖于卵黄囊的外表面，外层则附着于羊膜的外表面和滋养层内面（图）。第 2 周末，随着胚外体腔和羊膜囊的扩大，羊膜囊顶壁与滋养层之间的胚外中胚层相对缩小形成一条索状结构，称体蒂，将来参与脐带的发育。

胚外中胚层在早期对胚盘和胚体形成起支持作用，胚胎第 3 周后就参与构成卵黄囊、羊膜囊和滋养层的组成而失去自身的结构，其大部分并不参与胚体形成，因此并非胚体发生的原基。但附着于卵黄囊壁的胚外中胚层发育为血岛，形成胚体的造血干细胞和早期血管。

（江一平）

yuántiáo

原条（primitive streak）

受精后约第 15 天，上胚层细胞增生并向二胚层胚盘尾端中线迁移，在中轴线上聚集而形成的一个纵行细胞柱。

原条出现于胚胎第 3 周初的二胚层胚盘，其原始结构位于胚盘正中线的尾侧，是局部上胚层

期胚内羊膜囊与卵黄囊之间的一个椭圆形盘状结构，上胚层由紧密排列的单层柱状细胞组成；下胚层则由一层紧密排列的立方细胞组成，两个胚层之间借助基膜紧贴在一起。上胚层构成羊膜腔的底，周缘与羊膜相延续并与胚泡的滋养层相贴附。下胚层的周缘向胚泡腔面延伸构成卵黄囊，故下胚层是卵黄囊的顶（见胚层形成图 2，图 3）。二胚层只存在一周便发育演变为三胚层胚盘。二胚层胚盘正中线的上胚层细胞增生形成原条，原条深部的细胞

生长入下胚层并逐渐扩展取代下胚层的位置形成内胚层，同时原条中部的细胞在上下两胚层之间增殖产生一个新的胚层即胚内中胚层，简称中胚层。中胚层出现后胚盘中轴线的结构迅速增生而向羊膜腔方向突起，导致胚盘周边部向卵黄囊方向弯曲，故胚盘很快演变为 C 形筒状体。原先平板状的二胚层胚盘的上、下方位分别演变为外和内方位，故上胚层改称为外胚层。这种由外胚层、中胚层和内胚层构成的胚盘称为三胚层胚盘，是胚胎个体所有组

细胞增殖并向下胚层方向（腹侧）突入形成的（图）。原条的头端细胞增殖更迅速，膨大呈结节状，称为原结。继而，在原条的背侧中线出现一条浅沟称原沟，原结的背侧中心出现的浅凹称原凹。原条形成后继续增殖，并向两个方向扩展迁移。垂直方向生长的细胞伸入下胚层并在其内扩展从而逐渐取代下胚层形成内胚层；水平方向向四周扩展的细胞，在上下胚层之间形成胚内中胚层。原结的细胞则在胚盘中线上继续

向头侧方向增生，可形成头突，原凹也随着深陷，使头突成为一条中空的细胞索，改称脊索管，随后闭合演变为脊索。随着脊索的生长，原条相对缩短并随着胚体发育而逐渐消失。

原条是中胚层和外胚层的原基，原条的出现确定了胚盘的方位，其所在一侧为胚盘的尾端，发育为胚体的尾部。原条形成的头突和脊索在早期胚中起支持作用，同时对神经管和椎体的形成起重要的诱导作用。随着胚胎发

育的进展，脊索最终衍化为椎间盘中的髓核。

（江一平）

jǐsuǒ
脊索（notochord）

人胚胎第22～24天，脊索管通连原肠的开口被原肠上皮封闭，脊索管的背侧壁形成一条位于中胚层中轴线上的细胞索。人胚第3周初，在二胚层胚盘的尾侧端，上胚层细胞增生形成原条。原条的头端膨大称为原结，其背侧中心有一浅凹称原凹。原结的细胞向头侧方向增生，形成头突，原凹也随着深陷使头突成为中空的细胞索，改称脊索管，该管随后闭合演变为脊索（见胚层形成图6）。

脊索是胚胎的原始中轴结构，对维持早期胚的形态起重要的支撑作用，同时对神经管的发生和椎体形成起着重要的诱导作用。随着胚胎发育的进展，人和哺乳动物的脊索最终衍化为椎间盘中的髓核。

（江一平）

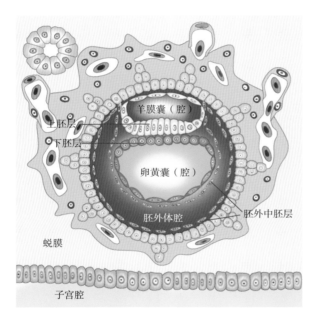

图　人第2周胚结构（示胚外中胚层）

wàipēicéng
外胚层（ectoderm）

经过原肠作用后，胚胎具有3个胚层，最外面的上皮细胞层。为个体发生的重要原基。在个体组织器官起源的3个胚层（外胚层、中胚层、内胚层）中，外胚层是最原始的一个胚层，起初名为上胚层，随着胚胎发育，上胚层衍生出中胚层和内胚层，由上下两层胚层构成的扁平状胚盘演变为由3个胚层卷曲而成的筒状胚体，上胚层的方位从上层演变为外层，遂改名为外胚层。

形态结构　外胚层是动态性的结构，分为上胚层（二胚层胚盘时期）和外胚层（三胚层胚盘时期）两个阶段，形态结构随阶段而不同。在上胚层阶段，是一

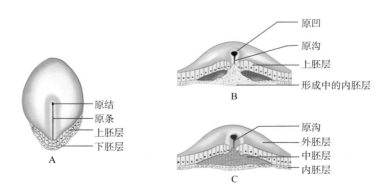

图　原条发生

个由单层柱状细胞紧密排列组成的扁平椭圆形盘状膜片。上胚层的基底面借助基膜（一层细胞外基质）与下胚层相贴，游离面朝向羊膜腔的羊水。上胚层周边与羊膜囊的侧壁相延续，实际上构成了羊膜腔的底。上胚层正中线尾侧的细胞迅速增生形成原条，并由此衍生出中胚层和内胚层，上胚层由此更名为外胚层。原条的头突及其后演变成的脊索反过来诱导外胚层的发育，使外胚层在中线处的细胞迅速生长、增厚形成神经板。神经板的形成使外胚层分化为两个不同的区域，即位于中线区域的神经外胚层和外侧部分的表面外胚层。随着脊索的生长，神经板增长且头端宽于尾端，继而向中胚层方向凹陷形成神经沟，沟两侧边缘隆起称神经褶，两侧神经褶在神经沟中段开始靠拢并逐渐向头尾闭合，演变为头端膨大、中后段较细长的神经管。外胚层在神经管的背侧靠拢并愈合，使神经管位居于表面外胚层的深面并与表面外胚层分离，从而使外胚层恢复为单纯的膜状结构。

发生及演变 外胚层发生起始于人卵受精后的第 2 周，起源于胚泡内细胞群中央区的一部分细胞。该部分细胞增殖分化形成一层紧密排列的柱状细胞层即上胚层。第 3 周初，上胚层衍生出中胚层和内胚层后改称为外胚层，在约第 18 天时，外胚层分化成两部分，即表面外胚层和神经外胚层。第 3 周末神经外胚层演变为神经管并脱离表面外胚层。第 4 周后，表面外胚层和神经外胚层分别进一步分化，参与形成多种组织器官。

功能 早期上胚层起衍生中胚层和内胚层的原基作用，三胚层形成后，外胚层产生了神经管。继而神经管和表面外胚层分别分化参与形成多种组织器官（图）。

神经管的分化 神经管是中枢神经系统以及松果体、神经垂体和视网膜等器官的原基。在神经褶闭合过程中，该处的一些细胞迁移到神经管背外侧，形成左右各一条纵行细胞索，称神经嵴。神经嵴是周围神经系统的原基，神经嵴中的部分细胞将向远处迁移，形成肾上腺髓质等结构。

表面外胚层的分化 位于体表的表面外胚层，将逐渐分化为皮肤的表皮及其附属器、牙釉质、角膜上皮、晶状体、内耳膜迷路、腺垂体以及口腔、鼻腔与肛门的上皮等。

（江一平）

zhōngpēicéng

中胚层（mesoderm） 原肠胚形成过程中，由上胚层细胞增殖产生的一部分细胞在上下两胚层之间形成的第 3 层细胞。为个体组织器官发生的重要原基。

形态结构 人胚第 3 周初，二胚层胚盘上胚层细胞在胚盘中轴线的原条细胞迅速增殖，在上胚层和下胚层之间向脊索左右两侧及胚盘尾端和头端扩展，逐渐形成呈椭圆形的片层，但很快就因局部细胞增殖快慢不一而演变为较复杂的结构，包括以下组成部分：①轴旁中胚层：是紧邻脊索

两侧的中胚层细胞迅速增殖形成的一对纵行的细胞索。轴旁中胚层一旦形成即呈节段性增生，形成块状细胞团，称为体节。体节左右成对，从胚盘头端向尾端依次形成，每天大约形成 3 对，人胚第 5 周时，体节全部形成，共 42～44 对。根据体节的数量可推算早期胚龄。②间介中胚层：位于轴旁中胚层与侧中胚层之间。③侧板中胚层：是中胚层的外侧部分。侧板中胚层内随即出现一些腔隙并逐渐融合形成胚内体腔，从而使侧板中胚层分裂为背腹两层。背侧称为体壁中胚层，腹侧称为脏壁中胚层。前者与外胚层相贴，后者与内胚层相贴。④间充质：是中胚层在参与器官发生过程中形成的胚胎组织，分布在外胚层与内胚层之间的腔隙中，由间充质细胞和无定形的细胞外基质组成。间充质细胞有许多突起，呈星状，彼此以突起相连成网，细胞核大、核仁，明显，细

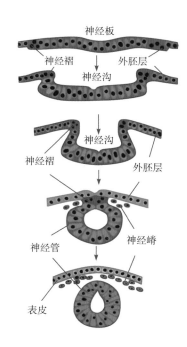

图 外胚层的分化暨神经管和神经嵴形成

胞质呈嗜碱性。

分化 随着胚体发育，中胚层的各个部分将分别分化为不同的器官组织（图）：①轴旁中胚层形成的体节将分化为皮肤的真皮和皮下组织、大部分中轴骨骼（如脊柱、肋骨）和骨骼肌。②间介中胚层将分化为泌尿系统和生殖系统的大部分器官和结构。③侧板中胚层中的体壁中胚层将分化为胚体外侧和腹侧体壁（包括肢体）的骨骼、肌肉、血管和结缔组织；脏壁中胚层将分化为消化和呼吸系统的肌组织、血管和结缔组织等。④胚内体腔从头端到尾端依次分化为心包腔、胸膜腔和腹膜腔。⑤胚盘头端的侧板中胚层与两侧的侧板中胚层先在口咽膜的头侧汇合为生心区，后来移到胚体原始消化管的腹侧演化成心脏。⑥间充质细胞是一种干细胞，可以分化为多种细胞，形成结缔组织、血管和肌组织等。

胎儿出生后，间充质细胞依然以干细胞形式保留下来，在细胞组织的再生中起重要作用。

（江一平）

nèipēicéng
内胚层（endoderm） 增生的上胚层细胞经原条迁入下胚层而形成的一层扁圆细胞。为个体发生的重要原基。内胚层出现于第3周的三胚层胚盘。人胚第3周初，来源于上胚层的原条腹侧细胞增殖并迁入下胚层，随后逐渐扩展取代下胚层构成内胚层（见胚层形成图3）。内胚层是由单层立方形细胞紧密排列形成的膜状结构，位于胚盘的腹侧面，构成卵黄囊的顶。在内胚层形成的早期，其平面观与胚盘一致，呈椭圆形盘状，周边部与卵黄囊壁相延续。随着胚体发育，内胚层向腹侧面包卷逐渐形成 C 形的筒状体，并进一步随着器官发生衍化为各器官的组成成分。先形成原始消化

管，继而逐步分化为消化管、消化腺、呼吸道、肺、中耳、膀胱、阴道、甲状腺、甲状旁腺、胸腺等器官的上皮组织。

（江一平）

pēitǐ jiànlì
胚体建立（body formation of embryo） 胚胎整体形态和外貌的形成过程。

人胚第3周，在胚盘的胚层形成与分化过程中，胚盘中部的生长速度快于边沿部，头尾方向快于左右方向，外胚层的生长速度又快于内胚层。由于生长速度不一致，导致胚盘的形状发生改变。首先，原条形成初时，扁平的二胚层胚盘就开始在中线处向背侧方隆起。随着神经管、体节等中轴结构的形成，胚盘中部隆起更甚，从而导致左右边沿向腹侧卷折形成筒状。内胚层因此被逐渐卷到胚的内部形成原始消化管，外胚层则覆盖于胚的外表，中胚层位于其间；其次，头突、脊索和神经管形成后，胚盘头尾方向尤其是头端生长速度加快，导致胚盘的中轴线向腹侧弯曲，口咽膜及其头侧部和泄殖腔膜及其尾侧部分别转到胚体头端和尾端的腹侧方，口咽膜和泄殖腔膜则分别形成原始消化管的头尾边界。人胚第4周，C 字形的筒状胚体形成。在胚体形成过程中，随着身体内部各器官系统的发生和演变，至第8周末，颜面、颈和四肢也初步形成，头部约占全身体积的一半，外表可见眼、耳和鼻的原基，整个胚体建立了人的基本外形特征，形成了一个长约3cm的"袖珍人"（图）。

随着胚盘向腹侧的卷折和弯曲及随后的继续生长，其边沿部分逐渐向腹侧靠近，最终在腹侧中线近尾端的卵黄蒂处合拢。与

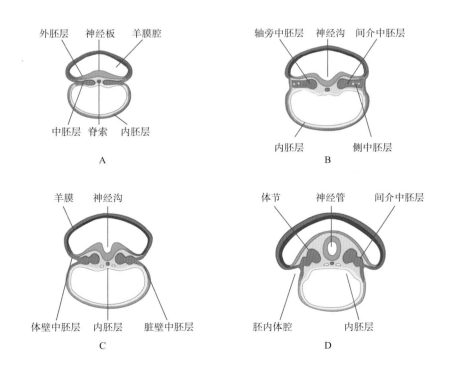

图 中胚层早期分化

此同时，羊膜腔也随之扩大，胚体凸到羊膜腔内浸泡于羊水之中，原先悬吊羊膜囊的体蒂相对缩小并转移到胚体的腹侧尾端。随着内胚层卷折，与内胚层相连的卵黄囊相对缩小形成卵黄蒂并与体蒂相邻，共同构成圆索状的原始脐带。

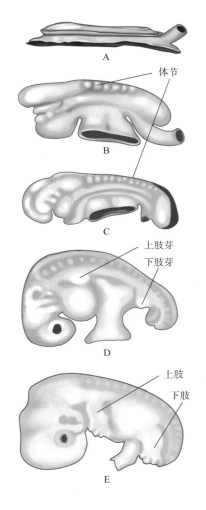

图　胚体外形建立

注：A. 胚第 19 天；B. 胚第 22 天；C. 胚第 25 天；D. 胚第 28 天；E. 胚第 50 天

（江一平）

pēitāizhóu qìguān xíngchéng

胚胎轴器官形成（formation of embryonic axial structure）　胚胎发育中胚盘中轴线上若干器官结构的发生和演变过程。轴器官包

括原条-头突-脊索、神经管和轴旁中胚层-体节。

从受精后第 3 周初起，二胚层胚盘正中线一端的上胚层形成原条，确定了其所在的一端为胚盘尾端，相反方向为胚盘头端。原条向头端增长为头突，随后演变为脊索管，该管最终闭合形成脊索。头突和脊索形成后，诱导其背侧的外胚层在中线处增厚形成神经板继而下陷形成神经沟，最终闭合形成神经管并与表面外胚层分离而并入胚体内部。在原条生长的同时，其细胞向腹面生长产生内胚层、向左右和头端脊索的两侧增殖扩展形成中胚层，紧邻脊索的中胚层细胞增殖迅速形成膨大的纵行细胞索称为轴旁中胚层。轴旁中胚层随即呈节段性增生，形成块状细胞团，称为体节。这样，在三胚层胚盘的中轴线上，从背侧向腹侧依次有神经管、原条-头突-脊索，脊索两侧有成对的轴旁中胚层-体节，这种管、索状的结构构成了胚胎中轴支柱，胚盘以其为轴心而包卷弯曲形成 C 形的筒状胚体。胚体形成后神经管逐渐发育为中枢神经系统，体节的一部分细胞形成大部分中轴骨骼（如脊柱、肋骨），脊索演变为脊柱椎间盘的髓核（原条和头突退化），胚胎轴器官的成分联合构成了胚体的轴心。

（江一平）

réntǐ pēitāi gèqī xíngtài tèzhēng

人体胚胎各期形态特征（body feature of human embryo at different stage）　人体胚胎发育不同阶段的形态特点。包括体形、体貌、尺寸、重量等方面的指标（表）。胚胎发育具有严格的时空次序，不同时期胚胎的内部发育和外表形貌均有其特征。胚胎学家根据大量人体胚胎标本的

观察、测量，总结出各时期胚胎的外形特征和度量值。采用 B 超测定孕妇体内胚胎的长度与体外直接测量胚胎标本的数值很接近。这些特征和长度值可以作为判断胚胎龄的依据，从而判断胚胎发育是否正常，对进一步研究发育机制以及环境因素对胚胎发育的影响有重要意义。

胚胎长度的测量指标：①最大长度（GL）：用于测量第 1～3 周的胚。②冠-臀长（CRL）：又称顶-臀长、坐高，用于测量第 4 周以后的胚胎。③冠-踵长（CHL）：又称顶-跟长、立高，用于测量胎儿（图）。

胚胎龄的推算方法：①受精龄：为胚胎学家采用的方法，即以受精之日为起点来推算。完整的胚胎发育时期，从受精到胎儿娩出约 38 周。②月经龄：为临床常用的方法，即从孕妇末次月经的第 1 天算起，至胎儿娩出共约 40 周。由于妇女的月经周期常受环境变化的影响，故月经龄准确性稍差。

（江一平）

pēitāilíng gūjì

胚胎龄估计（evaluation of embryonic age）　对胚胎自受精至出生之前宫内发育时间的估算。人体胚胎发育时程的判断：不论在研究还是临床工作中，都需要对人体胚胎发育的时程（龄）进行判断，基本方法是从某一起点进行推算，以周为单位，称周龄。具体推算方法有两种：①受精龄：即以受精之日为起点来推算。完整的胚胎发育时期，从受精到胎儿娩出约经 38 周。这是胚胎学家采用的方法。②月经龄：即从孕妇末次月经的第 1 天作为胚胎龄的起始日，由此算出的胚胎龄。由于受精一般发生于末次月经第 1

表　人体胚胎的外形特征、长度和体重

受精龄（周）	外形特征	身长（mm）	足长（mm）	体重（g）
1	受精、卵裂、胚泡形成，开始植入			
2	圆形二胚层胚盘，植入完成，绒毛膜形成	0.1~0.4		
3	梨形三胚层胚盘，神经板和神经褶出现，体节初现	0.5~1.5		
4	胚体渐形成，神经管形成，体节 3~29 对，鳃弓 1~2 对，眼、鼻、耳的始基初现，脐带与胎盘形成	1.5~5.0		
5	胚体屈向腹侧，鳃弓 5 对，肢芽出现，手板明显，体节 30~40 对	4~8		
6	肢芽分为两节，足板明显，视网膜出现色素，耳郭突出现	7~12		
7	手足板相继出现指/趾初形，体节不见，颜面形成，乳腺嵴出现	10~21		
8	手指足趾明显，指/趾出现分节，眼睑开放，尿生殖窦膜和肛膜先后破裂，外阴可见，性别不分，脐疝明显	19~35		
9	眼睑闭合	50	7	8
10	肠袢退回腹腔，指甲开始发生	61	9	14
12	外阴可辨性别，颈明显	87	14	45
14	头竖直，下肢发育好，趾甲开始发生	120	20 (22.0)	110
16	耳竖起	140	27 (26.3)	200
18	胎脂出现	160	33 (32.9)	320
20	头与躯干出现胎毛	190	39 (37.9)	460
22	皮肤红、皱	210	45 (43.2)	630
24	指甲全出现，胎体瘦	230	50 (49.8)	820
26	眼睑部分打开，睫毛出现	250	55 (54.0)	1000
28	眼重新打开，头发出现，皮肤略皱	270	59 (61.9)	1300
30	趾甲全出现，胎体平滑，睾丸开始下降	280	63 (63.4)	1700
32	指甲平齐指尖，皮肤浅红光滑	300	68 (67.4)	2100
36	胎体丰满，胎毛基本消失，趾甲平齐趾尖，肢体弯曲	340	79 (73.4)	2900
38	胸部发育好，乳房略隆起，睾丸位于阴囊或腹股沟管，指甲超过指尖	360	83 (77.1)	3400

注：表中身长数据，第 2、3 周为 GL，其余均为 CRL；第 14~38 周足长括弧内数据为运用 B 超测定中国人妊娠胎儿足长所得均数

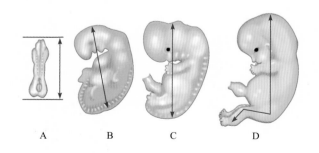

图　胚胎长度测量

注：A. 最大长度（GL）；B. 冠-臀长（CRL）；C. 冠-臀长（CRL）；D. 冠-踵长（CHL）

天之后的大约 2 周，故从末次月经的第 1 天算起至胎儿娩出共约 40 周，约为 266 天。这是临床常用的方法，由于妇女的月经周期常受环境变化的影响，故月经龄准确性稍差。

采用技术手段，如通过子宫颈黏液检测及或 B 超检测排卵等，已可以做到准确判断受精时间，从而推算出受精龄。有些胚胎由于缺乏孕产妇末次月经日期或受精日期的准确记录，造成胚胎龄推算的困难，则可以根据胚胎各期形态特征作为推算依据。

（江一平）

pēitāi chángdù cèliáng

胚胎长度测量（measurement of embryo length）　对不同阶段胚胎长度的度量方法。测量指标包括（见人体胚胎各期形态特征图）：①最大长度（GL）：用于测

量第1～3周的胚。此时胚胎处于胚盘阶段，大致呈近乎扁平的椭圆形盘状。测量最长值实际上反映的是胚盘中线的长度。②冠-臀长（CRL）：又称顶-臀长、坐高，用于测量第3～8周的胚胎。此时胚胎大致呈C形的筒状结构，头端、尾端和处于雏形阶段的四肢分别向胚体腹侧面卷曲。顶臀长即胚体头端定点和尾端定点的距离，实际上是胚体的最长值。③冠-踵长（CHL）：又称顶-跟长、立高，用于测量第9～38周的胎儿，相当于冠-臀长加上腿长（量至足跟）。

（江一平）

shuāngtāi yǔ duōtāi

双胎与多胎（twins and multiple birth）

妊娠通常为单胎，一次妊娠娩出两个胎儿者称双胎，又称孪生；娩出3个以上胎儿者称多胎。双胎易存活，发生率约占新生儿的1%；多胎发生率低，三胎约0.01%，四胎约0.001‰；四胎以上更罕见，多不易存活。

发生过程与机制　胚胎起源于受精卵。通常女性每个月经周期排出1个卵，而每个卵只能与1个精子融合受精，故每次妊娠只产生1个胚胎。然而，有两种情况可导致例外：①偶然一次排出不止1个卵，而受精时女性输卵管里可以有成千上万的精子来与卵子发生相互作用，因此排出的多个卵都有可能分别与1个精子受精，从而形成多个胚胎。②1次受精形成1个受精卵，在胚卵期的发育中，由于某种因素的作用形成了2个胚盘，最终发育为2个胚胎。这两种情况一般分别发生，偶尔也可出现于同一次妊娠。

双胎　分两种：①双卵双胎：一次排出2个卵子分别受精后发育为2个胚胎，占双胎的大多数；它们有各自的胎膜和胎盘，性别可不相同，相貌和生理特性的差异同一般兄弟姐妹。②单卵双胎：由1个受精卵发育为2个胚胎，由于此种孪生的遗传基因完全一样，故两者性别一致、血型、相貌、体态和生理特征也极相似。

形成单卵双胎的机制有3种：①卵裂球分离为两团，各自发育为完整的胚泡，最后形成2个胚胎，这最早可以发生在2-细胞卵裂球的阶段。但这种情况较少见，因卵裂球外被透明带包裹，故卵裂球分离的可能性较小。②1个胚泡内形成2个内细胞群，各自发育为1个胚胎，这类双胎有各自的羊膜，但共有1个绒毛膜与胎盘。③二胚层胚盘上出现2个原条与脊索，诱导形成2个神经管，发育为2个胚胎，这类双胎位于同一个羊膜腔内，并共有一个绒毛膜与胎盘（图1）。

多胎　多胎的原因可以是单卵性、多卵性或混合性，以混合性为多。

常见畸形　在单卵双胎中，当一个胚盘出现2个原条时，如果二者靠得较近，胚体形成时容易发生局部连接，形成联体双胎。联体双胎有对称型和不对称型两种：对称型指两个胎儿大小相似，又可根据联接的部位分为头联体双胎、臀联体双胎、胸腹联体双胎等；不对称型联体双胎是一大一小，小者常发育不全，形成寄生胎或胎中胎（图2）。

（江一平）

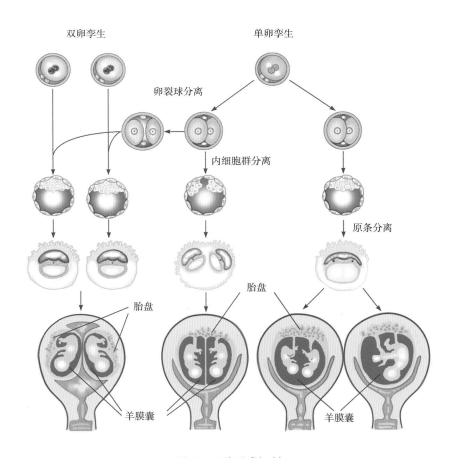

图1　双胎形成机制

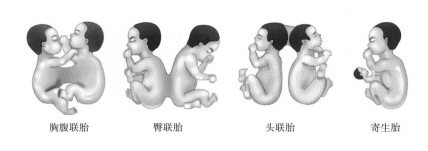

胸腹联胎　　臀联胎　　头联胎　　寄生胎

图2　联胎种类

xiāntiān jīxíng

先天畸形 （congenital malformation）

胚胎发育紊乱引起的形态结构异常。又称先天缺陷。广义的先天畸形还包括出生时不易发现，但在生后发育中逐渐表现的功能、代谢和精神行为的异常，总称为出生缺陷。先天畸形多发生于胚胎发育早期，即妊娠的第2个月内，此时是器官发生的关键时期。胚胎中期和后期发生的缺陷，主要是机体功能和代谢等的异常。研究先天畸形发生的病因、发病机制、流行病学及其预防、诊断和治疗的学科，称畸形学。

发生率　在不同国家、不同时期的调查结果差异甚大。根据中华人民共和国卫生部2012年9月发布的《中国出生缺陷防治报告（2012）》，出生缺陷发生率约5.6%，相当于世界卫生组织（WHO）同期估计的全球出生缺陷发生率（低收入国家：6.42%；中等收入国家：5.57%；高收入国家：4.72%）的中等收入国家水平。以全国年出生数1600万计算，每年新增出生缺陷约90万例，其中出生时临床明显可见的出生缺陷约有25万例。常见缺陷类型包括：因神经管发育畸形导致的无脑畸形、脑积水、脊柱裂、脑膨出和唇裂、腭裂、先天性心

脏病、21三体综合征（唐氏综合征）等。

分类　依据病理学进行分类：①胚胎整体发育障碍：多因严重遗传缺陷而致胚胎不能发育成形，胚胎大多早期死亡、流产或被吸收。②胚胎局部畸形：胚胎局部多个器官畸形，如头面发育不全（无脑、独眼等）、并腿畸形等。③器官或器官局部发育不良：如单侧或双侧肾缺失、肺缺失、胆囊缺失、房间隔缺损或室间隔缺损、腭裂、唇裂、多囊肾、阴道闭锁、脊柱裂和尿道下裂等。④组织分化不良：如骨发育不全（短肢）、甲状腺发育不良引起的克汀病、腺垂体嗜酸性细胞功能不全引起的侏儒症、结肠肌间神经丛发育不良所致的巨结肠、肺泡Ⅱ型细胞分化不良而致的肺透明膜病等。⑤吸收不全或退化不全畸形：如指/趾间的蹼未吸收（蹼状指/趾）、消化管上皮细胞过度增生后未吸收或吸收不全而致的食管闭锁或狭窄、十二指肠闭锁或狭窄及直肠与肛门闭锁、卵黄蒂未退化或退化不全而致的脐瘘和回肠憩室；还有动脉导管未闭、甲状舌管囊肿、瞳孔膜存留等。⑥异位发生或超大、超数畸形：如肠袢转位异常、大血管移位、异位乳腺、多乳腺，双输尿

管、多指/趾等。⑦发育滞留性畸形：器官发育或移位在中途停顿而致的畸形，如双角子宫、气管食管瘘、直肠膀胱瘘、隐睾、异位肾等。⑧寄生畸形：单卵双胎未完全分离，其中一个胎儿发育完整，另一胎儿发育滞缓且不完整并附着寄生在大胎儿内。⑨综合征：如染色体畸变所致的唐氏综合征、特纳（Turner）综合征（先天性卵巢发育不全）、克兰费尔特（Klinefelter）综合征（先天性睾丸发育不全）等；雄激素不敏感综合征（睾丸女性化综合征）、两性畸形等。

先天畸形的监测　WHO定期颁布的《国际疾病分类》（ICD）根据先天畸形/出生缺陷的发生部位，采用3位编码对其进行分类（各类畸形的亚类以小数点后加1位数字），用于指导世界各国对先天畸形/出生缺陷的监测和研究。1975年启用的第9版（ICD-9）采用3位阿拉伯数字编码；1994年启用至今的第10版（ICD-10）中专门辟出一章（第17章）归纳了89种先天畸形和染色体变异，采用英文字母Q和2位阿拉伯数字编码（亚类以小数点后加1位数字）。各国对先天畸形的监测、统计普遍采用此分类法，并根据本国的具体情况略加修改或补充，其中12种先天畸形长期以来为各国常规监测对象（表1）。中国于1986年起由国家卫生部建立了全国出生缺陷医院监测网，在国际常规监测的12种畸形基础上补充了本国较多见的9种畸形（其中尿道上裂、尿道下裂合归一类，上肢和下肢短畸合归一类），共19种作为监测对象（表2），截至2012年，已覆盖全国范围内800所医院，全部实现监测数据的网络直报；2006年起在64个区县开

展出生缺陷人群监测，各省市（直辖市、自治区）也逐步建立省级出生缺陷监测系统，为研究、防治先天畸形/出生缺陷提供了有力的信息支撑。

致畸原因和发生机制　约20%的畸形是遗传因素所致，10%由环境因素引起，其余约70%为原因不明或推测是环境因素和遗传因素相互作用的结果。

遗传因素　包括基因突变和染色体畸变。许多遗传病是亲代发生多次基因突变所致，包括单基因突变和多基因突变，常可遗传数代，引起子代出现畸形。常有明显的家族史，遗传方式有常染色体显性或隐性遗传以及伴性遗传。

基因突变　引起的畸形和病变类型甚多。一类是肉眼可见的，

如软骨或骨发育不全、多指（趾）、并指（趾）、无虹膜、小头畸形、唇裂、脊柱裂、先天性巨结肠、多囊肾、睾丸女性综合征等；一类是酶缺陷病，如白化病、苯丙酮尿症等；其他还有先天性神经性耳聋、精神分裂症、糖尿病、高血压病等。若致畸基因在性染色体上则表现为性连锁遗传，因多在 X 染色体上，故称 X 连锁遗传病，常见的如血友病、色盲、鱼鳞病、家族性出血性肾炎等。

染色体畸变　包括染色体数目和结构的异常。染色体数目异常所致畸形以三体型为多见，如21 号染色体三体引起的唐氏综合征，18 号染色体三体引起的爱德华兹（Edwards）综合征（生长发育迟缓、耳畸形、手紧握等），

13 号染色体三体引起的帕托（Patau）综合征（小眼、虹膜缺损、视网膜发育不良、多指和并指/趾、先天性心脏病等）。性染色体常见的三体型为 47，XXY，称 Klinefelter 综合征。其他还有染色体缺失和染色部分缺失、易位、倒立、重复等结构畸变引起的多种畸形。

环境因素　20 世纪 30 年代以来，胚胎学家们发现化学试剂、大剂量 X 线等可引起胚胎发生畸形。1941 年，澳大利亚眼科医生诺尔曼·格雷格（Norman Gregg）证实了孕妇感染风疹病毒与胎儿发生白内障等畸形相关，引起人们对环境因素致畸的重视。50 年代，日本发生有机汞污染海水鱼虾，致使食用这些鱼虾的孕妇娩出的新生儿发生神经系统发育不全，称为水俣事件。60 年代初，欧洲出现较多短肢畸形儿，经调查证明与孕妇妊娠早期服用的止呕剂沙利度胺（thalidomide，反应停）有关。

凡可引起先天畸形的环境因素总称为致畸因子或致畸原，包括以下几类：①生物性致畸因子：风疹病毒、巨细胞病毒、单纯疱疹病毒、弓形虫、梅毒螺旋体等，可引起脑、眼、耳、心脏等的畸形。②物理性致畸因子：射线、机械性作用，高温和微波也有可能致畸。第二次世界大战中，日本原子弹受伤者的后代畸形率很高，多以神经系统发育障碍为主。妊娠中羊水过多产生的压迫、羊水过少引起的粘连或脐带过长缠绕胎儿，均可导致畸形。③化学性致畸因子：如农药、多种工业排废物、食品添加剂、防腐剂以及汞、铅、砷、镉等重金属等，均可引起多种畸形。④药物：一些抗肿瘤药、抗生素、抗惊厥药、

表 1　国际常规监测的 12 种先天畸形

先天畸形	ICD-9	先天畸形	ICD-9
无脑儿	740	直肠及肛门闭锁	751.2
脊柱裂	741	尿道下裂	752.2
脑积水	742	短肢畸形-上肢	755.2
腭裂	749.0	短肢畸形-下肢	755.3
全部唇裂	749.1~749.2	先天性髋关节脱位	755.6
食管闭锁及狭窄	750.2	唐氏综合征	759.3

表 2　中国监测的 19 种先天畸形

先天畸形	ICD-9	先天畸形	ICD-9
无脑儿	740	短肢畸形（上肢、下肢）	755.2~755.3
脊柱裂	741	先天性髋关节脱位	755.6
脑积水	742	畸形足	754
腭裂	749.0	多指与并指/趾	755.0~755.1
全部唇裂	749.1~749.2	血管瘤（73cm）	620
先天性心血管病	746~747	色素痣（73cm）	757.1
食管闭锁及狭窄	750.2	唐氏综合征	759.3
直肠及肛门闭锁	751.2	幽门肥大	750.1
内脏外翻	606	膈疝	603
尿道上、下裂	752.2~752.3		

抗凝血药、激素和治疗精神病药物，均有不同程度的致畸作用，引起的畸形种类也较多。⑤其他：如孕妇吸烟、酗酒、严重营养不良、维生素缺乏、缺氧等，均可引起胎儿发育障碍，发生畸形。

环境因素与遗传因素的相互作用　如环境致畸因子通过引起生殖细胞或早期胚胎细胞的基因突变或染色体畸变而导致畸形发生。更重要的是，胚胎的遗传特性即基因型将决定胚胎对某种致畸因子的易感性。不同个体、种属对某种致畸因子的易感性不同。如同时感染风疹病毒的孕妇，有的胎儿发生畸形，有的则正常发育。人与猴、猪、鼠等动物对同一致畸因素的反应差异很大，如沙利度胺对灵长类之外的其他哺乳动物几无致畸作用；高温、微波等对动物有明显致畸作用，可的松对小鼠的致畸作用很明确，但这些因素对人则无明确结果。遗传因素和环境因素所起作用的比例，可用遗传度（％）来评估。某一畸形的遗传度越高，表明遗传因素在该畸形发生中所起的作用越大。如先天性巨结肠的遗传度为80％，腭裂和唇裂为76％，先天性幽门狭窄为75％，先天性髋关节脱位为70％，脊柱裂和无脑儿为60％，先天性心脏病为35％。

畸形的易发期　一般而言，胚胎发育的各个时期都可因环境和遗传因素的作用，使发育受到干扰而发生畸形，但在胚胎发育的不同时期，发生畸形的敏感度不同。

生殖细胞发生和受精时期　细胞进行减数分裂、精卵结合、遗传物质重新组合，此时发生的异常是染色体缺陷。带有严重染色体缺陷的胚胎大多早期自然流产，这是人类的自然优生现象。

胚早期　受精后2周内，胚胎的主要变化是卵裂、胚泡形成、植入和胚层形成。此时期的胚胎虽易受致畸因子的影响，但很少发生畸形胎儿，因为严重受损的胚胎均死亡而流产。若仅少数胚胎细胞受损死亡，其他完好的胚胎细胞常予以补偿，胚胎仍可正常发育而不出现畸形。故胚早期不属畸形易发期，致畸因子对此期胚胎的作用是全或无的结果。

胚期　受精后的第3周初至第8周末，细胞增殖分化和迁移活跃，是形态发生和器官发育形成的关键时期，胚内部结构和外形的发育演变剧烈。此时的组织结构和器官原基最易受到干扰而发生异常，是先天畸形的易发期，称为致畸敏感期。各器官、系统的发生和发育先后不一，致畸敏感期也先后不同（图）。

胎儿期　此时期的躯体各部和器官生长迅速，器官的功能逐步分化成熟。此时虽也可受致畸因子的影响，但较少发生肉眼可见的形态结构畸形，常表现为微细结构和功能的异常。有的器官或系统的发生和演变较晚或时间较长，如外生殖器的发生和中枢神经系统的发育等，在胎儿期若受到致畸因子的作用，仍有可能发生形态结构的异常（图）。

胚胎发育的全过程均受基因调控，诸多基因的表达相互影响，相互制约。先天畸形发生的机制，从根本上说是胚胎发育受外因和/或内因的干扰，染色体上的基因发生突变，如碱基缺失、倒位或错误插入等；或DNA分子中核苷酸顺序发生变化，如药物的致畸作用，即干扰了细胞DNA结构的完整性，进而影响RNA合成和蛋白质合成。

防治　预防主要在于保护人类生存环境、减少和杜绝污染及优生优育。随着基因工程和细胞工程的飞速发展，基因克隆、基因打靶等技术的广泛应用，将逐步揭示各种先天畸形的发生机制，有望提高先天畸形的预防、早期诊断和治疗水平。

（江一平）

jītāiliú

畸胎瘤（teratoma）　已分化的来自3个胚层的组织和未分化细胞杂乱集成的畸形胎块。其内部常包含多种类似正常器官的组织，

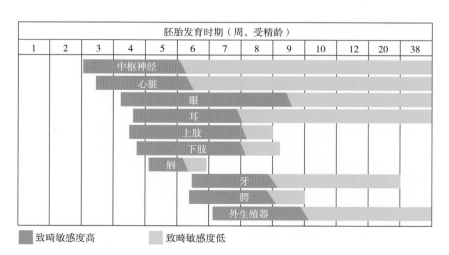

图　人胚胎主要器官的致畸敏感期

如毛发、软骨、腺体和神经组织等，分布杂乱无章，与所在器官的周围组织不形成结构上的有机联系，更很少形成完整的器官。畸胎瘤是先天性的出生缺陷，是由胚胎早期的器官原基组织或多能干细胞异常增殖发展而来，可发生于人体的多处，包括骶尾部、卵巢、睾丸、颅内（松果体区、鞍区等）、鼻、颈、舌、舌下、纵隔、腹膜后等。在早期胚的胚层分化与器官形成时期，若原条没有完全衍化而有部分细胞残留，即可在人体骶尾部形成畸胎瘤。原始生殖细胞的异常增殖，在男性可发生睾丸畸胎瘤，在女性发生卵巢畸胎瘤。

在干细胞的研究和医学干细胞工程中，可利用畸胎瘤现象来检查干细胞是否具有多能性。例如，将哺乳动物的胚胎干细胞或诱导多能干细胞（iPS 细胞）移植到同种动物（或异种的免疫缺陷动物）的皮下或肾被膜下，经过一段时间可形成畸胎瘤，证明该干细胞具有分化为 3 个不同胚层来源的组织，即具有多向分化潜能。

（江一平）

tāimó

胎膜（fetal membrane） 由胚泡分化来的胚体附属结构。包括绒毛膜、羊膜、卵黄囊、尿囊和脐带。胎膜的各种结构并不形成胚胎本体，但对胚体有保护、营养以及与母体进行物质交换的作用。此外，如绒毛膜上皮，还具有一定的内分泌功能（图）。某些结构，如卵黄囊和尿囊属于早期胚胎的一过性结构，后期相继退化，仅保留残迹。它们的发生反映了种系发生和进化的过程。胎儿娩出后，胎膜、胎盘与子宫蜕膜一并脱离母体子宫，经阴道排出体外，俗称衣胞。

（丁之德）

róngmáomó

绒毛膜（chorion） 绒毛膜板和绒毛构成的与母体进行物质交换的结构。由合体滋养层及其下方的细胞滋养层覆盖轴心的胚外中胚层形成的板状结构，包绕整个胚胎，称绒毛膜板。

形成与结构 绒毛结构的发育变化经历 3 个阶段：①人胚第 2 周：胚泡完全植入子宫蜕膜，由滋养层分化的合体滋养层和衬于其内部的细胞滋养层共同形成绒毛状突起，称初级绒毛干。②第 3 周时：胚外中胚层伸入初级绒毛干轴心，形成次级绒毛干。③第 3 周末：次级绒毛干中轴的胚外中胚层中分化出结缔组织、小血管及原始血细胞，并与绒毛膜板、体蒂、胚体内血管相通，称为三级绒毛干（见胎膜图，图 1）。

绒毛干进而发出分支，形成许多细小的绒毛。绒毛干末端的细胞滋养层细胞增殖，穿出外包的合体滋养层，直达子宫底蜕膜，将绒毛固着于蜕膜上。相邻绒毛干细胞滋养层以同样方式扩展并相互连接形成细胞滋养层壳，使绒毛膜与子宫蜕膜牢固连接。相邻绒毛干之间的间隙，称绒毛间隙，间隙内充满来自子宫螺旋动脉的母体血，细小的绒毛浸浴在绒毛间隙的母血中。从第 4 个月初开始，绒毛内的细胞滋养层和部分结缔组织发生变性并消失，只剩下一层很薄的合体滋养层和毛细血管内皮。绒毛膜则包在胚胎及其他附属结构的最外面，直接与子宫蜕膜接触。大量绒毛的发育使绒毛膜与子宫蜕膜的接触面增大，有利于胚胎与母体间的物质交换。胚胎早期，绒毛均匀分布于整个绒毛膜表面，随着胚

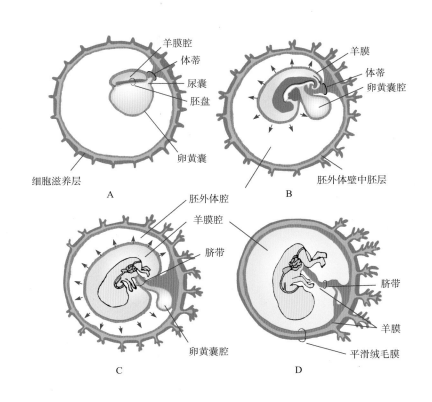

图 胎膜的演变
注：A. 胚第 3 周；B. 胚第 4 周；C. 胚第 10 周；D. 胚第 20 周

胎的生长，与子宫包蜕膜相邻的绒毛因血供不足而逐渐退化消失，此处的绒毛膜表面变得光滑，称为平滑绒毛膜；而与子宫底蜕膜相邻的绒毛因血供充足，故反复分支，生长茂盛，该处的绒毛膜称为丛密绒毛膜（图2）。丛密绒毛膜与底蜕膜共同组成胎盘。从密绒毛膜内的血管通过脐带与胚体内的血管通连。随着胚胎的生长发育以及羊膜腔的不断扩大，羊膜、平滑绒毛膜和包蜕膜进一步凸向子宫腔，最终与壁蜕膜融合。至此，胚外体腔与子宫腔均消失。

与临床关系 胚胎通过绒毛摄取母血中的营养物质并排出代谢产物。在绒毛膜发育过程中，若绒毛血管发育不良或与胚体循环连通不畅，可使胚胎因缺乏营养而发育迟缓或死亡。若绒毛的滋养层细胞过度增殖，绒毛膜上的绒毛会发生变性水肿，呈囊泡状，此时绒毛内的血管消失，内部充满混浊液体，形似葡萄串，称水泡状胎块或葡萄胎。若滋养层细胞癌变，即为绒毛膜上皮癌，是严重威胁母体健康的恶性肿瘤。

（丁之德）

xibāo zīyǎngcéng

细胞滋养层 （cytotrophoblast）

胚泡植入子宫内膜时，与子宫内膜接触的滋养层细胞迅速增殖并分化为内外两层的内层。细胞呈立方形或多边形，细胞界限清楚。细胞滋养层细胞通过分裂增殖，不断产生新的细胞补充加入外层的合体滋养层中，使合体滋养层逐渐加厚。细胞滋养层与胚体早期绒毛形成有关，从人胚第4个月初开始，绒毛内的细胞滋养层和部分结缔组织发生变性并消失，只剩下一层很薄的合体滋养层和毛细血管内皮。

（丁之德）

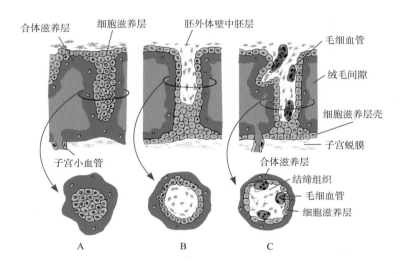

图1 绒毛干的分化发育

注：上图为绒毛干纵切面，下图为绒毛干横切面；A. 初级绒毛干；B. 次级绒毛干；C. 三级绒毛干

hétǐ zīyǎngcéng

合体滋养层 （syncytiotrophoblast）

胚泡植入子宫内膜时，与子宫内膜接触的滋养层细胞迅速增殖并分化为内外两层的外层。内层由单层立方细胞组成，为细胞滋养层。细胞滋养层细胞通过分裂增殖，不断产生新的细胞补充加入合体滋养层，使合体滋养层逐渐加厚。从人胚第4个月初开始，绒毛内的细胞滋养层和部分结缔组织发生变性并消失，只剩下一层很薄的合体滋养层和毛细血管内皮（见细胞滋养层图）。

（丁之德）

yángmó

羊膜 （amniotic membrane）

最初只是由成羊膜细胞增生而生成的一层羊膜上皮。随着胚外中胚层和血管的出现，羊膜上皮外被一层富含血管的胚外中胚层组织。厚0.2~0.5mm，位于胎膜的最内层。其形成的囊称羊膜囊，

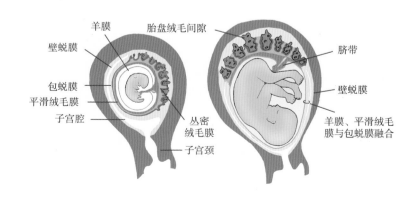

图2 胎膜、蜕膜与胎盘

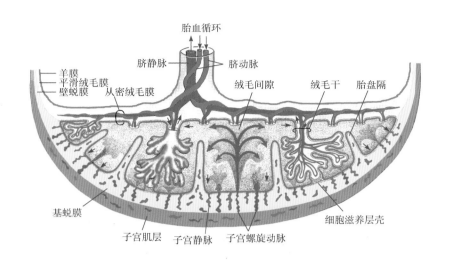

图　胎盘的结构与血液循环

注：↑. 血流方向；红色. 富含营养和 O_2 的血；蓝色. 含代谢废物和 CO_2 的血

囊内空腔称羊膜腔。起初羊膜附着于胚盘的边缘，与外胚层连续，随着胚盘头褶、尾褶和侧褶的形成，羊膜也随之向腹面卷折，最终包在体蒂表面形成原始脐带（见绒毛膜图 2）。羊膜腔的扩大使羊膜与绒毛膜相贴，胚外体腔消失。羊膜腔内充满羊水。

羊水主要由羊膜上皮细胞分泌，呈弱碱性，含少量蛋白质、糖类、脂肪、酶、激素、无机盐、尿素、尿酸以及胎儿脱落的上皮细胞和胎毛等。妊娠早期较澄清，晚期由于胎儿尿液排入羊水以及含有胎儿的代谢产物和脱落的上皮细胞而变得浑浊。随着胎儿的长大，羊水也相应不断增多，分娩时可达 1000～1500ml。临产时，子宫颈口处的羊膜绒毛膜破裂，羊水溢出，称破水。羊水不断生成，也不断被羊膜吸收，被胎儿吞饮，处于不断更新的动态平衡状态。经羊膜穿刺抽取羊水标本进行各种检查，可了解胎儿性别、胎儿成熟度或诊断某些先天性畸形和遗传性疾病。羊水对胎儿具有重要的支持和保护作用，胎儿

在羊水中可自由伸展活动，有利于体表器官和骨骼肌的正常发育。羊水还可缓冲外界压力，减轻胎儿所受震荡，并防止肢体粘连，为胎儿提供了一个适宜的发育环境。分娩时羊水可扩张宫颈并冲洗产道，有助于胎儿娩出。羊水量异常可影响胎儿的正常发育，也常与某些先天性畸形有关，如胎儿肾发育不全或尿道闭锁，尿液不能排入羊膜腔可致羊水过少（500ml 以下）；无脑畸形或食管闭锁导致胎儿不能吞饮羊水，可造成羊水过多（2000ml 以上）。

（丁之德）

luǎnhuángnáng

卵黄囊（yolk sac）　位于原始消化管腹侧的一个囊状结构。鸟类胚胎的卵黄囊内储存有大量卵黄，可为胚胎发育提供营养；人胚的卵黄囊不发达，其出现只是种系发生和进化的重演。

卵黄囊的壁由内胚层和包绕于其外方的胚外中胚层组成（图）。随着胚盘头褶、尾褶和左右侧褶的形成，内胚层卷折到胚体内，形成原始消化管。其头端

分别形成前肠和后肠，而与卵黄囊相连的中段称中肠，将来衍生为消化系统和呼吸系统器官的原基。随着胚体圆柱形体型的建立，原始消化管与卵黄囊之间形成带状的卵黄囊柄，称卵黄管，并于人胚第 6 周闭锁成卵黄蒂，被包入体蒂中，卵黄囊也逐渐退化。

人胚第 3 周（第 16～17 天），卵黄囊的胚外中胚层内出现血岛，这是造血干细胞和原始血管的起源地。卵黄囊尾侧的部分内胚层细胞于胚第 3 周分化为原始生殖细胞，由此迁移至生殖腺嵴，分化为生殖细胞，并诱导生殖腺的形成。

在发育异常情况下，卵黄管的起始端闭锁不全，在与消化管的连接处遗留一个盲管状憩室，附在回肠上，称麦克尔（Meckel）憩室或回肠憩室。如卵黄管完全未闭，可在肠与脐之间残存一瘘管，称脐瘘。

（丁之德）

niàonáng

尿囊（allantois）　胚胎尾端与卵黄囊交界处向体蒂内突出而形成的一个内胚层盲囊。即人胚第 3 周时，由卵黄囊顶部尾侧向体蒂内伸出的一个盲管（见细胞滋养层图），开口于原始消化管尾段的腹侧，又称尿囊憩室。

尿囊壁由内胚层和胚外中胚层组成。随着圆柱状胚体的形成，尿囊远端变成一细管，伸入脐带并增厚成为脐尿管，其根部参与膀胱形成。以后脐尿管闭锁，形成膀胱至脐的脐正中韧带。鸟类胚胎的尿囊发达，具有气体交换和储存代谢废物的功能。人胚胎的气体交换和废物排泄由胎盘完成。因此，尿囊为一个遗迹性器官，仅存留数周，其发生只是生物进化过程的重演。但其壁上的

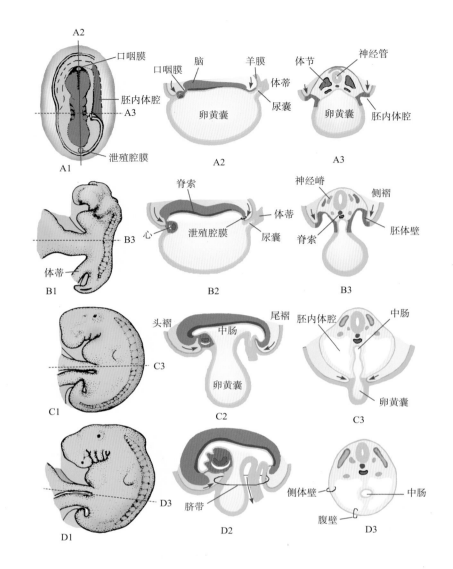

图 胚体外形的形成

注：A. 第 20 天人胚背面观；B. 第 23 天人胚侧面观；C. 第 26 天人胚侧面观；D. 第 28 天人胚侧面观；$A_2 \sim D_2$ 为 $A_1 \sim D_1$ 的纵切面；$A_3 \sim D_3$ 为 $A_1 \sim D_1$ 的横切面

交换后，由脐静脉将吸收了母体营养物质和 O_2 的血液送回胚胎。

母体分娩胎儿时，脐带过短（<20cm）会引起胎盘早剥，造成母体出血过多；脐带过长（>120cm）易发生脐带绕颈或缠绕肢体，会影响胎儿局部的发育，甚至可造成胎儿窒息死亡。正常情况下，脐带内有 2 条脐动脉和 1 条脐静脉，但仍有 1/200 新生儿脐带内仅有 1 条脐动脉和 1 条脐静脉，该类新生儿中有近 20% 患先天性心血管畸形。

（丁之德）

tāipán

胎盘（placenta） 由胚胎的丛密绒毛膜和母体的基蜕膜（底蜕膜）共同构成的圆盘状结构。为胎儿的重要附属结构，中央厚周边薄，是胎儿与母体进行物质交换的门户，又有重要的内分泌和屏障功能。足月胎儿的胎盘重 500~600g，直径 15~25cm，平均厚度 2.5~3cm。一般孕妇生产后约 30 分钟由子宫腔脱落而排出体外。

形成 始于胚泡的植入。胚泡植入子宫后，滋养层细胞在子宫内膜中迅速增生，突入子宫内膜组织形成绒毛。绒毛组织与母体密切相连；另一方面，子宫内膜为了适应胚泡的植入转变成蜕膜。人胚 6 周后，伸入底蜕膜中的绒毛由于营养丰富而生长茂盛，称丛密绒毛膜，伸入包蜕膜的绒毛因缺乏营养而逐渐萎缩退化，故称平滑绒毛膜。丛密绒毛膜与底蜕膜共同形成胎盘。

结构 胎盘的胎儿面光滑，覆有羊膜，脐带附于中央或稍偏。透过羊膜可见脐血管分支呈放射状行走。胎盘的母体面较粗糙、凹凸不平，为剥离后的底蜕膜，可见 15~30 个由浅沟分隔的胎盘

胚外中胚层能形成血管，之后尿囊血管演变为脐血管，即脐动脉和脐静脉，成为胎儿与母体物质交换的唯一通路。如脐尿管在出生后仍未闭锁，胎儿的尿液可从脐溢出，称脐尿瘘。

（丁之德）

qídài

脐带（umbilical cord） 一端连于胎儿脐环，另一端连于胚盘胎儿面的圆柱状结构。外观呈螺旋状，是母体为胎儿提供营养和排除废物的唯一通道。由羊膜包绕体蒂、尿囊、卵黄囊而成（见细胞滋养层图）；全长为 40~60cm，粗约 1.5cm，内含黏液性结缔组织，又称华顿（Wharton）胶。脐带内除有闭锁的卵黄囊和脐尿管外，还有 2 条脐动脉和 1 条脐静脉。脐血管在脐带内盘曲缠绕，一端与胚胎血管网相连，另一端与胎盘绒毛血管网相通。脐动脉将胚胎血液运送至胎盘绒毛血管，与绒毛间隙内的母体血进行物质

小叶（图）。胎盘垂直切面上可见羊膜下的丛密绒毛膜约有 60 个绒毛干，各自呈树枝状分支深入底蜕膜。干的末端以细胞滋养层壳固着于底蜕膜上，称固定绒毛，由其发出的侧支呈游离状，称游离绒毛。绒毛干之间的间隙称绒毛间隙，由底蜕膜构成的小隔伸入绒毛间隙内，形成胎盘隔。胎盘隔将绒毛干分隔到胎盘小叶内，每个小叶含 2~4 个绒毛主干及其所属分支。脐血管的分支沿绒毛干进入绒毛内后形成丰富的毛细血管网，分别与脐动脉、脐静脉相连（见细胞滋养层图）。母体子宫底蜕膜的螺旋动脉和小静脉均开口于绒毛间隙，使之充满母体血液，因而绒毛浸浴于母血中，有利于绒毛内的胎儿血与绒毛间隙内的母体血透过胎盘屏障进行充分的物质交换。

血液循环　胎盘内存在胎儿和母体两套血液循环系统，各自在封闭的管道内循环而互不相混，但可进行充分的物质交换。胎儿含低氧和代谢产物的血液经脐动脉及其分支流入胎盘的绒毛毛细血管，透过胎盘屏障与绒毛间隙内的母体血液之间经渗透、扩散、主动运输等方式进行物质交换后，成为含氧量高和富有营养物质的血液，再经脐静脉回流至胎儿体内，形成脐动脉—绒毛毛细血管网—脐静脉的胎儿血循环。母体的动脉血则从子宫螺旋动脉通过底蜕膜开口流入绒毛间隙。由于母体的血流压力高于绒毛间隙血压，故血液呈喷射状射入绒毛间隙，在此与绒毛内毛细血管的胎儿血进行物质交换后，再经底蜕膜的小静脉回流至母体的子宫静脉（见细胞滋养层图），形成螺旋动脉-绒毛间隙-小静脉的母体血循环。胎盘屏障是胎儿血与母体血在胎盘内进行物质交换所通过的结构，类似一种分子筛。

功能　有以下几方面：

物质交换　胎儿与母体之间不停地进行物质交换，以维持胎儿正常生长发育的需要。胎儿通过胎盘从母血中获取氧、葡萄糖、蛋白质、多肽、氨基酸、游离脂肪酸、水、维生素、电解质、抗体和某些激素等，排出 CO_2、尿素、肌酐、肌酸等代谢产物，尤其是对氧的摄入。胎儿从母体循环中每分钟的氧气摄入量可达 20~30ml，而任何短期缺氧都会对胎儿造成致命伤害。因此，胎盘具有相当于出生后机体的肺、小肠和肾的功能。胎儿的免疫球蛋白（IgG）主要来自于母体，这些免疫球蛋白从 14 周起开始通过胎盘屏障，进入胎儿体内，使胎儿被动获得抵御各种感染性疾病的能力。出生后婴儿开始产生自身的免疫球蛋白，直至 3 岁后才能达到成年人的水平

屏障作用　正常情况下胎盘有阻挡细菌或某些病毒进入胎儿的作用，但一些小分子病毒可通过胎盘进入胎儿体内引起感染，如风疹病毒、巨细胞病毒、柯萨奇（Coxsackie）病毒、天花病毒、水痘-带状疱疹病毒、麻疹病毒、脊髓灰质炎病毒、乙型肝炎病毒等，布氏杆菌、结核分枝杆菌亦可自母体传给胎儿。早期胎儿病毒感染易引起先天畸形，孕妇须注意防止细菌和病毒感染。大多数药物也可通过胎盘进入胎儿体内，如麻醉药物、磺胺类及大多数抗生素等，孕妇用药时须慎重，应充分考虑药物对胎儿的影响。母体如感染人类免疫缺陷病毒（HIV）也可通过胎盘传染给胎儿，并呈较高的传染概率。孕妇吸食毒品如可卡因、海洛因等可引起胎儿的发育不良及新生儿的成瘾性。

内分泌功能　胎盘的合体滋养层可分泌多种激素，主要为多肽类激素和类固醇激素，这些激素对维持妊娠和胎儿的生长发育起关键作用：①多肽类激素：如人绒毛膜促性腺激素（HCG），于妊娠第 2 周开始分泌，至第 8 周达到高峰，以后逐渐下降。它能

图　胎盘的立体模式

注：A、B. 胎盘与胚胎的关系；C、D. 从羊膜面和子宫蜕膜面示胎盘形态结构

促进母体卵巢内黄体的生长发育以维持妊娠。HCG 可通过母体的血循环经肾代谢后由尿排出，孕妇血或尿中的 HCG 水平可作为诊断早期妊娠的指标之一。又如人绒毛膜生长催乳素（HCS），又称人胎盘催乳素（HPL），于妊娠第 2 个月开始分泌，第 8 个月达到高峰直至分娩。HCS 能促使母体乳腺的生长发育。另一方面，又类似生长激素，促进胎儿的生长发育。此外，恶性绒毛膜上皮癌患者的血或尿中 HCG 含量很高，可作为临床诊断指标之一。②类固醇激素：包括孕激素和雌激素（雌三醇）。孕激素从妊娠第 2 个月开始产生，以后逐渐增多，妊娠第 4 个月末，当母体卵巢内的黄体退化后，胎盘产生的孕激素可替代卵巢内黄体的作用，使子宫内膜处于分泌期状态以维持妊娠。雌激素的分泌量与胎盘的重量平行上升，第 3 个月开始急剧增加，分娩前达到高峰，主要功能为促进子宫和乳腺的生理性增生，对分娩具有积极意义。③胎盘还分泌人绒毛膜促甲状腺激素、人绒毛膜促肾上腺皮质激素和前列腺素等。④免疫功能：胚体及其滋养层由于同时含有父母的遗传基因，故对母体来说，胚胎实际上是一个特殊的移植物。在胚胎发育过程中，胎儿与母体通过胎盘进行密切的物质交换，而作为异物的父体基因抗原并未引起母体的排斥，其原因尚存在多种不同理论，如妊娠免疫耐受机制等，但胎盘具有免疫功能已得到肯定。

研究进展 胎盘的肾素-血管紧张素系统在人体妊娠早期即被激活，血管紧张素Ⅱ和血管紧张素Ⅳ在正常妊娠的胎盘形成过程中起重要作用。另一方面，在人胎盘发育形成中，滋养层细胞表达的连接蛋白 1［闭锁小带蛋白 1（ZO-1）］与滋养层细胞之间的融合和分化密切相关。此外，甲状腺素在人早期妊娠时对胎儿和胎盘的发育都至关重要，而这种激素从母体传播给胎儿的滋养层细胞时与胎盘内甲状腺素浆膜转运子的表达量有关。

与临床关系 子痫前期（又称先兆子痫）是 20 周龄以上孕妇常见的疾病，常表现为高血压、蛋白尿和水肿等临床症状，可导致胎儿生长迟缓、胎儿或母体死亡。滋养层细胞基因缺陷所致的胎盘嵌合体是该病诱发的病因之一。新生儿溶血症又称胎儿成红细胞增多症，主要由于少量胎儿血细胞穿越胎盘屏障进入母体血液后引发母体免疫反应产生抗体所致。

（丁之德）

tāipán píngzhàng

胎盘屏障 （placental barrier）

胎盘中流经绒毛毛细血管的胎儿血液与流经绒毛间隙的母体血液之间隔着的一层组织结构。又称胎盘膜，类似一种分子筛。母体血液中的营养物质、抗体及胎儿体内的代谢产物均可定向通过，但同时又具有防止病原微生物进入胎盘、侵害胎儿的作用。早期胎盘膜较厚（约 0.25mm），包括下列结构：①合体滋养层。②细胞滋养层及其基膜。③绒毛内薄层结缔组织。④绒毛内毛细血管基膜及内皮细胞。人胚胎第 4 个月后，细胞滋养层在许多部位退化，绒毛血管周围结缔组织逐渐消失，胎盘膜变得越来越薄，母体血与胎儿血之间仅隔以由合体滋养层、毛细血管内皮细胞及两者的基膜所构成的薄层组织（约 2μm），故通透性更强。

（丁之德）

sāiqì xíngchéng

鳃器形成 （formation of branchial apparatus）

鳃弓、鳃沟、鳃膜和咽囊的发生过程。人胚第 3 周末，盘状的胚盘向腹侧卷折形成圆柱状的胚体。胚盘的内胚层被卷入胚体内形成原始消化管，其头端膨大部称原始咽。第 4～5 周时，胚体头部两侧的间充质增生，先后形成 6 对左右对称、背腹走向的弓状隆起，称鳃弓（人类第 5 对鳃弓不明显）。相邻鳃弓之间的外胚层内陷成沟，称鳃沟。与此同时，原始咽的内胚层向外膨出，形成位置与鳃沟相对应的 5 对咽囊。鳃沟底部外胚层与咽囊顶部内胚层及两者间的少量间充质共同构成的薄膜，称鳃膜。鳃弓、鳃沟、鳃膜和咽囊统称为鳃器。其中，第 1 对鳃弓参与颜面形成，第 1 对鳃沟演变为外耳道（见颜面发生），第 2、3、4、6 对鳃弓参与颈形成，而咽囊则与腭扁桃体、胸腺、甲状旁腺等器官的形成有关（见咽囊演变）。

（李建国）

sāigōng yǎnbiàn

鳃弓演变 （derivatives of branchial arch）

原始咽两侧的间充质增生，由头端至尾端先后出现的 6 对背侧走向且左右对称的弓状隆起的演化转变过程。鳃弓参与颜面、颈等组织器官的形成。

发生 人胚第 4～5 周时，胚体头部两侧的间充质增生，先后形成 6 对左右对称、背腹走向的弓状隆起，称鳃弓（第 5 对鳃弓不明显）。相邻鳃弓之间的外胚层内陷形成鳃沟。与此同时，原始咽的内胚层向外膨出，形成位置与鳃沟相对应的 5 对咽囊。鳃沟底的外胚层与咽囊顶的内胚层及两者间的少量间充质共同构成薄膜状鳃膜。

演变 鳃弓外表被覆外胚层，中轴为中胚层间充质，内面为原始咽的内胚层。随着胚胎发育，每个鳃弓内均出现1条弓动脉与1条软骨。这些软骨中，有的继续保留，有的将发育成骨，有的则退化消失。鳃弓中的间充质还分化形成一些骨骼肌。

第1对鳃弓参与颜面和腭的形成（见颜面发生）。第4周时，第1对鳃弓的腹侧部分成上下两支，分别称为左、右上颌突和左、右下颌突，它们与胚体头端的膨大即额鼻突共同围成的凹陷称原始口腔。第4周末，额鼻突下缘两外侧方外胚层增厚形成左右两鼻板。第5周时，鼻板中央内陷形成鼻窝，鼻窝两侧隆起，分别称为内侧鼻突和外侧鼻突。原始口腔周围的这些突起构成了颜面原基，它们向中线方向生长并融合。左右两上颌突形成上颌和上唇的外侧部，左右两下颌突形成下颌和下唇。上颌突内的间充质分化形成上颌骨、颧骨和颞骨鳞部。下颌突内原有的一根软骨称麦克尔（Meckel）软骨，后大部退化，仅保留背侧一小部分形成砧骨和锤骨（图）。由第1鳃弓间充质形成的肌肉包括咀嚼肌（颞肌、咬肌和翼状肌）、二腹肌的前腹、下颌舌骨肌、鼓张肌和腭张肌。此外，上颌突还参与形成腭。第5周时，左、右上颌突向原始口腔内，呈水平方向长出一对扁平膜状的外侧腭突，并在中线融合，形成腭的大部，而腭前端正中的一小部分是由左、右内侧鼻突融合后，其内侧面向原始口腔内长出一个短小的正中腭突形成的（见腭发生）。

第2、3、4、6对鳃弓参与颈部的形成。胚第4~5周时，第2对鳃弓迅速生长，很快在腹侧中线愈合，同时向尾侧方向延伸，并越过第3、4、6对鳃弓，覆盖于它们的表面。随后彼此融合一度存留的由第2~4对鳃沟形成的腔隙称颈窦，以后很快闭锁消失（图）。随着食管的伸长、心脏下降，鳃弓继续生长，颈部逐渐延长成型。

第2、3、4、6对鳃弓中的间充质还分化形成颈部的一些骨、软骨和肌肉（图）。第2鳃弓内的软骨发育形成镫骨、颞骨茎突、舌骨小角和舌骨体的上段；由第2鳃弓分化形成的肌肉有镫骨肌、茎突舌骨肌、二腹肌的后腹、耳肌和面部表情肌。第3对鳃弓内的软骨将发育形成舌骨大角和舌骨体的下段；由第3鳃弓分化形成茎突咽肌，受舌咽神经支配。第4、6对鳃弓内的软骨发育为喉软骨及相关肌肉。其中第4对鳃弓形成会厌软骨、楔状软骨和甲状软骨，衍生的肌肉有环甲肌、腭提肌、和咽缩肌；第6对鳃弓形成杓状软骨、环状软骨和角状软骨，衍生的肌肉为咽内肌。

先天畸形 第1对鳃弓在形成颜面和腭时，若发育异常可导致多种先天畸形：若上颌突未与同侧的内侧鼻突融合，导致单侧或双侧唇裂；若上颌突未与同侧的外侧鼻突融合，导致面斜裂；若左右两上颌突产生的一对外侧腭突未能融合，则形成腭裂。第2、3、4、6对鳃弓参与颈的形成时，其间颈窦若闭锁不全，就会在胸锁乳突肌前缘处留有一封闭囊泡，发展成颈囊肿；若颈囊肿有瘘管开口于体表和/或咽腔，则称颈瘘。第4、6对鳃弓中的间充质参与喉软骨的形成，若发育异常可导致先天性喉软骨异常（见喉-气管发生）。

（李建国）

yánmiàn fāshēng
颜面发生（formation of the face）
胚胎面部外形及眼、耳、口、鼻等器官的形成和演变过程。

发生过程及机制 人胚第4周，胚体头端即将形成颜面的位置有几个突起及其围成的凹陷共同形成颜面锥形。随着胚体发育，这些突起逐渐以不同方式融合，演化为成体的面貌。伴随颜面发生过程，腭的出现使口鼻腔进一步分隔，同时舌与牙也陆续发生。

结构 人胚发育至第4周时，胚盘从扁平状卷折成柱状，内胚层被卷入胚体内形成一条纵向的原始消化管，其头段为原始咽，并以口咽膜封闭。口咽膜上方由神经管头端迅速膨大形成脑泡（即脑的原基），其腹侧间充质局部增生形成一个较大的圆形隆起，称额鼻突。同时，口咽膜下方的原始心脏发育增大并形成突起，

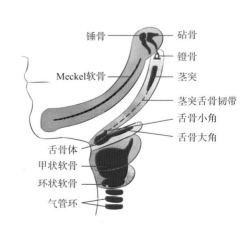

图 各鳃弓来源的骨和软骨

称心突（见口腔发生图）。胚第4~5周时，原始咽两侧间充质增生，在额鼻突和心突之间从头至尾先后形成6对左右对称的弓形隆起，称鳃弓。第1~4对鳃弓明显，第5对出现不久即消失，第6对则很小，不明显。相邻鳃弓之间共有5对条形凹陷的鳃沟。同时，原始咽的内胚层向外膨出，形成5对囊状突起，称咽囊，分别与5对鳃沟对应。咽囊内胚层与鳃沟外胚层及二者间少量间充质形成鳃膜。鳃弓、鳃沟、咽囊与鳃膜统称鳃器。人胚鳃器存在时间短暂，鳃弓将参与颜面与颈的形成，而咽囊的内胚层则是多种重要器官的原基。在鱼类和两栖类幼体，鳃器将演化为鳃，人类鳃器的出现只是重演了种系发生过程。

颜面器官外形发生　最早的颜面雏形来自额鼻突及其下方左右两个第1对鳃弓与其共同围成的凹陷，不久，鳃弓的腹侧部分横裂分为上下两支，分别称上颌突和下颌突。额鼻突和左右各一对上下颌突这5个突起围绕一个宽大的凹陷，称口凹，即原始口腔，其底为口咽膜，将口凹与原始咽隔开；口咽膜于第4周破裂，原始口腔即与原始咽相通。

鼻的发生是颜面演化的起点。第4周末，额鼻突下缘两侧局部外胚层增生变厚，形成左右各一对椭圆形鼻板，中央凹陷为鼻窝，下缘以一条细沟与口凹相通。随后鼻窝周围的间充质增生形成马蹄形隆起，位于鼻窝内侧者称内侧鼻突，外侧者称外侧鼻突。

胚第5周，左右两下颌突向中线生长融合，将发育形成下颌与下唇。随后，左右两上颌突也向中线生长，先后分别与同侧的外侧鼻突及内侧鼻突融合，形成上颌与上唇外侧部分。当上颌突与同侧的内侧鼻突完全融合后，鼻窝与口凹相连的细沟被封闭，鼻窝与口凹分开。随着左右两上颌突继续向中线生长，挤压左右内侧鼻突使其在中线融合，其下缘向下延伸，形成鼻梁、鼻尖以及人中和上唇的正中部分，同时，两侧鼻窝向中线靠拢。鼻根与前额则由额鼻突演变而来，而鼻翼及鼻外侧壁来自外侧鼻突。由于鼻梁的抬高，使原来朝向前方的鼻窝转朝向下方，形成外鼻孔（图）。第6周末，左右两个鼻窝向深部扩大并融合成一个大腔，即原始鼻腔。原始鼻腔与原始口腔之间隔以很薄的口鼻膜，此膜于第7周破裂，形成原始后鼻孔，使原始鼻腔与原始口腔相通。

口的形成和演变是颜面发生的重要部分，上下颌形成后，二者间的裂隙为口裂。起初很宽大，第2个月，随着两侧上颌突朝中线靠拢和上下唇的形成，以及同侧上下颌突的外侧部逐渐融合形成颊，使口裂渐缩小。

眼的原基最初在额鼻突下缘，两眼相距甚远并朝向外侧，随着颅脑的发育增大及颜面形成过程中左右两上颌突向中线生长及鼻的形成，两眼逐渐向中线靠拢并转向前方。外耳道由第1鳃沟演变而成，鳃沟周围间充质增生形成耳郭。外耳最初位置很低，在下颌的尾侧，随着下颌及颈的发育，逐渐被推向后上方。至第2月末，颜面已初具人貌。

腭的形成　腭的形成是口腔与鼻腔永久分隔的基础，从第5周开始，至第12周完成。腭原基包括正中腭突和一对外侧腭突（见腭发生图3）。正中腭突出现较早，称原发腭，是由左右两内侧鼻突融合后，其内侧面间充质向原始口腔内长出的一个短小突起，将形成腭前端的一小部分。外侧腭突是左右两上颌突内侧面间充质增生，向原始口腔内长出的一对扁平薄膜状突起。最初外侧腭突在舌的两侧斜向下生长，

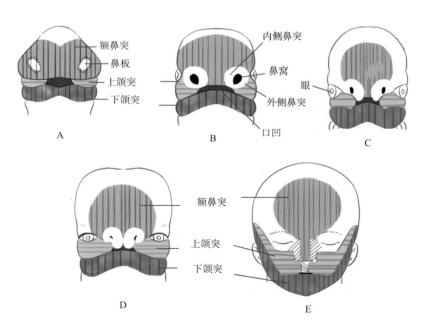

图　颜面的形成

随着口腔的不断扩大及舌位置的下降，外侧腭突便在舌的上方呈水平方向生长并在中线融合，形成继发腭。继发腭将形成腭的大部分。随后左右外侧腭突的前缘与正中腭突融合，于融合处残留一小孔，即切齿孔。至此，口鼻腔完全隔开。此后，腭前部间充质骨化形成硬腭，后部不骨化，形成软腭，其后缘正中组织增生形成一个小突起，称腭垂（即悬雍垂）。

腭的出现将原始口腔与原始鼻腔分隔成为永久性口腔与鼻腔，原始后鼻孔后移，形成永久性后鼻孔，使鼻腔在腭的后缘与咽相通。在腭形成的同时，额鼻突下部的外胚层和中胚层组织增生，在原始鼻腔正中形成垂直板状的鼻中隔并向下延伸，其下缘最终与腭融合，鼻腔被一分为二。同时，每一鼻腔外侧壁各发生 3 个嵴状皱襞，分别形成上中下 3 个鼻甲。

舌的发生 第 4 周末，第 1 对鳃弓间充质增生，于咽底中央形成一个大致呈三角形的较小的突起称奇结节，标志着舌发生的开始。随后在其前方两侧各形成一个较大的圆形突起，称侧舌突（见舌发生图）。左、右侧舌突生长迅速，越过奇结节并在中线融合，形成舌的前 2/3 即舌体。奇结节仅形成舌盲孔前方舌体的极小部分或退化消失。同时，在奇结节的背侧分别由第 2、3、4 鳃弓腹内侧部间充质增生融合，形成联合突及会厌突，前者形成舌体的后 1/3 即舌根，后者形成会厌。舌体与舌根的愈合处形成一个 V 形沟，称界沟，沟的顶点即舌盲孔。

牙的发生 牙是由原始口腔外胚层上皮和深面的中胚层间充

质共同形成的。牙釉质来自外胚层，其余成分来自中胚层。牙原基形成于第 6 周，由上下两颌边缘处的外胚层上皮增生，各形成一个 U 形板，称唇板。唇板的细胞增生并下陷入深面的间充质内，形成唇沟，将上下颌分隔为内外两部分，外部为唇，内部为牙龈。牙龈边缘上皮增生并伸入深面的间充质中，形成牙板，上下牙板各以相等距离先后形成 10 个圆形小隆起，称牙蕾（见牙发生图）。牙蕾发育增大，底部内陷形成帽状的结构，称造釉器。其深部间充质长入造釉器的凹陷内，形成牙乳头。造釉器和牙乳头周围的间充质形成牙囊。造釉器、牙乳头、牙囊构成乳牙原基。其中造釉器将发育为牙釉质，牙乳头则发育为牙本质和牙髓，牙囊形成牙骨质和牙周。

造釉器分为 3 层：外层称外釉上皮，内层称内釉上皮，中间层由有突起的星状细胞构成，称釉网。胚胎第 7 个月时由内层的内釉质细胞分化为能分泌釉质的成釉质细胞，釉质的形成从牙冠顶部开始，逐渐向牙颈部扩展。随着釉质增厚，成釉质细胞逐渐向外釉上皮方向迁移，最后与其相贴，形成牙小皮，釉网则退化消失。牙小皮在胎儿出生时退化消失。

造釉器深面的牙乳头内，由靠近内釉上皮的间充质细胞分化成一层柱状的成牙质细胞，能不断分泌基质，钙化后成为牙本质。牙本质的形成也是从牙冠顶部开始，向牙颈部和牙根扩展。随着牙本质的增厚，成牙质细胞的胞体渐向深面迁移，其顶端的突起随之加长，并被埋于牙本质形成的牙小管内，称牙本质纤维。当牙釉质与牙本质发育至一定阶段

后，牙根开始发生。牙乳头的其他部分则分化为牙髓。此后牙髓腔不断变窄，形成一条细管即牙根管，内含结缔组织、血管、神经等。

牙骨质的形成较晚，在牙几乎完全长成后才开始。盖在牙冠上面的牙囊随着出牙破坏消失，而附在牙根部的牙囊保留，其内层分化为成牙骨质细胞，以膜性成骨的方式形成牙骨质，外层则形成牙周膜。随牙根的不断增长，牙冠逐渐穿出浅层组织进入口腔，即乳牙萌出，发生在出生后 6~24 个月内。恒牙的原基在胚胎第 10 周发生，其形成过程与乳牙相同。在出生后 6 年内，恒牙一直处于生长相对静止的状态，此后才开始生长，并推挤上方的乳牙根部，使之被破坏吸收继而脱落，对应位置的恒牙萌出。

常见畸形 颜面发生过程中，由于遗传因素及环境因素影响颜面几个突起间的正常融合，导致一些颜面畸形，常见的有唇裂、腭裂、面斜裂等（见颜面畸形）。

（江一平）

yánmiàn jīxíng

颜面畸形 （face malformation）

因遗传（基因）发育异常或损伤所致容颜脸面的形态改变。最常见的有唇裂（俗称兔唇）、腭裂和面斜裂。唇裂常伴有腭裂，单纯腭裂较少见。

唇裂和腭裂 在最常见生育缺陷中居第 4 位，唇裂常伴有腭裂，左侧多于右侧，单侧多于双侧。唇裂（伴有或不伴有腭裂）发生率约为 1‰，且有性别差异，男性多于女性，约为 2∶1。唇裂、腭裂可发生在不同的国家和地区，并与种族有关。欧洲和亚洲发病率稍高，黑种人的唇裂和腭裂缺陷率较低，白种人居中，黄种人

最高。在中国，唇裂和腭裂的发生在城乡间有显著差别，农村唇裂和腭裂的发生率高于城市，可能与近亲婚配、妇女缺乏孕期健康意识等有关。

唇裂和腭裂的病因可分为遗传因素及环境因素两个方面。遗传方面，唇裂和腭裂属于多基因遗传性疾病，基因突变和染色体畸变能引起唇裂和腭裂，如常染色体 13~15 三体型和 18 三体型都有唇裂和腭裂。环境方面，化学物质污染环境及过量使用某些药物，诸如激素、抗生素（如链霉素）、镇静剂［如沙利度胺（反应停）、地西泮］等，均可诱发唇裂和腭裂。此外，孕妇营养不良如缺乏维生素 B_2、泛酸、生物素（维生素 H）等，或受病毒感染如风疹病毒，以及接受大量 X 线照射等，均可导致唇裂和腭裂的发生。孕妇吸烟和糖尿病也是唇裂和腭裂的危险因素。

唇裂和腭裂的胚胎学成因和机制：唇裂多发于上唇，有单侧、双侧和正中唇裂，均因上下颌及唇的发育异常导致。单侧唇裂是由于一侧上颌突未与同侧的内侧鼻突愈合导致，裂沟位于人中外侧；双侧唇裂是由于左右两上颌突均未与同侧的内侧鼻突愈合导致（图 1），严重者伴有牙槽突裂。正中唇裂少见，是由于左右两内侧鼻突未能在中线愈合，或愈合不良，或愈合后未向下延伸，导致人中缺损，严重者兼有鼻正中裂。下颌正中裂极为罕见，是由于左右两下颌突未在中线愈合所致。

腭裂又分前腭裂、正中腭裂和全腭裂。前腭裂是由于外侧腭突与正中腭突未融合导致切齿孔到切齿间留一裂隙，可发生于单侧或双侧，常伴唇裂。正中腭裂是因左右外侧腭突未在中线融合，表现为切齿孔到悬雍垂间有一纵向裂隙。若前腭裂和正中腭裂兼有则称全腭裂（图 2）。

面斜裂 是位于上唇与下眼睑之间的裂隙，大多位于口角与眼内眦之间，是因上颌突与同侧的外侧鼻突未融合所致。

（江一平）

yānnáng yǎnbiàn
咽囊演变（derivative of pharyngeal pouch） 鳃弓发生时，原始咽侧壁内胚层向外膨出形成 5 对于鳃沟相对应囊状突起的演化转变过程。原始咽的两侧壁向外侧膨出形成咽囊进而发育形成鼓室和咽鼓管、腭扁桃体、胸腺、甲状旁腺等组织器官的过程。

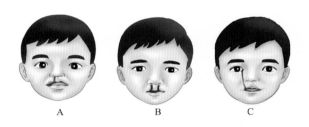

图 1 颜面常见畸形
注：A. 单侧唇裂 B. 双侧唇裂 C. 面斜裂

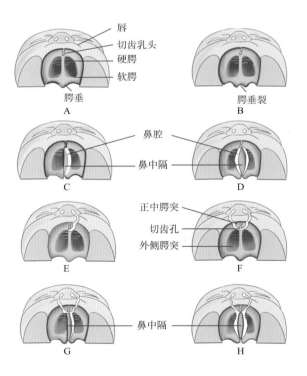

图 2 腭裂
注：A. 正常；B. 腭垂裂；C. 单侧正中腭裂；D. 双侧正中腭裂；E. 单侧前腭裂伴单侧唇裂；F. 双侧前腭裂伴双侧唇裂；G. 单侧正中腭裂伴双侧前腭裂及唇裂；H. 完全腭裂伴双侧唇裂

发生过程 人胚第 3 周末，盘状的胚盘向腹侧卷折形成圆柱状胚体。胚盘的内胚层被卷入胚体内形成头尾走向的原始消化管，其头端膨大部称原始咽（见原始消化管）。第 4~5 周时，胚体头部两侧的间充质增生，先后形成 6 对弓状隆起，称鳃弓，相邻鳃弓之间凹沟，称鳃沟。与此同时，原始咽的内胚层向外膨出，形成位置与鳃沟相对应的 5 对咽囊。鳃沟底的外胚层和咽囊顶的内胚层相贴构成鳃膜。

演变 随着胚胎的发育，咽囊演变成一些重要的器官（图）：

第 1 对咽囊 远侧段膨大，分化为中耳的鼓室，近侧段伸长，形成咽鼓管。与此咽囊相对应的鳃沟发育成外耳道，鳃膜分化为鼓膜。

第 2 对咽囊 外侧部退化，内侧份演化为腭扁桃体隐窝，咽囊内胚层分化为腭扁桃体上皮和隐窝上皮，上皮下间充质分化为网状组织。第 3~5 月时，淋巴细胞迁移至扁桃体内。

第 3 对咽囊 咽囊腹侧份上皮细胞增生，形成一对细胞索，并向尾侧迁移，于胸骨背侧左、右细胞索合并形成胸腺。咽囊内

胚层分化为胸腺上皮细胞。第 9 周时，造血干细胞迁入胸腺，发育为胸腺细胞；咽囊背侧份上皮细胞增生，并随胸腺迁移至甲状腺背侧，形成下一对甲状旁腺。

第 4 对咽囊 腹侧份退化。背侧份上皮细胞增生，迁移至甲状腺背侧，形成上一对甲状旁腺。

第 5 对咽囊 较小，形成一小团细胞，称后鳃体，向尾侧迁移至甲状腺内，分化为滤泡旁细胞。也有学者认为，滤泡旁细胞由神经嵴细胞分化而来。

先天畸形 胚胎时期，由第3、4 对咽囊细胞增生、迁移，形成胸腺和甲状旁腺，若该两对咽囊发育不全，导致迪格奥尔格综合征（DiGeorge syndrome），又称第 3、4 咽囊综合征。国外报道，该畸形的发生率为 0.025‰~0.5‰，大多由于染色体 22q11.2 区带缺失所致，少数为 10p13 缺失。患儿先天性胸腺、甲状旁腺发育不全，约 50% 的患儿伴有因动脉干圆锥分隔异常所致的先天性心脏病，如法洛四联症、室间隔膜部缺损、动脉干永存等（见先天性心血管畸形）。该畸形临床表现为低血钾和细胞免疫功能缺陷等，可通过胸腺组织移植，修

复免疫功能。

（李建国）

gǔgé xìtǒng fāshēng

骨骼系统发生（development of skeletal system） 以骨为支架并以关节、韧带、结缔组织和软骨连接而形成的支持、保护与运动体系的分化发育过程。

人胚早期的原始骨骼中轴是脊索，邻近脊索两侧的中胚层细胞迅速呈节段性增生，形成块状细胞团即体节。体节分化为几部分，腹内侧为生骨节，背外侧为生皮节和生肌节，前者将分化为骨、软骨及韧带；后者将分化为皮肤的真皮和骨骼肌。侧中胚层壁层的细胞也具有成骨能力，将参与骨盆、肩带和四肢长骨的形成。间充质是中胚层细胞形成的一种疏松组织，又称为胚胎性结缔组织。间充质细胞具多潜能，可向不同方向分化，在一定区域微环境下可分化为成纤维细胞、成软骨细胞或成骨细胞等。头部的神经嵴细胞也可分化为间充质参与头、面部骨的发生。人体骨骼形成的基本方式可归纳为两类：大多数骨骼的发生都是先出现间充质细胞密集，形成透明软骨性雏形，继而经过软骨内成骨的方式骨化成骨；另有一部分骨骼则通过膜内成骨方式直接发生于间充质。不论哪一种方式，在其发生和生成过程中都包括了骨组织的形成和吸收两种过程。骨骼系统的发生在胚胎早期（第 4~5 周）就已开始，但要到出生后 20~25 岁才最后完成，此后还要不断更新和改建。

（杨耀琴）

ruǎngǔ zǔzhī fāshēng

软骨组织发生（development of cartilage tissue） 由软骨细胞和固态细胞外基质构成的结缔组

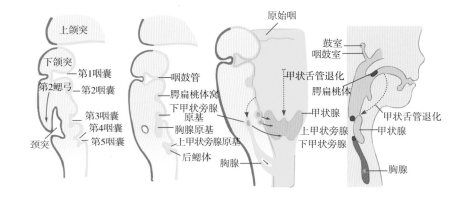

图 咽囊的演变及甲状腺的发生

织的形成过程。

人胚约第5周时，在将要发生软骨的部位，可见间充质细胞回缩其突起，细胞变圆并增殖聚集成细胞团，成为软骨形成中心，其中央的细胞分化为大而圆的成软骨细胞，合成和分泌细胞间质，即软骨基质和纤维。当软骨基质继续增加时，成软骨细胞被分隔并包埋于基质内，进一步分化为成熟的软骨细胞，软骨形成中心周围的间充质分化为软骨膜。软骨膜内层细胞具有终生分化为软骨细胞的能力，但在成年以后，往往处于相对静止状态。软骨的继续生长有两种方式：①间质生长：又称软骨内生长。软骨组织内的软骨细胞分裂增殖，产生新的软骨细胞，由新的软骨细胞产生新的基质和纤维，使软骨从内部不断向周围扩展，这是年幼时期软骨生长的主要方式。②外加生长：又称软骨膜下生长，是通过软骨膜内层骨祖细胞（又称骨原细胞）的分裂分化产生软骨细胞，新生的软骨细胞添加至软骨组织表面，产生基质和纤维，使软骨从表面向外扩大。

（杨耀琴）

gǔzǔzhī fāshēng

骨组织发生（development of osseous tissue） 由细胞和钙化的细胞外基质构成一种特殊结缔组织的形成过程。

发生过程　骨组织发生包括骨组织形成和骨组织吸收两个方面。二者在骨组织发生过程中相伴存在，延续终生，以适应身体发育的需要。

骨组织形成　胚胎早期，由中胚层间充质细胞在将要形成骨的部位分化形成骨祖细胞，然后分化为成骨细胞，成骨细胞合成骨胶纤维和凝胶状基质，此时尚

无骨盐沉积，故称类骨质。成骨细胞逐渐埋入类骨质中分化为骨细胞，类骨质形成后不久即有骨盐沉积，骨盐主要为羟磷灰石结晶，呈细针状，沿骨胶纤维平行排列，使骨基质钙化，骨组织真正形成。骨组织周围的间充质分化为骨膜，骨膜内层含有骨祖细胞和丰富的血管，能为骨的生长或修复提供新的成骨细胞和营养成分（见骨组织）。

骨组织吸收　骨组织在发生和生长过程中可不断增大或改变形状，以适应胚胎时期其他器官的发育，既成的骨组织通过再吸收以适应新环境的要求。破骨细胞是参与骨组织吸收过程的主要细胞，能够吸附于骨组织表面，形成一道环形"围堤"，使其所包围的狭小区域成为一个封闭的溶骨微环境。破骨细胞能分泌柠檬酸、乳酸等酸性物质，并产生多种蛋白酶和胶原酶，其中有机酸使骨盐溶解，蛋白酶分解基质和骨胶纤维，共同完成骨组织的吸收。破骨细胞有很强的移动能力，在一个部位完成骨组织吸收后，可移至另一部位继续进行溶骨、

破骨。

发生方式　由于骨的类型不同，骨组织发生的方式有两种：从胚胎性结缔组织直接骨化形成骨组织，称为膜内成骨；先由间充质形成软骨雏形，在此基础上再骨化形成骨组织，称为软骨内成骨。

膜内成骨　只发生在少数扁骨，如顶骨、额骨、枕骨、颞骨等以及上、下颌骨和锁骨的一部分。在将要形成骨的部位，间充质细胞增殖、迁移，分化成富含血管的胚胎性结缔组织膜，其中一部分间充质细胞首先分裂分化为骨祖细胞，进而分化为成骨细胞群，成骨细胞分泌类骨质，并逐渐被类骨质包埋，继而类骨质中有骨盐沉积而钙化为骨基质，成骨细胞转化为骨细胞，形成最早的骨组织，该部位称为骨化中心。早期的骨组织成针状或片状，构成原始骨松质的骨小梁。骨小梁互相交织成网，网眼内充满间充质细胞和血管，以后成为红骨髓。随着骨化中心继续扩展，周围的间充质细胞又逐渐分化为成骨细胞（图1）。原始骨松质随着

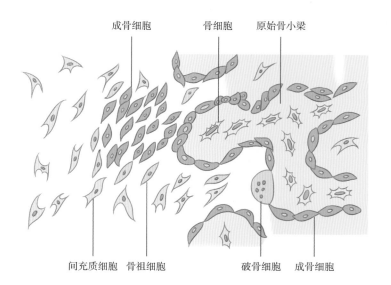

图 1　膜内成骨

胚体的生长进行了吸收和改建，最后在骨的内外表面形成骨密质，其间为骨松质；而内、外骨密质表面的间充质则分化为骨膜。扁骨的外表面常以骨形成为主，内表面则以骨吸收为主，从而适应脏器如脑的发育。

软骨内成骨 由间充质先分化为软骨，然后软骨逐渐被骨组织所取代。人体大多数骨骼，如四肢骨、躯干骨和部分颅底骨等均以该方式发生。在软骨内成骨过程中，先由间充质分化形成透明软骨雏形，当发育到一定程度时，透明软骨逐渐退化，随着血管的侵入，骨祖细胞自软骨膜进入软骨组织，在退化的软骨组织中启动造骨过程，并逐渐代替软骨组织。以长骨发生为例：

软骨雏形形成 在将要形成长骨的部位，间充质细胞密集，但无血管形成。间充质细胞分化为骨祖细胞分裂增殖，进而分化为软骨细胞，分泌软骨基质，周围的间充质分化为软骨膜，形成透明软骨，其形状与将要形成的长骨外形相似，故称软骨雏形。

骨领形成 在软骨雏形中段的软骨膜下，以膜内成骨方式成骨，故又称软骨周骨化，是最早出现的成骨区，在软骨表面形成薄层初级骨松质，犹如领圈包绕软骨雏形中段，称为骨领，骨领的生长和改建是长骨增粗的基础。

初级骨化中心形成 在骨领形成后，被骨领包围的软骨细胞肥大，并分泌碱性磷酸酶，使软骨细胞周围基质钙化；软骨细胞因缺乏营养而退化死亡，产生大小不一的腔隙。该区为软骨内首先骨化的区域，称为初级骨化中心。骨外膜的血管连同间充质细胞、骨祖细胞和破骨细胞穿过骨领，进入初级骨化中心；破骨细胞溶解吸收钙化的软骨基质，形成了许多不规则的隧道，称为初级骨髓腔，腔内充以初级骨髓。由骨祖细胞分化而来的成骨细胞附于残留的钙化的软骨基质表面生成骨组织，形成以钙化软骨基质为中轴、表面附以骨组织的初级骨小梁。

骨髓腔形成 初级骨化中心形成的骨小梁存在时间较短暂，相继被破骨细胞溶解，于是初级骨髓腔融合成大腔，称为次级骨髓腔，内有血管和红骨髓，在儿童时期有重要的造血功能，到成年人时被脂肪组织所代替，称为黄骨髓。

次级骨化中心的出现和骺板形成 当初级骨化中心形成时，骨干的两端仍为软骨，称为骺软骨。骺软骨中出现新的骨化中心，称为次级骨化中心，出现的时间因骨而异，大多数在出生后数月至数年，少数在出生前。其形成过程基本上与初级骨化中心相似，但骨化从中央向四周辐射状扩展，最后大部分软骨被交织成网的初级骨松质取代，使骨干两端变成骨骺，骨骺表面不发生骨化，始终保留薄层透明软骨，即关节软骨。骨骺和骨干之间在相当一段时间内也保留一层软骨，称为骺板。其中软骨细胞不断繁殖，致使骨干不断加长。到成年时，骺板完全骨化，长骨即停止增长。骨骺和骨干之间留有一道横线，名为骺线（图2）。

骨发生调控 骨的生长发育除受遗传因素调控外，也受激素、生长因子、生物活性物质和维生素等营养因素及应力作用的影响。在胚胎时期，甲状腺发生较早，并能分泌甲状腺素和降钙素。前

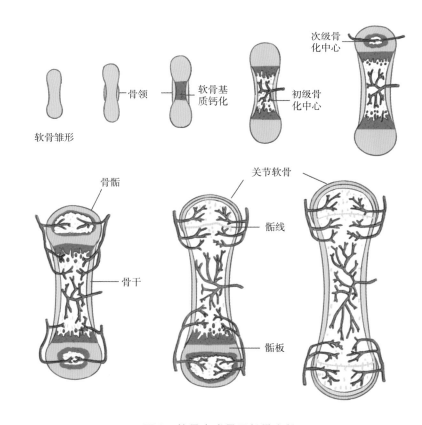

图2 软骨内成骨及长骨生长

者可使骨化按正常时间出现而不延迟，后者能激活成骨细胞，促进其线粒体摄取钙和降低细胞外基质中游离钙，有利于类骨质的钙化。甲状旁腺素、前列腺素 E$_2$ 和破骨细胞活化因子均能促进破骨细胞的溶骨作用和增加破骨细胞的形成。研究发现，破骨细胞有表皮生长因子（EGF）受体，EGF 有促进破骨细胞增殖作用，从而使骨吸收加快。转化生长因子-α（TGF-α）的氨基酸顺序与 EGF 具有同源性，故亦能促进溶骨。血小板衍生生长因子（PDGF）在其他生长因子协同下可以促进溶骨作用。

（杨耀琴）

guānjié fāshēng

关节发生 （development of joint） 骨与骨之间间接连接的形成过程。

关节是骨与骨之间借助结缔组织彼此连接或赖以活动的连接器，从结构上分为不动关节与动关节两类。不动关节通过纤维结缔组织、软骨或骨相连接，由两个发育中的骨之间的间充质分化为致密结缔组织或软骨（透明软骨/纤维软骨）而形成，如颅骨缝、椎间连接和耻骨联合等。动关节主要是滑液关节，分布广泛，基本结构包括关节软骨、关节腔和关节囊 3 部分，由两块正在发生中的骨之间的间充质分化而成。两个软骨雏形之间将要形成关节的区域，间充质分化为致密结缔组织，随后，位于中央的结缔组织退化消失形成关节腔，内含少量滑液，关节腔周边的间充质分化为关节囊和关节韧带。关节囊的内表面被覆滑膜，腔面有 1~4 层上皮样滑膜细胞；骨的关节面保留薄层透明软骨，为关节软骨。

关节腔的形成，在发育早期遗传因素起主要作用，发育后期则外在因素起重要作用。如骨骼肌收缩所产生的机械作用，对于关节腔的形成、关节面的形状以及关节腔、关节囊和韧带等的维持都是必要的。颅骨缝在发育期间和发育完成后为何能继续存在而不发生骨化，推测是因局部结缔组织内有抑制骨形成的因子，也可能与碱性磷酸酶的作用有关。

（杨耀琴）

xiāntiānxìng gǔgé jīxíng

先天性骨骼畸形 （congenital skeletal malformation） 骨骼系统发生过程中，各种原因引起骨的发育受阻、形态异常、缺失及由此导致的一系列先天性畸形。

骨与关节的先天性畸形并不少见，约 20 个新生儿中就有 1 个发生不同程度的畸形，部分可伴有功能障碍。先天性骨骼形态异常可分两大类：一类是畸形，是胚胎发育中因基因紊乱所致，约占 60%；另一类实际是形变，约占 40%，是妊娠后期正常形成的胎儿组织受到压抑所致，出生后较易矫正。

侏儒 身高低于同一种族、同一年龄、同一性别小儿标准身高的 30% 以上，或成年人身高在 120cm 以下者。通常是由于长骨骺板内的软骨内成骨过程受阻，累及长骨发育，致使四肢短小，而头颅相对较大，胸部脊柱常后弯而腹部突出，颜面的中央区稍有发育不良，这是一种较为常见的孟德尔显性遗传性疾病。后天因素亦可导致侏儒症。

脊柱裂 因椎弓融合不全或不融合所致的椎管裂开。多发生在腰骶部，轻者仅累及椎弓，脊髓正常，椎骨缺损处覆以皮肤，称隐性脊柱裂，多无神经学损害；重者可表现为复合缺损，包括神经管和椎弓均未闭合，神经组织外露，称囊性脊柱裂，多有神经损害。脊柱裂多因胚胎发育早期神经褶缺乏其下方脊索及其周围间充质的诱导作用造成或由于致畸因子的作用引起。

副肋 由于颈椎或腰椎的肋突没有退化并继续发育形成的额外肋，可能发育完好，也可能发育不全。腰肋比颈肋多见，有单侧副肋也有双侧副肋。当颈部副肋发生于第 7 颈椎时，有可能压迫臂丛神经或锁骨下血管而产生相应的症状。

融合肋 1 个椎体的一侧可以同时发生两个或两个以上的肋，这时两个肋的背侧部可以相互并合形成融合肋，常伴有半椎骨畸形。

无颅盖 由于神经管的头端在胚第 4 周未能闭合，致使颅盖骨不能形成。脑组织因暴露于羊水中而退化，常伴有无脑畸形和脊柱裂，这种婴儿不能存活。

颅缝早闭 又称颅狭小畸形，是由 1 个或几个骨缝过早关闭引起，以矢状缝早闭最常见，引起额部和枕部扩大，头颅就变得长而窄，称为舟状颅。若冠状缝早闭，则使颅呈高耸状，称为尖颅。如果冠状缝或人字缝只在一侧早闭，就形成不对称的颅狭小，称为斜颅（图）。在颅缝早闭畸形的发生中，遗传因素可能起重要作用，以男性为多，常伴有其他骨骼异常。

（杨耀琴）

jīzǔzhī fāshēng

肌组织发生 （development of muscular tissue） 细长而具有收缩功能细胞的形成过程。中胚层及间充质细胞经过一系列增殖、迁移和分化，最终形成具有收缩功能的骨骼肌、心肌和平滑肌。肌

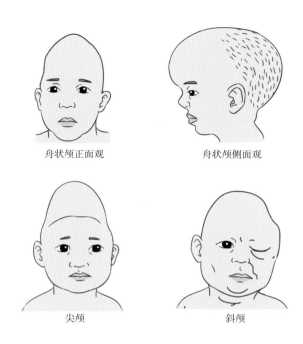

舟状颅正面观　　　　舟状颅侧面观

尖颅　　　　　　　斜颅

图　颅缝早闭所致头颅畸形

组织绝大部分由中胚层生肌节及间充质发生而来，少数肌组织如瞳孔括约肌、瞳孔开大肌等来自外胚层。肌组织的发生来源可因部位不同而异，头、颈部（包括颌、脸、咽和喉区）的骨骼肌主要由鳃弓的中胚层间充质演变而来；躯体各部的骨骼肌则来自胚胎早期相应的生肌节，而上下肢的骨骼肌则来自相应区段的生肌节背外侧区的间充质，后者迁移至肢芽内，形成骨骼肌。平滑肌主要来自脏器所在部位的侧板脏壁中胚层，血管平滑肌来自侧板体壁中胚层，局部散在的间充质细胞也参与血管平滑肌形成；泌尿生殖管道平滑肌来源于间介中胚层；心肌来源于心管周围的间充质。肌组织发生时，中胚层间充质细胞先由不规则星状分化为长梭形的成肌细胞，然后在细胞内产生肌丝和细胞器，进一步成为成熟的肌细胞。心肌分化最早，出现在人胚第 4 周；其次为平滑肌，于胚第 6 周的小肠壁内已可

见到平滑肌纤维；骨骼肌分化最迟，胚胎第 3 月才呈现出横纹特征，且需通过肌管阶段，才能最后分化为肌细胞。

1987 年，戴维斯（Davis RL）克隆了人肌肉发生决定基因（MyoD），之后肌肉发生分子机制的研究取得了重要进展，发现了包括 MyoD、Myf-5、myogenin、MRF4 在内的整个 MyoD 家族成员，它们在肌肉发生与分化过程中起重要作用，其他因子直接或间接作用于肌肉的生成。以肌肉发生调控因子为核心的信号转导网络在肌细胞分化过程中的作用已得到公认。

（杨耀琴）

gǔgéjī fāshēng

骨骼肌发生（development of skeletal muscle）　由骨骼肌细胞组成的肌组织的形成过程。体节和间充质细胞经过一系列增殖、迁移、分化和融合等过程，最终形成骨骼肌。

发生过程　人体中轴、体壁、四肢和头部的骨骼肌主要由生肌节分化而来，少部分由鳃弓间充质和侧板的体壁中胚层演变形成。从枕部至尾部，体节分化出生骨节、生皮节和生肌节。生肌节分二个区，一个位于体节背内侧区，称上胚节；另一个位于体节的背外侧区，该区的细胞将向腹侧迁移，发育形成下胚节（图 1A）。上胚节的成肌细胞将形成脊柱的伸肌，下胚节的成肌细胞将形成体壁和四肢的肌肉。在胸部将分化为 3 层（图 1B），分别形成肋间外肌、肋间内肌和肋间最内肌

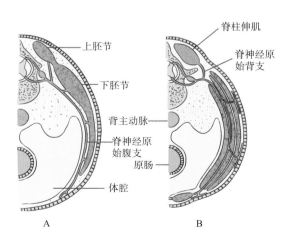

图 1　第 5 周人胚胸部横断面，生肌节的演变

（胸横肌）；在腹部形成腹外斜肌、腹内斜肌和腹横肌；在腰部形成腰方肌；而在骶、尾部，则分别形成盆膈的骨骼肌。人胚第7周，由下胚节迁移的间充质细胞在肢芽近根部呈现致密化，而后迁移至肢芽内，形成四肢的骨骼肌（图2）。

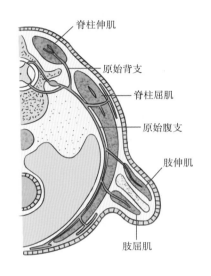

脊柱伸肌

原始背支

脊柱屈肌

原始腹支

肢伸肌

肢屈肌

图2 四肢肌的发生

组织发生 无论来自生肌节的细胞或有同样潜能的间充质细胞，骨骼肌的组织发生是相同的。从原始细胞分化为成熟的肌纤维，一般要经过4个阶段：前成肌细胞、成肌细胞、肌管（细胞）和肌纤维。前成肌细胞为稍长的不规则星状细胞，含少量细胞质，有一个大而圆的核，染色质深，核仁明显。前成肌细胞进一步分化，细胞增大并伸长为梭形，胞质增加，含有较丰富的核糖体和散在的肌丝，核为椭圆形，染色质浅，核仁明显。成肌细胞继续分裂增殖，部分细胞相互融合在一起，形成多核的长条状细胞，即为肌管。肌管细胞内核糖体不断合成肌丝，许多肌丝组成肌原纤维，最先只有少量肌原纤维出现在细胞周边区，排列分散，较粗，尚未见横纹。此时，细胞失

去了分裂能力，但散在的成肌细胞尚可继续添加到肌管内，使肌管的长度和宽度增加。至胚胎第3个月末，随着细胞质内肌原纤维增多并逐渐从周边向中央填充，肌原纤维出现规律的暗带（A带）和明带（I带），成为具有横纹的典型骨骼肌细胞。每一肌管都能分化为一条长圆筒状的肌纤维。亦有少数学者认为，在骨骼肌细胞发育过程中，细胞核多次分裂，细胞体不分裂，从而形成了多核的肌纤维。

基因调控 骨骼肌发生是个复杂而精密的过程，受一系列肌发生决定基因的调控。局部微环境对胚胎的分化发育亦有一定影响。图尔（Toole）的实验显示，在骨骼肌发生过程中，成肌细胞周围的透明质酸可干扰细胞间的接触，构成细胞间互相作用的屏障。当成肌细胞开始相互融合时，其细胞周围的透明质酸骤然减少，致使肌管形成。如果透明质酸不减少，成肌细胞就不能融合为肌管。在骨骼肌发生过程中，纤连蛋白可促进成肌细胞增殖并抑制其融合为肌管和下调肌球蛋白表达。当成肌细胞进入融合形成肌管时期，细胞外基质中的纤连蛋白消失，层粘连蛋白产生。成体骨骼肌纤维一般无分裂再生能力，创伤时可由存在于肌纤维周围类似成肌细胞的肌卫星细胞分裂补充（见肌组织），也可由结缔组织形成瘢痕。足月胎儿的骨骼肌纤维已具有成体骨骼肌纤维的主要特征，但直径较细，核略圆，核尚不贴近肌膜，横纹也不显著。

（杨耀琴）

pínghuájī fāshēng

平滑肌发生 （development of smooth muscle） 分布于内脏和血管壁的肌组织的形成过程。又

称内脏肌。

平滑肌主要来源于脏壁中胚层、间介中胚层和间充质，少数平滑肌来源于外胚层细胞，如瞳孔括约肌、瞳孔开大肌等。平滑肌的胚层来源尽管有所不同，但其发生过程基本相同。在发育早期，游离的间充质细胞聚集到相应器官的上皮周围，并按成体平滑肌的排列方式排列。随着细胞的分裂、增殖，细胞逐渐变成长梭形，核亦较长，胞质中出现收缩蛋白，分化为成肌细胞。成肌细胞内的收缩蛋白聚合成粗肌丝和细肌丝，肌丝集合成束，形成肌丝单位；细肌丝一端附着于肌膜，另一端游离；形成中间丝，构成细胞骨架。在发生中的平滑肌细胞内含有丰富的核糖体、粗面内质网和发达的高尔基复合体，滑面内质网池明显扩大，线粒体广泛分布于胞质内。平滑肌细胞之间的细胞连接，在发生早期即已出现。从间充质细胞分化来的成纤维细胞产生网状纤维和胶原纤维围绕在平滑肌细胞周围，使平滑肌构成功能群。

消化管壁的肌层以及呼吸管道内的平滑肌均来自脏壁中胚层；大血管壁的肌层来自脏壁中胚层或体壁中胚层，小血管的肌层则来自散在的间充质细胞；实际上，胚胎各处的间充质细胞始终是平滑肌组织的潜在来源。泌尿生殖管道的肌层则来自间介中胚层，而皮肤真皮内的立毛肌来自侧板的体壁中胚层，汗腺、乳腺、泪腺的肌上皮细胞则来源于表面外胚层，唾液腺的肌上皮细胞来源于口腔上皮的外胚层。肌上皮细胞是一种特殊的平滑肌，汗腺来源于外胚层，起源于胚胎第7个月开始出现管腔，管壁内层的细胞分化为腺细胞，外层的细胞则

变成扁平有突起的星状细胞，胞质内出现肌丝，成为外胚层来源的肌上皮细胞；其他腺体的肌上皮细胞的分化情况与汗腺类似。眼球睫状肌来源于视杯周围的间充质细胞，而眼部的虹膜肌（瞳孔括约肌和瞳孔开大肌）则来自视杯神经外胚层，视杯前缘形成两层虹膜色素上皮，其前层细胞内出现了肌丝，特化为平滑肌细胞，形成虹膜肌。

（杨耀琴）

xīnjī fāshēng
心肌发生（development of cardiac muscle） 由心肌细胞构成的一种肌组织的形成过程。

人胚第 4 周初，左右心管合并为一条内皮心管，其周围的脏壁中胚层细胞增生逐渐密集增厚形成心肌膜（或称心肌外套层），二者之间有网状的心胶质间隔。心肌膜中的间充质细胞分化为前成肌细胞，它们相互连接形成小梁状，在近心腔面更为明显，使心肌膜成海绵样结构。前成肌细胞不断分裂增殖而使心肌膜变厚，并逐渐分化为界限不甚清楚的成肌细胞，核内异染色质多，核仁明显，在胞质内出现细肌丝和粗肌丝，相互结合形成肌原纤维，但肌原纤维不像骨骼肌那样界线分明，成肌细胞开始向心肌细胞分化。心肌的分化始于心室，渐及心房及静脉窦。在第 9 周胚胎心室肌细胞内已可见到排列紧密整齐有横纹的肌原纤维，而心房壁心肌细胞内的肌原纤维数量尚较少且粗，排列不整齐，横纹也不十分清楚。心肌发生过程中，成肌细胞并不发生融合，细胞以特殊方式相互附着，附着部位后来分化为闰盘。胚胎发育后期，在心脏房室束区一些心肌细胞特化，胞质中肌原纤维少且分布很

不规则，后来发育为心脏传导束的浦肯野纤维。随着心肌细胞的增多，胚胎早期的海绵状心肌层最终转变成实质性心肌壁，这种变化从心外膜侧向心内膜逐渐进行。随着血管伸入心肌层，心肌细胞被间充质和毛细血管分隔。

心脏的最早搏动发生于人胚第 22 天左右，此时胚体内循环系统尚未完全建立，这说明心肌的早期分化与血流动力学因素无关，心肌细胞的分化一直继续到生后。

（杨耀琴）

jǐng xíngchéng
颈形成（formation of neck）
头和躯干相连接部分（颈）的形成过程。胚胎早期以第 2 对鳃弓为主，间充质增生、发育形成脑与躯干之间的连接部（颈）。颈部由第 2、3、4、6 对鳃弓发育形成。胚胎第 4~5 周，第 2 对鳃弓增生迅速，左右鳃弓在中线愈合，并向尾侧生长，越过第 3、4、6对鳃弓，覆盖于后者表面，最后与心上嵴愈合。心上嵴是心突上缘的间充质增生向胚体头端长出的嵴状突起。在第 2 对鳃弓与其深部的第 3 对鳃弓之间形成一封闭的间隙，称颈窦，颈窦很快闭锁消失。随着鳃弓的分化，食管与气管的伸长以及心脏位置的下降，颈部逐渐延长而形成。

（杨耀琴）

jǐngbù jīxíng
颈部畸形（cervical malformation） 头和躯干相连接部分（颈部）的发育异常。

颈部发育过程中，第 2 对鳃弓生长迅速，越过第 3、4、6 对鳃弓，与第 3 对鳃弓之间形成一间隙，即颈窦。随着第 2 对鳃弓与其深部其他鳃弓的愈合，颈窦很快闭锁消失。颈窦若未完全闭锁消失，会在胸锁乳突肌前缘处

留有一个封闭的囊泡，称颈囊肿。若封闭的颈囊肿出现开口，并与咽腔（内口）或体表（外口）相通，称为颈瘘。仅有内口或外口称不完全性颈瘘，内外口兼有者称完全性颈瘘，瘘管内常有分泌物排出，可发生继发感染，完全性瘘管在进食时可有唾液排出。

（杨耀琴）

sìzhī fāshēng
四肢发生（development of the limbs） 双手和双足的发育与分化。胚体外侧壁的体壁中胚层局部增生形成上肢芽和下肢芽，后者经过一系列发育分化逐渐形成人体上肢和下肢。

发生过程 人胚第 4 周末，胚体左右两外侧壁的体壁中胚层局部增生，先后出现两对小隆起，即上、下肢芽。肢芽由深部的中胚层芯和表面的外胚层帽构成。在肢芽的顶端，外胚层细胞明显增厚形成顶嵴。在顶嵴的诱导下，其深面的间充质保持着未分化和快速增生的特性，称进展带。进展带不断扩展，其先期增殖生成的组织将分化为四肢的近侧部分，而后增殖生成的组织则分化为四肢的远侧部分，这样四肢由近及远不断发育。上肢和下肢的发育过程相似，但下肢较上肢稍晚1~2 天。第 5 周时，上肢芽近端呈圆柱形，其终末部分变扁，形成手板。肢芽逐渐增长变粗，在近端和远端先后出现两个环形缩窄，上肢芽从而分为上臂、前臂和手 3 段。下肢芽也以同样的方式出现足板，被分为大腿、小腿和足（图）。第 6 周时，在顶嵴的诱导下，手板和足板内各出现 4 条辐射状的沟纹，间充质分别形成 5 条软骨性指（趾）放线，手板和足板遂成蹼状。至第 8 周，辐射状沟纹的组织发生生理性细

胞死亡（即细胞凋亡），蹼膜渐消失，手指和足趾形成。在四肢形态发生初期，肢芽内的间充质变致密，约在胚胎第6周初，出现了成软骨细胞，包埋于嗜碱性的基质中，并逐渐呈现透明软骨的特征，进一步以软骨内成骨方式发生骨组织。周围的间充质分化形成肢体的肌群。臂丛和腰骶丛神经分别长入上、下肢芽，并呈节段状分布。第7周，上肢、下肢发生方向相反的旋转。上肢向外侧旋转90°，使伸肌位于背面和外侧面，而拇指位于外侧。下肢则向内侧旋转90°，使伸肌位于前面，而踇趾位于内侧。

发生机制 肢体的生长发育是中胚层与外胚层相互诱导的结果。肢芽发生早期，顶嵴是在深部中胚层诱导下形成的。实验显示，如果将肢芽中胚层组织移植至胚体其他部位的外胚层下，该部外胚层可出现顶嵴，并发育为肢体。如将前肢芽的中胚层移植至后肢芽，取代了后肢芽的中胚层，则发育为前肢，这表明肢芽中胚层还具有决定肢体形态的作用。顶嵴对其深面中胚层亦有诱导的影响，使肢体迅速生长、分化。如将肢芽顶嵴切除，移植入非肢芽外胚层，肢芽将停止生长发育。顶嵴还对肢体远端结构的形成起决定作用，如将一个顶嵴移植到另一肢芽顶嵴旁边，将出现两个肢体远端结构。

常见畸形 肢芽的发生受阻或停顿可以引起无肢畸形、残肢畸形、短肢畸形；手板和足板的辐射状沟纹未退化可以引起多指/趾畸形、并指/趾畸形、短指/趾畸形等。

先天性马蹄内翻足 是常见的先天性足畸形，表现为踝关节屈曲、足内翻、足前部内收、胫骨内旋。发病率约为0.4%。其发生与胚胎早期受内、外因素的影响引起骨骼发育异常有关。

先天性髋脱位 又称发育性髋脱位，表现为股骨头部分或全部自髋处脱出，发病率约为0.067%，女性多于男性，两者之比约为5∶1。约20%患儿有家族史，胎位异常或承受不正常机械压力影响髋关节发育也可能是病因之一。

四肢畸形 轻度的畸形常见，严重的较罕见。尽管轻度畸形通常不引起严重功能障碍，但可能是存在其他严重畸形的征兆。四肢畸形可由遗传因素所致，也可由环境致畸因子引起。

（杨耀琴）

xīn-xuèguǎn xìtǒng fāshēng

心血管系统发生（development of cardiovascular system）

由胚胎中胚层间充质组织分化形成心脏、动脉、毛细血管、静脉、淋巴管等的过程。

早期人胚通过"扩散"方式获得养料和排除废物。人胚第3周末，中胚层组织逐渐分化、发育成原始心血管系统，约第4周末开始建立母-胎血液循环，保证胚胎在子宫内的生长发育，心血管系统是胚胎第一个执行功能的系统。原始心血管系统经过一系列的生长、扩大、合并、新生、退化和萎缩等过程，逐渐完善，最终发育成为成体的心血管系统（见循环系统）。早期心血管的管壁仅由内皮细胞构成，随着血流动力学的变化及体内各器官的发生，其周围间充质细胞分化出肌层和结缔组织，演变成心脏、动脉和静脉。这种变化主要受遗传因素影响，同时也与局部血流动力学如血流速度、方向及血流压力等有一定关系。

（杨耀琴）

yuánshǐ xīn-xuèguǎn xìtǒng

原始心血管系统（primitive cardiovascular system）

胚胎发育早期胚内和胚外血管彼此相通形成的循环系统。

发生过程与机制 人胚第2周末，卵黄囊壁的胚外中胚层内首先出现许多由间充质细胞密集而成的细胞团，称血岛。血岛周边的细胞变扁，分化成内皮细胞，内皮细胞围成内皮管，即原始血管（图1）。血岛中央的游离细胞分化成为原始血细胞，即造血干细胞。此后，内皮管不断向外出芽延伸，并与相邻血岛的内皮管融合通连，逐渐形成丛状分布的内皮管网。与此同时，在体蒂和绒毛膜的胚外中胚层，也以相似的方式形成胚外毛细血管网。人胚第18~20天，胚体内各处的间充质细胞中出现裂隙，裂隙周围

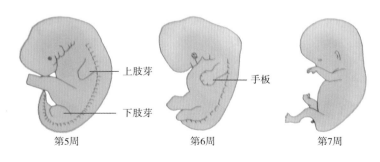

第5周　　　　　第6周　　　　　第7周

上肢芽

下肢芽

手板

图　肢体的发生

的间充质细胞变扁，围成内皮管，同样以出芽的方式与相邻的内皮管融合连通，逐渐形成胚内毛细血管网。至第 3 周末，胚体内、外毛细血管网经体蒂互相通连，来自血岛的造血干细胞进入胚体内，胚胎早期的血液循环即告建立。随着胚体的发育，一些内皮管之间相互融合及血液的汇流而增粗，有的则因血流减少而萎缩或消失。内皮管周围间充质分化为平滑肌和结缔组织，形成血管的中膜和外膜，显示出动脉和静脉的典型结构。

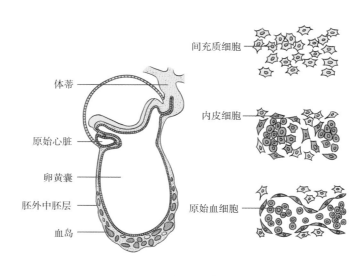

图1　血岛和血管形成

　　原始心血管系统左右对称，包括：①一对心管：位于原始消化管腹侧，至第 4 周时，左右心管合并为一条。②一对背主动脉：位于原始消化管的背侧，以后从咽至尾端的左右两背主动脉合并成为一条，沿途发出许多分支：从腹侧发出数对卵黄动脉，分布于卵黄囊。③一对尿囊动脉（脐动脉）：经体蒂分布于绒毛膜；从背侧发出约 30 对节间动脉，分布于相应的体节间；从两侧还发出其他一些分支。④一对腹主动脉：与心管头端相连，当两条心管合并为一条时，两条腹主动脉也融合成一个主动脉囊；由主动脉囊发出 6 对弓动脉，分别穿行于相应鳃弓内，与背主动脉头端连接。⑤一对前主静脉：收集上半身的血液。⑥一对后主静脉：收集下半身的血液。两侧的前、后主静脉分别汇合成左、右总主静脉，分别开口于心管尾端静脉窦的左、右角；卵黄静脉和脐静脉各一对，分别来自卵黄囊和绒毛膜，均回流于静脉窦（图2）。

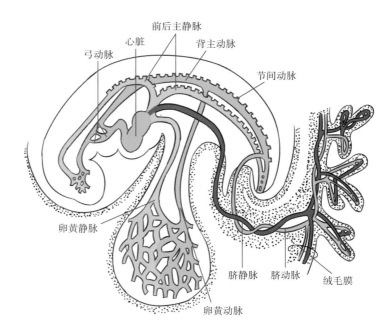

图2　原始心血管系统

　　至人胚第 22 天，随着心脏舒缩的发生，胚胎早期的 3 套血液循环同时建立：①卵黄循环：由心管头端连接腹主动脉，经弓动脉、背主动脉到卵黄动脉，经卵黄静脉回流至心管。人类卵黄囊的卵黄很少，对胚卵并无营养价值，卵黄囊的发生除重演种系发生过程外，主要和肝的发育及肝门静脉的发生有关。②尿囊循环（后来发育为脐循环）：与卵黄循环基本相同，只是把卵黄动脉与静脉改换为脐动脉与静脉。脐循环的建立标志着胎儿和母体间开始物质交换和代谢，保证胎儿生长发育。③胚体循环：由心管经腹主动脉、弓动脉、背主动脉；经前主静脉与后主静脉，最后由总主静脉汇集全身的血液返回至心管。

　　血管发生与机制　胚胎血管经两个过程发育而来，即血管发生及血管新生。血管发生是中胚层衍生来的成血管细胞［即内皮祖细胞（EPC）］，在血管生长的原位分化为成熟内皮细胞并演变形成原始血管网的过程。胚胎早期的新生血管生长主要通过血管发生过程来完成。血管新生是指从已经存在的血管网基础上以出芽方式长出新的毛细血管的过程，即通过成熟血管内皮细胞分裂增殖来形成新的血管。EPC 是一类能分化为成熟血管内皮细胞的前体细胞，具有持续的自我更新能力以及多向分化潜能，不仅参与人胚胎血管生成，同时也参与出生后血管新生和内皮损伤后的修复过程。现普遍认为，EPC 与造血干细胞共同起源于胚胎期胚外中胚层的血岛，两者来源于同一前体细胞，即血液/血管母细胞或成血管细胞。1997 年，阿萨哈拉（Asahara）首次从成年人外周血单个核细胞中分离出 EPC。EPC 主要存在于脐静脉血、骨髓、成年人外周血。外周血中的 EPC 起源于骨髓，而脐血中的 EPC 起源于胎肝。正常情况下，EPC 的数量极少，外周血中 2～3/ml，脐血中的数量约高 3.5 倍。在含有血管内皮生长因子（VEGF）、成纤维细胞生长因子（FGF）等条件下，EPC 可大量增殖。尽管对 EPC 的定义和来源还存在争议，但多认为，其形态与内皮细胞相似，在体外可分化为内皮系细胞、平滑肌细胞。血小板衍生生长因子-β（PDGF-β）是诱导刺激内皮祖细胞向平滑肌细胞分化的关键因子。

常见畸形　为适应体内各个器官系统的生长、发育和移位，原始心血管系不断地进行改建。胎儿出生后，由于脐循环切断和肺循环的建立，心血管系统生后

经历一系列消长变化，因此，先天性心血管畸形最常见。

（杨耀琴）

xuèdǎo

血岛（blood island）　卵黄囊壁胚外中胚层的间充质细胞增生而成的细胞团。是人胚最早形成血管和发生血细胞的场所。

人胚第 2 周末，卵黄囊壁胚外中胚层的间充质细胞增殖分化为成血管细胞，聚集形成许多分散孤立的团块状或索状细胞团（见原始心血管系统图 1）。血岛由内外两层细胞组成，外层细胞变扁，发育为内皮细胞，内皮细胞围成内皮管道。此后，内皮管道不断出芽向外延伸，相邻血岛的内皮管融合通连，逐渐形成内皮管网，即原始血管。位于血岛中央的内层细胞逐渐游离，分化为原始血细胞，即造血干细胞。随着胚体内外内皮管网互相融通，卵黄囊血管中的造血干细胞随血流迁移至肝。在人类，卵黄囊造血约存在于胚胎第 6 周前，然后开始衰退，约在第 10 周逐渐终止。虽然卵黄囊仅制造红细胞，但在胚胎发育早期切除卵黄囊血岛可完全阻断卵黄囊以后其他造血器官的血发生，表明卵黄囊时期的造血干细胞对以后肝和骨髓造血有直接关系。

（杨耀琴）

xīnzàng fāshēng

心脏发生（development of heart）　胚盘两侧的侧中胚层在诱导信号作用下，于口咽膜头侧形成对称的生心区、围心腔和原始心管，并分化形成原始心脏与心包腔的过程。

发生过程　人胚第 3 周，位于胚盘前端口咽膜前方（头侧）中胚层的间充质细胞分化为成血管细胞，局部增生形成生心区。

第 18～19 天，生心区的中胚层内出现一些散在的腔隙，逐渐融合形成围心腔。围心腔腹侧的中胚层（即脏层）细胞增生密集，形成前后纵行、左右并列的一对长索，称生心索。接着，生心索中央变空，逐渐分化形成一对平行的心管。以后由于胚胎出现头褶，胚体头端向腹侧卷屈，原来位于口咽膜头侧的心管和围心腔便转到咽的腹侧，原来在围心腔腹侧的心管则转到其背侧（图 1）；又由于胚体的侧褶，一对并列的心管逐渐向中线靠拢，并于第 22 天时，从头端到尾端融合成为一条。心管发育至第 25～26 天时，依次出现心球、心室和心房 3 个膨大，形成原始心脏。心管头端通过动脉干与弓动脉相连，尾端通过静脉窦接受全身回流的血液。随着心管发育，心管和胚外血管（卵黄血管和脐血管）以及胚体内部的血管相互连接、沟通，建立胚胎早期的血液循环。在以后的发育过程中，心脏先后在心房和心室中出现隔膜，这些隔膜最初分隔不完全，以后才逐渐完善而致左右心房、心室完全分隔，使含氧血和静脉血在通过心脏时完全分流。这一发生过程重演了从鱼类到哺乳类演变的各个阶段。至妊娠第 7 周时，心脏已发育成胎儿型结构。分娩后的新生儿，心脏仍有改变，约 1 岁后才具有成年人心脏的形态和特征。

当两条心管合并为一条时，围心腔也合并成一个原始心包腔，原始心包腔不断扩大并向心管的背侧扩展，在其背侧合并处形成心背系膜。心管借该系膜悬于原始心包腔的背侧壁（图 2）。不久，心背系膜的中部退化消失，形成一个左右交通的孔道，即心包横窦，此时，心背系膜仅在心

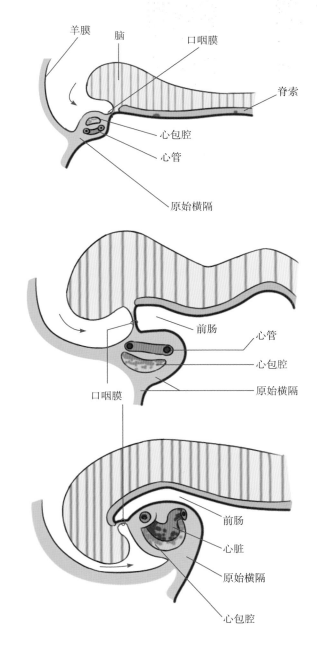

图 1　原始心脏的发生及位置变化

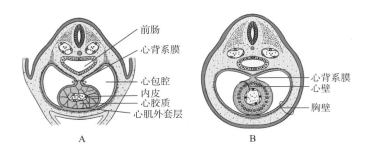

图 2　心管与心包腔的发生

注：A. 胚第 22 天；B. 胚第 27 天

管的头、尾端存留。人胚第 4 周初，S 形原始心脏通过心背系膜悬系于原始心包腔中，得以迅速生长，并可自由改变形状。第 7 周时，心包腔与胚内体腔之间被新形成的胸心包隔膜分开，于是原始心包腔成为独立的心包腔。当心管融合和陷入心包腔时，其周围的间充质逐渐密集，形成一层心肌外套层，将分化成为心肌膜和心外膜（见心管），内皮和心肌外套层之间的组织为较疏松的胶样结缔组织，称心胶质，参与组成心内膜。

发生机制　心脏的形成要求多种胚胎细胞的迁移、分化与精确的相互作用。心脏发生的易感性反映了心脏形成过程的复杂性。在心脏发育过程中，迁移至咽弓的神经嵴细胞起着重要作用。心脏神经嵴细胞起源于相当中耳基板到第 3 体节的神经嵴，通过咽周区迁移至第 3 咽弓、主动脉弓、心脏流出道及近端大血管，与大动脉的正常分隔、分配有关，也参与膜部室间隔与心内膜垫的形成。已发现许多与心脏发生有关的基因，这些基因在种系间高度保守。如果蝇 *tinman*（*tin*）基因的功能丧失导致果蝇的原始类心结构完全缺失。脊椎动物中与 *tin* 相关的基因是 *Nkx*2.5 基因，它编码的蛋白质在同源功能区与 *tin* 基因具有高度同源性，*Nkx*2.5 基因属于同源功能区 NK 家族成员，是所有脊椎动物心脏发生中最早表达的转录因子，其碱基改变引起基因产物转录活性的变化，影响心脏发育。该基因家族有多个成员，功能与 *Nkx*2.5 相似，在心脏发生中起重要作用。BMP/Dpp、Wnt/Wingless、FGF 及 Notch 信号通路对心脏发生起着关键作用，这些信号通路之间又存在广泛的沟通，协同诱导早期的心脏发生。

常见畸形 心脏发生过程复杂，是先天性畸形发生率最高的部位（见先天性心血管畸形）。

（杨耀琴）

xīnguǎn

心管（cardiac tube） 生心板中央变空，形成的一对中空的心内皮管。心脏发生的原基。位于原始消化管腹侧，发育形成心脏及与其相连的大血管根部。

发生过程 胚第 18~19 天，心管发生于胚盘口咽膜头侧的中胚层，初为左右两条纵管，其背侧有围心腔。此区前方的中胚层称原始横隔。随着神经管关闭和脑泡的形成，胚体头端生长迅速并向腹侧卷曲，原来位于口咽膜头侧的心管及围心腔向腹、尾侧转位约 180°，至前肠的腹侧，围心腔也随之转至心管的腹侧。随着胚胎的侧褶，左右两条心管逐渐向中线靠拢，并从头端向尾端逐渐融合，约在第 22 天，形成一条心管，但心管的头尾两端未融合，各与成对的动脉、静脉相接（图 1）。与此同时，围心腔不断扩大并向心管的背侧扩展，致使心管背侧与前肠腹侧之间的间充质由宽变窄，形成心背系膜，心管借该系膜悬于围心腔的背侧壁。心背系膜的中部很快退化消失，至第 28 天，仅在心管的头、尾两端存留，使心管的其余部分完全游离在围心腔内，围心腔发育为心包腔。当左右心管合并时，心管内皮形成心内膜的内皮层，心管周围的间充质增厚分化，发育为心肌膜，由心肌膜分泌产生一层较厚的富含透明质酸的细胞外基质，充填于内皮和心肌膜之间，称心胶质，以后发育为心内膜的内皮下层和心内膜下层组织。心外膜源自位于心包壁邻近静脉窦

区域的原始心外膜原基，由圆形间皮细胞组成，具有富含透明质酸和蛋白多糖的细胞外基质。心外膜原基细胞迁移至心肌膜周围发育形成心外膜。早期的心管已具备心内膜、心肌膜和心外膜 3 层结构的雏形。心管的头端与动脉相连，尾端和静脉相接，相对固定，中部游离于围心腔中。心管各段由于生长速度的不同，逐渐出现了 3 个膨大，由头端至尾端依次为心球、心室和心房。之后心房的尾端又出现一个膨大，称为静脉窦。心房和静脉窦早期位于围心腔尾侧的原始横隔内（图 1）。心球分为 3 段：心球头侧的延伸部分较细长，称为动脉干，与动脉囊相连，动脉囊为弓

动脉的起始部；中段较膨大，为心动脉球；尾端并入心室，成为原始右心室。静脉窦尾端分左右两个角，分别与同侧的卵黄静脉、脐静脉和总主静脉相通连。

在心管的发生过程中，由于其两端固定在心包上，而游离部分（即心球和心室部）的生长速度远较心包腔扩展的速度快，因而使心球和心室之间形成 U 形弯曲，称球室袢，凸向右前尾侧（图 2）。不久，心房和静脉窦先后离开原始横隔，进入围心腔，心房逐渐移至心室背侧头端，静脉窦则位于心房背侧的尾端，并以窦房口与心房通连，此时的心管变成 S 形。由于心房的扩展受其腹侧的心球和背侧食管的限制，

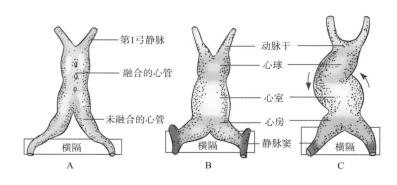

图 1 心管的发育与演变
注：胚第 21 天；B、C. 胚第 22 天

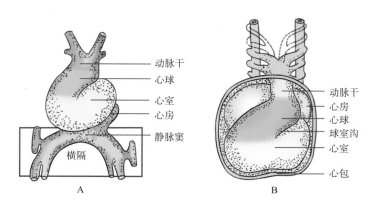

图 2 心脏外形建立
注：A. 胚第 24 天；B. 胚第 35 天

故而此后心房只能向左右两个方向扩展，结果使其膨出于心球的两侧。随着心房和心室的扩大，房室之间的通道逐渐形成狭窄的房室管。心球尾端被心室吸收并扩大成为原始右心室，原来的心室成为原始左心室，左右心室之间的表面出现室间沟。静脉窦最初两个角是对称的，以后由于汇入左角和右角的血管演变不同，大量血液流入右角，致使右角逐渐变大，而左角则逐渐萎缩变小，其远侧段成为左房斜静脉的根部，近侧段成为冠状窦。至人胚第5周，心管已初具成体心脏外形，但内部仍未完全分隔。

常见畸形 心管发育过程中向右弯曲可造成右位心先天畸形，使整个心脏与正常心脏呈镜像改变。若没有相连血管的畸形，心脏可完全正常。但右位心时常伴有心脏结构异常（见先天性心血管畸形）。

（杨耀琴）

fángshìguǎn fēngé

房室管分隔 （division of atrio-ventricular canal） 原始心房与原始心室交界处狭窄通道的分隔。

房室管为原始心房与原始心室交界处的通道，在心脏外表面的相应部位有一缩窄环。人胚第4周，房室管背、腹两侧壁的心内膜下组织（心胶质和间充质细胞）局部增生，连同其表面的内皮一起形成一对凸向房室管腔的隆起，称背心内膜垫和腹心内膜垫，彼此相对生长；至第5周末，二者在房室管中线融合，将房室管分隔成左、右房室孔，仍保持心房与心室的交通（图）。心内膜垫发生受多种因素的调控，如视黄酸（RA）、转化生长因子（TGF）等。RA是心肌和心内膜细胞最初形成所必需的，且心内膜垫的形

成和转化受RA局部水平的影响，RA受体突变鼠的动脉圆锥和房室间的膜垫形成都有缺陷；TGF由心肌表达，体外加入TGF可发生内皮向间质细胞的转化。在人类唐氏综合征（21-三体综合征）可出现房室管的持续存在，提示人类21号染色体上有一个或几个基因与心内膜垫的生成有关。房室管分隔过程中，心内膜垫发育异常是多种先天性心脏病发病的重要原因，如房间隔缺损、室间隔缺损和大血管畸形等。

（杨耀琴）

yuánshǐ xīnfáng fēngé

原始心房分隔 （septation of primitive atrium） 原始心房正中线上发生镰状隔膜，最后与心内膜垫融合，将心房分隔为左心房和右心房的过程。

发生过程 人胚胎4周末，原始心房开始分隔（图）。在原始心房顶部背侧正中线上发生一镰状隔膜，称为第一房间隔（又称原发隔），此隔沿心房背侧及腹侧壁渐向心内膜垫方向生长，其游离缘与心内膜垫之间暂留一个通道，称为第一房间孔（又称原发

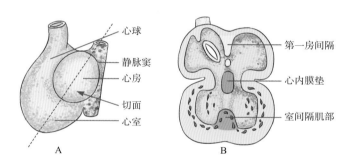

图 房室管分隔

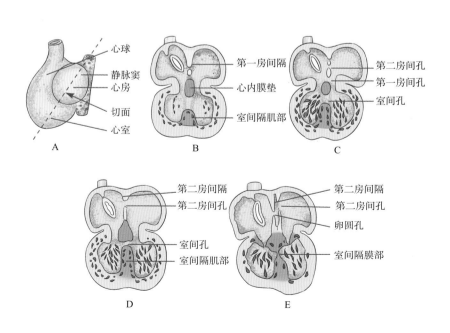

图 心脏内部分隔

孔）。随着第一房间隔持续向下生长并最终与心内膜垫融合，第一房间孔逐渐变小，直至闭合。在第一房间孔闭合前，第一房间隔上部的中央变薄而穿孔，若干小孔融合为一大孔，称第二房间孔（又称继发孔）。此时原始心房被分成左右两部分，但两者之间仍借第二房间孔相互连通。第5周末，在第一房间隔右侧，从心房顶端腹侧壁又长出一个较厚的新月形隔，称第二房间隔（又称继发隔），它不断地向心内膜垫方向生长，逐渐盖过了第二房间孔。第二房间隔下缘呈弧形，当其前后缘与心内膜垫接触时，留有一卵圆形的孔，称卵圆孔。卵圆孔的位置低于第二房间孔，两孔呈交错重叠状。第一房间隔较薄，上部贴于左心房顶部的部分逐渐消失，其余部分从左侧覆盖于卵圆孔上，称卵圆孔瓣。

在胎儿期，左、右心房功能上的分隔具有重要生理意义。当心房舒张时，大量血液由上、下腔静脉流入右心房，因此时的肺循环尚不起作用，左心房回流血液较少，故右心房的压力远大于左心房，卵圆孔与卵圆孔瓣的存在，使右心房中来自脐静脉的含氧量较高的血液能够推开卵圆孔瓣，经由卵圆孔、第二房间孔直接分流入左心房，经左心室进入体循环；左心房的血液却因卵圆孔瓣的覆盖而不能流入右心房。当心脏收缩时，血流压力迫使第一隔与第二隔互相贴紧，使卵圆孔完全封闭，此种情况一直维持到胎儿出生。胎儿出生后，肺循环建立，从肺静脉进入左心房中的血液压力反而较由上、下腔静脉进入右心房中的血液压力为大，促使第一隔与第二隔贴连，最后融合形成永久性的房间隔，使卵

圆孔完全封闭，成为卵圆窝，左、右心房血液便完全分隔而不相混，这个过程约于生后第3个月完成。

常见畸形 心房分隔过程中，房间隔发育不全或吸收过多可造成不同类型的房间隔缺损，是最常见的先天性心脏病。另外，房间隔不发生，形成单心房先天性心脏畸形。

（杨耀琴）

yuánshǐ xīnshì fēngé

原始心室分隔 （septation of primitive ventricle）

原始心室被室间隔分隔为左心室和右心室的过程。

人胚第4周末，原始心室底部组织向腔面增生，形成一个较厚的半月形肌性隔膜，即室间隔肌部。它持续地向心内膜垫延伸，其上缘凹陷，与心内膜垫之间留有一孔，称室间孔，使左、右心室相通。至第7周，由于动脉干与心动脉球内部形成左、右球嵴，并向下延伸，分别与肌性室间隔的前缘和后缘融合，关闭室间孔上部的大部分；室间孔其余部分则由心内膜垫的结缔组织所封闭，三者共同形成室间隔膜部。至第8周末，左、右心室完全分隔（见原始心房分隔图）。与此同时，左、右心室也不断地向两侧扩展，以致在心脏的外表面，与室间隔相对应处出现一道浅沟，称室间

沟，使心脏在外观上也有左、右心室之分。

许多基因突变均可导致心室发育不全，胚胎死亡。可能影响心室肌发育过程的基因包括转录因子 *N-myc*、*RXR*、*WT-1*、*TEF-1* 和细胞表面受体 gp130 等。心室发育及分隔过程中，室间隔发育不全可造成不同程度的室间隔缺损，以室间隔膜部畸形最为多见，另外可发生室间隔缺如三腔心等先天心脏畸形。

（杨耀琴）

xīnqiú fēngé

心球分隔 （septation of the bulbus cordis）

原始心室头端的一个巨大结构被球嵴分隔为升主动脉和肺动脉干的过程。

心球为心管头端的膨大。其头侧延伸部分较细长，称为动脉干，与动脉囊相连；中段较膨大，为心动脉球；尾端并入心室。人胚第5周，动脉干和心动脉球内膜的心胶质和间充质细胞局部增生，与内皮细胞一起形成一对上下连续相对生长的螺旋状纵嵴，称球嵴。两嵴逐渐向中线靠拢并向心室延伸，约在第8周融合成一个螺旋形的隔膜，称主动脉肺动脉隔，将动脉干和心动脉球分隔为升主动脉和肺动脉干（图）。因为主动脉肺动脉隔为螺旋状，故肺动脉干呈扭曲状围绕升主动

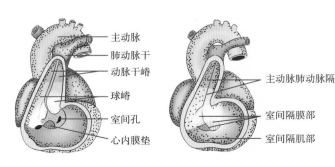

图 动脉干与心动脉球分隔

脉,其根部在升主动脉的右侧,中段绕过升主动脉的腹面,上段到达升主动脉的左侧。随着心球尾端逐渐并入心室壁,心球分别成为成体右心室的动脉圆锥和左心室的主动脉前庭,它们分别与肺动脉干和主动脉相连接。球嵴尾端的结缔组织向心室推进,参与室间隔膜部的形成。主动脉干和肺动脉干的起始部内膜皱褶,形成半月瓣。

在胚胎发育过程中,从神经嵴分化而来的神经嵴细胞对于心球和动脉干的分隔至关重要,这群细胞称为心脏神经嵴细胞。大量基因参与心球的分隔过程,如缝隙连接蛋白43(Cx43)、内皮素-1(ET-1)及其转化酶、转化生长因子-β_2(TGF-β_2)等,这些基因缺陷引起的心脏畸形相似,且与心脏神经嵴细胞的异常有关。心球分隔过程中,螺旋状球嵴发育异常或不发生,可引起多种大动脉畸形及室间隔缺损,如动脉干永存、法洛四联症、大血管错位等,约占先天性复杂性心血管畸形发生率的25%。

(杨耀琴)

xīnzàng bànmó fāshēng
心脏瓣膜发生(development of cardiac valve)

心房与心室之间或心室与动脉间瓣膜的形成过程。心脏房室口和动脉开口处心内膜下方间充质增生形成房室瓣和半月辦。

发生过程及机制 房室瓣位于心房与心室交界处,包括二尖瓣和三尖瓣。人胚第5周末,心内膜垫融合后,房室管被分隔成左右两个房室孔。在房室孔四周心内膜下方的间充质细胞增生,与内皮细胞一起形成朝向心室的突起,称瓣膜隆起。早期的瓣膜隆起外形粗钝,心室面一度有大量心肌,并与心室壁的肌柱相连。以后瓣膜隆起变薄,基部变宽,心室面的心肌逐渐消失变成薄形的瓣,与瓣尖相连的肌柱退化消失,代以致密结缔组织形成的腱索,而与心室壁相连续的肌柱保留,增粗形成乳头肌(图)。腱索是支柱结构,乳头肌的收缩可拉紧腱索,从而对抗心室收缩时血液对瓣膜的压力,防止瓣膜突入心房,导致血液由心室流入心房。左房室中形成两个叶状的二尖瓣,右房室中则形成三尖瓣。当螺旋形的动脉球嵴将动脉干和心球分隔为主动脉和肺动脉干时,在两条动脉的开口处,亦即心球与动脉干交界处,内皮下的心胶质和间充质局部增生,连同表面的内皮各自形成3个瓣膜隆起,朝向动脉的一面,由于血流的作用根部凹陷变空如袋状,逐渐形成3个半月形的薄膜状瓣膜,称半月瓣,包括主动脉瓣和肺动脉瓣。半月瓣可阻止心室收缩和舒张时血液倒流。

覆盖在将来心脏瓣膜形成位置的内皮细胞特化、分层、分化并迁移进入心脏胶质内,在其中增殖并分化为间质细胞,这一过程被称为内皮间质转化。间质细胞与心脏胶质共同扩展膨大,经过进一步分化、凋亡和细胞外基质的重构最终形成了由单层上皮细胞层和中央基质(以胶原、弹性蛋白、糖胺聚糖为主要成分)共同构成的薄而坚韧的心脏瓣膜。*hey* 基因为 *hairy* 相关基因家族的亚基因家族,具有转录因子活性。*hey1* 和 *hey2* 双敲除小鼠仅有很少的细胞能进行内皮间质转化,*hey2* 基因在心内膜垫重构形成瓣膜的过程中起一定作用,对房室瓣的形成是必需的。

常见畸形 心脏瓣膜畸形较为常见的是肺动脉瓣狭窄,多为单纯性肺动脉瓣狭窄,表现为瓣叶增厚、粘连,常伴有右心室不同程度的肥大;三尖瓣闭锁是由于心内膜垫组织太少,不足以形成三尖瓣,致使右心房与右心室不相通。

(杨耀琴)

dòngmài fāshēng
动脉发生(development of artery)

早期胚体中胚层内的原始血管随着心脏发生和血流动力学的变化,逐渐演变为成体动脉的过程。

人胚第3周末,当心脏发生时,血管也开始出现。心管的头侧是主要输出血管或主动脉的起始部位,与心管形成相似,中胚层细胞索沿着发生血管的部位集结,然后在这些细胞索的中心出现腔隙,形成单层内皮细胞管。在将要形成主要血管处,最初出现的是一些小血管网,随着心脏的发生和血流动力学作用,这些小血管中的一部分逐渐扩大变直,形成主要血管,管壁逐渐增厚,有结缔组织和平滑肌细胞环绕。胚胎早期咽的腹侧从心管向头侧

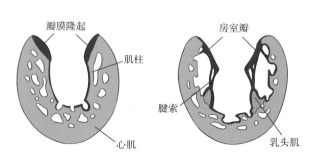

图 房室瓣的发生

延伸形成一对腹主动脉，并围绕咽壁向外侧和背侧弯曲，穿过鳃弓，形成数对弓动脉，最后转向尾侧，走行于原始消化管的背侧，形成一对背主动脉。背主动脉沿途发出许多分支，几乎延及胚体全长。人胚早期动脉都是左右对称的，随着胚胎生长和胚体内各个器官的发育与转位，原始动脉也随之经历了不同的消长变化，最后演变成为接近成体状态的动脉（见原始心血管系统）。

（杨耀琴）

gōngdòngmài fāshēng

弓动脉发生（development of aortic arch）

位于早期胚胎头端两侧，分别穿行于相应鳃弓内动脉的形成过程。脊椎动物胚胎鳃弓内先后形成 6 对弯曲的动脉，它们连通腹主动脉和背主动脉，称弓动脉。随着胚胎的发育，一部分弓动脉演变为成体近心大动脉，另一部分退化消失。

发生过程 人胚第 4 周时，随着左右两心管的合并，其头端左右两腹主动脉的根部融合成为动脉囊。腹主动脉向前延伸，在咽的两侧穿过第 1 对鳃弓，与同侧的背主动脉相通连，称第 1 弓动脉。以后在第 2~4 对鳃弓中相继发生第 2~4 对弓动脉。第 5 和第 6 对动脉弓发生稍晚。这样，胚胎早期先后出现 6 对弓动脉，均发自动脉囊。通过弓动脉，血液从位于腹侧的心脏流入位于背侧的胚体循环主干背主动脉。在哺乳动物胚胎内，6 对弓动脉并不同时存在，常在后一对出现时，前一对已退化或已发生演变，最后的 1 对弓动脉约于第 6 周形成，此时，最初的 2 对弓动脉已大部分退化。胚胎第 6~8 周，弓动脉及相连的动脉经过合并、退化等变化，演变为成体近心大动脉的

基本布局（图）。

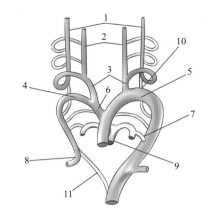

图 弓动脉的演变

注：1. 颈内动脉；2. 颈外动脉；3. 颈总动脉；4 锁骨下动脉；5. 主动脉弓；6. 无名动脉；7. 动脉导管；8. 第 7 节间动脉；9. 肺动脉；10. 颈动脉导管；11. 闭锁的右背主动脉

第 1 和第 2 对弓动脉大部分退化，留下小部分，其中第 1 对弓动脉残基形成上颌动脉，第 2 对形成镫骨动脉。与第 1 和第 2 对弓动脉相通的背主动脉根部仍保留。第 7 周，第 3 对弓动脉左右各长出一个新支，向头端延伸形成一对颈外动脉，颈外动脉将第 3 弓动脉分为内外两段，内侧段及与之相连的部分动脉囊共同形成颈总动脉；外侧段及与之相续的头端背主动脉共同形成颈内动脉。第 3 和第 4 对弓动脉间的一段背主动脉退化消失。第 4 对弓动脉在胚体内左、右分化不对称，左侧第 4 对弓动脉与动脉囊的左半以及与其相连的一段尾侧背主动脉共同形成主动脉弓；右侧第 4 对动脉弓演变成右锁骨下动脉的近侧部，右锁骨下动脉的远侧部来自右侧背主动脉及右第 7 节间动脉。动脉囊的右半增长形成无名动脉（又称头臂动脉）。第 5 对弓动脉发生后很快退化，有

的甚至不发生。第 6 对弓动脉左右各发出 1 个分支伸向肺芽，形成左右肺动脉。左右变化不对称，右侧第 6 对弓动脉的近侧段形成右肺动脉，远侧段则退化；左侧第 6 对弓动脉的近侧段形成左肺动脉，远侧段形成胎儿时期连通于左肺动脉和背主动脉之间的动脉导管。因此，在胎儿期，从右心室入肺动脉的血液绝大部分经动脉导管流入主动脉，只有少量流入肺。动脉导管至胎儿出生肺部循环正式建立后，方渐萎缩变成动脉韧带。

发生机制 在胚胎发育过程中，神经嵴细胞可分化成多种细胞，它们迁移至鳃弓，对所有鳃弓衍生物的结构发生均起着重要作用。心脏神经嵴细胞起源自相当于中耳基板到第 3 体节的神经嵴，通过咽周区迁移至第 3 对鳃弓、主动脉弓、心脏流出道及近端大血管，与大动脉的正常分隔、分配有关，也参与膜部室间隔与心内膜垫的形成。神经嵴细胞在未来的弓动脉区聚集是促进弓动脉改建的关键过程。对鸡胚心脏神经嵴细胞在迁移前进行消融可导致主动脉弓离断等多种心血管畸形。小鼠第 3、4、6 对弓动脉高表达 Foxc2 mRNA，*Foxc2* 基因被认为在心血管和体节的发生上有不可替代的作用。左第 4 对弓动脉经历了广泛的形态学改建参与主动脉弓的形成，其他弓动脉仅与主动脉弓的分支动脉形成有关，Foxc2 蛋白在左第 4 对弓动脉的形态改建过程可能涉及动脉的外延扩张，为左第 4 对弓动脉广泛改建所必需，缺乏 *Foxc2* 的小鼠左第 4 对弓动脉在主动脉弓重塑过程中可能退化，引起主动脉弓离断畸形。人 *Foxc2* 基因突变已成为多器官发育畸形的重要致

病基因，人类染色体 22q11 的删除可能引发左颈总动脉和左锁骨下动脉间的主动脉弓缺失。人与小鼠的 Foxc2 蛋白有 95% 以上的同源性，推测某些人的主动脉弓离断畸形与该基因的异常相关。

常见畸形　弓动脉在胚胎发育过程中参与近心大血管的形成，其发育异常可引起不同形式的先天性血管畸形，如双主动脉弓畸形是由于右侧第 7 节间动脉分支以下至左右两背主动脉相融合处的背主动脉没有退化所造成；右主动脉弓是由于右侧第 4 对弓动脉及其相连的背主动脉均保留，而左侧相应部分的血管消失所致，常见畸形还有动脉导管未闭。

（杨耀琴）

bèizhǔdòngmài fāshēng

背主动脉发生（development of dorsal aorta）

早期胚体动脉主干的产生。位于胚体原始消化管背侧的一对原始动脉，沿中轴向胚体尾端走行，形成背主动脉，沿途发出许多分支，是早期胚体的主要动脉。

发生过程　人胚第 4 周，原始消化管背侧、脊柱腹侧的中胚层内出现一对纵行血管，沿中轴向胚体尾端走行，与胚体同长，发育成为背主动脉，在胚体的头端，背主动脉借 6 对弓动脉与心管头端膨大的动脉囊相连接。第 4 周末，左右两背主动脉自咽以下合并成一条降主动脉，以后分别演变为胸主动脉、腹主动脉与骶中动脉。在胚体尾部又分为 2 支，即髂总动脉。背主动脉沿途发出许多分支（见原始心血管系统图），分为 3 组：①背侧组：为背主动脉的背外侧分支，约 30 对，有规律地排列在每对体节之间，故称节间动脉，主要分布在体壁及脊髓。左右两侧的节间动脉围

绕椎体腹外侧行走，不久分为背腹两支，背支也称后支，向后走行，分布于脊髓和背部体壁的皮肤和肌肉；腹支也称前支，开始较小，很快发育形成主支，分布到外侧及腹侧体壁。颈部的第 7 对节间动脉参与锁骨下动脉远侧端的形成（见弓动脉发生）。②腹侧组：为背主动脉向腹侧卵黄囊和肠管发出的分支。主要为数对卵黄动脉和一对脐动脉。卵黄动脉沿卵黄囊分布，当成对的背主动脉合并为一条降主动脉时，卵黄动脉也合并成为降主动脉的 3 个分支，即腹腔动脉、肠系膜上动脉和肠系膜下动脉，供应前肠尾部和中肠和后肠演变来的器官。脐动脉由背主动脉腹侧发出，经脐带与胎盘联系，随着胚体增长，脐动脉也向尾端迁移。在第 4 周末，其根部与背主动脉腰部的第 5 背外侧支发生吻合，吻合点以上的脐动脉萎缩消失，而第 5 背外侧支逐渐增粗成为髂总动脉，吻合点以下的一段则成为髂内动脉，髂外动脉是原位形成的一个新支，以后与髂总动脉连接成为其分支，分布于下肢。出生以后，胎儿与胎盘分离，脐动脉的近段保留成为膀胱上动脉，远段萎缩退化成为脐外侧韧带。③外侧组：为背主动脉的腹外侧分支，左右成对，不按体节排列，数量也较少，这些分支供应所有由间介中胚层演变来的器官，成为肾动脉、肾上腺动脉、卵巢动脉或睾丸动脉。

常见畸形　背主动脉主干发生异常可引起主动脉缩窄等畸形，多发生在动脉导管附近或左锁骨下动脉，引起近端胸主动脉局限性狭窄，病变处管腔变小甚至闭塞，血流受阻。背主动脉的分支可发生异位或数量的异常。

（杨耀琴）

fèidòngmài fāshēng

肺动脉发生（development of pulmonary artery）

把静脉血由心脏导向肺的动脉的形成过程。第 6 对弓动脉分支伸入肺芽，经过不对称分化形成左右肺动脉的过程。其近心端起于肺动脉干（见心球分隔），由第 6 对弓动脉的分支发育形成。左右两支第 6 对弓动脉近心端发出分支长入发育中的肺内，形成左右肺动脉。左右发育不对称，左侧第 6 对弓动脉的近侧段及其分支形成左肺动脉，远侧段保留，演变为连接左肺动脉与背主动脉的动脉导管；右侧第 6 弓动脉的近侧段形成右肺动脉，远侧段则退化（见弓动脉发生）。肺动脉发育不全较为少见，先天畸形包括肺动脉干缺如、右肺动脉或左肺动脉近段缺如、肺动脉异常起源和肺动脉狭窄等，常伴有其他心血管畸形发生。

（杨耀琴）

sìzhī dòngmài fāshēng

四肢动脉发生（development of artery to limb）

随着上肢芽和下肢芽的形成，锁骨下动脉和髂外动脉伸入其中，分别形成上下肢主干血管的过程。

上肢动脉由锁骨下动脉的延续支发育而来。第 4 周末，随着上肢芽的发生，两侧锁骨下动脉伸入上肢芽成为上肢的轴心血管。当上肢芽伸长发育成为上臂和前臂时，轴心血管也相应伸长，由近至远，依次成为腋动脉、肱动脉、骨间前动脉，其远端形成血管丛，称腕丛。不久，又从肱动脉发出正中动脉、尺动脉和桡动脉。当尺动脉和桡动脉发育成为前臂的主要血管，并和腕丛一起形成手掌动脉弓后，原来的骨间前动脉和正中动脉都先后与腕丛失去联系而成为较小的血管。肱

动脉的深支和分布到肘与肩的一些血管发生稍晚。

下肢动脉最初由下肢芽基部的脐动脉发出。约第 6 周，两侧脐动脉各形成一支坐骨动脉伸入下肢芽，成为下肢动脉的主干，其远端形成足部血管丛。不久，髂外动脉又发出分支伸入下肢而成为股动脉，并在远侧端与坐骨动脉相连接，原来的坐骨动脉的近侧段逐渐萎缩，演变成臀下动脉；远端形成与股动脉相连续的腘动脉和腓动脉。股动脉从而代替了坐骨动脉，逐渐发育成为下肢的轴心血管。胫后动脉是腘动脉下端连续的主干，胫前动脉发生较晚，为腘动脉的分支。胫前动脉与胫后动脉平行，两者在足部连接形成足部动脉弓（图）。下肢的动脉血管的发育约在第 3 个月完成。

（杨耀琴）

jìngmài fāshēng
静脉发生 （development of vein）
早期胚体内出现的卵黄静脉、脐静脉和主静脉，经过复杂的变化，逐步演变为成体静脉系。

发生过程 人胚第 22 天，随着心脏舒缩的发生，早期的 3 套血液循环，即卵黄循环、尿囊循环（后来发育为脐循环）和胚体循环同时建立（见原始心血管系统）。在动脉发生的同时，胚体内出现了 3 对主要静脉，即卵黄静脉和脐静脉各一对，分别收集来自卵黄囊和绒毛膜的血液；总主静脉一对，为前主静脉和后主静脉 2 个属支汇合而成，分别收集胚体上半身和下半身的血液。3 对静脉分别通连于心管尾侧端的左、右静脉窦（图 1）。起初，静脉的发生和分布与动脉相对应，但在整个胚胎发育过程中，受遗传因素和周围器官发育的影响，静脉的变化更为复杂，不仅最后常成单存在，而且其变异和畸形的发生率更多。

卵黄静脉和脐静脉演变 与肝的发生密切相关。人胚第 4 周时，成对的卵黄静脉和脐静脉行经前肠腹面进入心管尾端的静脉窦，此时前肠尾端内胚层发出的肝憩室已开始发育长大。逐渐生长扩大的肝首先将左右两支卵黄静脉部分吸收，并把它划分为 3 段（图 2），头段称为左、右肝心管，成为肝血窦汇入静脉窦的总支；中段形成肝血窦，尾段与肝门静脉形成有关（见肝门静脉发生）。当肝继续增大时，外侧的脐静脉也与肝血窦产生新的吻合和联系，致使由脐静脉来的血液进入肝血窦，结果使脐静脉的近心端因血流量的减少而萎缩退化。与此同时，由于脐带内部左、右脐静脉产生合并，右脐静脉消失，导致由胎盘来的血液均从左脐静脉入肝，经右肝心管进入静脉窦右角，从而在左脐静脉和右肝心管之间的这部分肝血窦逐渐扩大汇成一条直捷通路，称静脉导管。久之，右肝心管因接受大部分血流量而变得粗大，左肝心管因受血量少而变得细小成为左肝静脉。右肝静脉是由右侧的相应分支形成的，左右肝静脉均汇入右肝心管，右肝心管逐渐发育形成下腔静脉的肝段，左右两肝静脉成为注入下腔静脉的属支。

主静脉演变 主静脉是汇集主动脉所供应各部胚体血液回心的血管。人胚第 4~8 周，先后发生 3 对静脉：①总主静脉，分别由两侧的前主静脉和后主静脉汇合形成。②下主静脉。③上主静脉。这 3 对静脉与上腔静脉和下腔静脉及其属支的形成有关，它们在胚胎体内纵向走行，彼此平行并相互产生横行吻合。

前主静脉发生于人胚第 4 周胚体头侧的中胚层内，起初很短，随着心脏位置的下降而有所增长，其主要变化为：头段与硬膜静脉窦形成有关，中段形成颈内静脉

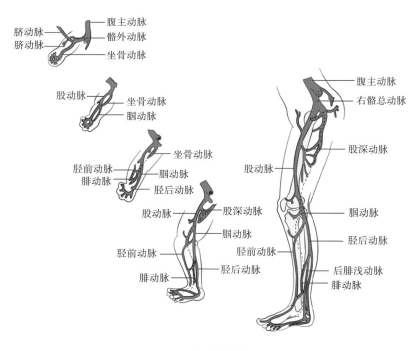

脐动脉
脐动脉
腹主动脉
髂外动脉
坐骨动脉

股动脉
坐骨动脉
腘动脉

坐骨动脉
胫前动脉
腘动脉
腓动脉
胫后动脉

股动脉
胫前动脉
腓动脉

腹主动脉
右髂总动脉

股深动脉
股深动脉
腘动脉
胫前动脉
胫后动脉
后腓浅动脉
腓动脉

图　下肢动脉的发生

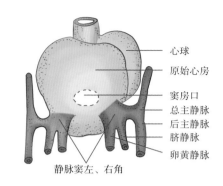

图1　胚胎主要静脉与静脉窦关系（背侧面）

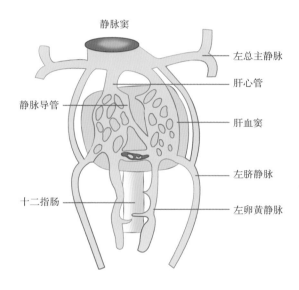

图2　卵黄静脉与脐静脉的演变（腹侧面）

与头臂静脉，尾段参与形成上腔静脉。后主静脉是早期胚体内循环的回流血管，主要分布在中肾内，当中肾退化时，后主静脉的大部分也随之退化，代替后主静脉行使功能的血管是下腔静脉。右侧后主静脉的头端部分保留成为奇静脉根部；左右两后主静脉在尾端形成髂吻合。髂吻合和左、右后主静脉的尾端共同形成左髂总静脉和右髂总静脉以及髂外静脉和髂内静脉。下主静脉走行于中肾的腹侧，并不直接通入心脏，而是借与后主静脉的连接而间接与心脏相通；上主静脉是最后发

生的1对血管，位于中肾背部、后主静脉的内侧，借横向吻合支与后主静脉相连接。下腔静脉的形成与上下两主静脉密切相关（见下腔静脉发生）。

常见畸形　胚胎发育过程中静脉的发生复杂多变，因此，发生变异和畸形的机会较多，如双上腔静脉、左上腔静脉、双下腔静脉及下腔静脉缺如等。

（杨耀琴）

shàngqiāngjìngmài fāshēng

上腔静脉发生（development of superior vena cava）　位于上纵隔右前部，由左右两头臂静脉

在有第1胸肋结合处后方合成的静脉的形成过程。

人胚第5周，在颈部原始胸腺附近发生一个血管丛，血管丛逐渐伸展与左右两侧的前主静脉相连接，形成一条斜行的吻合支，将左前主静脉的血液导向右前主静脉，从而使左右两侧的前主静脉尾段及与之相连的总主静脉发生了不同的变化。右前主静脉渐趋发达，至第8周末，斜行吻合支以下的右前主静脉与右总主静脉共同形成上腔静脉，而上段则形成一小段右头臂静脉，其余发育为颈内静脉，并与颈外静脉及锁骨下静脉等相连接，成为颈部的主要静脉血管系统。左前主静脉的斜行吻合支的以下部分，上段形成最上肋间静脉的一部分，中段萎缩消失，下段和左总主静脉共同形成左房斜静脉；在斜行吻合支以上的一段左前主静脉则形成左颈内静脉，斜行吻合支本身形成左头臂静脉（图）。左侧前主静脉若未退化，则演变为左侧上腔静脉，变成双上腔静脉；若右前主静脉和相连的右总主静脉退化，左侧的前主静脉和相连的左总主静脉一起演变为上腔静脉，则形成左上腔静脉。

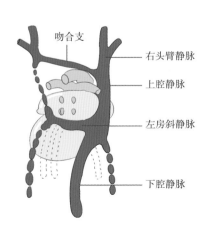

图　上腔静脉的演变（背侧观）

（杨耀琴）

xiàqiāngjìngmài fāshēng

下腔静脉发生 （development of inferior vena cava）

收集下肢、盆部和腹部静脉血，由卵黄静脉、后主静脉、上主静脉和下主静脉等演变成的静脉的形成过程。下腔静脉发生较为复杂，不仅与3对主静脉（后主静脉、上主静脉和下主静脉）密切相关，也和卵黄静脉和脐静脉有关。下腔静脉共由4段组成：①下腔静脉的肝段：来自右卵黄静脉头端形成的右肝心管及其向下延伸的部分。②下腔静脉的肾前段：来自左右下主静脉吻合部及与其相连的头侧右下主静脉。③下腔静脉的肾段：由右下主静脉与右上主静脉吻合支所形成；与此相对应的左侧吻合较狭小，成为左肾静脉。④下腔静脉的肾后段：由右上主静脉的尾段形成（图）。由于上主静脉的尾端与髂总静脉及其属支相连接，于是将下肢、盆部、腹部脏器的全部血流运回至心脏，也由于上述一系列变化，使下腔静脉的位置偏向身体右侧。

常见畸形有双下腔静脉：由于左侧上主静脉的尾段没有退化，形成左下腔静脉所致；下腔静脉缺如：由于下腔静脉的肾前段未能与肝段相连接，而是和奇静脉相通连，由于奇静脉通入上腔静脉，因此全身下半部的血流经奇静脉由上腔静脉注入右心房，这种异常伴有其他心脏畸形。

（杨耀琴）

fèijìngmài fāshēng

肺静脉发生 （development of pulmonary vein）

把动脉血由肺送回心脏的静脉的形成过程。肺静脉及其属支的形成及部分被吸收并入左心房的过程。

人胚第6周，在左心房背壁靠近第1房间隔左侧的中胚层内发生一个静脉血管，称肺静脉，当肺静脉向肺芽延伸时，与来自肺芽中胚层发生的4个血管相连接，后者成为肺静脉的4个属支。当左心房扩大时，肺静脉及其相连的4个属支均被心房背壁吸收而并入左心房，成为左心房背侧壁的一部分（固有部），这部分左心房腔面显得十分平滑，原始左心房变为左心耳。因此，成体心房背壁有4个肺静脉的开口，偶有1～3个开口的变异发生。

（杨耀琴）

gānménjìngmài fāshēng

肝门静脉发生 （development of portal vein）

在第2腰椎右侧、胰头后方，由肠系膜上静脉和脾静脉汇合而成的一支粗短静脉干的形成过程。由卵黄静脉经演变形成介于腹腔脏器毛细血管与肝血窦之间的肝门静脉系统。

人胚第4周，成对的卵黄静脉和脐静脉行经前肠腹面进入心管尾端静脉窦。此时前肠尾段内胚层发生的肝憩室已开始长大，处在逐渐发育形成肝的过程中，肝憩室首先触及卵黄静脉，迅速将其破坏、吸收、改建，形成许多不规则的腔隙，即未来的肝血窦。于是，左、右卵黄静脉被肝划分为3段，其演变各不相同，头段成为肝血窦汇入静脉窦的总支，称为左肝心管和右肝心管；中段形成肝血窦；尾段则参与肝门静脉形成。人胚第4周末，左和右卵黄静脉的尾段在肝憩室下缘，围绕十二指肠形成3个横向交通支，头尾两个交通支位于十二指肠腹侧，中间交通支位于十二指肠背侧（图A），从而形成了两个静脉环。当胃和十二指肠转位、伸长至成人状态时，头侧环的左支和尾侧环的右支萎缩退化，留下的卵黄静脉及其交通支吻合形成一条S形的血管，即为肝门静脉原基（图B）。肝门静脉系包括肝门静脉及其属支——肠系膜上静脉、下静脉和脾静脉。肠系膜上静脉的形成有两种观点：一种认为是就地产生的新支；另一种认为是由中交通支以下的右侧卵黄静脉的尾端部分延伸而成。肠系膜下静脉和脾静脉都是就地形成的新支，在肠祥形成时和肝

图　主静脉的演变与下腔静脉的形成

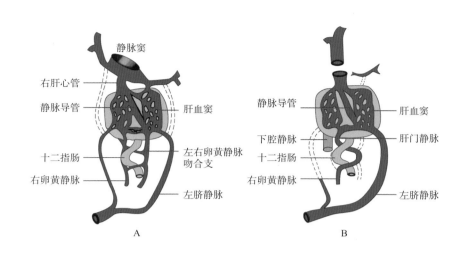

图 卵黄静脉的演变与肝门静脉的形成

门静脉相连接，共同将胃、肠道的血液注入肝血窦。

（杨耀琴）

línbā xìtǒng fāshēng

淋巴系统发生（development of lymphatic system）

由淋巴管道、淋巴组织和淋巴器官组成的系统的形成过程。胚胎时期发育中的静脉管内皮向外突出形成囊状突起，脱离静脉并沿体内主要静脉延伸和分支，从而形成淋巴系统。

淋巴管的发生与静脉关系密切。人胚第5~8周，在颈部、髂部与腹部间质组织内先后出现膨大的盲囊，由发育中的静脉管内皮向外形成的囊状突起或是由静脉周围的间充质形成的一些内皮性裂隙汇合而成，称为原始淋巴囊；共有6个：①颈淋巴囊一对，约在人胚第5周，前主静脉在颈部发生一些原始血管丛，其中一部分小内皮管脱离静脉，至第7周，它们又复通入前主静脉（后发育为颈内静脉）与锁骨下静脉相交界处。②髂淋巴囊一对，发生较晚，约在第8周末，发生在髂静脉与后主静脉连合处，开口

于髂静脉，将来与胸导管互相连接后，即与静脉失去联系。③腹膜后淋巴囊一个，第8周末，发生在腹后壁的肠系膜根部。④乳糜池一个，发生于腹膜后淋巴囊的背侧。

原始淋巴囊沿体内主要静脉进一步延伸和分支形成淋巴管。颈淋巴囊最先发生，接着在腋部也出现类似的淋巴囊，两个淋巴囊沿颈静脉与锁骨下静脉走行和分布时，逐渐延伸成为头、颈部和上肢的淋巴管。髂淋巴囊则沿髂静脉延伸到下肢和盆、腹部，形成直肠和会阴部的淋巴管，腹膜后淋巴囊沿肠系膜根部延伸，形成除直肠以外的

胃肠道淋巴管。在两肾之间的背侧体壁发生的淋巴管丛，将进一步形成肾后淋巴管。胚第9周，体内淋巴管系统基本已经形成。颈淋巴囊向下延伸和乳糜池连接形成一对原始胸导管，不久，左和右原始胸导管之间产生了新的吻合支，使体内淋巴流向发生了改变。左侧原始胸导管的头段、吻合支以及右侧原始胸导管的尾段共同组成了胸导管；右侧原始胸导管的头段演变形成右淋巴导管，胸导管和右淋巴导管在颈内静脉与锁骨下静脉之间的夹角处汇入左、右头臂静脉（图）。成体乳糜池是由胚胎性乳糜池的上部演变来的，在发育中还接受肠系膜淋巴囊和髂淋巴囊的分支，导入胸导管。胎儿3个月时，所有淋巴囊都成为淋巴管。淋巴管的

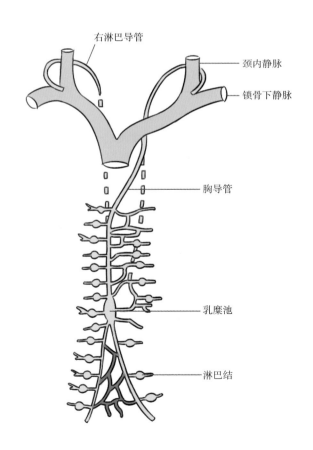

图 胸导管与右淋巴导管的形成

瓣膜，最先出现于第 8 周的左侧颈淋巴囊，至第 5 个月，淋巴管的大部分均已出现具有功能性的瓣膜。原始胸导管是成对的，因此，成体胸导管在行程和起止方面均可出现许多变异。

（杨耀琴）

tāi'ér chūshēng qiánhòu de xuèyè xúnhuán

胎儿出生前后的血液循环

（fetal circulation before and after birth） 胎儿血液循环从依赖母体到出生后的独立存在，具有与成体的血液循环不同的特点，伴随着胎盘血循环中断和肺开始呼吸，新生儿的血液循环模式发生了巨大变化。

发生过程 生活于母体子宫腔内的胎儿，其营养代谢和气体交换均需通过胎儿脐血管与母体子宫血管在胎盘内经渗透进行交换。即胎儿血液经脐动脉输送至胎盘绒毛膜毛细血管网，与母体血液进行物质交换，而含有 80% 氧和营养物质的血液，经由脐静脉回流进入胎儿体内。脐带内左右脐静脉产生合并，右脐静脉消失，最终导致由胎盘来的血液均从左脐静脉入肝。脐静脉的血流越来越多的经过肝的血管流回心脏，于是整个右脐静脉和左脐静脉的近心段逐渐萎缩消失。穿行于肝内的这部分肝血窦逐渐扩大汇集成静脉导管，其走向是从肝的左下方斜行至肝的右上方穿过肝。这样，来自左脐静脉的血液少部分流入肝血窦，与来自肝门静脉的血液会合后，经肝静脉注入下腔静脉，大部分则经静脉导管直接流入下腔静脉。在脐静脉入肝处，静脉导管壁内有一个括约肌装置，受迷走神经支配，当括约肌舒张时，大部分血流进入静脉导管；括约肌收缩时，则进

入肝血窦，储存于肝内。因此，括约肌对脐静脉进入肝的血流量具有调节作用，使子宫回流胎心的血流量保持相对稳定。此外，下腔静脉还汇集了来自盆部、腹部脏器以及下肢的血液，其含氧量较少。由下腔静脉汇入右心房的血液由于受下腔静脉瓣和第 Ⅱ 房间隔下缘的引导作用，大部分经卵圆孔进入左心房，与来自肺静脉的少量血液会合后进入左心室；小部分血液与来自上腔静脉的血液会合后直接进入右心室。进入左心室内的含氧较高的血液大部分经升主动脉及其分支分布到头、颈、心脏和上肢等部分，以保证胎儿头部发育的需求，小部分流入降主动脉。进入右心室的上腔静脉及心脏冠状窦的回流血液，含氧量均较少，由肺动脉导出。由于胎儿肺无呼吸功能，故肺动脉血只有少部分（5% ~ 10%）进入肺，大部分（90% 以上）经动脉导管注入降主动脉，降主动脉中的血液含氧量降至58% 左右，分布到胸腹盆部脏器

以及下肢，最后由脐动脉返回到胎盘。

胎儿与母体间的血液循环平均每分钟 1 次，周而复始，使胎儿的营养和氧气得到更新，以保证胎儿良好的生长发育。胚胎期间，右心房虽然含有上、下腔静脉的回收血液，但两者并不相混合，而是按血流动力学规律的导向，各自分流入右心室或左心房。胎儿的头部和肝无论在重量和体积方面均较大，这和它们在循环途径中优先获得较多的氧和营养物质有关。肺虽然经历正常发育，但肺循环直至出生后才开始启动。

出生后血液循环的改变 胎儿出生后，由于脐带离断，胎盘供血停止。胸腔扩大产生负压，肺呼吸开始，肺组织很快地充满空气，肺动脉内的血液大量涌入肺内血管。同时，肺组织释放缓激肽，致使肺静脉扩张和动脉导管收缩，并最终关闭。动脉导管闭锁的过程如下：管壁的平滑肌发生收缩，内弹性膜破裂，使中膜平滑肌细胞进入内膜，平滑肌

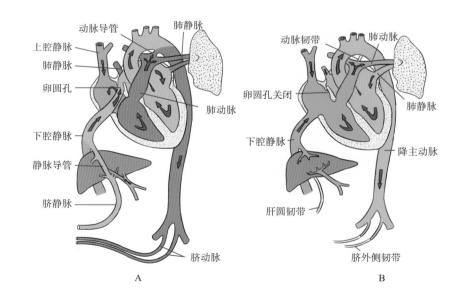

图 胎儿血液循环

注：A. 出生前；B. 出生后

细胞和内膜不规则地增生加厚形成内膜垫突入腔内，使管腔变窄；由肺动脉干来的血流途经动脉导管的狭窄管道而引起局部血流高压，加之血栓的形成，使管腔逐渐堵塞，约在出生后 3 个月，结构上完全闭锁成为动脉韧带。由于动脉导管的关闭，进入肺循环的血量迅速增多，引起左心房压力增高。同时，右心房的压力却因胎盘血流中断而减低，于是第一与第二房间隔相互贴近，卵圆孔在功能上自动闭合，约在出生后一年演变成为卵圆窝。脐动脉在胎儿娩出后几分钟即开始发生功能性闭锁，以后在缓激肽作用下，血管壁平滑肌剧烈收缩，内皮和纤维增生，管腔在出生后 2~3 个月逐渐由闭塞转为结构上的闭锁，脐动脉的远端部分形成脐外侧韧带。脐静脉的闭锁稍晚，闭锁过程及影响因素与动脉一致，脐静脉闭锁形成肝圆韧带。静脉导管随着脐静脉的闭锁也逐渐退化为位于肝背面的静脉韧带。

常见畸形 动脉导管未闭和房间隔缺损是发病率最高的先天性心脏病。

（杨耀琴）

先天性心血管畸形 （congenital cardiovascular malformation）

胎儿期心及大血管在母体内发育异常（发育障碍）以及出生后本应退化却未能退化的组织所致的心血管结构畸形与功能异常。是最常见的一类先天性畸形，发生率占活产婴儿的 7‰~10‰，在学龄儿童中约为 2.5%，在住院的成年心脏病患者中约占 10%，仅次于冠状动脉粥样硬化性心脏病、风湿性心脏病及肺源性心脏病而位居第 4 位。房间隔缺损、室间隔缺损、肺动脉瓣狭窄、动脉导管未闭、法洛四联症及心内膜垫缺损等是先天性心脏病中最常见的类型。

先天性心血管畸形具体的发病机制尚不完全清楚，但遗传和环境因素已被证实是其主要病因。30%的染色体异常伴有心脏畸形，如 50%的 21-三体综合征（唐氏综合征）患者合并间隔缺损，包括房间隔缺损、室间隔缺损和房室间隔缺损；单基因突变也可引起先天性心血管畸形，包括综合征型和非综合征型。马方综合征（Marfan syndrome） 是由 *FBN*1 基因突变引起结缔组织病变，主要累及眼睛、骨骼和心血管系统（表现为主动脉根部扩张或升主动脉夹层动脉瘤）。心脏特异转录因子基因 （*nkx*2.5、*gata*4 和 *tbx*5 等） 通过相互作用和调控下游基因，在心脏发育过程中发挥关键作用，它们的表达异常可引起多种心血管畸形发生。环境中的致畸因素，如细胞毒药物、放射线、病毒感染等，尤其在妊娠 2~3 个月时的感染，与先天性心血管畸形发生密切相关。

（杨耀琴）

房间隔缺损 （atrial septal defect，ASD） 由房间隔发育异常而引发的左右心室相通的畸形。是最常见的先天性心脏病，发病率占先天性心脏病的 20%~30%，男女比约为 1:2。可单独存在，也可合并其他的心血管畸形。ASD 因下列胚胎发育异常造成：第一房间隔被过多吸收，造成卵圆孔瓣短小或卵圆孔瓣出现许多穿孔；第二房间隔发育不全，造成卵圆孔过大，致使卵圆孔瓣不能完全关闭卵圆孔 （图）；也可因

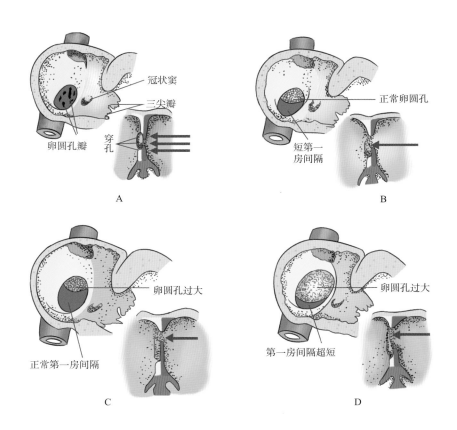

A

B

C

D

图 房间隔缺损形成原因

心内膜垫发育不全，第一房间隔不能与其融合而造成房间隔缺损。以卵圆孔未闭最为常见，发生率占 ASD 总数的 75% 以上。在胚胎心脏发育阶段，任何影响心脏发育的因素均可造成房间隔缺损。加强孕期保健，特别是妊娠早期积极预防风疹、流行性感冒等病毒性疾病，对预防房间隔缺损有积极意义。

(杨耀琴)

shìjiàngé quēsǔn
室间隔缺损（ventricular septal defect，VSD）

由室间隔发育不全而引发的左右心室相通的畸形。VSD 为国外最常见的先天性心脏病，中国的发病率仅次于房间隔缺损，约占先天性心脏病的 20%，男性稍多。VSD 分为膜性室间隔缺损和肌性室间隔缺损两种，膜性室间隔缺损较常见（图），是由于形成室间隔膜部的左、右球嵴延伸部未能与心内膜垫及室间隔肌部融合所致，这三者的任何一部分发生的异常均可造成室间隔膜部缺损，且常伴有球嵴分隔的异常。肌性室间隔缺损较少见，多由于肌性室间隔形成时心肌膜组织过度吸收所造成，可出现在肌性室间隔的各个部位，呈单发或多发。亦有出现室间隔缺如的情况，即室间隔没有发生，形成两房一室的三腔心。由于左心室压力高于右心室，因此室间隔缺

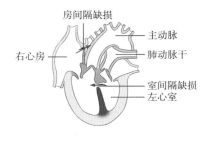

图　室间隔膜部缺损

损时产生左向右分流，缺损直径小于 0.5cm 时，多无临床症状；缺损大时可伴显著肺动脉高压。

(杨耀琴)

Fǎluòsìliánzhèng
法洛四联症（tetralogy of Fallot）

由动脉干于心球分割不均引起的包括肺动脉狭窄、室间隔缺损、主动脉骑跨和左心室肥大四种异常的先天性心血管畸形。

人胚第 5 周，动脉干和心动脉球内膜下组织局部增厚，形成两个螺旋状相对生长的纵嵴，两嵴逐渐向中线靠拢融合为主动脉肺动脉隔，将动脉干和心球分隔为升主动脉和肺动脉干。法洛四联症发生的主要原因是动脉干分隔不均，致使肺动脉狭窄并伴有室间隔膜部缺损。狭窄的肺动脉使右心室排血受阻，引起右心室高压，继而造成右心室肥大。粗大的主动脉向右侧偏移而骑跨在室间隔缺损处（图）。法洛四联症发病率占活产婴儿的 0.18‰~0.26‰，约占先天性心脏病的 10%，是最常见的紫绀型先天性心脏病。

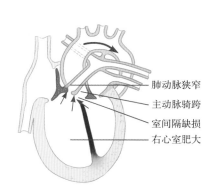

图　法洛四联症

(杨耀琴)

zhǔdòngmài-fèidòngmài yìwèi
主动脉肺动脉异位（transposition of aorta and pulmonary artery）

主动脉和肺动脉发生中相

互错位的一种大血管先天性畸形。又称 D 型大动脉转位，即解剖学上右心室与主动脉连接，左心室与肺动脉连接（图）。占先天性心脏病的 5%~7%，其中男性占 60%~70%。人胚第 5 周，动脉干和心球内膜下组织局部增厚，形成螺旋状主动脉肺动脉隔，将动脉干分隔为主动脉和肺动脉。主动脉肺动脉异位主要是因为主动脉肺动脉隔发生时未按正常螺旋方向生长，而是垂直分隔或旋转方向与正常相反，造成主动脉位于肺动脉的前面，由右心室发出，而肺动脉干则由左心室发出。在胎儿期，由于存在未闭的卵圆孔及动脉导管，平行的体循环和肺循环不会影响胎儿正常发育；出生后只有在体循环与肺循环之间存在交通才能存活，主动脉肺动脉异位常伴有房间隔缺损、室间隔膜部缺损或动脉导管未闭等，使肺循环和体循环之间出现多处直接交通。

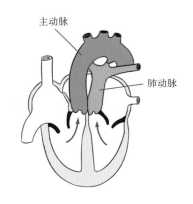

图　主动脉肺动脉异位

(杨耀琴)

dòngmài dǎoguǎn wèibì
动脉导管未闭（patent ductus arteriosus，PDA）

出生后动脉导管应闭锁而未闭锁引起的先天性血管畸形（图）。

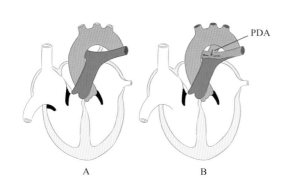

图 动脉导管出生后变化
注：A. 正常闭锁；B. 动脉导管未闭

动脉导管通连于左肺动脉和降主动脉之间。胎儿出生后，随着肺呼吸开始，肺血管扩张，压力降低，动脉导管的功能丧失而自行关闭（见胎儿出生前后的血液循环）。发病率占先天性心脏病的10%～15%，女性多见，约为男性的2～3倍，早产儿发病率高于足月儿。由于主动脉的收缩压及舒张压均明显高于肺动脉，主动脉的血流经动脉导管流向肺动脉，造成肺循环血管、左心房、左心室及升主动脉血流量增多及扩大，引起肺动脉高压、右心室肥大，可发生心力衰竭。动脉导管未闭有3种类型，即管状型、漏斗型和窗孔型，后者少见。发生原因尚未完全清楚，可能与动脉导管壁的平滑肌发育不良不能收缩有关。病毒感染和遗传因素亦可能是致畸因素。

（杨耀琴）

xiāohuà xìtǒng fāshēng
消化系统发生（development of digestive system）
原始消化管逐渐发育形成消化管和消化腺的过程。消化系统与呼吸系统发生关系密切，它们的大多数器官均由原始消化管分化而成。原始消化管主要分化为消化管、呼吸

道和肺泡上皮，以及肝、胰的实质细胞，结缔组织和肌组织则由原始消化管外的中胚层分化而来。

发生过程：人胚第3周末，盘状的胚盘向腹侧卷折形成圆柱状的胚体。胚盘的内胚层被卷入胚体内形成头尾走向的原始消化管。原始消化管分为前肠中肠和后肠3段（图）。前肠头端起自口咽膜，后肠尾端止于泄殖腔膜，它们先后于第4周和第8周破裂、消失，使前、后肠与外界相通。

中肠的腹侧借细长的卵黄管与卵黄囊相通，第6周后，卵黄管闭锁，并退化消失。

前肠主要分化为咽至胆总管开口处之间的消化管，主要包括咽、食管、胃和十二指肠上段，以及肝、胆道、胰、颌下腺和舌下腺。中肠分化为胆总管开口处以后的各段小肠（包括十二指肠下段、回肠和空场）、盲肠、阑尾、升结肠和横结肠右2/3。后肠分化为横结肠左1/3、降结肠、乙状结肠、直肠和肛管上段。

常见畸形：由于各种原因引起的原始消化管发育缺陷，可导致多种消化系统先天畸形。常见的有消化管狭窄或闭锁（多见于食管、十二指肠和幽门）、先天性脐疝、脐膨出、回肠憩室、脐瘘、肠襻旋转异常所致的内脏异位、肛门闭锁，以及先天性巨结肠等。常见的消化腺畸形有胆管闭锁、环状胰等。

（李建国）

yuánshǐ xiāohuàguǎn
原始消化管（primitive digestive duct）
人胚第3周末，胚盘的内胚层被卷入胚体内，形成头尾走向的封闭管道。又称为原肠（图）。消化系统与呼吸系统的大多数器官均由原始消化管演变而来。

发生过程 人胚第3周末或第4周初，由外中内3个胚层胚盘开始向腹侧卷折，胚体由盘状逐渐变成了圆筒状，胚盘的内胚层被卷入胚体内，形成头尾走向由内胚层组成的原始消化管。从头端至尾端，原始消化管分为前肠中肠和后肠3段（图）。前肠头端起自口咽膜，后肠尾端止于泄殖腔膜，它们先后于第4周和第8周破裂、消失，使前肠和后肠与外界相通。中肠的腹侧与胚体外的卵黄囊相通，随着胚体和原始

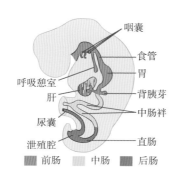

图 原始消化管的分化

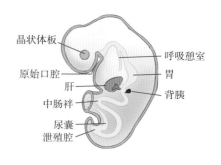

图 原始消化管的早期演变

消化管的增长，卵黄囊与中肠的连接部逐渐变细，形成卵黄管，或称卵黄蒂。第 6 周后，卵黄管闭锁，并退化消失。

前肠主要分化为咽、食管、胃、十二指肠上段（以胆总管开口处为界）、肝、胆道、胰、颌下腺和舌下腺，以及喉及其以下的呼吸道。中肠分化为胆总管开口处以后的小肠各段、盲肠、阑尾、升结肠和横结肠右 2/3。后肠分化为横结肠左 1/3、降结肠、乙状结肠、直肠和肛管上段，以及膀胱和尿道的大部。

消化管与呼吸道的上皮及其腺上皮来自内胚层组成的原始消化管，其他结缔组织、肌组织、软骨等则由原始消化管外的中胚层分化形成。

常见畸形 由原始消化管分化形成消化管和消化腺各器官时可出现异常。常见的畸形有消化管狭窄或闭锁（多见于食管、十二指肠和幽门部）、先天性脐疝、脐膨出、回肠憩室、脐瘘、肠袢旋转异常所致的内脏异位，肛直肠闭锁、直肠瘘和先天性巨结肠等。消化腺畸形有胆管闭锁、环状胰、副胰组织，以及副肝叶和肝组织异位等（见肝-胆囊发生、胰腺发生）。

（李建国）

kǒuqiāng fāshēng

口腔发生（development of oral cavity）

原始口腔（口凹）逐渐发育形成口腔及口腔内的舌、唾液腺和牙的过程。口腔壁大部以及牙和牙龈由原始口腔壁演变而成来，而口腔底壁和舌则来源于原始咽的底壁。

发生过程 人胚第 4 周初，头端的额鼻突和两侧的左、右上颌突以及左、右下颌突围绕而成的凹陷称口凹（图），亦称原始口腔，其底部是口咽膜，于第 24 天左右破裂，原始口腔便与原始咽相通。

口腔发生 与颜面发生紧密相关。第 4 周末，额鼻突下缘两外侧方外胚层增生、内陷形成鼻窝。鼻窝两侧隆起，分别称为内侧鼻突和外侧鼻突。第 5 周时，左右两下颌突向中线方向生长并融合，形成下颌和下唇。第 6～7 周时，左右两上颌突也向中线方向生长，并与同侧的外侧鼻突和内侧鼻突融合，形成上颌和上唇的外侧部；内侧鼻突在中线融合并向下延伸，形成人中和上唇正中部；外侧鼻突将形成鼻翼和鼻外侧壁大部。额鼻突的下部将形成鼻梁和鼻尖。与此同时，两侧的鼻窝向中线靠拢，演变成鼻孔，并向深部扩大、融合成原始鼻腔。第 7 周，原始鼻腔的底壁破裂，与原始口腔相通。上颌与下颌形成后，两者之间的裂隙成口裂。口裂起初较宽大，第 2 个月，同侧上下两颌突的外侧部逐渐向中线方向融合，形成颊，口裂因而逐渐缩小。

腭的发生 源于正中腭突和外侧腭突两部分。人胚第 5 周，左右两内侧鼻突融合后，其内侧面向原始口腔内长出一个短小的正中腭突，形成腭前端的小部分。与此同时，左右两上颌突向原始口腔内、呈水平方向长出一对扁平膜状的外侧腭突，并在中线融合，形成腭的大部。以后，腭前部骨化为硬腭，后部则为软腭。至第 12 周，腭的形成将原始鼻腔与原始口腔分隔成永久性的鼻腔和口腔。

舌的发生 与鳃器的发生密切相关。人胚第 4 周初，胚体头端原始咽两侧中胚层间充质迅速增生，形成 6 对背腹走向的圆柱形隆起，称鳃弓。第 4 周末，第 1 对鳃弓腹内侧的间充质增生，形成 3 个隆起：位于原始咽底部中央较小的奇结节，位于奇结节前方两侧较大的一对侧舌膨大。此 3 个隆起融合形成舌体。与此同时，第 2～4 对鳃弓腹内侧的间充质增生隆起，形成联合突，其前部发育成舌根，后部发育成会厌。舌体与舌根的愈合处留有 V 形界沟。

唾液腺发生 第 6～7 周时，在将要发生唾液腺的部位，由上皮细胞增生形成唾液腺原基，此处上皮细胞不断增生并下陷到深部的间充质内，形成实心的细胞索并反复分支，末端膨大为球形。分支状的细胞索内出现管腔，发育成各级导管；末端球形细胞团分化为腺泡。

牙的发生 源于牙蕾。牙蕾由原始口腔的外胚层上皮及其下方的间充质发育而成。该处间充

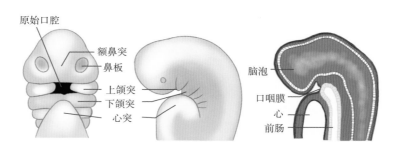

图　第 4 周的人胚头部

质由神经嵴头段的外胚层分化而来，故有中外胚层之称。人胚第6周时，上下两颌突表面的上皮增生，沿上下两颌形成U形嵴，称牙板。牙板向深部的间充质扩展，在上下两颌突内各形成10个圆形牙蕾。牙蕾由造釉器、牙乳头和牙囊构成，是乳牙的原基。造釉器发育为釉质，牙乳头发育为牙本质和牙髓，牙囊发育为牙骨质和牙周组织。第2个月时，由牙板形成了全部20个乳牙牙蕾。第10周起，在乳牙牙蕾浅部，由牙板形成恒牙牙蕾，无乳牙对应的恒牙牙蕾在出生后才发生。恒牙的发生过程与乳牙相似。

常见畸形 有多种类型，如唇裂、唇腭裂、腭裂、舌畸形、唾液腺发育不全和牙畸形等。

（李建国）

è fāshēng

腭发生（development of palate） 腭的原基（正中腭突和外侧腭突）发育成腭的过程。

发生过程：人胚第4周初，原始口腔周围有五个隆起：头端的额鼻突，两侧的左右两上颌突和左右两下颌突。第4周末，额鼻突下缘两外侧方外胚层增生、内陷形成鼻窝。鼻窝两侧隆起，分别称为内侧鼻突和外侧鼻突。第5周时，左右两下颌突向中线方向生长并融合，形成下颌和下唇。第6~7周时，左右两上颌突也向中线方向生长，并与同侧的外侧鼻突和内侧鼻突融合，形成上颌和上唇的外侧部；内侧鼻突在中线融合并向下延伸，形成人中和上唇正中部。与此同时，两侧的鼻窝向中线靠拢演变成鼻孔，并向深部扩大、融合成原始鼻腔。第7周时，原始鼻腔与原始口腔相通。

第5周时，左右两内侧鼻突

融合后，其内侧面向原始口腔内长出一个短小的突起，称正中腭突，形成腭前端的小部分（图）。与此同时，左右两上颌突向原始口腔内、呈水平方向长出一对扁平膜状的外侧腭突，并在中线融合，形成腭的大部。左右两外侧腭突前缘与正中腭突融合，融合处留有一小孔，称切牙（门齿）孔。以后，腭前部骨化为硬腭；后部不骨化则为软腭。软腭后缘正中处增生隆起形成腭垂（悬雍垂）。至第12周，腭的形成将原始鼻腔与原始口腔分隔成永久性的鼻腔和口腔。

常见畸形：腭裂为常见畸形，在中国的发生率为0.17%~0.20%。可分为单纯腭裂和唇腭裂。单纯腭裂发生于第7~12周，是由于腭突未能正常融合所致，若外侧腭突未能与正中腭突融合，称为前腭裂；若左右两外侧腭突未能在中线融合，称为后腭裂或

正中腭裂；若前腭裂和正中腭裂同时存在，称为完全腭裂。唇腭裂发生于第6周末，是由于外侧鼻突、内侧鼻突和上颌突未能正常融合所致，继发造成腭突不能正常融合。

（李建国）

shé fāshēng

舌发生（development of tongue） 由舌原基（奇结节、一对侧舌突和联合突）发育成舌的过程。

发生过程：人胚第4周初，胚体头端原始咽两侧间充质迅速增生，形成6对背腹走向的圆柱形隆起，称鳃弓。第4周末，在原始口腔底壁，第1对鳃弓腹内侧的间充质增生形成3个隆起。在原始咽底部中央形成一个较小的略呈三角形的隆起，称奇结节，在奇结节前方两侧形成一对较大的呈卵圆形的隆起，称侧舌膨大（图）。侧舌膨大生长迅速，向前方伸展，并在中线融合形成舌体。

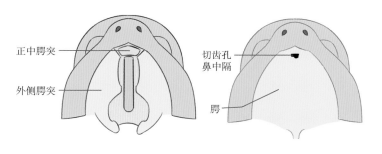

正中腭突
外侧腭突

切齿孔
鼻中隔
腭

图 腭的发生

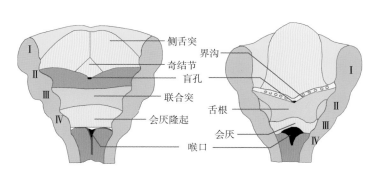

I II III IV

侧舌突
界沟
奇结节
盲孔
联合突
舌根
会厌隆起
会厌
喉口

图 舌的发生

奇结节仅形成舌体的极少部分。与此同时，在奇结节的背侧，第2~4对鳃弓腹内侧的间充质增生隆起，形成联合突，发育成为舌根。舌体与舌根的愈合处留有 V 形界沟。

常见畸形：若舌的原基未发生或发育不全，可导致先天性无舌，较为罕见，常伴有与第一鳃弓发育不全有关的畸形，如唇腭裂、齿槽裂、下颌骨发育不良等。若两个侧舌膨大未在中线融合或未完全融合，可导致裂舌，表现为舌体或舌尖的中间部开裂。

(李建国)

yá fāshēng

牙发生 （development of tooth；odontogenesis）

人胚第 7 周起由牙蕾发育形成牙的过程。牙蕾由原始口腔的外胚层上皮及其下方的中外胚层间充质发育而成，后者源自神经嵴细胞迁移形成。

发生过程 人胚第 6 周时，上下两颌突表面的上皮增生，沿上颌与下颌形成 U 形嵴，称牙板。牙板向深部的间充质生长、扩展，在上下两颌突内各形成 10 个圆球形结构，称为牙蕾（图）。牙蕾远端凹陷，形成帽状结构，称为造釉器，填充于凹陷内的中外胚层间充质称牙乳头，包在造釉器周围的中外胚层间充质形成牙囊。造釉器、牙乳头和牙囊共同构成乳牙的原基。

第 10 周时，造釉器分化为 3 层：内外两层分别称为内釉上皮和外釉上皮，两层之间为星形细胞构成的釉网（图）。第 7 个月时，内釉上皮细胞分化为柱状的成釉质细胞，其不断地合成和分泌釉基质，同时排出钙磷成分，使釉基质钙化形成釉质。随着釉质的增厚，成釉质细胞逐渐向浅部迁移，与外釉上皮相贴，形成牙小皮，釉网退化消失。之后，牙小皮在牙萌出时也退化消失。

第 10 周时，牙乳头内靠近内釉上皮的中外胚层间充质细胞分化为单层柱状的成牙本质细胞。第 7 个月时，成牙本质细胞不断地合成分泌基质，并钙化成为牙本质。随着牙本质的增厚，成牙本质细胞逐渐向深部迁移，其顶端留下细长的突起埋于牙本质内，所占据的细长管道称牙本质小管。牙乳头的其余部分分化为牙髓。

牙囊的中外胚层间充质细胞分化为成牙骨质细胞，产生牙骨质，牙囊的其余部分分化为牙周膜。

第 2 个月时，由牙板形成了全部 20 个乳牙牙蕾。人胚胎第 10 周起，在乳牙牙蕾浅部，由牙板形成恒牙牙蕾（图），无乳牙对应的恒牙牙蕾在出生后才发生。恒牙的发生过程与乳牙的相似。

常见畸形 牙的形态、大小、数量和位置均可出现异常，造成牙齿的错位和排列不齐等，近代牙齿畸形的概念是指由牙齿、颅面之间关系不调而引起的多种畸形。牙畸形可由遗传因素引起，也可由环境因素引起，如由于维生素 D 缺乏病（佝偻病）导致牙釉质发育不全。若胎儿出生时已有牙萌出，称胎萌牙，常见于下颌切牙（门齿）。胎萌牙的形态结构常有异常。

(李建国)

tuòyèxiàn fāshēng

唾液腺发生 （development of salivary gland）

原始口腔上皮局部增生形成的唾液腺原基生长发育成唾液腺的过程。

发生过程：3 对大唾液腺即腮腺、下颌下腺和舌下腺均发生于原始口腔上皮。在将要发生唾液腺的部位，由上皮细胞增生形成唾液腺原基。腮腺原基于人胚第 6 周初发生于唇龈沟处的外胚

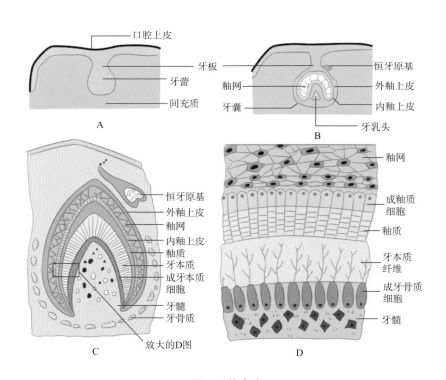

图 牙的发生

注：A. 胚第 8 周；B. 胚第 10 周；C. 胚第 24 周；D. C 图局部放大

层上皮（图），下颌下腺原基于第6周末发生于原始口腔底壁内胚层上皮，舌下腺原基于第7周末发生于舌龈沟处的内胚层上皮。

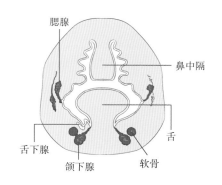

图　人胚第9周唾液腺的发生

各唾液腺的发生过程大致相同。在唾液腺原基处，上皮细胞不断增生并下陷到深部的间充质内，形成实心的细胞索。细胞索远端反复分支，末端膨大为球形细胞团。分枝状的细胞索内出现管腔，发育形成各级导管，末端球形细胞团分化为腺泡。

常见畸形：先天性唾液腺发育不全，较为罕见，可涉及单一或多种大唾液腺。临床症状表现为口干症。

（李建国）

yàn fāshēng

咽发生（development of pharynx）　消化管上端膨大部分的形成过程。即由原始咽发育形成咽的过程。

发生过程：人胚第3周末或第4周初，盘状的胚盘向腹侧卷折形成圆柱状的胚体。胚盘的内胚层被卷入胚体内，形成头尾走向的原始消化管，从头端至尾端，分为前肠中肠和后肠3段（见咽囊演变图）。前肠头端起自口咽膜，从口咽膜至呼吸憩室（喉、气管、支气管和肺的原基）之间

的一段前肠称为原始咽。第4周时，口咽膜破裂、消失，前肠与前方的原始口腔相通。

第4周起，原始咽两侧的间充质迅速增生，在胚体头部两侧先后形成6对背腹走向的弓形隆起即鳃弓，鳃弓之间的凹沟称鳃沟。与此同时，原始咽的内胚层向外侧鳃沟方向膨出，先后形成5对咽囊。随着胚胎发育，第1对咽囊演变成中耳鼓室和咽鼓管，第2对咽囊演变为腭扁桃体上皮，第3对咽囊演变为胸腺和下一对甲状旁腺，第4对咽囊演变成上一对甲状旁腺，第5对咽囊形成一团细胞即后鳃体，迁入甲状腺内，形成滤泡旁细胞。但也有人认为滤泡旁细胞由神经嵴细胞迁移、分化而来。

第4周初，在相当于第1对咽囊平面的原始咽底壁中线处，内胚层细胞增生形成一盲管，称甲状舌管，此为甲状腺原基。甲状舌管向尾侧方向生长，其末端细胞增生，形成两个细胞团，发育为甲状腺。

原始咽底壁还参与舌的形成。第4周末，在原始口腔底壁，第1对鳃弓腹内侧的间充质增生形成3个隆起：中央较小的奇结节，位于奇结节前方两侧较大的一对侧舌膨大。三者隆起融合形成舌体。与此同时，第2~4对鳃弓腹内侧的间充质增生隆起，在原始咽底壁形成联合突，发育形成舌根。因此，舌根上皮来源于原始咽的内胚层。

第5周时，由于腭的形成，将原始鼻腔和原始口腔分割，原始咽也相应分成鼻咽部和口咽部。原始咽壁经过上述演变后，形成背腹扁平、三角形的咽。咽的头端较宽，与鼻腔和口腔相通连。咽的尾端较窄，称喉咽部，与食

管和喉相通连。

（李建国）

shíguǎn fāshēng

食管发生（development of esophagus）　由原始咽尾端至胃的一段原始消化管分化发育成食管的过程。

发生过程：人胚第3周末，盘状的胚盘向腹侧卷折，形成圆柱状的胚体。胚盘的内胚层被卷入胚体内，形成头尾走向的原始消化管，分成前肠、中肠和后肠3段。前肠头端为原始咽，从原始咽至胃的一段前肠分化为食管。人胚第4周时，食管较短，以后随着颈部形成并伸长和心、肺迅速生长并下降，食管随之增长。食管上皮最初为单层柱状上皮，上皮细胞不断增生，至第6周时，管腔一度闭锁。第8周时，管腔重新出现，管腔上皮变为复层扁平上皮。

常见畸形：食管狭窄、气管食管瘘等。人胚第6周时，食管上皮过度增生，使食管一度出现闭锁，第8周时，管腔重建再通。若管腔重建不完全或未能再通，可导致食管的狭窄或闭锁。此外，在气管发生时，若气管和食管分割不完全，两者之间以瘘管相通，形成气管食管瘘，则常伴有食管闭锁。

（李建国）

wèi fāshēng

胃发生（development of stomach）　由原始消化管的胃原基发育为胃的过程。

发生过程：人胚第3周末，盘状的胚盘向腹侧卷折形成圆柱状的胚体。胚盘的内胚层被卷入胚体内形成头尾走向的原始消化管，分成前肠中肠和后肠3段。第4周时，前肠尾端呈梭形膨大，即胃原基（图）。第5周时，其背

侧壁生长迅速，形成胃大弯，腹侧壁生长缓慢形成胃小弯。第7~8周时，胃大弯头端向上膨出，形成胃底。胃背系膜起初较短，其后迅速生长发育为大网膜，并向左侧推进，致使胃沿胚体纵轴旋转90°，即胃大弯由背侧转向左侧，胃小弯由腹侧转至左侧。由于肝的迅速发育，胃的头端被推向左侧，尾端因十二指肠紧贴于腹后壁而被固定。因此，胃的长轴由原来的头尾方向变成了由左上斜向右下的方位。

第8周时，胃表面内胚层生成的胃上皮细胞向深部内陷形成胃小凹和胃腺，第10~20周时，胃腺部分上皮细胞分化成主细胞和壁细胞，第8个月起，它们开始分别分泌胃蛋白酶原和盐酸。胃壁组织中，除胃上皮源自原始消化管的内胚层外，其他结缔组织、平滑肌和血管均由深部的中胚层间充质分化而来，胃壁的神经丛由神经嵴细胞迁移分化形成。

常见畸形：胃的形态、大小和位置可出现异常，如小胃、异位胃，但较为少见。胃畸形常伴有其他畸形，如小胃伴有食管闭锁、巨十二指肠等。

(李建国)

cháng fāshēng

肠发生（development of intestines）　由原始消化管分化发育为肠的过程。

发生过程　人胚第3周末，盘状的胚盘向腹侧卷折形成圆柱状的胚体。胚盘的内胚层被卷入胚体内形成头尾走向的原始消化管，分为前肠中肠和后肠3段。前肠头端起自口咽膜，后肠尾端止于泄殖腔膜，先后于第4周和第8周破裂、消失，使前、后肠与外界相通。中肠的腹侧借细长的卵黄管与卵黄囊相通。前肠主要分化为咽至胆总管开口处之间的消化管，主要包括咽、食管、胃和十二指肠上段。中肠分化为胆总管开口处以后的各段小肠（包括十二指肠下段、回肠和空场）、盲肠、阑尾、升结肠和横结

肠右2/3。后肠分化为横结肠左1/3、降结肠、乙状结肠、直肠和肛管上段。

第4周时，胃的尾侧形成十二指肠，它生长迅速，形成凸向腹侧的C形肠袢，称十二指肠袢（图1）。由于胃发生时沿胚体纵轴顺时针方向旋转90°，带动十二指肠袢转向右侧，并通过肠背系膜固定于右腹后壁。

第5周时，中肠生长迅速，突向腹侧形成一矢状位的U形肠袢，称中肠袢（图1），其顶部与卵黄管相连。以卵黄管为界，肠袢头段称头支，尾段称尾支。背系膜将中肠袢固定于腹后壁，肠系膜上动脉走行于中肠袢背系膜中轴部位。第6周时，尾支近卵黄管处出现一囊状突起，称盲肠突，是盲肠和阑尾的原基，也是大、小肠的分界标志。

第6周时，由于中肠袢生长迅速，加之肝和中肾的增大，而腹腔容积相对较小，致使中肠袢突入脐带内的胚外体腔（也称脐腔），形成暂时性的生理性脐疝。中肠袢在脐腔内继续生长，并以肠系膜上动脉为轴心，逆时针方向旋转90°，使肠袢由矢状位变为水平位，即头支转向右侧，尾支转向左侧。第10周时，腹腔容积增大，中肠袢从脐腔逐渐退回腹腔，胚外体腔随之闭锁。中肠袢退回腹腔时，头支在先，尾支在后，同时再次逆时针方向旋转180°，使头支转至左侧，尾支转至右侧。至第11周时，中肠袢完成退回腹腔和旋转过程。头支生长较快，形成空肠和回肠的大部，蟠曲在腹腔中部。尾支变化较小，形成回肠末端和横结肠的右2/3；盲肠突近段发育为盲肠，远段发育为阑尾。肠袢退回腹腔初期，盲肠和阑尾位置较高，位居肝右

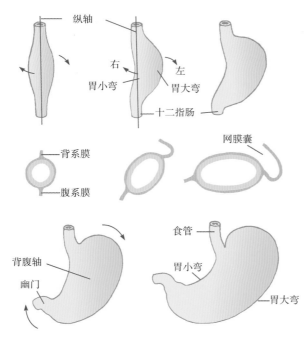

图　胃的发生

叶下方，横结肠则位居上腹部。随后，盲肠和阑尾降至右髂窝，遂形成升结肠。

当中肠袢退回腹腔时，原居腹腔中的后肠大部被推向腹腔左侧，形成横结肠的左 1/3、降结肠和乙状结肠。后肠末端的膨大部称泄殖腔，其腹侧与尿囊相通连，末端以泄殖腔膜封闭（图 2）。第 6~7 周时，后肠与尿囊之间的间充质增生，形成一镰状隔膜，称尿直肠隔（见直肠-肛管发生）。它向泄殖腔膜方向生长，并与之融合，从而将泄殖腔纵分为背侧的肛直肠管和腹侧的尿生殖窦。肛直肠管发育为直肠和肛管上段，尿生殖窦主要发育为膀胱和尿道。泄殖腔膜也被分隔为背侧的肛膜和腹侧的尿生殖窦膜。肛膜外方为外胚层凹陷形成的肛凹。第 8 周时，肛膜破裂，肛凹发育为肛管下端。

常见畸形 多种原因可引起肠发育异常，导致先天畸形。常见的肠道畸形有十二指肠狭窄或闭锁、先天性脐疝、脐膨出、回肠憩室、脐瘘、肠袢旋转异常所致的内脏异位、肛门闭锁，以及先天性巨结肠等。

（李建国）

zhōngchángpàn

中肠袢（midgut loop） 人胚发育第 5 周，中肠突向腹侧的发卡形袢。呈 U 形弯曲，将分化发育为肠的大部，包括十二指肠下段、空肠、回肠、盲肠、阑尾、升结肠、横结肠的右 2/3。

发生过程 人胚第 3 周末，盘状的胚盘向腹侧卷折形成圆柱状的胚体。胚盘的内胚层被卷入胚体内形成头尾走向的原始消化管，分为前肠、中肠和后肠 3 段。

第 5 周时，中肠生长较快，形成中肠袢，其顶部与卵黄管相连。以卵黄管为界，肠袢头段称头支，尾段称尾支（见肠发生图 1）。背系膜将中肠袢固定于腹后壁，肠系膜上动脉走行于中肠袢背系膜中轴部位。第 6 周时，尾支近卵黄管处出现一囊状突起，称盲肠突，是盲肠和阑尾的原基，也是大肠、小肠的分界标志。

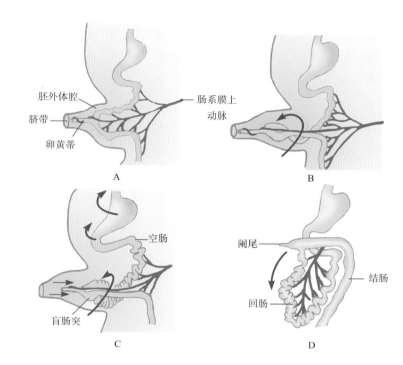

图 1 中肠袢旋转
注：A~C. 侧面观；D. 正面观

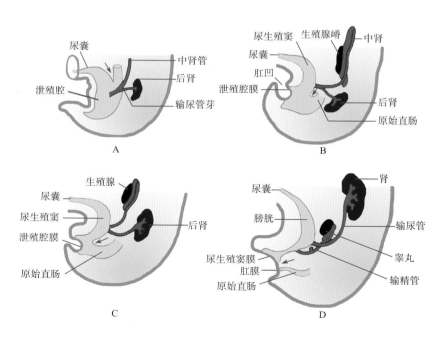

图 2 泄殖腔的分隔
注：↑. 尿直肠隔

第6周时，由于中肠祥生长迅速，加之肝和中肾的增大，而腹腔容积相对较小，致使中肠祥突入脐带内的胚外体腔（又称脐腔），形成生理性脐疝。中肠祥在脐腔内继续生长，并以肠系膜上动脉为轴心，逆时针方向旋转90°。第10周时，腹腔容积增大，中肠祥从脐腔逐渐退回腹腔，同时再次向逆时针方向旋转180°。中肠祥退回腹腔时，头支在先，尾支在后，头支形成空肠和回肠的大部，蠕曲在腹腔中部。尾支形成回肠末端和横结肠的右2/3；盲肠突位居肝右叶下方，近段发育为盲肠，远段发育为阑尾，横结肠则位居上腹部。随后，盲肠和阑尾降至右髂窝，升结肠遂形成。当中肠祥退回腹腔时，原居腹腔中的后肠大部被推向腹腔左侧，形成横结肠的左1/3、降结肠和乙状结肠。

常见畸形　中肠祥发育异常可导致多种类型的先天畸形。常见的有十二指肠狭窄或闭锁、先天性脐疝、脐膨出、回肠憩室、脐瘘、肠祥旋转异常所致的内脏异位等。

（李建国）

zhícháng-gāngguǎn fāshēng

直肠-肛管发生（development of rectum and anal canal）

原始消化管的末端膨大部，即泄殖腔被分隔并发育成为直肠和肛管的过程。

发生过程：人胚第3周末，盘状的胚盘向腹侧卷折形成圆柱状的胚体。胚盘的内胚层被卷入胚体内形成头尾走向的原始消化管，分为前肠中肠和后肠3段。后肠末端的膨大部称泄殖腔，其腹侧与尿囊相通连，末端以泄殖腔膜封闭。第6~7周时，后肠与尿囊之间的间充质增生，形成一

突入泄殖腔内的镰状隔膜，称尿直肠隔（见肠发生图2）。它向泄殖腔膜方向生长，并与之融合，从而将泄殖腔纵分为背侧的肛直肠管和腹侧的尿生殖窦。肛直肠管发育为直肠和肛管上段，尿生殖窦主要发育为膀胱和尿道。泄殖腔膜也被分隔为背侧的肛膜和腹侧的尿生殖窦膜。肛膜外方为外胚层凹陷形成的肛凹。第8周时，肛膜破裂，肠腔与外界相通。肛凹进一步加深，发育为肛管下端；肛凹周围的间充质分化形成肛门括约肌。

常见畸形：通常与泄殖腔分隔异常有关。肛管或直肠与外界不通，称肛门直肠闭锁，有多种类型，因肛膜增厚未破或肛凹未形成导致的肛门闭锁；因尿直肠隔分隔泄殖腔时向背侧偏移导致的直肠闭锁，因尿直肠隔发育不全引起的直肠闭锁常伴有各种直肠瘘，如直肠膀胱瘘、直肠尿道瘘或直肠阴道瘘。先天性肛门直肠闭锁的新生儿临床表现为肛门或直肠与外界不通，伴有腹胀和无胎粪排出。

（李建国）

gān-dǎnnáng fāshēng

肝-胆囊发生（development of liver and gallbladder）

由肝和胆囊的原基（肝憩室）发育为肝和胆囊的过程。

肝发生　人胚第3周末，盘状的胚盘向腹侧卷折形成圆柱状的胚体。胚盘的内胚层被卷入胚体内形成头尾走向的原始消化管，分为前肠中肠和后肠3段。第4周初，前肠末端腹侧壁内胚层细胞增生形成一囊状突起，称肝憩室，是肝和胆囊的原基（图）。肝憩室生长迅速，突入原始横膈，其末端很快分为头尾两支，头支是肝的原基。头支远端细胞迅速增生，形成许多分支吻合的肝细胞索，以后分化为肝板。穿行于原始横膈内的卵黄静脉和肝静脉，形成分支吻合的毛细血管网，与原始横膈内间充质发生的毛细血管共同发育成肝血窦，走行于肝板间。约第6周，肝细胞间出现胆小管。第6~10周，由头支近端细胞增生并分化为小叶间胆管和肝管肝内部。第9~10周时，出现肝小叶。原始横膈内的间充质分化为肝内组织和肝被膜。

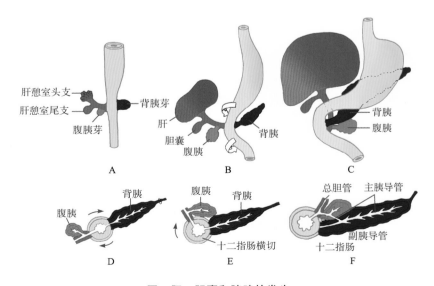

图　肝、胆囊和胰腺的发生

注：A~C. 正面观；D~F. 横切面

胚胎时期，肝具有造血功能。第 6 周时，卵黄囊产生的造血干细胞迁入肝内并开始造血。第 6 月起，肝逐渐停止造血功能。胎儿早期肝细胞开始合成和分泌多种血浆蛋白和甲胎蛋白，第 3 月时，肝细胞开始分泌胆汁和行使解毒功能

胆囊发生 肝憩室尾支是胆囊和肝外胆管的原基，尾支远端部膨大，发育为胆囊，近段部发育为胆囊管。肝憩室根部发育为胆总管，开口于十二指肠。肝外胆管起初也为实心细胞索，以后经过管腔重建，至第 7 周时出现管腔。

常见畸形 肝憩室头支发育不全导致肝发育不全，致使胎死腹中。某一肝叶发育不全导致肝缺叶，右肝叶缺乏多见，常伴有胆囊异位（位于肝后位或肝上方）。也可出现肝异位或肝组织异位，如在镰状韧带、肺、脾、肾上腺、大网膜均可出现肝组织。若肝异常增生或分叶异常，可出现副肝叶，常位于肝下方，罕见位于胸腔内。

先天性胆道闭锁是新生儿出现阻塞性黄疸的主要原因。胚胎时期，肝内和肝外胆管均经过管腔重建过程，若管腔重建过程受阻，可导致肝内或肝外胆管闭锁，后者较为常见。若肝憩室尾支发育不全可导致无胆囊。若肝憩室产生两个尾支可导致双胆囊，伴有双胆囊管。

（李建国）

yíxiàn fāshēng
胰腺发生（development of pancreas） 由胰腺原基发育为胰腺的过程。

发生过程 人胚第 3 周末，盘状的胚盘向腹侧卷折，形成圆柱状的胚体。胚盘的内胚层被卷入胚体，形成头尾走向的原始消化管，分为前肠、中肠和后肠 3 段。

第 4 周初，前肠末端腹侧壁内胚层细胞增生，形成一囊状突起，称肝憩室，是肝和胆囊的原基。第 4 周末，在前肠末端靠近肝憩室的部位，前肠内胚层细胞增生，先后形成两个隆起，称胰芽。先出现的一个位于背侧，位置较高，体积稍大，称背胰芽，后出现的一个位于腹侧，紧靠肝憩室的尾侧，体积略小，称腹胰芽。背、腹胰芽的细胞不断增生，形成细胞索并反复分支，分支末端形成腺泡，与腺泡相连的各分支形成各级导管。于是，背胰芽和腹胰芽分化成为背胰和腹胰。在背胰和腹胰的中轴线上各有一条贯穿腺体全长的总导管，分别称背胰管和腹胰管。第 5 周时，由于胃和十二指肠向右方旋转以及肠壁不均等生长，致使腹胰由十二指肠的腹侧转至背侧，并与背胰融合。第 7 周时，已完全合并成一个胰腺。腹胰构成胰头的下部，背胰构成胰腺的其他部分。腹胰管和背胰管的远侧段相通连，共同构成胰主导管，与胆总管汇合后，共同开口于十二指肠乳头。背胰管的近侧段大多退化消失，但在少数个体内此段保留形成副胰管，也直接开口于十二指肠（位于主胰导管开口处上方）。（见肝-胆囊发生图）

胰腺小导管的上皮内含有未分化细胞，第 10 周时，这些细胞继续增生，并逐渐与导管分离形成独立的细胞团，称胰岛。至第 4 个月时，胰岛内分化形成 A 细胞和 B 细胞等，第 4 月末，B 细胞开始分泌胰岛素。

常见畸形 胰腺的形态、数量和分布位置均可出现异常。若背、腹胰未融合，形成两个胰腺；若在胃、肠壁内出现胰组织，称

副胰组织；若腹胰芽分成两支，形成两个腹胰叶，转位时两个胰叶沿不同方向绕至十二指肠背侧，与背胰融合，形成环绕十二指肠的环状胰。环状胰大多无症状，但有时会压迫十二指肠和胆总管，甚至引起十二指肠梗阻。

（李建国）

èliè
腭裂（cleft palate） 由于正中腭突和外侧腭突融合异常导致腭部出现的裂隙。

流行病学 全世界腭裂平均发病率为 1.43‰，但不同国家发病率不尽相同，日本为 2.13‰；黑种人的发病率最低，为 0.26‰~1‰。中国人的发病率为 1.25‰~1.38‰。腭裂分单纯腭裂和唇腭裂。唇腭裂的发生率男性是女性的 2 倍，而单纯腭裂的发生率则女性高于男性。腭裂和唇腭裂大多为遗传因素和环境因素综合作用所致。若双亲中有一位是腭裂或唇腭裂患者，其后代的发病率为 1/20。引起腭裂和唇腭裂的环境因素包括病毒感染、某些药物（如抗癫痫、抗肿瘤、类固醇药物等）、X 线照射等。

胚胎学成因 腭的发生源于正中腭突和外侧腭突两部分。第 5 周时，左右两内侧鼻突融合后，其内侧面向原始口腔内长出一个短小的正中腭突，形成腭前端的小部分。同时，左右两上颌突向原始口腔内、呈水平方向长出一对扁平膜状的外侧腭突，并在中线融合，形成腭的大部。以后，腭前部骨化为硬腭，后部则为软腭。至第 12 周时，腭的形成将原始鼻腔与原始口腔分隔成永久性的鼻腔和口腔。

若腭突融合异常，导致腭裂。腭裂有多种类型：若外侧腭突未与正中腭突融合，腭前部留有斜

行裂隙，可单侧或双侧；若左、右外侧腭突未在中线融合，腭后部留有一矢状裂隙，称正中腭裂；若前腭裂和正中腭裂同时存在，则形成全腭裂。腭裂常伴有唇裂，称唇腭裂，若同时伴有牙槽裂，称唇牙槽腭裂（图）。

（李建国）

xiāohuàguǎn xiázhǎi huò bìsuǒ
消化管狭窄或闭锁（atresia or stenosis of digestive tract）

原始消化管分化形成消化管时，某一段管腔完全或部分闭塞（图）。

流行病学 消化管狭窄或闭锁可发生于消化管的任何部位，闭锁部位常见于空肠下段及回肠，肛门直肠（发病率约 0.2‰）、十二指肠次之（发病率为 0.1‰~0.14‰），结肠闭锁罕见（发病率 0.9‰~2.5‰）；狭窄部位常见于食管（发病率约 0.33‰）、十二指肠和胃幽门（发病率为 1‰~3‰），回肠较少见。

胚胎学成因 人胚第 3 周末，盘状的胚盘向腹侧卷折形成圆柱状的胚体。胚盘的内胚层被卷入胚体内形成头尾走向的原始消化管，分为前肠中肠和后肠 3 段。前肠头段为原始咽，起自口咽膜。后肠末段为泄殖腔，止于泄殖腔膜。中肠的腹侧借细长的卵黄管与卵黄囊相通。前肠主要分化为咽至胆总管开口处之间的消化管，包括咽、食管、胃和十二指肠上段。中肠分化为胆总管开口处以后的各段小肠（包括十二指肠下段、空场和回肠）、盲肠、阑尾、升结肠和横结肠右 2/3。后肠分化为横结肠左 1/3、降结肠、乙状结肠、直肠和肛管上段。人胚第 6 周时，消化管上皮曾过度增生，使消化管出现暂时性的闭塞。以后，在过度增生的上皮内出现小腔隙，小腔隙再融合成大腔隙，使管腔重现而复通。若消化管某一段管腔重建受阻，可导致该段肠管狭窄或闭锁。

消化管局部血液循环障碍也可导致消化管闭锁或狭窄。人胚第 5 周时，中肠生长较快，其突向腹侧，形成中肠祥。第 6 周时，由于肝和中肾的增大，而腹腔容积相对较小，致使中肠祥突入脐带内的胚外体腔（也称脐腔），并作逆时针旋转 90°。第 10 周时，腹腔容积增大，中肠祥从脐腔内逐渐退回腹腔，同时再次作逆时针旋转 180°。若肠祥退回腹腔时旋转异常，出现肠管扭转或套叠，造成局部血液供应障碍，肠管缺血坏死并被吸收，导致该段肠管闭锁或狭窄。若肠系膜血管分支畸形或缺如也可导致肠管局部血液运输障碍，肠管坏死、吸收而形成肠闭锁。

（李建国）

xiāntiānxìng qíshàn
先天性脐疝（congenital umbilical hernia）

新生儿腹腔内脏器从脐部向外突出至皮下，或腹内压增高时，腹腔内脏器从脐部膨出形成的疝。疝囊内层为腹膜，外层为皮肤。疝内容物为大网膜、小肠，以及结肠。

流行病学 先天性脐疝较为常见，发病率约为 2.6%，女孩多于男孩，早产儿及低体重儿的发病率相对较高，有家族遗传倾向，并与种族有关（如黑色人种的婴幼儿发病率较高）。

胚胎学成因 人胚第 3 周末，胚盘边缘向腹侧面包卷，形成头褶、尾褶和左与右侧褶，盘状的胚盘逐渐变成了圆筒状 C 形胚体。卵黄囊顶部的内胚层被卷入胚体内形成原始消化管，并借细长的卵黄管与胚体外的卵黄囊相通连。当胚盘卷折时，其背侧的羊膜囊也迅速扩展，并随胚盘一起向腹侧包卷，连于胚盘边缘的羊膜囊将卵黄管、体蒂、尿囊及部分胚外体腔等包被成圆索状的脐带。

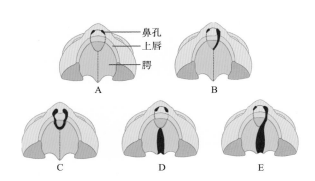

图　腭裂和唇腭裂

注：A. 正常；B. 单侧前腭裂伴唇裂；C. 双侧前腭裂伴唇裂；D. 后腭裂；E. 完全腭裂伴单侧唇裂

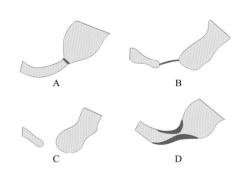

图　消化管狭窄和闭锁

注：A~C. 闭锁；D. 狭窄

脐带外覆以光滑的羊膜，内含脐血管、卵黄管，脐带根部有胚外体腔（也称脐腔）。随着圆筒状胚体的形成，头、尾褶和左右两侧褶在胚体腹侧中央逐渐合拢，形成了原始脐环。人胚第5周时，原始消化管的中肠生长较快，其突向腹侧，形成中肠袢。第6周时，由于中肠袢生长迅速，而腹腔容积相对较小，致使中肠袢突入脐带根部的胚外体腔，形成生理性脐疝。第10周时，腹腔容积增大，中肠袢从脐腔内逐渐退回腹腔。在中肠袢进入脐腔和退回腹腔的过程中，中肠袢沿逆时针方向旋转共270°。第12周时，胚体的头、尾褶和左、右侧褶迅速向脐部汇聚，形成长约7mm，宽约5mm的脐环。头尾两褶和左右两侧褶的体壁中胚层参与了腹壁的肌肉、结缔组织的形成。

胎儿出生断脐后，在脐环处形成疤痕。脐静脉、脐动脉纤维化形成韧带，并与脐孔部皮肤组织相愈合，在腹部中央脐环处形成一个薄弱区。同时两侧腹直肌及其前后鞘在脐部尚未闭合，脐环周围组织也较薄弱。各种促使腹内压增高的因素，如啼哭、排便困难、咳嗽等均可使腹腔脏器由此部位向外突出而形成脐疝（图）。脐疝的直径多为1cm左右，偶见2~3cm。通常能够自愈，临床多采用非手术治疗处理。随年龄增长，在出生后2个月至1年内，由于腹壁肌肉的发育，使脐环逐渐变狭窄而闭合，脐疝也随之消失。

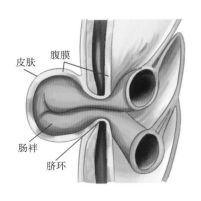

图　先天性脐疝

（李建国）

qílòu

脐瘘（umbilical fistula）

因卵黄管未退化，在脐和回肠之间残留的瘘管。又称脐肠瘘或脐粪瘘。出生后，肠内容物可通过瘘管从脐部溢出。

流行病学　先天性脐瘘为较少见的胃肠道畸形，发病率约为0.06‰。

胚胎学成因　人胚第3周末，由于胚盘背侧外胚层的生长速度大于腹侧内胚层，胚盘边缘向腹侧面包卷，盘状的胚盘逐渐变成了圆筒状C形胚体。卵黄囊顶部的内胚层被卷入胚体内形成原始消化管，分为前肠中肠和后肠3段，中肠的腹侧借细长的卵黄管与卵黄囊相通。中肠分化为胆总管开口处以后的各段小肠（包括十二指肠下段、回肠和空场）、盲肠、阑尾、升结肠和横结肠的右2/3。

第5周时，中肠生长迅速，其突向腹侧形成U形中肠袢，其顶部与卵黄管相连。第6周时，由于中肠袢生长迅速，而腹腔容积相对较小，致使中肠袢突入脐带根部的胚外体腔，形成生理性脐疝。同时，与中肠袢相连的卵黄管闭锁，形成纤维索，以后退化消失，使中肠与脐分离。第10周时，腹腔容积增大，中肠袢从脐腔内逐渐退回腹腔。

第6周时，若卵黄管未退化，在回肠和脐之间留有一瘘管（图）。若此瘘管较细，脐部仅有少量略带黄色的肠黏液溢出，；若此瘘管较粗，则肠内粪便通过此瘘管从脐部溢出，可刺激脐周围皮肤，引起糜烂。新生儿脐瘘必须尽早通过手术切除瘘管，以免发生肠嵌闭。

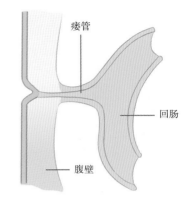

瘘管

回肠

腹壁

图　脐瘘

（李建国）

huícháng qìshì

回肠憩室（ileal diverticulum）

胚胎时期，卵黄管近段未退化，在回肠壁上残留的盲囊。又称梅克尔（Meckel）憩室。

流行病学　回肠憩室是最常见的胃肠道畸形，人群中约2%的个体存在这种畸形。大多无症状，只是在腹部手术或尸解时被发现，约20%患者会出现并发症，其中男比女约多2倍；2岁前婴儿较易发生并发症。

梅克尔憩室合并其他畸形的发生率为7%~10%，多为中肠袢旋转异常、肠闭锁或先天性心脏畸形等。15%~35%的憩室中存在异位组织，以胃黏膜组织最多见，其次为胰腺组织，偶见十二指肠、空肠黏膜组织。异位组织是诱发并发症的重要原因。

胚胎学成因　人胚第3周末，由于胚盘背侧外胚层的生长速度大于腹侧内胚层，胚盘边缘向腹侧面包卷，盘状的胚盘逐渐变成了圆筒状 C 形胚体。卵黄囊顶部的内胚层被卷入胚体内形成原始消化管，分为前肠中肠和后肠 3 段，中肠的腹侧借细长的卵黄管与卵黄囊相通。中肠分化为胆总管开口处以后的各段小肠（包括十二指肠下段、回肠和空肠）、盲肠、阑尾、升结肠和横结肠右 2/3。第 5 周时，中肠生长迅速，突向腹侧形成 U 形中肠祥，其顶部与卵黄管相连。第 6 周时，由于中肠祥生长迅速，而腹腔容积相对较小，致使中肠祥突入脐带根部的胚外体腔，形成生理性脐疝。同时，与中肠祥相连的卵黄管闭锁，形成纤维索，以后逐渐退化消失，使中肠与脐分离。第 10 周时，腹腔容积增大，中肠祥从脐腔内逐渐退回腹腔。第 6 周时，若卵黄管远段闭锁，而近段未闭锁，在距回盲部约 80cm 处的回肠壁上留有长 3～5cm 的盲管（图），为回肠憩室。有时卵黄管远段闭锁后形成的纤维索未退化消失，连接在憩室和脐之间，由于其对肠管的牵拉作用，常会引致肠扭转。

此外，胚第 6 周时，若卵黄管全长均未闭锁，在回肠和脐之间残留瘘管，称脐瘘，出生后，肠内容物可从此瘘管溢出。若卵黄囊两端均闭锁，形成纤维索；仅中段未闭锁，形成囊泡，称卵黄管囊肿，两端的纤维索将其连于脐和肠。

（李建国）

nèizàng yìwèi

内脏异位（heterotaxia） 胎儿脏器解剖位置异常的一种畸形。

流行病学 内脏异位的发生率较低，2011 年，有报道新生儿内脏异位综合征的发生率约为 0.0054%（35/6532）；完全性内脏逆位发生率约为 0.001%（7/6532），与国外报道的平均发生率 0.001% 一致。

胚胎学成因 人胚第 3 周末，盘状的胚盘边缘向腹侧面包卷形成圆筒状 C 形胚体。卵黄囊顶部的内胚层被卷入胚体内形成原始消化管，分为前肠中肠和后肠 3 段，中肠的腹侧借细长的卵黄管与卵黄囊相通。原始消化管将发育形成消化管和肝、胆囊、胰等。第 5 周时，中肠生长迅速，其突向腹侧形成 U 形中肠祥，其顶部与卵黄管相连。第 6 周时，由于中肠祥生长迅速，而腹腔容积相对较小，致使中肠祥突入脐带根部的胚外体腔，并沿逆时针方向旋转 90°。第 10 周时，腹腔容积增大，中肠祥从脐腔内逐渐退回腹腔，同时再次沿逆时针方向旋转 180°。至第 11 周时，中肠祥完成退回腹腔和旋转过程，使空肠和回肠蟠曲在腹腔中部，盲肠和阑尾从肝右叶下方下降右髂窝，升结肠随之形成。第 6～11 周，若中肠祥旋转异常，可导致各种消化管异位，称为肠转位不良（图）。例如，中肠祥退回腹腔时应沿逆时针方向旋转 180°，若该旋转未发生，使小肠位于腹部右侧，而结肠、盲肠、阑尾位于腹部左侧；若中肠祥退回腹腔时反向旋转，应该位于横结肠背侧的十二指肠转到了横结肠的腹侧。若中肠祥完全反向转位，即按顺时针反向旋转 270°，造成十二指肠空肠祥及盲肠结肠祥位置完全颠倒。肠转位异常引致的肠管位置发生变异及肠系膜附着不全，易引发肠扭转甚至肠梗阻。

中肠祥旋转异常，常可伴有其他腹腔器官如肝、胰、脾、胆囊等异位，甚至伴有胸腔器官即心、肺的异位。若胸、腹腔的内脏器官均呈镜像性易位，如肝位于左侧、心位于右侧等，称完全性内脏逆位。

（李建国）

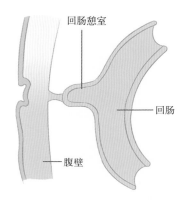

图 回肠憩室

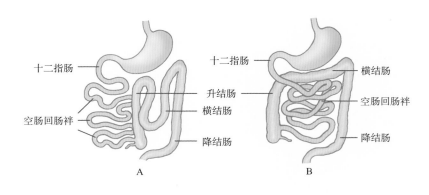

图 中肠祥旋转异常

注：A. 左位结肠；B. 反向转位

xiāntiānxìng jùjiécháng
先天性巨结肠（congenital megacolon）

某段肠壁内缺乏副交感神经节细胞（多见于直肠和乙状结肠），致使与其相邻的近段结肠内粪便淤积、极度扩张而形成的结肠畸形。又称赫希施斯普龙（Hirschsprung）病或结肠无神经节细胞症。

流行病学 先天性巨结肠是常见的先天性消化管畸形，在新生儿的发病率约为0.2‰，男性较女性多见。出生后发生肠梗阻的患儿中约25%患有此病。其可由环境因素或遗传因素引起。由遗传因素引起的先天性巨结肠是一种多基因遗传性疾病，存在遗传异质性。

胚胎学成因 人胚第3周末，三胚层胚盘背侧中轴的外胚层在腹侧脊索的诱导下，细胞增生形成神经板。神经板两侧隆起形成神经褶，中央凹陷，形成神经沟。神经沟逐渐闭合，形成神经管。神经管是脑和脊髓的原基。

在神经管形成过程中，神经板外侧缘的细胞到神经管的背侧，形成两条的纵行细胞索，称神经嵴（图）。神经嵴是周围神经系统的原基，可分化为脑神经节、脊神经节、交感和副交感神经节等。

胚第5周时，位于颈部和骶部（相当于第1~7和第28体节水平）的神经嵴细胞向腹侧面迁移，分化成支配消化管的副交感神经节，并进入消化管壁内，分化成黏膜下神经丛和肌间神经丛。神经嵴细胞的迁移活动从头端向尾端逐步进行，至第12周时完成迁移活动。神经丛内的副交感神经元调节消化管壁内肌组织的运动，增强管壁黏膜与食物的充分接触，协调肌组织的舒缩活动，有利于消化与吸收，有利于消化管内的食物向下推进。

先天性巨结肠病是由于神经嵴细胞在迁移过程中发生障碍。致使肠壁肌层间和黏膜下层内完全缺乏或仅含少量副交感细胞元。第5~12周时，神经嵴细胞的迁移活动是从消化管头端向尾端逐步进行的，尾端的直肠和乙状结肠是最后完成迁移的肠段。因此，若迁移障碍发生在较早期，病变肠段就较长；若发生在第12周前，仅累及直肠和乙状结肠。临床上约90%病例的病变肠段位于直肠和乙状结肠远端，少数波及全结肠、末端回肠或仅在直肠末端。由于病变肠壁缺乏或仅有少量副交感神经节细胞，该肠段正常蠕动消失，经常处于痉挛狭窄

状态，致使病变部位上段结肠内粪便淤积，形成功能性肠梗阻。久之造成梗阻部位上段肠壁代偿性扩张、增厚形成先天性巨结肠，临床表现为患儿腹胀、无胎粪排出、便秘、呕吐等症状。

（李建国）

gāngmén-zhícháng bìsuǒ
肛门直肠闭锁（anorectal atresia）

新生儿消化管末端与外界不通的一种畸形。

流行病学 肛门直肠闭锁较常见，发生率0.2‰~0.7‰，占先天性消化道畸形的首位。无明显性别差异。约50%的患儿伴有直肠与泌尿生殖管道之间的瘘管，如直肠尿道瘘、直肠阴道瘘。约8%的患儿与遗传因素有关。

胚胎学成因 人胚第3周末，盘状的胚盘向腹侧卷折形成圆柱状的胚体。胚盘的内胚层被卷入胚体内形成头尾走向的原始消化管，其末端膨大部称泄殖腔，其腹侧与尿囊相通连，尾端以泄殖腔膜封闭。第6~7周时，后肠与尿囊之间的间充质增生形成镰状隔膜，称尿直肠隔。它向泄殖腔膜方向生长，并与之融合，从而将泄殖腔纵分为背侧的肛直肠管和腹侧的尿生殖窦。肛直肠管发育为直肠和肛管上段，尿生殖窦主要发育为膀胱和尿道。泄殖腔膜也被分隔为背侧的肛膜和腹侧的尿生殖窦膜。肛膜外方为外胚层凹陷形成的肛凹。第8周时，肛膜破裂，肠腔与外界相通。肛凹进一步加深，发育为肛管下端；肛凹周围的间充质分化形成肛门括约肌。

肛门直肠闭锁有多种类型（图）：因肛膜增厚未破或肛凹未形成，导致肛管与外界不通，称肛门闭锁。因尿直肠隔分隔泄殖腔时向背侧偏移，使直肠形成一

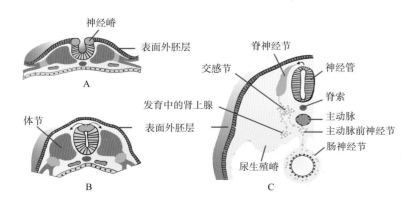

图　神经嵴细胞的发生和迁移

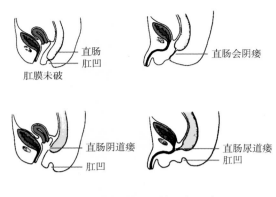

图 肛门直肠闭锁和直肠瘘

盲管，未能与肛凹接通，称直肠闭锁。因尿直肠隔发育不全引起的直肠闭锁常伴有直肠与泌尿生殖管道之间有一瘘管，形成各种直肠瘘，如直肠膀胱瘘、直肠尿道瘘或直肠阴道瘘等。

先天性肛门直肠闭锁的新生儿临床表现为肛门或直肠与外界不通，伴有腹胀和无胎粪排出。临床主要通过外科手术治疗，手术时机及手术方式的选择需根据闭锁位置的高低，有无肠梗阻症状、是否伴有瘘管，以及患儿体质等状况来决定。

（李建国）

hūxī xìtǒng fāshēng

呼吸系统发生（development of respiratory system）

呼吸道和肺的形成过程。其大多数器官均由原始消化管分化而成。故除鼻腔上皮来自表面外胚层外，喉、气管和肺的上皮均来自原始消化管的内胚层。

（李建国）

bíqiāng fāshēng

鼻腔发生（development of nasal cavity）

由骨与软骨作支架的鼻内腔隙的形成过程。

人胚第4周初，原始口腔由5个隆起围成：头端的额鼻突、两侧的左右两上颌突，以及左、右下颌突。第4周末，额鼻突下缘两外侧方外胚层增生、增厚，形成左右两鼻板。第5周时，鼻板中央内陷，形成鼻窝。鼻窝两侧隆起，分别称为内侧鼻突和外侧鼻突。此时鼻窝的下缘有一细沟与原始口腔相通。第6周时，左右两内侧鼻突在中线融合并向下延伸，形成人中和上唇正中部。与此同时，左右两上颌突也向中线方向生长，与同侧的外侧鼻突和内侧鼻突融合，使鼻窝与原始口腔相通的细沟被封闭。第6~7周时，原夹在左右鼻窝之间的额鼻突部分增生隆起，形成鼻根、鼻梁和鼻尖。外侧鼻突形成鼻翼和鼻外侧壁大部。由于鼻梁的抬高，使原来朝向前方的鼻窝转朝下方，形成外鼻孔。与此同时，两侧的鼻窝向中线靠拢，并向深部扩大，左右融合形成原始鼻腔，其底部与原始口腔之间以一薄膜即口鼻膜相隔（图1）。第7周时，口鼻膜破裂，形成后鼻孔，使原始鼻腔遂与原始口腔相通。在额鼻突下缘正中部形成鼻梁和鼻尖的同时，它继续向原始鼻腔内生长，形成板状的鼻中隔，将原始鼻腔分隔成左、右两个孔道，左右后鼻孔随之形成（图2）。与此同时，原始鼻腔的两外侧壁发生3个皱褶，分别发育成上中下3个鼻甲。第12周时，腭分化形成，其前部与鼻中隔融合，原始鼻腔与原始口腔被分隔成永久性的鼻腔和口腔。

常见畸形 新生儿鼻部阻塞的最常见原因是新生儿后鼻孔闭锁，包括骨性闭锁和膜性闭锁。发生率在新生儿中为0.13‰~0.2‰，后鼻孔闭锁的女童多于男童（约3∶2），单侧闭锁较双侧常见（约3∶2）。后鼻孔闭锁分为骨性闭锁（约占90%）和膜性

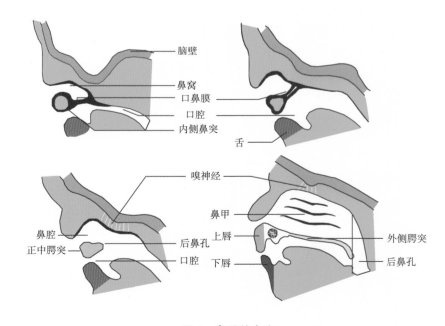

图1 鼻腔的发生

闭锁（约占10%）。骨性闭锁是由于第4~8周时颅底骨发育异常，致使后鼻孔不通；膜性闭锁是由于第7周时口鼻膜未完全吸收或鼻腔上皮增生栓塞所致。

（李建国）

hóu-qìguǎn fāshēng
喉-气管发生（development of larynx and trachea）
由呼吸憩室发育成喉和气管的过程。

发生过程 人胚第3周末，盘状的胚盘向腹侧卷折形成圆柱状的胚体。胚盘的内胚层被卷入胚体内形成头尾走向的原始消化管，分为前肠、中肠和后肠3段。前肠头端膨大部称原始咽。第4周时，原始咽近食管处的底壁中部出现一纵行浅沟，称喉气管沟，其逐渐加深，向腹侧面膨出，形成一盲囊，称呼吸憩室，又称喉气管憩室（图1）。呼吸憩室位于食管腹侧，两者之间的间充质增生，形成气管食管隔，喉气管沟由尾端向头端逐渐闭合，呼吸憩室与背侧的食管完全分离。呼吸憩室头端仍开口于原始咽，以后发育为喉门。呼吸憩室上段发育为喉，中段发育为气管，末端于第4周末膨大，并分为左右两支，称肺芽，是支气管和肺的原基。

呼吸憩室的上段发育为喉。第4周末，第4对鳃弓腹内侧的间充质增生，在原始喉口的前方形成一隆起，称会厌膨大，此为会厌的原基（图2）。与此同时，在原始喉口的两侧，由第6鳃弓的间充质增生、隆起，形成杓状膨大，此为杓状软骨原基。由于会厌膨大的快速生长，使最初矢状的原始喉口转变成T形喉口。第5~8周时，由第4对鳃弓的外胚间充质形成会厌软骨、楔状软骨和甲状软骨及相关肌组织，由第6鳃弓的外胚间充质形成杓状

软骨、环状软骨和角状软骨，它们构成喉的软骨支架。以后，喉腔两侧壁黏膜形成上下两对皱襞，上一对发育为室襞，下一对发育为声襞（声带），两皱襞间的黏膜内陷，演变成喉室。至出生前3

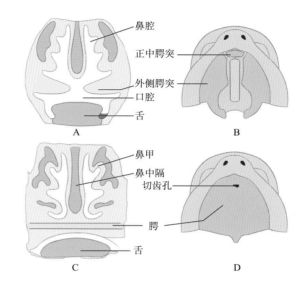

图2 鼻中隔与腭的发生
注：A、C. 额状切面；B、D. 从口腔观察

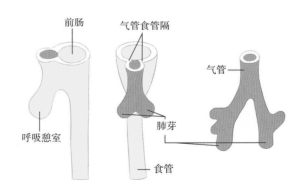

图1 呼吸憩室和肺芽的形成

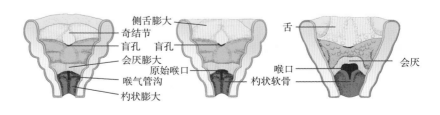

图2 喉的发生与演变

个月，喉的发育基本完成。

呼吸憩室的中段发育形成气管，覆盖在气管表面的内胚层发育为假复层纤毛柱状上皮和腺体，上皮外的中胚层分化为软骨、平滑肌组织和结缔组织。第 5 周时，左右两肺芽的根部发育为左右两支气管，它们向尾端、外侧方向生长，延伸至原始胸腔的内侧壁。

在喉和气管的发育过程中，其黏膜上皮迅速增生，一度使喉和气管的管腔暂时性闭塞。至第 10~11 周时，增生的上皮退化溶解，管腔再度重现。

常见畸形 较常见的先天性喉畸形是软喉症，约占新生儿喉畸形的 60%，发生原因可能是由于喉部组织发育异常、喉软骨未发育成熟、附近神经肌肉不协调而造成呼吸道阻塞。先天性喉软骨异常，主要为会厌软骨、甲状软骨和环状软骨异常。第 5~8 周时，若左右两第 4 鳃弓在形成会厌软骨和甲状软骨时在中线融合不良，形成先天性双会厌或会厌裂、甲状软骨裂；若第 6 鳃弓在形成环状软骨时在中线融合不良，留有裂隙，形成先天性喉裂。喉气管的管腔曾因上皮过度增生而一度闭塞，第 10 周时，若重建管腔的过程受阻，可出现喉气管狭窄或闭锁。此外，也可因环状软骨增生引起先天性喉狭窄闭锁。

（李建国）

fèi fāshēng

肺发生（development of lung）

由肺原基（肺芽）发育成肺的过程。

发生过程 人胚第 3 周末，盘状的胚盘向腹侧卷折形成圆柱状的胚体。胚盘的内胚层被卷入胚体内形成头尾走向的原始消化管，分为前肠中肠和后肠 3 段。前肠头端膨大部称原始咽。第 4

周时，原始咽近食管处的底壁中部向腹侧面膨出，形成一盲囊，称呼吸憩室，又称喉气管憩室。呼吸憩室位于食管的腹侧，两者间的间充质形成气管食管隔，将腹侧的呼吸憩室与背侧的食管分隔。呼吸憩室上段发育为喉，中段发育为气管，末端于第 4 周末膨大，并分为左、右两支，称肺芽，是支气管和肺的原基（图）。

第 5 周时，左右两肺芽迅速生长并分支，左肺芽分为 2 支，右肺芽分为 3 支，分别形成左右两肺的叶支气管（图）。此时肺的雏形基本形成，即左侧 2 叶，右侧 3 叶。叶支气管继续分支，第 2 个月末时左肺形成 8~9 支段支气管，右肺则形成 10 支。至第 6 个月末时，肺内支气管树的分支已达 17 级，出现呼吸性支气管、肺泡管；原始肺泡的立方上皮逐渐转变为扁平上皮，并分化形成 Ⅱ 型肺泡细胞，开始分泌表面活性物质；肺泡隔内的毛细血管网迅速增多。第 7 个月时，肺泡数量增多，肺循环也发育完善，此时，肺的发育程度已可维持早产儿的生存。晚期胎儿直至幼儿期，肺仍继续发育，支气管树的分支可

达 23 级，肺泡的数量不断增多。

常见畸形 胚第 4 周末左、右两肺芽形成后，若其此后的发育过程受阻，致使肺叶、肺段缺失或肺泡发育不良，称肺发育不全，该畸形常伴有先天性膈疝。由于腹腔内脏器疝入胸腔，压迫肺，进而影响肺的发育，因而先天性膈疝是引起肺发育不全的常见原因。第 6~7 个月时，若肺泡 Ⅱ 型细胞分化不良，不能产生足够的表面活性物质，使肺泡表面张力增大，胎儿出生后出现呼吸困难，称呼吸窘迫综合征。显微镜下可见肺泡塌陷，肺泡上皮表面覆盖一层从毛细血管渗出的透明状血浆蛋白膜，又称透明膜病。

（李建国）

qìguǎn-shíguǎnlòu

气管食管瘘（tracheoesophageal fistula）

由于气管食管隔发育不良，未能将气管和食管完全分隔，造成两者间有瘘管相通的畸形。

流行病学 先天性气管食管瘘在新生儿的发病率 0.25‰~0.33‰。先天性气管食管瘘常伴有食管闭锁。约半数患儿同时伴有心血管畸形（占 23.6%~37%）、

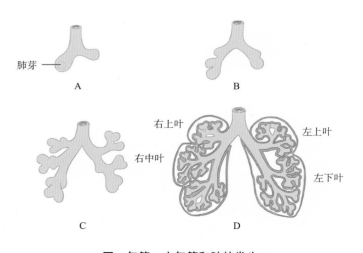

图 气管、支气管和肺的发生

注：A、B. 胚第 4 周；C. 胚第 6 周；D. 胚第 8 周

泌尿生殖系统畸形（约占 20%）和肺发育不全等其他先天性畸形。

胚胎学成因 人胚第 3 周末，盘状的胚盘向腹侧卷折形成圆柱状的胚体。胚盘的内胚层被卷入胚体内形成头尾走向的原始消化管，其头端膨大部称原始咽。第 4 周时，原始咽近食管处的底壁正中部向腹侧面膨出，形成呼吸憩室，又称喉气管憩室。呼吸憩室位于食管的腹侧，两者之间的间充质形成气管食管隔，将腹侧的呼吸憩室与背侧的食管分离。呼吸憩室的上段发育为喉，中段发育为气管，末端于第 4 周末分为左右两支，称肺芽，是支气管和肺的原基。

种类 在呼吸憩室的发育过程中，若气管食管隔发育不良，使气管与食管分隔不完全，形成气管食管瘘。气管食管瘘常伴有食管闭锁。气管食管瘘主要有 4 种类型（图）：食管上段与气管间有瘘管相通，食管下端闭锁呈盲端；食管上段闭锁呈盲端，食管下端有瘘管与气管相通；这几种类型中，最常见的是食管上段呈盲端，食管下端有瘘管与气管相通。气管食管瘘伴有食管闭锁的新生儿可出现进食后呛咳、呕吐、发绀和呼吸困难，常因吸入性肺炎和呼吸窘迫而导致新生儿死亡。

（李建国）

tòumíngmóbìng
透明膜病（hyaline membrane disease） 人胚发育过程中，由于 II 型肺泡细胞分化不良，不能分泌表面活性物质，致使肺泡表面张力增大，不能随呼吸运动而扩张，导致呼吸极度困难的疾病。又称呼吸窘迫综合征。

流行病学 透明膜病在早产儿的发病率约为 1%，早产儿胎龄愈小，发病率愈高。该病的病死率较高，约占新生儿死亡率的 20%。病死率与早产儿胎龄呈负相关，随早产儿的胎龄增加，病死率下降。胎龄 26～28 周的早产儿病死率约为 50%，而胎龄 30～31 周的早产儿病死率下降至 25%左右。

胚胎学成因 人胚第 3 周末，盘状的胚盘向腹侧卷折形成圆柱状的胚体。胚盘的内胚层被卷入胚体内，形成头尾走向的原始消化管，其头端膨大部称原始咽。第 4 周时，原始咽近食管处的底壁正中部向腹侧面膨出，形成呼吸憩室，又称喉气管憩室。呼吸憩室位于食管的腹侧，两者之间的间充质形成气管食管隔，将腹侧的呼吸憩室与背侧的食管分离。呼吸憩室的上段发育为喉，中段发育为气管，末端于第 4 周末分为左右两支，称肺芽，是支气管和肺的原基。第 5 周时，左、右肺芽迅速生长并分支，左肺芽分为 2 支，右肺芽分为 3 支，分别形成左、右肺的叶支气管。第 15～25 周时，肺内支气管树的分支已达 17 级，出现呼吸性支气管、肺泡管，原始肺泡的立方上皮逐渐转变为扁平上皮，并分化形成 II 型肺泡细胞，第 20 周时开始分泌表面活性物质。肺泡隔内的毛细血管网迅速增多。第 7 个月时，肺泡数量增多，肺循环也发育完善，此时肺的发育程度已可维持早产儿的生存。晚期胎儿直至幼儿期，肺仍继续发育，支气管树的分支可达 23 级，肺泡的数量不断增多。

透明膜病是 II 型肺泡细胞分化不良，不能产生足够的表面活性物质所致。II 型肺泡上皮细胞分泌的肺表面活性物质具有降低肺泡表面张力、稳定肺泡直径的作用。当表面活性物质缺乏时，肺泡表面张力增加，吸气时肺泡不易扩张，遂使肺泡逐渐萎陷、通气降低，造成低氧血症和 CO_2 蓄积。严重的低氧血症和酸中毒使肺血管收缩又致肺灌注不足；肺萎陷和肺血管收缩所致的肺动脉高压又导致动脉导管和卵圆孔开放，加重了低氧程度。而低氧血症、酸中毒和肺灌注不足等又抑制表面活性物质的合成及分泌，使病情进一步加重。由于肺组织缺氧，毛细血管通透性增加，血浆成分渗出，血浆纤维蛋白沉积于肺泡表面，形成一层嗜酸性的透明膜（图），严重妨碍气体交换。肺泡表面活性物质在人胚的

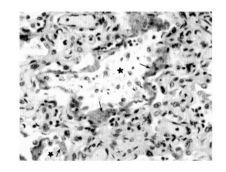

图 新生儿透明膜病光镜像
（HE×400）

注：★.肺泡 ↓.透明膜

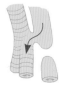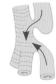

气管 ——— 食管闭锁
瘘管
食管
瘘道

图 气管食管瘘

第 20 周时初现，第 32 周后迅速增加，故本病多见于早产儿，出生时胎龄愈小，发病率愈高。

(李建国)

肺发育不全 (pulmonary hypoplasia)

fèi fāyùbù quán

由于肺芽发育形成肺的过程中部分受阻，致使肺发育不良所致的畸形。

流行病学 先天性肺发育不全较少见，国外报道发病率占活产婴儿 0.9‰~1.1‰，占所有出生婴儿的 1.4‰。是新生儿死亡的常见原因，病死率与早产患儿的胎龄呈负相关，早产患儿的胎龄越小，病死率越高。

胚胎学成因 人胚第 3 周末，盘状的胚盘向腹侧卷折形成圆柱状的胚体。胚盘的内胚层被卷入胚体内形成原始消化管，其头端膨大部称原始咽。第 4 周时，原始咽近食管处的底壁正中部向腹侧面膨出，形成呼吸憩室，又称喉气管憩室。呼吸憩室位于食管的腹侧，两者之间的间充质形成气管食管隔，其将腹侧的呼吸憩室与背侧的食管分离。呼吸憩将发育形成喉和气管。第 4 周末，呼吸憩室的末端分为左右两支，称肺芽，其是支气管和肺的原基。第 5 周时，左、右肺芽迅速生长并分支，左肺芽分为 2 支，右肺芽分为 3 支，分别形成左右两肺的叶支气管。第 15~25 周时，肺内支气管树的分支已达 17 级，出现呼吸性支气管、肺泡管；肺泡的立方上皮逐渐转变为扁平上皮，并分化形成 Ⅱ 型肺泡细胞；肺泡隔内的毛细血管网迅速增多。第 7 月时，肺泡数量增多，肺循环也发育完善，此时肺的发育程度已可维持早产儿的生存。晚期胎儿直至幼儿期，肺仍继续发育，支气管树的分支可达 23 级，肺泡的数量不断增多。

若呼吸憩室的末端未分支形成左右两肺芽，造成支气管、肺缺如，或虽形成肺芽，但单侧或双侧肺芽未能继续发育，造成单侧或双侧支气管、肺缺如，称为肺不发生。若肺芽形成后，其发育形成支气管树及肺泡的过程部分受阻，致使某一肺叶、肺段缺失或肺泡发育不良，肺的容积明显减少，称为肺发育不全。引起先天性肺发育不全最常见的原因是胸腔内肺的生长发育所需的有效空间减少，影响和干扰了肺的正常发育，如先天性膈疝患儿，其患侧肺受到突入胸腔的腹腔脏器的挤压，从而影响肺的正常发育。

(李建国)

泌尿系统发生 (development of urinary system)

mìniào xìtǒng fāshēng

泌尿器官的形成与发展过程。泌尿系统分为男性和女性两个系统，包括肾、输尿管、膀胱及尿道。起源于间介中胚层，与生殖系统的发生及泄殖腔的分隔密切相关 (图)。

发生过程 肾的发生可分为前肾、中肾和后肾 3 个阶段，它们自胚体头端向尾端顺次出现，其中前肾和中肾是生物进化过程的重演，后肾是人的功能肾，存留终生。人胚第 3 周末，随着胚体的卷折，间介中胚层与体节分离，并逐渐移向腹侧，形成左右两条分列在体节外侧的纵行索状结构，称生肾索。头端第 7~14 体节外侧的生肾索是前肾的原基。第 14~28 体节外侧的生肾索增生，从胚体后壁凸向体腔，形成一对纵行隆起，称中肾嵴，是中肾的原基。其中，中肾管末端近泄殖腔处向背侧长出一盲管，即输尿管芽，其主干最终分化形成输尿管。而生肾索的尾端则演变为生后肾原基，后者与其内的输尿管芽共同演变形成后肾。人胚第 4~7 周，尿直肠隔将泄殖腔分隔为背侧的直肠和腹侧的尿生殖窦，后者将演变为膀胱和尿道。

常见畸形 多囊肾、异位肾、马蹄肾、双输尿管、脐尿瘘和膀胱外翻。

(陈 红)

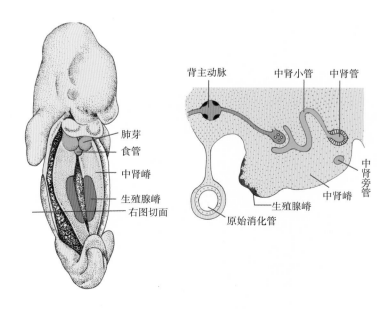

背主动脉　中肾小管　中肾管

肺芽
食管
中肾嵴
生殖腺嵴
右图切面

中肾旁管
中肾嵴
生殖腺嵴
原始消化管

图　泌尿系统的发生

shèn-shūniàoguǎn fāshēng

肾−输尿管发生（development of kidney and ureter） 位于腹膜后方，脊柱两侧，形似蚕豆，红褐色器官（肾）；成对、位于腹膜外位的肌性管道（输尿管）的形成过程。人胚肾的发生可分为3个阶段，即前肾、中肾和后肾（图）。它们自胚体头端向尾端顺次出现，其中前肾和中肾是生物进化过程的重演，只有后肾是人的功能肾，存留终生。输尿管发生与人胚中肾的发生相关。中肾管末端近泄殖腔开口处向背外侧长出一个盲管，称输尿管芽。输尿管芽上部反复分支达12级以上，逐渐演变为肾盂、肾盏和集合小管，其主干最终分化发育形成输尿管。

常见畸形有多囊肾、异位肾、马蹄肾和双输尿管。

（陈 红）

qiánshèn

前肾（pronephros） 靠近体腔前段，由许多排泄小管（肾小管）组成的器官的形成过程。人胚肾发生的起始阶段。人胚第4周初，头端第7~14体节外侧的生肾索分节，形成数条横行细胞索，随后，索的中央出现管腔，称为前肾小管。其内侧端开口于胚内体腔，外侧端向尾部延伸并互相连接，形成一条纵行的前肾管。前肾由头侧的横行前肾小管和头段的纵行前肾管构成，又称原肾（见肾输尿管发生图）。人体前肾存在短暂，无功能意义，是生物进化过程的重演，于第4周末即退化消失。前肾管则继续向尾侧延伸，并开口于泄殖腔，以后称为中肾管。

（陈 红）

zhōngshèn

中肾（mesonephros） 位于前肾后方，鱼类和两栖类成体阶段执行排泄功能的器官的形成与发展过程。由前肾管演变改称的中肾管［沃尔夫（Wolffian）管］和与中肾管垂直相连的S形中肾小管共同形成（见肾输尿管发生图）。人胚第4周初，随着前肾的退化，位居前肾尾侧的第14~28体节外侧的生肾索细胞先后发生许多横行小管，称中肾小管，两侧共有约80对。中肾小管呈S形，内侧端膨大并凹陷形成杯状的肾小囊［鲍曼（Bowman）囊］，内有从背主动脉分支而来的毛细血管球，两者共同形成肾小体；其外侧端与前肾管相通连，此时改称为中肾管。

人胚中肾在胎儿发育早期有短暂功能。后肾发生后，中肾小管大部分退化。男性胎儿的中肾管演化为附睾管、输精管和射精管，部分未退化的中肾小管演变为睾丸输出小管；女性胎儿的中肾完全退化，仅残留小部分成为附件。

（陈 红）

hòushèn

后肾（metanephros） 人体的永久肾，起源于输尿管芽和生后肾原基。人胚第5周初，近泄殖腔处的中肾管末端向背外侧芽生出一个盲管，称输尿管芽，并继续向胚体背和头侧方向伸长，长入生后肾原基内。输尿管芽的主干形成输尿管，其末端膨大并反复分支，形成肾盂、肾大盏、肾小盏、乳头管和集合小管（图1）。生后肾原基的外周部分形成肾被膜，中央部分在集合小管的诱导下形成肾小管（图2）。

人胚第10周时，后肾已具有泌尿功能。胎儿尿液排入羊膜腔，构成羊水的主要成分，但胎儿的代谢产物主要通过胎盘排至母血。后肾发生之初位置较低，位于盆腔内。但随着胎儿的生长及输尿管的伸展，可逐渐升高至腰部。而且后肾在上升的同时，整体沿纵轴旋转，使原来朝向腹侧的肾门转向内侧。常见的先天畸形有多囊肾、异位肾、马蹄肾和双输尿管。

（陈 红）

shūniàoguǎnyá

输尿管芽（ureteric bud） 人胚第5周初，近泄殖腔开口处的中肾管末端向背外侧长出的一个盲管（见后肾图1）。输尿管芽继续向胚体背和头侧方向伸长，长入生后肾原基内。输尿管芽的主干

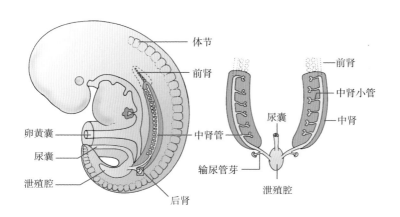

图 前肾、中肾和后肾的发生

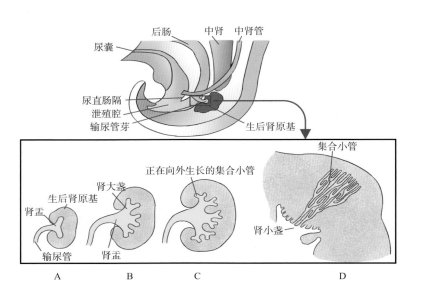

图1　后肾及输尿管芽的发生

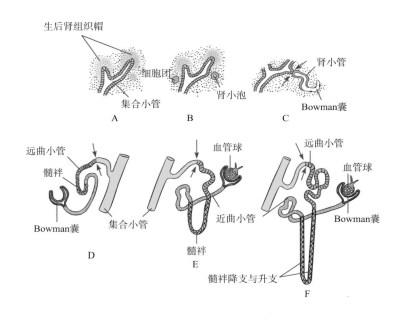

图2　生后肾原基的发生

形成输尿管，其末端膨大并反复分支，形成肾盂、肾大盏、肾小盏、乳头管和集合小管。集合小管呈 T 形分支，末端为盲端并诱导生后肾原基分化形成肾单位。常见先天畸形有双输尿管。

（陈　红）

shēng hòu shènyuánjī

生后肾原基（metanephric blastema）　生肾索尾端的组织包绕由输尿管芽芽生分化而成的 T 形集合小管末端所形成的结构。又称为生后肾组织帽（见后肾图2）。

输尿管芽长入生肾索后，诱导周围的间介中胚层分化形成生后肾原基，其中的细胞在由输尿管芽新分化来的 T 形集合小管诱导下，聚集形成帽状细胞团，称生后肾组织。生后肾组织逐渐分化形成中空的 S 形小管，称肾小管。肾小管一端与集合小管的盲端接通，另一端膨大并凹陷形成杯状肾小囊〔鲍曼（Bowman）囊〕，并与从背主动脉分支而来伸入囊内的毛细血管球共同形成肾小体。S 形肾小管逐渐增长，弯曲分化形成近曲小管、髓袢和远曲小管，并与肾小体共同组成肾单位。生后肾原基的外周细胞将形成肾被膜。胎儿出生后，不再发生新的集合小管及肾单位，因此肾体积的增大是肾单位的进一步生长所致。人胚第 10 周时，后肾已具有泌尿功能。胎儿的尿液排入羊膜腔，构成羊水的主要成分，但胎儿的代谢产物主要通过胎盘排至母血。肾的原始位置较低，位于盆腔内。随着胎儿的生长及输尿管的伸展，肾逐渐移至腰部。肾在上升的同时，也沿纵轴旋转，故使肾门从朝向腹侧转为朝向内侧。

肾单位的发生和分化与输尿管芽上皮及生后肾原基间充质之间的相互作用密切相关。生后肾原基间充质表达的转录因子 WT1能促使其与输尿管芽的诱导作用进行应答反应，从而分化形成生后肾组织；WT1 还能调控间充质合成胶质细胞源性神经营养因子（GDNF）和肝细胞生长因子（HGF），并通过与输尿管芽末端分支上皮合成表达的相应受体 RET 和 MET 相结合，促进输尿管芽不断生长分支，并维持其与生后肾原基间充质的相互作用（图A）。反之，输尿管芽末端分支上皮合成分泌的成纤维细胞生长因子（FGF2）和骨形态发生蛋白（BMP7），也能促进生后肾原基间充质不断增殖分化，以保证 WNT1 的表达（图 A）。该上皮还能合成分泌 WNT9B 和 WNT6，促进其周围间充质上调表达 *PAX2* 和 *WNT4* 基因，使间充质上皮化，继而管腔化（图 B）。

（陈 红）

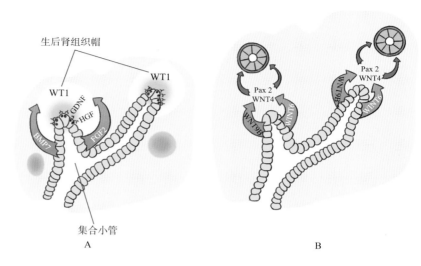

图 生后肾原基分化发育的分子调控

pángguāng-niàodào fāshēng

膀胱-尿道发生 （development of bladder and urethra）

储存尿液的肌性囊状器官，以及从膀胱通向体外的管道的形成过程。人胚第 4~7 周，位于尿囊起始部与后肠之间的间充质增生形成尿生殖隔，并突入泄殖腔内，将泄殖腔分隔为腹侧的尿生殖窦及背侧的原始直肠。尿生殖窦上段较大，发育分化形成膀胱，其顶端与尿囊相接，左右两中肾管分别开口于膀胱（图 A）。随着膀胱的扩大，输尿管起始部以下的一段中肾管也扩大并逐渐并入膀胱，成为其背壁的一部分，于是输尿管与中肾管即分别开口于膀胱（图 B）。尿生殖窦中段比较狭窄，保持管状，在女性形成尿道，在男性成为尿道的前列腺部和膜部。由于受到肾向胚胎头侧迁移及中肾管继续向下生长等因素的影响，使输尿管开口移向膀胱的外上方（图 C~D），而中肾管的开口在男性则下移至尿道前列腺部；在女性，其通入尿道的部位将退化。尿生殖窦下段在男性形成尿道海绵体部，在女性则扩大形成阴道前庭。常见先天畸形有脐尿瘘和膀胱外翻。

（陈 红）

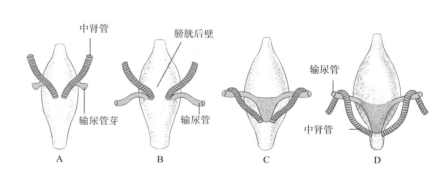

图 膀胱和尿道的发生

niàoshēngzhídòu

尿生殖窦 （urogenital sinus）

外生殖器形成初期，尿生殖口的头端形成的小突起，雄性发展成阴茎，雌性则形成阴蒂。人胚第 6~7 周，尿囊起始部与后肠之间的间充质增生，形成一镰刀状隔膜突入泄殖腔内，称尿直肠隔，此隔迅速增长，并与泄殖腔膜相连，从而将泄殖腔分隔为背腹两份（图）。腹侧份为尿生殖窦，主要分化为膀胱和尿道（见膀胱尿道发生）；背侧份为原始直肠，分化为直肠和肛管上段。泄殖腔膜也被分为背腹两份，腹侧份为尿生殖膜，背侧份为肛膜。常见先天畸形有脐尿瘘和膀胱外翻。

（陈 红）

mìniào xìtǒng xiāntiān jīxíng

泌尿系统先天畸形 （urinary system defect）

包括多囊肾、异位肾、马蹄肾、双输尿管、脐尿瘘和膀胱外翻等。

马蹄肾是因两侧肾在早期发生时，其下端异常融合而形成一个马蹄形的大肾，成因多为肾在上升时被肠系膜下动脉根部所阻而致。发生率约 1.7‰。由于马蹄肾位置较低，以致输尿管弯曲，易发生尿路感染或阻塞（图 1A）。

异位肾是指原始发生时位置较低的肾在随着胚胎腹部生长和输尿管芽的伸展而逐渐上升过程

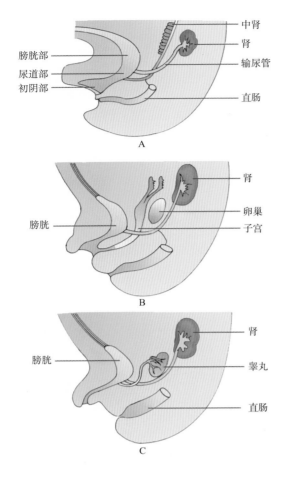

图　尿生殖窦的发生

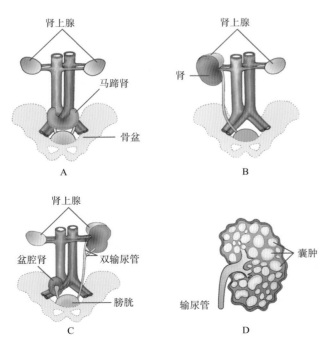

图 1　肾和输尿管先天畸形的发生

中，由于某种原因受阻，使出生后的肾不能达到正常生理位置（图1B）。异位肾常位于盆腔内。

双输尿管是由于输尿管芽过早分支所致。按其分支的程度不同，可诱导出各种畸形，如分支不完全会形成肾输尿管分支及分割肾，若分支完全，则形成双输尿管（图1C）。

多囊肾较常见，发生率为0.2‰~1%，因集合小管未能与远端小管接通，从而使尿液积聚于肾小管内不能排出，在肾皮质内形成许多大小不等的囊泡而得名（图1D）。扩大的囊泡压迫周围组织并使其萎缩，最终导致肾功能障碍。发病机制可能与常染色体隐性或显性遗传或其他因素有关。

脐尿瘘是因膀胱顶端与脐之间的脐尿管未闭锁而形成的瘘管（图2B）。胎儿出生后，尿液可经瘘管从脐溢出。若仅部分脐尿管残留并扩张，则形成脐尿管囊肿（图2A）。

膀胱外翻是因在尿生殖窦与表面外胚层之间没有间充质长入，因此在前腹壁无肌肉覆盖膀胱，致使薄的表皮和膀胱破裂，膀胱黏膜外露，造成膀胱外翻。该畸形比较罕见，一般多见于男性，发生率约0.02‰。

（陈　红）

shēngzhí xìtǒng fāshēng

生殖系统发生（development of genital system）　包括所有繁衍种族的生殖器官的形成过程。生殖系统分为男性和女性两个系统，起源于人胚第4周末间介中胚层的一对生殖腺崤和两对生殖管道，即中肾管和中肾旁管，其发生可分为性未分化期和性分化期（图）。

胚胎的染色体组型和性别在受精时虽已确定，但在人胚第6

周前，男女两性的生殖系统在外观上是相似的，故称性未分化期。直至人胚第 7 周，性腺开始发生，即睾丸发生或卵巢发生，自此两性出现明显的形态结构差异，称性分化期。男女两性的生殖管道、男性附属性腺和男女两性的外生殖器的发生过程也随性腺发生分为性未分化期和性分化期，但它们性分化期的发生比性腺略晚。

常见畸形有隐睾、先天性腹股沟疝、子宫畸形、阴道闭锁和两性畸形。

（陈 红）

yuánshǐ shēngzhí xìbāo

原始生殖细胞（primordial germ cell，PGC）

人胚第 19～21 天，近尿囊根部的卵黄囊内胚层内，出现体积大，呈圆形的细胞（图 A）。具有迁移特性，胞质富含碱性磷酸酶和糖原，呈嗜碱性，对甲苯胺蓝亲和力强。电镜下可见胞质内富含核糖体，内质网较少，线粒体较大。

人胚第 25 天始，PGC 沿背侧肠系膜向生殖腺嵴迁移（图 B），至第 6 周，进入初级性索。自第 7 周起，若 Y 染色体含有性别决定区 SRY 基因，并能表达睾丸决定因子（TDF），进入初级性索的 PGC 将分化形成精原细胞。精原细胞直至男性青春期才开始两次成熟分裂（减数分裂），最终分化形成蝌蚪状单倍体精子。若无 Y 染色体性别决定区 SRY 基因，无 TDF 表达，进入初级性索的 PGC 将分化形成卵原细胞，并在胚胎时期就开始第一次成熟分裂形成初级卵母细胞，但此后一直停留在分裂前期，直至女性青春期排卵时才完成第一次成熟分裂形成次级卵母细胞。次级卵母细胞随即进入第二次成熟分裂，但一直

停留在第二次成熟分裂中期，直至受精时才完成第二次成熟分裂而形成单倍体的卵子。

PGC 能通过有丝分裂大量增

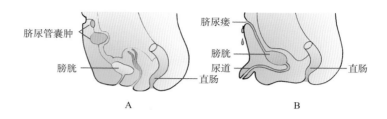

图 2　膀胱先天畸形的发生

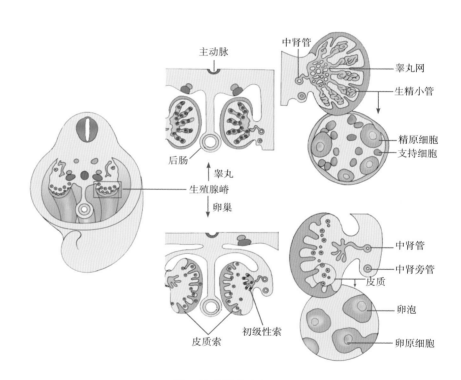

图　性腺的发生与分化

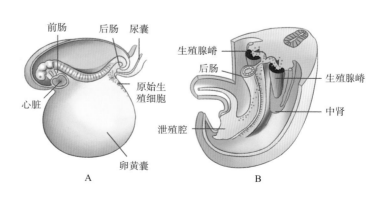

图　原始生殖细胞的发生与迁移

殖。迁移过程中，PGC 若未抵达目的地，则将在原位分化为最终所到达胚层的细胞或退化消失。影响 PGC 迁移的主要因素包括：①stella 基因表达产物 Fragilis 蛋白：是 PGC 形成的决定蛋白。②生殖腺嵴的吸引力。③细胞外基质：如纤连蛋白等。④细胞生长因子：如 steel 因子，转化生长因子-β₁（TGF-β₁）等。⑤定向迁移关键因子：如基质细胞衍化因子-1α（SDF-1α）和 SDF-1α 受体 CXCR4b。若 PGC 迁移未达目的地，将导致睾丸生精小管上皮仅有支持细胞而无精原细胞，即唯支持细胞综合征，最终导致男性因无精而不育。

（陈　红）

gāowán fāshēng

性别决定 （sex determination）

男女性别分化方向的决定。直接受控于性染色体，性染色体为 XY 的胚胎将分化为男性，为 XX 的胚胎将分化为女性，关键在于位于 Y 染色体短臂上的性别决定区（SRY）基因及其表达的睾丸决定因子（TDF）。人胚性别在受精时已确定，但在第 7 周前，男、女性腺在外观上仍然相似，故称未分化性腺。自第 7 周起，位于 Y 染色体短臂上的 SRY 基因通过表达 TDF，促使未分化性腺中的初级性索发育形成睾丸生精小管（图）。否则初级性索将退化消失。因此，受精时形成的染色体组型决定未分化性腺的分化方向，而性腺类型又进一步决定生殖管道发生和外生殖器发生的性别分化。常见先天畸形有两性畸形。

（陈　红）

gāowán fāshēng

睾丸发生 （development of testis）

能产生精子和分泌雄激素的男性生殖腺的形成过程。睾丸的

发生取决于受精时形成的染色体组型中是否含有 Y 染色体，且其短臂上是否有性别决定区（SRY）基因，以及 SRY 基因能否表达睾丸决定因子（TDF）。以人胚第 7 周为界，睾丸发生可分为性腺未分化期和性腺分化期。

发生过程　人胚第 4 周末，中肾嵴内侧表面上皮细胞增生并向深层生长，形成左右一对细而短的隆起，即生殖腺嵴（见生殖系统发生图）。此时中肾嵴和生殖腺嵴合称为尿生殖嵴。生殖腺嵴表面上皮细胞也向深层增生，形成许多指状上皮细胞索，即初级性索，此时生殖腺嵴称为未分化性腺，由外部的皮质和深层的髓质构成，而且在外观上男、女相似。第 6 周时，原始生殖细胞（PGC）迁移进入初级性索。

人胚第 7 周起，初级性索在 SRY 基因表达的 TDF 诱导下聚集并伸入未分化性腺的髓质，发育形成生精小管索，第 4 个月时，生精小管索分化形成长袢状生精小管。从胎儿期至出生后青春期之前，生精小管始终是无管腔的细胞索，由来自 PGC 的精原细胞和生精小管索内的支持细胞［塞托利（Sertoli）细胞］构成。到青春期时，生精小管索内出现管腔，精原细胞不断分裂增多，依

次分化发育为初级精母细胞、次级精母细胞、精子细胞直至精子，并持续终生。靠近门处的初级性索相互吻合形成睾丸网，靠近睾丸网的生精小管内无精原细胞，最终将分化形成直精小管。人胚第 4~6 周，位于生精小管之间的部分间充质细胞分化形成睾丸间质细胞（Leydig cell），约第 8 周时开始分泌雄激素。位于生殖腺嵴表面上皮和髓质之间的间充质分化形成较厚的结缔组织白膜。

睾丸起初位于腹腔后腹壁的上部。人胚第 8 周时，位于睾丸尾侧与生殖隆起之间的后腹壁间充质细胞增生，形成条索状结构，即睾丸引带（图 A）。随着胚体不断生长发育和胎儿腰部直立，睾丸引带相对缩短，致使睾丸下降。第 7 个月时已位于耻骨缘前方。至第 8 个月末，睾丸进入阴囊，与之相连的输精管、血管和神经等也一起下降并被结缔组织和肌纤维包裹形成精索，而盆腔下端部分腹膜也形成突起，称鞘突。鞘突和精索一起通过腹股沟管进入阴囊，鞘突上端与腹膜脱离形成睾丸鞘膜（图 D）。

发生机制　人胚第 7 周，未分化性腺中的 WT1 通过激活 SRY 基因表达而促使其下游基因 SOX9 表达激活，最终诱导初级性索向

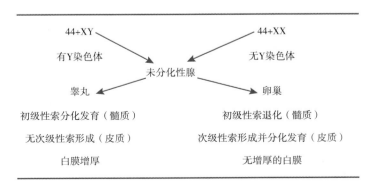

图　Y 染色体在性腺发生中的作用

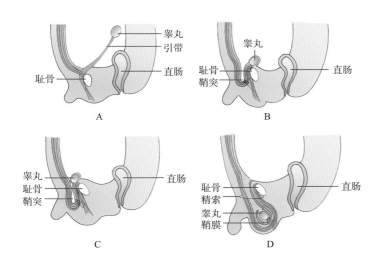

图　睾丸下降模式图

生精小管索分化发育而形成睾丸。SOX9 还可激活 SF1 和其他下游相关基因的表达，促进睾丸间质细胞和支持细胞分别分泌雄激素和抗中肾旁管激素，从而促进男性生殖管道、附属性腺和外生殖器等性征的分化发育。另外，SOX9 还可抑制 WNT4 基因表达，使未分化性腺不会向女性性腺（卵巢）发育。

常见畸形　隐睾。

（陈　红）

luǎncháo fāshēng

卵巢发生（development of o-vary）　能产生卵子和分泌雌激素、孕激素的女性生殖腺的形成过程。卵巢的发生取决于受精时形成的染色体组型中是否含有 Y 染色体，且其短臂上是否含有性别决定区（SRY）基因，以及其能否表达睾丸决定因子（TDF）。以人胚第 7 周为界，卵巢发生可分为性腺未分化期和性腺分化期。

发生过程　人胚第 4 周末，中肾嵴内侧表面上皮细胞增生并向深层生长，形成左右一对细而短的隆起，即生殖腺嵴（见生殖系统发生图）。此时中肾嵴和生殖腺嵴合称为尿生殖嵴。生殖腺嵴表面上皮细胞也向深层增生，形成许多指状上皮细胞索，即初级性索，此时生殖腺嵴称为未分化性腺，由外部的皮质和深层的髓质构成，而且在外观上男、女相似。第 6 周时，原始生殖细胞（PGC）迁移进入初级性索。

人胎第 10 周后，初级性索因缺乏 SRY 基因表达的 TDF 诱导而退化消失。未分化性腺表面上皮又开始增生形成新的细胞索，称次级性索或皮质索。第 16 周时，次级性索与表面上皮脱离形成许多孤立的细胞团，形成原始卵泡。每个原始卵泡外周的卵泡细胞由次级性索分化而来，中央的卵原细胞由 PGC 分化而来，并继续分裂形成初级卵母细胞。出生时，卵原细胞全部消失，只留下初级卵母细胞，并停留于第一次减数分裂前期，直至女性青春期排卵时才完成第一次成熟分裂（减数分裂）形成次级卵母细胞。次级卵母细胞随即进入第二次成熟分裂，但一直停留在第二次成熟分裂中期，直至受精时才完成第二次成熟分裂而形成单倍体的卵子。卵泡之间的间充质分化形成卵巢间质，以及卵母细胞周围的卵泡膜细胞。表面上皮脱离并分化形成单层立方上皮，靠近门处的初级性索分化形成卵巢网。

卵巢起初位于后腹壁的上部，尾侧通过由中胚层形成的索状结构即卵巢引带而与下端的生殖隆起相连。随着胚体的不断生长发育，卵巢引带相对缩短，致使卵巢下降。第 3 个月时已位于盆腔骨盆缘下方。

发生机制　人胚第 7 周，因缺乏 SRY 的激活作用，SOX9 无法抑制 WNT4 基因的表达，促使未分化性腺在 WNT4 及其下游基因 DAX1 和其他基因的作用下向女性性腺卵巢发育。同时，DAX1 可抑制 SOX9 基因的表达，使其无法激活 SF1 基因表达，最终导致中肾旁管进一步分化发育为女性生殖管道，并诱导外生殖器的分化发育。

常见畸形　两性畸形。

（陈　红）

shēngzhí guǎndào fāshēng

生殖管道发生（genital duct development）　储存和运输精子（卵子）通道的形成过程。生殖管道的发生比性腺晚，也可分为性未分化期和性分化期。人胚第 6 周时，即性未分化期（图 1A），已形成两对生殖管道：①由前肾管演变而来的中肾管［沃尔夫（Wolffian）管］。②源于中肾外侧体腔上皮的中肾旁管［米勒（Müller）管］。中肾旁管上段位于中肾管外侧并与其平行，而中段弯向内侧并越过中肾管的腹面，最终位于中肾管内侧。中肾旁管下段为盲端，位于中肾管内侧。人胚第 7 周后，进入性分化期，若性腺为睾丸，则睾丸分泌的雄激素和抗中肾旁管激素促进中肾管分化发育为男性生殖管道，包

括附睾的输出小管和附睾管、输精管、射精管和精囊，而中肾旁管退化（图1B）。若性腺为卵巢，则中肾旁管分化发育为女性生殖管道，包括输卵管、子宫和阴道穹隆部，而中肾管退化（图2）。常见畸形有子宫畸形和阴道闭锁。

（陈 红）

zhōngshènguǎn

中肾管（mesonephric duct）

汇集中肾小管的左右两条纵行管道。发生于人胚第4周末，起源于残留的前肾管，又称沃尔夫（Wolffian）管，其末端从外侧通入泄殖腔，最终发育为男性生殖管道（见生殖管道发生图1）。自第7周起，当未分化性腺分化为睾丸时，中肾管在睾丸间质细胞分泌的雄激素作用下，其头段增长并不断弯曲形成附睾管，中段变直形成输精管，尾段则形成射精管和精囊。男性中肾旁管在睾丸支持细胞分泌的抗中肾旁管激素作用下退化。当未分化性腺分化为卵巢时，中肾管完全退化，残留为若干附件。

（陈 红）

zhōngshènpángguǎn

中肾旁管（paramesonephric duct）

人胚第4周末，中肾外侧体腔上皮增生并凹陷卷折形成的一对纵行管道。称中肾旁管［米勒（Müller）管］，其头端呈漏斗形开口于腹腔并向尾端伸展，最终分化发育为女性生殖管道。人胚第6周，中肾旁管可分为3部分：①上段位于中肾管外侧并与其平行。②中段弯向内侧并越过中肾管的腹面，最终位于中肾管内侧。③下段为盲端，突入尿生殖窦的背侧壁，并诱导其增生形成窦结节。自人胚第7周起，如果未分化性腺分化为卵巢，中肾管因无雄激素和抗中肾旁管激素作用而逐渐退化，中肾旁管则进一步分化发育，其上段和中段演变为左、右输卵管，下段在中线处融合演变为子宫和阴道穹隆部（见生殖管道发生图2）。常见畸形有子宫畸形。

（陈 红）

dòujiéjié

窦结节（sinovaginal bulb）

人胚第6周，左、右中肾旁管的尾端合并成盲端，突入尿生殖窦背侧壁，刺激窦壁的内胚层细胞增生形成的一个小隆起。又称米勒（Müller）结节（图A）。如果未分化性腺分化为卵巢，尿生殖窦背侧的窦结节增生形成实心的阴道板，从而使子宫与尿生殖窦之间的距离增长。胚第5个月时，阴道板形成中空的阴道，阴道内端与子宫相通，末端与尿生殖窦腔之间隔有一层薄膜，称为处女膜（图B）。阴道穹隆部的发生（见中肾旁管）。常见畸形有阴道闭锁。

（陈 红）

nánxìng fùshǔ xìngxiàn fāshēng

男性附属性腺发生（development of male accessory sex gland）

精囊、前列腺和尿道球腺的形成过程。其中，精囊由中肾管的尾端向侧面分支生长而成（图）。而位于精囊与尿道之间的中肾管则形成射精管。前列腺源于尿道前列腺部的内胚层上皮细胞和其周围的间充质，上皮细胞向周围的间充质内增生、分化形成前列腺的腺上皮，上皮细胞周围的间充质分化形成前列腺的基质和平滑肌。尿道球腺是由尿道海绵体部的尿道上皮细胞增生而成，其周围的间充质分化形成平滑肌纤维和基质。

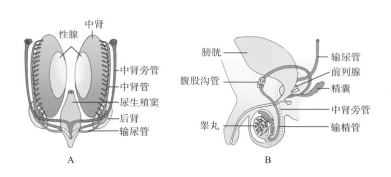

图1　未分化期生殖管道和男性生殖管道的发生

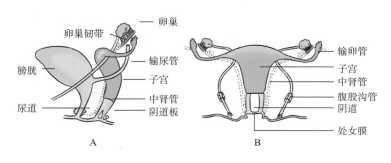

图2　女性生殖管道的发生

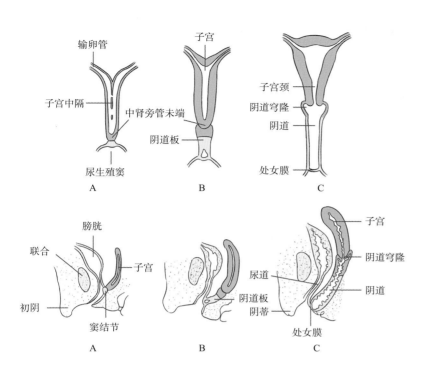

图　子宫和阴道的发生

注：A. 胚第 9 周；B. 胚第 3 个月；C. 出生时

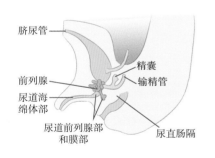

图　男性附属性腺的发生

（陈　红）

wài shēngzhíqì fāshēng

外生殖器发生（development of external genitalia）

阴茎、冠状沟、尿道口、睾丸和大阴唇、小阴唇、阴蒂、尿道口、阴道的形成过程。人胚第 4~7 周，男女两性外生殖器相似，为未分化期。性别特征始于第 9 周，至第 12 周才呈现明显区别，为分化期。

发生过程：人胚第 6 周，泄殖腔膜被尿直肠隔分隔，形成背侧的肛膜和腹侧的尿生殖膜，又称尿生殖窦膜。尿生殖膜两侧间充质增生形成尿生殖褶。尿生殖褶进一步分化，分别形成头侧的生殖结节和尾侧的尿道褶和肛门褶。同时尿道褶外侧又分化形成体积较大的生殖隆起。该隆起体积较大，将分化为男性的阴囊隆起和女性的大阴唇（图1）。

进入分化期后，未分化外生殖器在二氢睾酮（DHT）作用下向男性分化。DHT 是由睾酮在 5α 还原酶的作用下形成的。生殖结节在 DHT 诱导下逐渐伸长形成阴茎，两侧的尿道褶沿着阴茎腹侧面由后向前合并成管，形成尿道海绵体。第 12 周时，龟头处形成一个皮肤反褶，称包皮。左右生殖隆起移向尾侧并相互在中线处靠拢融合成阴囊（图2）。

在分化期中，若无雄激素作用，未分化外生殖器则向女性方向发育。生殖结节略增大形成阴蒂，两侧的尿道褶部分合并形成小阴唇。左右生殖隆起在阴蒂头侧融合形成阴阜，尾侧融合则形成阴唇后联合，未融合的部分形成大阴唇。尿道沟扩展并与尿生殖窦下段共同形成阴道前庭（图 3）。

常见畸形：包括尿道下裂和阴茎发育不全。尿道下裂是因左右尿道褶未能在中间融合而导致阴茎腹侧面出现尿道口，发病率为 3‰~5‰。阴茎发育不全是因生殖结节发育不良甚至未发生而导致阴茎短小乃至缺如，常见尿道开口于肛门附近的会阴处。

（陈　红）

niàoshēngzhímó

尿生殖膜（urogenital membrane）

尿直肠隔向下生长，直达泄殖腔膜，将泄殖腔膜分为背腹两份中的腹侧份。又称尿生殖窦膜（图）。于人胚第 9 周破裂，参与外生殖器的发生。

（陈　红）

shēngzhí xìtǒng xiāntiān jīxíng

生殖系统先天畸形（genital system defects）

主要包括隐睾、先天性腹股沟疝、子宫畸形、阴道闭锁、睾丸女性化综合征、两性畸形等。

隐睾：指睾丸未下降至阴囊而停留在腹腔或腹股沟等处。据统计，约 3% 的男性新生儿睾丸未降入阴囊，其中大部分在出生后 3 个月内可降入阴囊，但仍有 1% 表现为单侧或双侧隐睾。因腹腔温度高于阴囊，故隐睾会影响精子发生，双侧隐睾可造成不育，同时伴 3%~5% 的肾发育异常。隐睾的原因未明，可能与雄激素生成不足有关。

先天性腹股沟疝：常见于男性及异位睾丸患者，是因腹膜腔

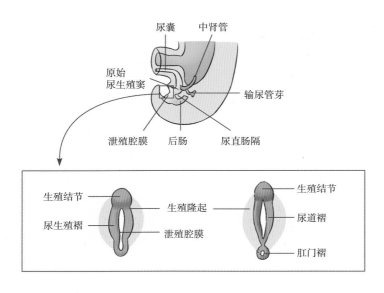

图 1 外生殖器未分化期的发生

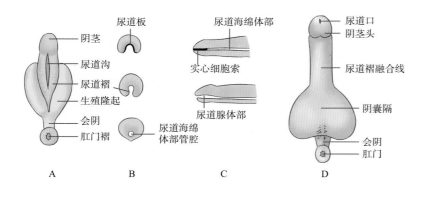

图 2 男性外生殖器分化期的发生

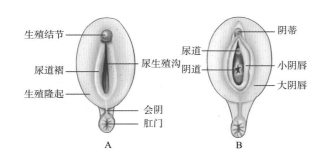

图 3 女性外生殖器分化期的发生

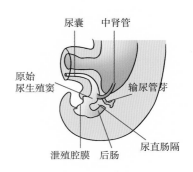

图 泄殖腔的分隔

子宫畸形：因左右中肾旁管下段未合并或合并不全所致。较常见的是上半部未完全愈合，形成双角子宫。若同时伴有阴道纵隔，则表现为双子宫伴双阴道（图 2）。

阴道闭锁：因尿生殖窦的窦结节未形成阴道板或阴道板未能形成管腔所致（图 2）。有时阴道口处的处女膜未穿通，外观不见阴道，则为处女膜闭锁。

雄激素不敏感综合征（睾丸女性化综合征）：指患者虽有睾丸，也能分泌雄激素，染色体组型为 46，XY，但因体细胞和中肾管细胞缺乏雄激素受体，使中肾管未能发育为男性生殖管道，外生殖器也未向男性方向分化，而睾丸支持细胞产生的抗中肾旁管激素仍能抑制中肾旁管的发育，故输卵管和子宫也未能发育。患者外阴呈女性，且具有女性第二性征。该畸形属于 X 染色体连锁隐性遗传疾病，发病率约 0.05‰。

两性畸形：又称半阴阳，是因性分化异常而导致的性别畸形。外生殖器常分辨不清性别：根据患者体内生殖腺种类的不同，两性畸形可分为两种：①真两性畸形：极为罕见，体内兼有睾丸和卵巢，性染色体组型为嵌合型，即 46，XY 和 46，XX 并存，第二

与鞘膜腔之间的管道即鞘突未闭合所致（图 1A）。出生后当腹压增大时，部分肠管可突入鞘膜腔，形成先天性腹股沟疝。也易导致鞘膜囊肿（图 1B）或鞘膜积液（图 1C）。

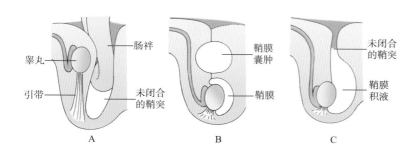

图 1　先天性腹股沟疝的发生

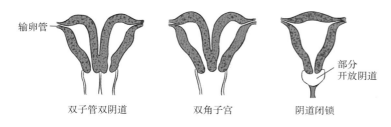

图 2　子宫和阴道畸形的发生

性征可呈男性或女性。②假两性畸形：体内只有一种生殖腺，按所含睾丸或卵巢的不同，又可区分为男性假两性畸形和女性假两性畸形。男性假两性畸形是指患者虽有睾丸，染色体组型也为46，XY，但外生殖器似女性，主要因雄激素分泌不足所致；女性假两性畸形是指患者虽有卵巢，染色体组型也为46，XX，但外生殖器似男性，主要因肾上腺皮质分泌过多雄激素而使外生殖器男性化所致，常见于先天性男性化肾上腺增生症。

（陈　红）

shénjīng xìtǒng fāshēng

神经系统发生（development of nervous system）　胚胎背侧中轴的外胚层发育成脑、脊髓、脑神经、脊神经和内脏神经的过程。人胚第 3 周初，该处外胚层（即神经外胚层）组织受其下方脊索的诱导，形成神经板，继而又

随胚体侧折的包卷形成神经管，由神经管进一步分化为中枢神经系统。神经管的前端分化为脑的各部，后段分化为脊髓。位于神经管背部两外侧的外胚层细胞索，称神经嵴，形成周围神经系统的感觉部分；周围神经系统的运动部分则来源于中枢神经系统向外生长的神经纤维，其中躯干运动神经起源于脑、脊髓基板前柱的运动神经元，交感和副交感神经起源于基板侧柱的节神经元。神经系统从较简单的结构发育成极为复杂的三维网络，其生长和分化过程在时间和空间上高度有序，贯穿于胚胎发育的全过程。

（陈苏红）

shénjīngguǎn fāshēng

神经管发生（development of neural tube）　神经沟在枕节平面开始闭合，闭合向头尾两端进展，第 4 周末神经沟完全封闭形成一条神经上皮管的过程。神经外胚

层分化演变而成的管状结构，以后逐渐分化形成中枢神经系统和周围神经系统。

发生过程　人胚第 3 周时，三胚层胚盘两边出现侧折，胚盘正中的外胚层，即神经外胚层，在其下方脊索（中胚层）的诱导下，增厚形成神经板。随着脊索的延长，神经板亦不断延伸扩展，其中央区凹陷形成纵行的神经沟。神经沟的两侧与外胚层相连续处相对隆起，称神经褶。人胚约 22 天，两侧神经褶在背中线逐渐靠近，先在第 4~6 体节平面处愈合成管（图 1），并与外胚层脱离，陷入胚体背侧的中胚层内。愈合过程逐渐向头、尾方向延伸，神经沟闭合成管状，只余头尾两端暂不闭合，分别称前神经孔和后神经孔。前后两神经孔分别在第 25 天和第 27 天左右闭合，形成一条完整而中空的神经管，纵贯胚胎全长，与胚体弯曲一致。神经管的前段膨大，衍化为脑；后段较细，衍化为脊髓。

神经管管壁　神经板由单层柱状上皮构成，神经管形成后，柱状上皮细胞不断增生，逐渐演变为假复层柱状上皮，称神经上皮。神经管的内表面和外表面分别覆盖有一层薄膜，管腔面的薄膜称内界膜，管外周覆盖一层间充质形成的基底膜称外界膜（图 2）。神经上皮细胞不断分裂增殖，部分细胞向外周迁移，先后分化为成神经细胞和成神经胶质细胞，在神经上皮外周构成一层新的细胞层，称套层，套层将发育成中枢神经系统的灰质。此时原位的神经上皮停止分化，变成一层立方形或矮柱状上皮细胞，称室管膜层，其将发育成脑室和脊髓中央管的室管膜上皮。套层中的成神经细胞起初为圆球形，很快长

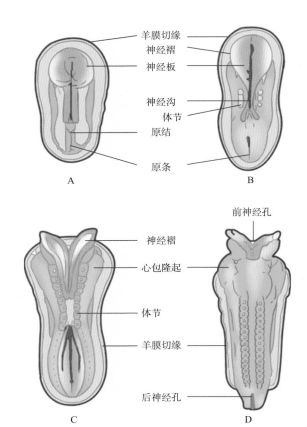

图 1　神经管的形成过程

注：A. 胚第 18 天；B. 胚第 20 天；C. 胚第 22 天；D. 胚第 23 天

出突起，突起逐渐增长并延伸至套层外周，形成边缘层。随着成神经细胞的分化，套层中的成神经胶质细胞分化为星形胶质细胞和少突胶质细胞，部分成神经胶质细胞进入边缘层，边缘层最终将发育成中枢神经系统的白质。

成神经细胞分化　成神经细胞一般不再分裂增殖。圆球形的成神经细胞又称无极成神经细胞，其胞体发出两个突起，分别与神经管的外界膜和管腔相连，形成双极成神经细胞。双极成神经细胞伸向神经管管腔一侧的突起逐渐退化并消失，而伸向边缘层一侧的突起则生长迅速，形成原始轴突，进而演变为单极成神经细胞。单极成神经细胞的胞体积聚

大量的粗面内质网，并发出若干短突起，形成原始树突，于是演变为多级成神经细胞，与其他神经元或器官建立联系（图 2）。

成神经胶质细胞分化　神经胶质细胞的发生晚于神经元。成神经胶质细胞首先分化为各类神经胶质细胞的前体细胞，即成星形胶质细胞和成少突胶质细胞。成星形胶质细胞分化为原浆性星形胶质细胞和纤维性星形胶质细胞，成少突胶质细胞则分化为少突胶质细胞。室管膜细胞则由神经上皮的室管膜层细胞演变而来。神经胶质细胞直至成年仍具有很强的分裂增殖能力。小胶质细胞则由中胚层细胞演化的骨髓幼单核细胞迁移而来。

常见畸形　神经管畸形是一

类发病率高且后果严重的出生缺陷，是在神经沟关闭形成神经管的过程中产生的一种先天畸形。神经沟前部闭合缺陷将形成无脑畸形，神经沟中部或尾部闭合缺陷则造成脑脊膜膨出或其他继发性缺陷如脊柱裂等。该类缺陷是遗传因素与环境因素综合作用的结果。

（陈荪红）

shénjīngjí fāshēng

神经嵴发生（development of neural crest）　神经沟闭合为神经管的过程中，其边缘区与体表外胚层相延续的一部分神经外胚层细胞游离并迁移到神经管背外侧，形成左右两条纵形细胞索的过程。神经嵴与神经管平行。神经嵴细胞分化为周围神经系统的脑神经节、脊神经节、交感和副交感神经节中多种神经节细胞及神经胶质细胞，并参与形成周围神经纤维。部分神经嵴细胞分化为非神经组织成分，如皮肤内的黑色素细胞、肾上腺髓质内的嗜铬细胞、甲状腺内的滤泡旁细胞、颈动脉体内的 I 型细胞等。另外，神经嵴头段的部分细胞还可分化为间充质细胞，即外中胚层细胞，这些细胞虽来源于外胚层，但具有中胚层细胞的属性，在神经管形成时，位于神经管背面正中部

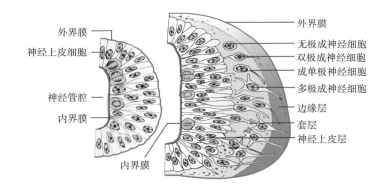

图 2　神经管上皮的早期分化

位，参与靠近心脏的大血管根部管壁组织和头颈部的部分骨、软骨、肌组织和结缔组织的发生。

（陈苏红）

jǐsuǐ fāshēng

脊髓发生（development of spinal cord）

神经管未闭合之前，在神经管头段膨大并演变为脑时，神经管中尾段呈细长直管状部分分化并发育成脊髓的过程。

发生过程　有以下几方面：

脊髓形态发生　早期神经管脊髓部横断面的管腔呈菱形。由于神经管背侧部左右两侧壁的融合，此处管腔逐渐变小并最终消失。腹侧部管腔则逐渐变圆并最终演变为脊髓中央管（图1），尾端的管腔演变为终室。人胚第4个月时，由于四肢的发育与相应区域神经组织的增生，直管状脊髓逐渐出现了明显的颈膨大及腰膨大两个部位，于是脊髓在形态上由颈区、胸区、腰区、骶区和尾区共同组成。

脊髓组织发生　神经管脊髓部在演变过程中，基本保持有室管膜层、套层和边缘层3层结构（图1），其中管腔演变为中央管，套层分化形成脊髓灰质，边缘层分化形成脊髓白质。神经管腹侧部的左右两侧壁套层，随着成神经细胞和成神经胶质细胞的增生而增厚，形成一对基板，背侧部的侧壁形成一对翼板。神经管的腹壁和背壁逐渐变薄变窄，分别形成底板和顶板。基板形成脊髓灰质的前角（前柱），其中的成神经细胞主要分化为躯体运动神经元；翼板则形成脊髓灰质的后角（后柱），其中的成神经细胞分化为中间神经元。若干成神经细胞聚集于基板与翼板之间，形成脊髓灰质的侧角（侧柱），其中的成神经细胞分化为内脏运动神经元，

主要集中于颈膨大及腰膨大处。基板和翼板增厚，在神经管的内表面形成左右对称的两条纵沟，称界沟（图1）。由于中央管腹侧底板停止发育，而基板内成神经细胞和成神经胶质细胞继续增多并向腹侧聚集，致使左右两基板之间形成一条纵行深沟，位于脊髓腹侧的正中部，称前正中裂（图1）。左右两翼板增大并向内侧推移，在中线愈合处形成一纵行隔膜，称后正中隔。位于中央管腹背两侧的套层部位将分别形成脊髓白质的前连合和后连合。由于套层内细胞不断增生，成神经细胞的突起增长延伸到边缘层，并使之不断增厚，随着髓鞘的发生，逐渐演变为脊髓的白质。此外，由于后根神经纤维由脊髓背外侧穿入，前根神经纤维由脊髓腹外侧穿出，从而将脊髓白质划分为后索、前索和侧索。

包绕脊髓周围的膜性组织称脊髓膜，为脑脊膜的一部分。脑脊膜由发育早期神经嵴及神经管周围的疏松结缔组织演变形成的原始脑脊膜分化而来。

脊髓与脊柱的关系　人胚第3个月前，脊髓与脊柱等长，其下段可达脊柱的尾骨。此时，所有脊神经的发出处均与其对应的椎间孔处于同一平面。第3个月后，

由于脊柱和硬脊膜的生长比脊髓快，脊柱逐渐超越脊髓向尾端延伸，因而脊髓位置相对上移。至出生前，脊髓下端与第3腰椎平齐，以下部分为逐渐被拉长的线状终丝与尾骨相连。成年人的脊髓尾端则上移至第1腰椎水平。由于节段性分布的脊神经均在胚胎早期形成，并从相应节段的椎间孔穿出，在脊髓位置相对上移的过程中，脊髓颈段以下的脊神经根便越来越斜向尾侧。腰段、骶段和尾段的脊神经根则在椎管内垂直下行，与终丝共同形成马尾。随着脊柱的生长，脊髓末端的终丝被拉得越来越长（图2）。

常见畸形　与神经管的闭合状态有直接的相关性，常见有脊髓裂和脊髓脊膜膨出等。

（陈苏红）

nǎopào fāshēng

脑泡发生（development of brain vesicle）

人胚第4周末，神经管头端形成前中后3个膨大的过程。

形态发生　人胚第4周末，神经管头段膨大形成3个脑泡，由前向后分别为前脑泡、中脑泡和菱脑泡。脑泡时期较短，至第5周时，前脑泡头段向两侧膨大，形成左右两个端脑，端脑最终演变为左右两大脑半球，前脑泡尾段则形成间脑，间脑演变为丘脑、

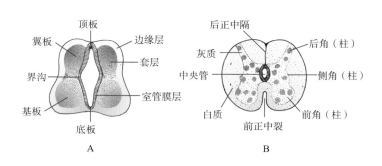

图1　脊髓的发生

注：A. 胚第6周；B. 胚第9周

下丘脑和神经垂体。中脑泡变化不明显，演变为中脑。菱脑泡头侧演变为后脑，尾侧演变为末脑（图A），后脑再演变为小脑和脑桥，末脑演变为延髓并与脊髓相连。中脑泡和菱脑泡之间的缩窄区域称脑峡。在脑泡演变过程中，由于各部分生长发育不均衡，脑部相继出现几个弯曲。在中脑部出现凸向背侧的头曲或中脑曲，在菱脑与脊髓相连处也出现凸向背侧的颈曲。随着脑部的发育，在端脑及脑桥处分别又出现两个凸向腹侧的弯曲，即端脑曲和脑桥曲。上述各脑泡中的腔随着脑泡的发育而发生变化，以后形成脑室（图B）。

脑膜发生　脑膜是包在脑外周的结缔组织被膜，分3层：外层为硬脑膜，中层为蛛网膜，其下的间隙称蛛网膜下隙，其内充满脑脊液，内层为软脑膜，紧贴于脑表面。脑膜由原始脑脊膜分化而来。原始脑脊膜是神经嵴和神经管周围的疏松间充质变致密而成，分为两层：内层称内脑脊膜，较薄，来源于迁移而来的神经嵴，后来演变为软脊膜和富含血管的蛛网膜，两者之间出现充满液体的间隙称为蛛网膜下隙；外层称外脑脊膜，较厚，来源于中胚层，演变为硬脊膜，在硬脊膜和蛛网膜之间出现的间隙，称硬膜下隙。

脑泡内部组织演变　神经管头段（脑部）管壁的演变与其中、尾段（脊髓部）相似。在神经上皮细胞增殖并向外迁移的同时，也分化为成神经细胞和成神经胶质细胞，构成套层。由于套层细胞的不断增殖，其侧壁也形成基板和翼板。端脑和间脑的侧壁大部分形成翼板，基板很小。端脑套层中的大部分细胞迁移到外表面，形成大脑皮质；少部分细胞聚集成团，位于皮质深面，形成神经核团。间脑、中脑、后脑和末脑中的套层细胞多聚集成神经核团或神经柱。翼板中的神经核团多为感觉中继核，基板中的神经核团多为运动核。根据核团的性质，脑中的运动核团分为3类：躯体传出核团（支配起源于体节的肌肉）、一般内脏传出核团（支配平滑肌、心肌和腺体）和特殊内脏传出核团（支配起源于鳃弓的肌肉）；感觉核团分为4类：一般躯体传入核团（接受躯体感受器冲动）、特殊躯体传入核团（接受来自位听器的冲动）、一般内脏传入核团（接受内脏感觉冲动）和特殊内脏传入核团（接受味觉冲动）。

(陈苏红)

yánsuǐ fāshēng

延髓发生（development of medulla oblongata）　脑最下部的形成过程。延髓起源于末脑（又称脊脑）。末脑头部演变为延髓的上部，其发育形式与尾侧部明显不同。受脑桥曲的影响，两侧壁背部如纸扇向外翻移，使顶板拉长变薄成为第四脑室顶。翼板外移至基板的背外侧，翼板形成的感觉性核团位于基板形成的运动性核团的外侧。基板分化的运动性核团由内向外依次排列为：躯体传出核团、特殊内脏传出核团和一般内脏传出核团；翼板分化的感觉核团由内向外依次排列为：一般内脏传入核团、特殊内脏传入核团、一般躯体传入核团和特殊躯体传入核团（图1）。末脑的

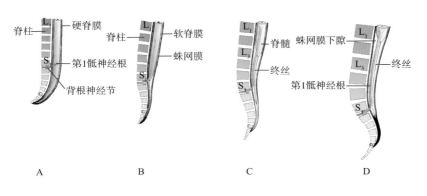

图2　脊髓与脊柱的关系
注：A. 胚第3个月；B. 胚第5个月；C. 新生儿；D. 成年人

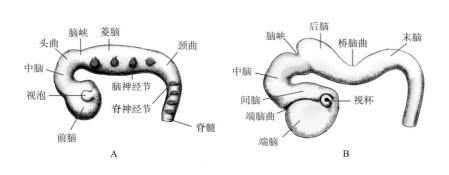

图　脑泡的发生与演变

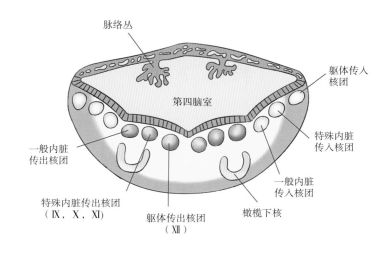

图1 末脑头部横切面观

尾段演变为延髓的下部，发育方式和结构均与脊髓相似，脑腔变小为中央管，但是套层中的细胞群因有下行纤维束穿过而变得分散；翼板的成神经细胞迁移到背侧边缘区，形成灰质核团-薄束核和楔束核（图2）。

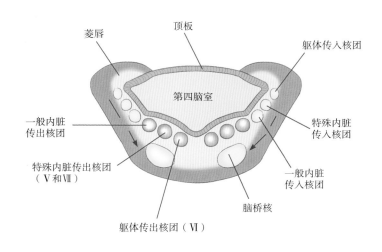

图2 末脑尾部横切面观

（陈苏红）

nǎoqiáo fāshēng

脑桥发生 （development of pons）

位于脑干中段，小脑、延髓和中脑之间脑组织的形成过程。脑桥起源于后脑第四脑室腹面的基板及来自菱唇的细胞成分。由菱唇迁移入基板的细胞演化为脑桥核，形成3对脑神经的感觉核：躯体传入核团、特殊内脏传入核团和一般内脏传入核团。脑桥向下与延髓相延续，其接壤部分的形态结构与延髓近似。后脑基板演变为脑桥的被盖，其成神经细胞分化为3对神经核团，由内向外依次为：躯体传出核团、特殊内脏传出核团和一般内脏传出核团（图）。

（陈苏红）

xiǎonǎo fāshēng

小脑发生 （development of cerebellum）

位于颅后窝，延髓和脑桥后上方，大脑枕叶下方，借大脑横裂及小脑幕与大脑分隔部位的形成过程。后脑翼板的背外侧有一特殊扩展部，即菱唇，左右两菱唇在中线融合，形成小脑板，即为小脑的原基。

发生过程：人胚第12周时，小脑板的两外侧部膨大，形成两个小脑半球；小脑板的中部变细，形成小脑蚓。之后，由小脑蚓分出小结，由小脑半球分出了绒球，绒球和小结组成绒球小结叶，即原小脑，是小脑种系发生中最早出现的结构，它和前庭神经核保持着密切联系。小脑皮质是由后脑翼板背侧部的菱唇增殖、发育分化而成，人胚第4～5个月时，小脑半球表面生长迅速，形成一些回和沟，将小脑分为前叶和后叶，至第7～8个月时，已基本呈现小脑的特征。

皮质组织发生：小脑板最初由室管膜层、套层和边缘层3层结构组成。人胚第11～12周时，小脑板增厚，室管膜层的神经上皮细胞增殖并通过套层迁移到小脑板的边缘层表面，形成一密集的细胞层，称外颗粒层，又称小脑皮质。此层细胞不断分裂增殖，在小脑板表面形成一个细胞增殖区，使小脑表面积迅速扩大并形成许多纹沟，形成小脑叶片。第16周时，外颗粒层细胞迅速增殖，细胞已达6～7层厚。同时，部分

图 后脑横切面观

外颗粒层细胞向内（套层）迁移并分化为颗粒细胞，构成内颗粒层。第21周后，随着外颗粒层细胞不断向内迁移，外颗粒层逐渐变薄，而内颗粒层逐渐增厚，最终形成小脑皮质的颗粒层。第24周时，位于套层外缘的成神经细胞陆续分化为浦肯野细胞和高尔基细胞，构成浦肯野细胞层。位于套层内层的成神经细胞则聚集成团，分化为小脑髓质中的神经核团，如齿状核等（图）。出生后，外颗粒层细胞的数量因细胞大量内迁而变少，保留的细胞则分化为篮状细胞和星形细胞。同时，浦肯野（Purkinje）细胞的树突和颗粒层神经元的轴突向小脑皮质表面生长，共同形成小脑皮质的分子层。

（陈苏红）

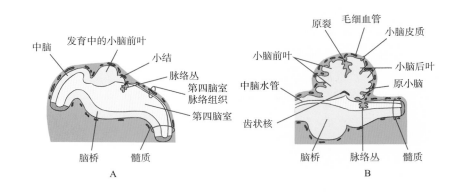

图　菱脑矢状切面观

中脑发生

zhōngnǎo fāshēng

中脑发生（development of midbrain）　介于间脑和脑桥之间脑组织的形成过程。中脑起源于早期的中脑泡。由3个区域组成：①被盖：位于中脑腔的腹侧面，由基板发育而成。②顶盖：位于背侧，由翼板发育而成，人胚第4个月时，分为左右两上丘和下丘，亦称四叠体。③大脑脚：位于腹侧最表面，主要有来自大脑的纤维形成。人胚第7~8周时，中脑腔缩小成为中脑导水管。人胚第2个月末，中脑的成神经细胞分化为内侧和外侧两对运动核团。内侧核团较大，头端为动眼神经核，尾侧为滑车神经核；外侧核团较小，为动眼神经副核（图）。

（陈苏红）

间脑发生

jiānnǎo fāshēng

间脑发生（development of diencephalons）　由前脑泡尾端分化而成、位于左右两端脑之间结构的形成过程。间脑起源于前脑

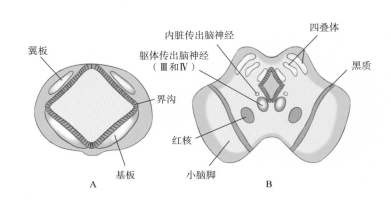

图　不同发育时期中脑基板和翼板的分化

中央的尾端部分。间脑内腔演变为第三脑室，头端通过左、右室间孔与端脑的侧脑室相通，尾端与中脑导水管相通。间脑顶板与覆盖于其外方富含血管的软膜一起构成脉络膜，突入第三脑室形成脉络丛。人胚第6~7周时，间脑两侧壁先后出现丘脑上沟和丘脑下沟，将间脑侧壁分为3部分：上丘脑、丘脑和下丘脑（图）。人胚第3个月左右，丘脑生长迅速，成为间脑的主体，两侧丘脑在中线处会合，形成中央块；同时上丘脑相应缩小，其中的细胞分化为缰核，两侧缰核发出的神经纤维交叉横过正中线，在松果体前方形成缰连合，另外在松果体后方，也出现复合的交叉纤维束与

缰核联系，称后连合；下丘脑的细胞分化为许多独立核团，与内脏活动的调节及内分泌有关。间脑背侧壁有一小突出物，是松果体原基，间脑底板亦形成突出，称漏斗，将发育为神经垂体。

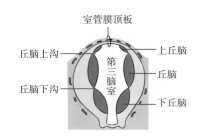

图　胚胎间脑横切面观

（陈苏红）

duānnǎo fāshēng

端脑发生 （development of telencephalon）

前脑泡向两侧膨出结构的形成过程。端脑起源于前脑的前端部分，以后发育为大脑。其发育较脑的其他部分稍晚，但一旦分化即迅速发展。

形态发生 人胚第 6 周时，端脑的两侧壁向外突出成球囊状，第 8 周时增大为大脑半球。两侧大脑半球的腔称侧脑室，通过左右两室间孔与间脑内的第三脑室相通。两大脑半球之间的中间部分称终板，起源于前脑泡的前壁，第 9～10 周时，随着端脑外侧壁与后壁迅速扩展，大脑半球覆盖间脑和脑干，终板与间脑顶壁相连接。此时，大脑半球分为 3 区（图 A）：①脑套区：位于侧脑室侧壁，由一层室管膜细胞及外侧的血管组成，是大脑皮质原基。②纹状体：由侧脑室底壁增厚形成，与丘脑相接。③嗅脑区：位于大脑半球腹面。人胚 3 个月时，脑套区内的室管膜细胞组成的薄膜，及覆盖于其外侧的血管共同伸入两侧侧脑室内形成脉络丛，伸入处称脉络裂。脉络裂上方大脑半球内壁皮质区呈纵行增厚，突入两侧室，称海马；纹状体被来往于丘脑和大脑皮质的纤维形成的内囊分割为背内部的尾状核和腹外侧部的豆状核；嗅脑区包括嗅球、嗅囊、嗅三角、前穿质、旁嗅区、梨状皮质、海马齿回及海马伞等结构。

大脑半球迅速扩展，生长方向主要为向上、向前和向后，分别形成额叶、顶叶和枕叶，并陆续覆盖间脑侧面、中脑和后脑前部。同时，当大脑半球向后扩展至小脑处，因受阻而使半球尾端转向下，再向前形成颞叶。当大脑半球生长时，其中的侧脑室也相应发生改变。其伸入额叶的为前角，伸入颞叶的为下角，伸入枕叶的为后角，而在顶叶的则为中央部。人胚第 4～5 个月后，大脑皮质生长迅速，大脑半球逐渐形成许多沟回，至第 8～9 个月时，主要的沟回已基本形成。

大脑皮质组织发生 大脑皮质主要由端脑套层的成神经细胞和成神经胶质细胞迁移、增殖和分化而成。人胚第 6～8 周时，大脑的神经上皮由室管膜层套层和边缘层 3 层结构组成，室管膜层中成神经细胞大量迁移至边缘层，在边缘层形成大脑皮质。由于成神经细胞分批分期地增殖、分化和迁移，因而皮质中神经元呈层状分布。越早产生和迁移的神经元，位置越深；越晚产生和迁移的神经元，位置越浅，越靠近皮质的表层。至胎儿出生时，大脑新皮质已基本形成 6 层结构。在大脑皮质内，神经元发育的同时，成神经胶质细胞也在不断增殖分化为不同的神经胶质细胞，广泛分布于大脑皮质内。胚第 8 周时，随着神经元的生长，突触随之形成，其过程包括：轴突生长的终止、树突及树突棘的发育、突触部位的确定及突触的最终形成等。

大脑皮质的种系发生依次经历 3 个阶段，首先出现的是古皮质，继而出现的是旧皮质，最后出现的是新皮质。古皮质和旧皮质的结构没有明显的规律性，或分层不明显，或分为 3 层。人类大脑皮质的发生过程重演了种系发生过程。海马和齿状回是最早出现的皮质结构，相当于种系发生中的古皮质，与嗅觉传导有关（图 B）。人胚第 7 周时，纹状体外侧的成神经细胞大量聚集，分化形成梨状皮质，也与嗅觉有关，相当于种系发生中的旧皮质。此后，成神经细胞不断增殖分化，并分批分期地迁移至表层，分化为神经元，形成大脑皮质中面积最大、出现最晚的新皮质。

（陈苏红）

nǎoshì fāshēng

脑室发生 （development of ventricle）

脑内部腔隙的形成过程。脑室来源于早期的脑泡腔。前菱脑泡和中菱脑泡内部均有相应的腔。随着脑泡的分化发育，这些脑泡腔逐渐演变成不同形态的成年期脑室。脑泡内充满由脉络丛及神经管壁分泌而来的水状液体，称脑脊液。两个前脑泡发育为左右两大脑半球。其内的腔分别演变为左右两侧脑室，每一侧脑室内均有脉络丛相衬（图）。脉络丛是从大脑半球内的室管膜和含有血管的软膜突入侧脑室内

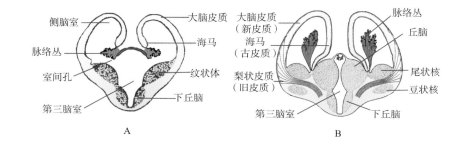

图中标注：
A 图：侧脑室、脉络丛、室间孔、第三脑室、大脑皮质、海马、纹状体、下丘脑

B 图：大脑皮质（新皮质）、海马（古皮质）、梨状皮质（旧皮质）、第三脑室、脉络丛、丘脑、尾状核、豆状核、下丘脑

图　端脑的发生

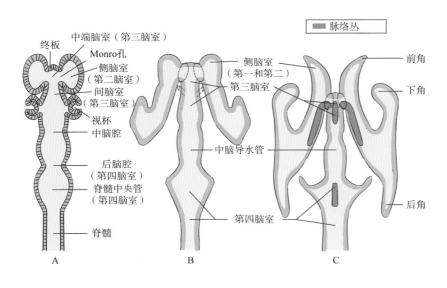

图　脑室的发生和演变

形成的膜丛状结构，具有分泌脑脊液的功能。两侧脑室分别向下伸出室间孔［门罗（Monro）孔］与间脑内的第三脑室相通。第三脑室向后与中脑泡的腔相连续，中脑腔很小，形成狭窄的中脑导水管；导水管如闭塞或过于狭窄，其上方脑室将因脑脊液的潴留而膨胀，造成先天性脑积水。菱脑泡的腔演变为宽大的第四脑室（见脑泡发生）。

（陈苏红）

shénjīngjié fāshēng
神经节发生 （development of ganglion）　周围神经系统的神经元胞体聚集结构的形成过程。其起源于神经嵴。

发生过程　有以下几种：

脊神经节发生　在神经沟愈合为神经管的过程中，神经沟边缘与表面外胚层相延续的一部分神经外胚层细胞游离出来，在表面外胚层的下方形成左右两条与神经管平行的细胞索，称神经嵴。这些细胞聚集成团，逐渐分化为脊神经节。脊神经节呈节段性分布，分别与31对脊神经相连。

脑神经节发生　起源于颅区的神经嵴细胞，无明显分节，外胚层基板（如鼻板、耳板及第1~4对鳃弓部分的外胚层基板）也参与脑神经节的发育。即将分化为脑神经节或脊神经节的神经嵴细胞首先分化出成神经细胞和成神经胶质细胞，再分别分化为神经节细胞和卫星细胞。成神经细胞最初由胞体发出两个突起，形成双极神经元。由于神经元胞体各面生长不均衡，导致两个突起的起始部位逐渐靠拢，合并为一个突起，最终演变成假单极神经元，即神经节细胞。卫星细胞包绕在神经节细胞胞体周围。神经节周围的间充质分化为结缔组织被膜，包绕整个神经节。脑神经节和脊神经节均属于感觉神经节。

交感神经节发生　起源于胸、腰区的神经嵴，人胚第5周时，部分神经嵴细胞迁移至背主动脉背外侧，形成两列节段性分布的神经节，即交感神经节或椎旁神经节。这些神经节借纵行的交感神经纤维彼此相连，形成左右两条纵行的交感链。部分神经嵴细胞迁移至脊柱前方主动脉腹侧，形成主动脉前交感神经节或椎前交感神经节，如腹腔神经节、肠系膜神经节。此外，还有一些神经嵴细胞迁移至末端器官内或其附近，称末端神经节，如心、肺、胃肠道或这些气管内的神经丛或神经节。以上各部分的神经嵴细胞分化为多极的交感神经节细胞和卫星细胞。神经节外的间充质分化为结缔组织被膜。

副交感神经节发生　分别起源于1~7体节（头侧）平面和28体节以下（骶区）平面的神经嵴部分。头侧平面的神经嵴细胞迁移至胸腔和腹腔脏器的壁内，形成副交感神经节。骶区的神经嵴细胞形成盆腔部器官的副交感神经节。构成副交感神经节的为多级神经元。

常见畸形　为先天性巨结肠，由结肠下段和直肠缺少副交感神经节所致。

（陈苏红）

zhōuwéi shénjīng fāshēng
周围神经发生 （development of peripheral nerve）　脊神经和脑神经的发育形成过程。脊神经由来自脊髓前角与侧角神经元的轴突（前根）和来自脊神经节的外周突（后根）合并形成，共31对，与体节相适应。由于含有来自交感链的节后纤维，故为混合性纤维。脑神经共有12对，由来源于脑部神经元的轴突以及来自脑神经节的向中突组成，与脑干的特定核团联系。脑神经不呈分节状，亦无前根和后根。

神经纤维由神经元的突起和包绕其外面的神经膜细胞（施万细胞）构成。感觉神经纤维为感觉神经元的周围突；躯体运动神经纤维是脑干及脊髓灰质前角运动神经元的轴突；内脏运动神经纤维的节前神经纤维是脊髓灰质侧角和脑干的内脏运动核中神经元的轴突，而节后神经纤维则是自主神经节内节细胞的轴突。神经膜细胞由神经嵴细胞分化而成，与神经元的轴突同步增殖和迁移。其与神经元的突起相贴处凹陷成一条纵沟，包埋着突起，沟两侧的细胞膜贴合形成系膜。之后，此系膜不断增长，并以突起为轴旋转，呈同心圆环绕于突起周围，形成了有多层神经膜细胞膜的髓鞘。无髓神经纤维形成时，一个神经膜细胞可与多条突起相贴，相贴处形成深沟，包绕突起，也形成系膜，但系膜不呈多层环绕，故无髓鞘形成。

（陈苏红）

shénjīngguǎn quēxiàn
神经管缺陷（neural tube defect，NTD）
神经管的发生和分化紊乱而出现的一系列中枢神经系统的发育异常。神经管缺陷的发病率存在性别、种族以及地域差异，遗传因素和环境因素如病原体感染、母体代谢失衡、电离辐射、药物和化学品等均可引起畸形，而且受累个体的亲属中发病率较高。如果脊索诱导异常，或因某种原因神经管未闭，不仅神经组织暴露于体表，还会累及覆盖于其表面的组织，包括骨骼、肌肉和结缔组织等。神经管未闭如发生于脊髓区，则形成脊柱裂；如发生在头区，则产生脑区异常或无脑畸形。上述畸形均比较严重，通常不能生存。还有一些无显著形态学表现的发育异常，如大脑皮质发育或分化异常引起的先天性智力低下；脑干或脊髓的部分发育分化障碍导致的先天性瘫痪；胼胝体、小脑等结构的部分或全部缺如等。

（陈苏红）

jǐzhùliè
脊柱裂（spina bifida）
因椎弓不完全合并或不合并导致椎管裂开的畸形。在脊柱背侧出现沟裂的一种脊髓或椎骨缺损，多见于腰骶区。若神经沟未能闭合，神经组织直接暴露于体表，形成脊髓裂，伴有严重而广泛的脊柱裂（图A）。轻度脊柱裂表现为脊椎骨背部没有融合，其内的脊髓与神经正常，表面通常有皮肤覆盖，外表无异常，多无神经症状，此种畸形称为隐性脊柱裂。如脊柱缺损累及2个以上椎骨，则脊膜可通过缺损处突出，呈囊状，称囊性脊柱裂（图B）。若囊袋中含有脊膜和脑脊液，脊髓与神经仍在原位，称脊膜膨出。若膨出的囊袋中既有脊膜和脑脊液，又有脊髓和神经，则称脊膜脊髓膨出。

（陈苏红）

nǎopéngchū
脑膨出（encephalocele）
因颅骨缺损或骨化障碍所引起的脑膜或脑组织膨出畸形。多见于枕骨扁平部，此处缺损可累及枕骨大孔后缘（图）。若缺损较小，只有脑膜从缺损处突出，称脑膜膨出，囊内为扩大的蛛网膜和硬脑膜，其内充满脑脊液；若缺损较大，部分脑组织和脑膜一起突出，称脑膜脑膨出；若突入囊内的脑组织内含有部分脑室，称脑膜脑积水脑膨出。

（陈苏红）

wúnǎo jīxíng
无脑畸形（anencephaly）
由于头侧神经沟未闭，使前脑原基发育异常所致的畸形。即因前神经孔不闭合，致使前脑发育异常，颅盖骨不发育，脑全部或大部缺如（图），是神经系统最常见的一种严重畸形，常伴有无颅和颈区的脊柱裂。脑的大部分为一种海绵状血管组织和坏死脑组织，脑神经退化。

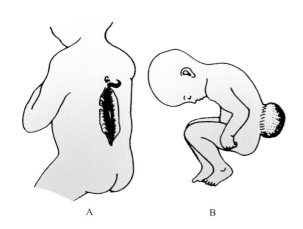

图 脊柱裂

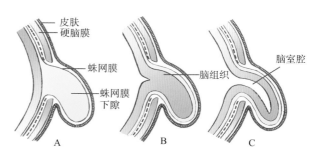

皮肤
硬脑膜
蛛网膜
蛛网膜下隙
脑组织
脑室腔

图 脑膨出
注：A. 脑膜膨出；B. 脑膜脑膨出；C. 积水性脑膜脑膨出

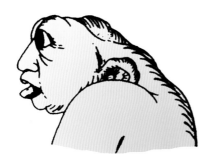

图　无脑畸形

（陈苏红）

nǎojīshuǐ

脑积水（hydrocephalus）

由于脑室系统发育障碍、脑脊液生成和吸收失去平衡引起的颅内脑脊液异常增多。即一种颅内脑脊液异常增多较为常见的先天畸形。常见的病因是中脑导水管狭窄或闭锁、室间孔或第四脑室孔发育不全或不出现。由于脑脊液循环障碍，造成阻塞部以上的脑室扩张和颅内压增高，主要表现为颅脑明显扩大，颅骨和脑组织变薄，颅缝变宽。因脑脊液不能正常循环引起的脑积水，称为脑内脑积水。由于蛛网膜下隙内脑脊液淤积而引起的脑积水，称为脑外脑积水。

（陈苏红）

pēi wài tǐqiāng

胚外体腔（extraembryonic coelom）

胚外中胚层内的裂隙逐渐扩大、融合而形成的腔隙。受精后11天左右，胚体的细胞滋养层开始增生活跃，一方面向外增殖分化为合体滋养层，同时，其分裂产生的子细胞向内迁移，形成胚外中胚层。胚外中胚层细胞呈星状，有突起，排列疏松，其间呈现许多小腔隙。这些小腔隙逐渐融合、扩大，形成胚外体腔。由于胚外体腔的出现，胚外中胚层被分隔成两层：铺衬在滋养层内面和覆盖在羊膜囊外面的一层，称胚外体壁中胚层；覆盖在初级卵黄囊表面的一层，称胚外脏壁中胚层。随着胚胎的发育，胚外体腔逐渐扩大。至胚第14天时，二胚层胚盘连同其上方的羊膜囊和下方的卵黄囊大部分均被胚外体腔所包绕，只有一束胚外中胚层，即体蒂，将胚盘、羊膜囊和卵黄囊与滋养层内面相互连接。紧贴在滋养层内面的胚外体壁中胚层，参与绒毛膜板的形成。

（钟翠平）

yuánshǐ tǐqiāng

原始体腔（primary body cavity）

人胚发育过程中，由胚盘头端及两旁中胚层侧板内产生的裂隙融合而成的倒U字形管腔。又称胚内体腔。包括1个围心腔，1对体腔管和1个初级腹膜腔，三者相互通联（图）。人胚第3周末，第1对体节两侧的侧板中胚层内出现一些分散的小裂隙。这些小裂隙从胚盘头端向尾端逐渐增多，并扩大融合，形成一对左右对称的管状体腔，称体腔管（又称胸膜管）。与此同时，胚盘头端生心区的中胚层内也出现许多小裂隙，并逐渐扩大，相互融合，形成围心腔。由于胚盘头褶及尾褶的形成，围心腔由胚盘头端转移到前肠的腹侧。此时，左右两体腔管的头端与围心腔的背外侧互相通联，形成一个倒U字形的腔隙，即为原始体腔。其头端横列部分为围心腔，以后发育成心包腔；两侧纵行部分为体腔管，以后发育成胸膜腔。体腔管的尾端向胚体尾端延伸，形成左右两初级腹膜腔，并在卵黄蒂周围与胚外体腔相通。第10周时，肠袢从脐腔退回腹腔（见消化系统发生），胚内体腔与胚外体腔完全分开。随着胚体的发育，卵黄蒂逐渐变细退化，左右两初级腹膜腔遂相通并不断扩大发育成腹膜腔。

（钟翠平）

yuánshǐ tǐqiāng fēngé

原始体腔分隔（septation of primary body cavity）

人胚发育到第4周后，相互通联的围心腔、胸膜管和初级腹膜腔由于3个隔膜形成而被分割成3个独立腔的现象。这3个隔膜即介于围心腔和初级腹膜腔之间的原始横隔，介于围心腔和胸膜管之间的心胸隔膜和介于胸膜管和初级腹膜腔之间的胸腹隔膜。

原始横隔　由围心腔尾端和腹膜腔之间的中胚层组织形成的隔膜（图）。当围心腔由胚体头端转移至前肠腹侧并与腹膜腔靠近时，介于围心腔和腹膜腔之间的间充质增生形成较宽厚的横行隔膜，称原始横隔。起初呈半月形，从腹侧体壁向正中线和背外侧方

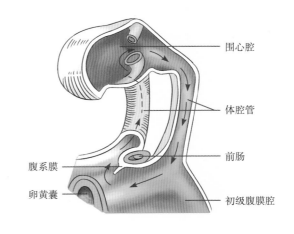

围心腔

体腔管

前肠

腹系膜

卵黄囊

初级腹膜腔

图　原始体腔

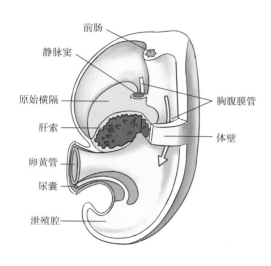

图 原始横隔

向伸展，逐渐与发育中的前肠系膜接触并融合，但在横隔的背外侧、前肠管的两侧各留一孔，称胸腹孔〔又称博赫达勒克（Bochdalek）孔〕。此孔使胸膜管与腹膜腔相通。原始横隔的尾侧部，即靠腹膜腔的一面，有肝芽长入并在其内发育。由于心脏位于原始横隔的头侧，胚胎早期的总主静脉、卵黄静脉和脐静脉都穿过横隔进入心脏。原始横隔发生时的位置较高，与胚体颈部体节相对。以后由于围心腔的扩大和肺的生长发育，其位置逐渐向胚体尾端迁移，至第 2 个月已移至第 1 腰神经节的水平。

心胸隔膜 胚胎发育第 4 周初，围心腔背外侧各有一孔与胸膜管相连通，称心胸孔。此时，左右两总主静脉走行于胸膜管背外侧的体壁内，并穿过横隔进入心脏的静脉端。随着肺芽在左右两胸膜管之间的前肠腹系膜内发育生长，肺逐渐突入胸膜管并向外侧和尾侧扩展，使胸膜管扩大为胸膜腔。随着胸膜腔的扩大和横隔位置的下移，总主静脉向正中线靠近并从横隔头侧部上拉，

致使胸膜腔外侧体壁及原始横隔头侧部分呈领状突向心胸孔，称心胸褶。心胸褶呈半月状，形成心胸孔的下外侧缘，即心胸隔膜的原基。随着胚胎的发育，胸腔不断扩大，心脏位置也相应下移，左右两总主静脉继续向正中线靠近，心胸褶也呈膜状伸展，使心胸孔逐渐缩小，至第 7 周，心胸褶与食管腹系膜相遇融合，形成完整的心胸隔膜，将围心腔与胸膜腔完全分开（图）。一般情况下，右侧的心胸褶出现略早，体积也较大，可能与右总主静脉较左总主静脉粗大有关。

胸腹隔膜 人胚第 4 周后，在胸膜腔尾端与腹膜腔交界处，左右各发生的一个新月状、突向胸腹膜管的间充质皱褶。随着胚胎的生长发育，肺不断扩张，肝位置下移，总主静脉上升，胸膜腔和腹膜腔相继扩大，胸腹隔膜逐渐向腹内侧伸展，使胸腹孔不断缩小。至第 8 周初，胸腹隔膜与原始横隔的背外侧缘和食管腹系膜相遇融合，于是胸腹孔完全封闭，胸膜腔与腹膜腔完全分开。

（钟翠平）

gé xíngchéng

膈形成（formation of diaphragm）

胸腹膜管完全封闭后，胸腔脏器和腹腔脏器便由间充质隔膜分隔开来，此间充质隔膜即膈的原始基础和框架。膈位于腹膜腔与心包腔、胸膜腔之间，由 4 部分共同形成：①原始横隔：形成膈

的腹侧中央部，是膈的主要组成部分，以后分化为膈的腱性部，即为膈的中心腱。②胸腹隔膜：形成膈的背外侧部。③食管背系膜：形成膈的背正中部。④两侧及背外侧体壁向内侧伸展，形成膈的周缘部（图）。胚胎发育早期，原始横隔的位置较高，与颈部体节相对。以后随着肺的发育和心脏的下降，原始横隔渐向胚体尾端移动，至胚 3 个月初，移到第 1 腰神经节水平。支配横膈的膈神经（第 3～5 对颈神经的分支）由颈部通过胸腔才到达横膈，支配膈的中心腱部；膈的周缘部由体壁的间充质形成，故由肋间神经支配。膈内肌组织的发生是多源性的，一部分来自颈部体节的生肌节，相应生肌节的成肌细胞可逐渐分化，形成肌性膈及纤维性中心腱，其纤维分层交叉排列，有助于加强膈的升降运动。另一部分由局部间充质细胞分化而成，胸部生肌节也可能参与了膈内肌组织的形成。

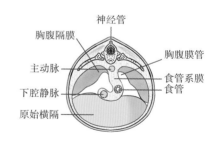

图 膈的形成

（钟翠平）

yuánshǐ xìmó

原始系膜（primitive mesentery）

内胚层包卷形成原肠，紧贴内胚层的左右两脏壁中胚层向中央靠拢，包绕原肠，在其背侧和腹侧相贴形成的双层膜状结构。原始系膜将原始消化管悬系在背

侧和腹侧体壁之间，位于肠管背侧与体壁正中线之间者称背系膜，位于肠管和腹侧体壁之间者称腹系膜（图）。系膜的两面均覆盖有体腔上皮，以后发育成浆膜。肝发生后，突入腹系膜并将此段系膜分隔为肝背侧的肝胃韧带和肝腹侧的镰状韧带，肝尾端以下的腹系膜退化消失。因此，十二指肠以下的肠管无腹系膜。

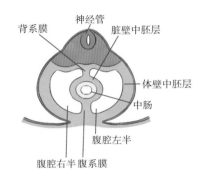

图　原始系膜的形成

（钟翠平）

bèixìmó

背系膜（dorsal mesentery）

位于原肠与背侧体壁之间的*原始系膜*（见原始系膜图）。

食管背系膜　较宽厚，包容了除心、肺以外的胸部器官，以后演变成纵隔的背侧部和膈的一部分。

胃背系膜　演变过程较复杂。人胚4周时，随着胃大弯由背侧转向左侧，逐渐在胃的背侧形成一个较大的盲囊，称网膜囊。当胃的纵轴从头尾方向转为由左上方斜向右下方时，网膜囊也相应地向胚体尾侧继续扩大，越过横结肠腹侧向下悬垂，呈帷幕状覆盖小肠。网膜囊的背侧壁和腹侧壁分别称背叶和腹叶，两者合称大网膜。网膜囊和腹膜腔交通处称网膜孔，其前界为肝十二指肠韧带，后界为下腔静脉，上界为肝的尾状叶，下界为十二指肠上部。进入网膜孔后的狭窄部为网膜囊前庭，其余囊腔则为网膜腔。胚胎第3个月时，网膜囊背叶在体后壁的附着点由正中线移向左侧并覆盖左肾和左肾上腺的一部分。网膜囊越过横结肠时，其背叶和横结肠系膜融合；在横结肠以下，网膜囊的背叶和腹叶相互贴近、融合，囊腔消失。因此，网膜腔只存在于胃和大网膜背叶之间。

脾发生于胃背系膜头端，由于胃的旋转和胃背系膜突向左侧，脾也移向腹膜腔的左侧。脾的存在将胃背系膜分为两部分，脾与胃之间的部分称胃脾韧带，脾与左肾之间的部分称脾肾韧带。

肠背系膜　演变较复杂。胚胎早期，肠管为一直管时，肠背系膜连于肠管与背侧体壁中线之间。之后，随着肠管增长、弯曲并突入脐腔，肠背系膜也随之增长加宽，随肠管的旋转而发生扭转。当肠管从脐腔退回腹膜腔后，有些区段的肠背系膜与体后壁粘连愈合而消失，肠背系膜根的附着处也随之发生变化：①十二指肠背系膜：由于十二指肠不断增长和弯曲，其系膜由正中线移向右侧，并与体后壁愈合，因而十二指肠系膜大部分消失，使十二指肠大部固定于体后壁，成为腹膜外器官。胰芽随着十二指肠的转位突入十二指肠背系膜和大网膜背叶内，这部分系膜与体后壁愈合，使胰也变为腹膜外器官。②空肠和回肠的背系膜：随着空肠、回肠的增长和蟠曲，其系膜也增宽并形成许多皱褶，使空肠和回肠在腹膜腔内保持自由活动状态。由于肠的旋转，回盲部位于腹腔右侧并下降至右髂窝，加之十二指肠和升结肠背系膜与体后壁愈合，空肠和回肠的背系膜从原来的背正中线改变为从十二指肠空肠曲斜向右下至回盲部。③结肠系膜：结肠各段的系膜变化不同。升结肠和降结肠的背系膜与体后壁愈合而消失，故该段肠管位置较固定，但阑尾的系膜仍保留。横结肠的系膜大部分保留，但在腹后壁的附着线从纵列变为横位。乙状结肠的系膜保留，未与体后壁愈合，仍保持活动状态。直肠背系膜完全消失，故表现为固定状态。

（钟翠平）

fùxìmó

腹系膜（ventral mesentery）

位于原肠与腹侧体壁之间的*原始系膜*。

由于咽和食管上段没有体腔，故无系膜发生；十二指肠中部以下的腹系膜在胚胎发育早期即已退化消失，所以腹系膜只存在于食管中段、下段和胃、十二指肠上段。由于心脏位于食管腹系膜内，故食管腹系膜又分为心背系膜和心腹系膜。人胚的心腹系膜很早就退化消失或并未真正发生，心背系膜也仅存在于短暂时间，因此，人胚的心脏在发育早期就游离于心包腔内，有利于心脏外形的改变和节律性搏动。肺最初发生于心脏背侧的食管腹系膜内，当两肺向背侧和两外侧生长扩展时，食管腹系膜夹于两肺之间，最后参与形成纵隔。

胃和十二指肠上段的腹系膜分别称为胃腹系膜和十二指肠腹系膜。胚胎发育早期，当胃向胚体尾侧迁移、肝从原始横隔突入腹腔时，胃和十二指肠腹侧即出现明显的系膜，其内包有肝。此段系膜分为两部分：位于肝和胃与十二指肠之间的部分称小网膜；

位于肝和腹侧体壁之间的部分，由膈的原始横隔部延伸到脐，形似镰刀状，称镰状韧带（图）。在小网膜中，位于肝和胃之间的部分称肝胃韧带，肝和十二指肠之间的部分称肝十二指肠韧带。肝的上面与膈紧密相贴，为肝裸区。在肝裸区的边缘，腹系膜返折，形成冠状韧带和左右两三角韧带。

（钟翠平）

xiāntiānxìng géshàn
先天性膈疝（congenital diaphragmatic hernia） 因膈肌发育不良或愈合不全，导致单侧或双侧膈肌缺陷，部分腹腔脏器缺损处突入胸膜腔形成的畸形。是新生儿较常见的畸形之一，多出现于人胚第 8 周时膈发生过程中。由于腹膜腔的压力大于胸膜腔，腹腔脏器可经膈缺损处突入胸膜腔，形成膈疝（图）。进入胸膜腔的器官可推压心脏使其移位，并可压迫肺，造成发育不良。

先天性膈疝的发生率为 0.05%，发病原因尚不清楚，一般认为是遗传因素和环境因素相互作用所致。动物实验显示，母鼠饲料中缺乏维生素 A，可致胎鼠膈发育障碍。埃里克·克雷伯格·诺尔曼（Erik Kreyberg Normann）曾报道，妊娠头 3 个月服用抗凝剂华法林（Warfarin）可引发胎儿膈疝。根据膈缺损的部位不同，先天性膈疝可分为先天性胸骨后疝、先天性胸腹裂孔疝、先天性食管裂孔疝等类型。

（钟翠平）

xiāntiānxìng xiōnggǔhòushàn
先天性胸骨后疝（congenital retrosternal hernia） 由于胸骨后方膈肌发育不全，或未能与肋骨部膈肌相连，造成膈部分缺损，致使腹腔脏器或心脏部分突入胸腔或腹腔所形成的疝。发病率较低，约占膈疝的 2.6%。多由于胸骨后方膈肌发育不全，或未能与肋骨部膈肌相连，造成膈部分缺损，致使腹腔脏器或心脏部分突入缺损，进入胸腔或腹腔形成疝。其疝孔称胸肋裂孔，常位于胸骨后偏右侧，疝内容物多为大网膜和横结肠，有时小肠、胃、肝等腹腔脏器也可进入胸膜腔。胸骨后疝因裂孔较小，常在成年后才出现症状。

（钟翠平）

xiāntiānxìng xiōng-fù lièkǒngshàn
先天性胸腹裂孔疝（congenital pleuroperitoneal opening hernia；Bochdalek hernia） 由于胸腹隔膜发育障碍，胸腹膜管未完全封闭而形成的疝。是先天性膈疝中最常见的类型之一，发生率约占膈疝的 59%，主要由于胸腹隔膜发育障碍，胸腹孔未完全封闭所致。其疝孔位于膈的背外侧部，常单侧发生，左侧较右侧常见，左右侧之比约为 8 : 2，其原因可能与右胸腹膜管关闭较早有关。左侧胸腹裂孔疝内容物多为小肠、胃、脾和结肠，右侧胸腹裂孔疝内容物常见肝脏，有时也伴有胃和肠。在较大的胸腹裂孔疝，由于腹腔脏器进入胸膜腔，常引起心脏和纵隔移位，导致肺发育不良或肺萎缩。先天性胸腹裂孔疝是新生儿出生时不能呼吸或呼吸困难的重要原因。

（钟翠平）

xiāntiānxìng shíguǎn lièkǒngshàn
先天性食管裂孔疝（congenital esophageal hiatal hernia） 由于膈脚和膈食管韧带发育不良、松弛，或由食管过短或食管旁隐

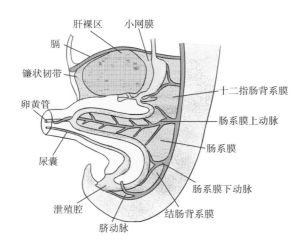

图　腹系膜

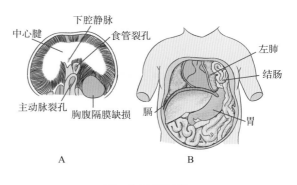

图　先天性膈疝

注：A. 膈的腹腔面，示胸腹隔膜缺损；B. 示腹腔器官疝入左侧胸膜腔

窝未消失而形成的疝。约占膈疝的 23%，多数是由于膈脚和膈食管韧带发育不良或松弛等原因，形成宽大的食管裂孔，少数由于食管过短或由于食管旁隐窝未消失，导致胃等脏器部分进入胸膜腔。根据发生原因不同，又分为 3 种：①滑动性食管裂孔疝：约占食管裂孔疝的 70%，裂孔直径为 5~7cm，疝内容物可随腹腔压力的升高和降低而上下滑动。当平卧或腹内压增高时，食管下段、贲门和胃底可依次经宽大的食管裂孔进入胸腔，当直立、腹压减低或饱食后又可返回腹腔。②短食管型食管裂孔疝：由于食管过短致使胃的上部进入胸膜腔。较少见，临床上常由于胃酸反流而出现反流性食管炎症状，可行手术治疗。③食管旁裂孔疝：胚胎早期，食管两旁各有一隐窝，以后随生长发育而封闭。若隐窝未封闭，则胃大弯或胃底的一部分可能会向上突出形成食管旁裂孔疝（图）。

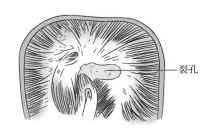

图　食管旁裂孔

（钟翠平）

xiāntiānxìng gépéngshēng
先天性膈膨升（congenital eventration of diaphragm）　由于膈的肌层或纤维层发育不良，使膈呈半透明薄膜状，膈顶位置显著升高的现象。多数膈膨升仅发生在一侧，一般左侧多于右侧。严重者膈顶可达第 4 到第 2 肋间

平面，常因压迫心肺而影响其功能。薄弱的膈也可破裂，使腹腔脏器突入胸膜腔。

（钟翠平）

fùgé
副膈（accessory diaphragm）　在正常膈的胸腔面，部分膈组织斜行插入胸膜腔，附着于胸腔侧壁形成的隔膜（图）。其存在将肺分成两部分。多无症状，常在胸部透视时被发现。

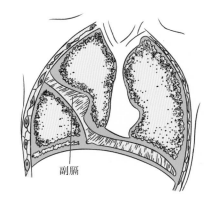

图　副膈

（钟翠平）

shí'èrzhǐcháng páng shàn
十二指肠旁疝（paraduodenal hernia）　由于肠背系膜发育和演变异常，致使十二指肠和空肠交界处的下后方形成隐窝，小肠突入该隐窝导致的疝（图）。疝表面

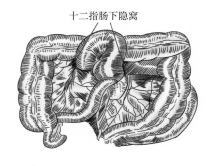

图　十二指肠旁疝

覆有薄层结肠系膜。这种异常若伴有肠梗阻症状，手术治疗效果较好。

（钟翠平）

chángxìmó lièkǒngshàn
肠系膜裂孔疝（mesenteric hiatal hernia）　胚胎发育过程中，肠背系膜局部退化消失出现裂孔，肠袢可穿过裂孔形成的疝（图）。裂孔的发生原因可能为肠背系膜局部缺血坏死，或盲肠下降时，回盲系膜延伸过快，两层上皮之间因缺少基质而融合成孔。80%的裂孔发生于回肠系膜，也可发生于空肠、横结肠、乙状结肠及阑尾等处的系膜。裂孔一般呈圆形或椭圆形，大小不等，边缘光滑稍增厚。裂孔可单发，也可多发。裂孔越小，穿入的肠管越易出现扭转、缩窄和坏死。

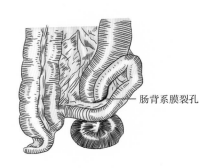

图　肠系膜裂孔疝

（钟翠平）

huódòngxìng jiécháng
活动性结肠（mobile colon）　活动度增大的升结肠。在胚胎发育过程中，由于升结肠系膜不同程度地保留所致。在这种情况下，结肠的异常蠕动可导致其围绕系膜旋转而发生肠扭转和肠梗阻。另外，由于结肠系膜过长，在结肠后方形成结肠后系膜袋，小肠易突入此袋内而形成结肠后疝。

（钟翠平）

系膜囊肿 （mesenteric cyst）

胚胎发育时，原始淋巴组织在肠系膜内异常增生所形成的囊肿。位于肠系膜两层之间，囊壁由纤维性结缔组织构成，内表面光滑，衬以单层扁平上皮，囊腔内充满浆液性或乳糜样液体。约有20%的系膜囊肿发生于小肠系膜，30%发生于结肠系膜。系膜囊肿可手术切除，预后良好。网膜囊肿则是原始淋巴组织在网膜内异常增生所致，其形态、结构及形成过程均与系膜囊肿相似。

（钟翠平）

xiāntiānxìng xīnbāo quēsǔn

先天性心包缺损 （congenital pericardial defect）

因胸心包隔膜形成障碍，使心包腔与胸膜腔部分相通所导致的畸形。心包缺损常见于左侧，可能与左总主静脉比右总主静脉细，产生的胸心包隔膜较小有关。该类患者心脏搏动时，部分心房可通过此缺损突入胸膜腔。

（钟翠平）

xīnbāo nángzhǒng

心包囊肿 （pericardial cyst）

围心腔形成时，有的裂隙未与大的围心腔融合而形成的囊肿。囊肿附于心包外层壁，以右侧心包前方多见。囊肿壁较薄，呈半透明状，囊腔内含清亮的液体。若囊肿腔与心包腔相通，则称心包憩室。患者一般无明显症状，但当囊肿较大时，可压迫心、肺而出现循环或呼吸系统的症状。

（钟翠平）

fùliè

腹裂 （gastroschisis）

胚盘发生卷折时，由于某种因素的影响，其侧褶发育不全，造成左右两侧褶不能在腹前正中线相遇融合，在脐旁形成的纵行裂口（图）。裂口长2~3cm，通常发生在脐带的右侧，可能与右脐静脉退化有关。腹腔内容物可通过裂口直接突入羊膜腔。突入物多为小肠，其表面无腹膜和羊膜覆盖。腹裂很少伴有其他脏器畸形。

（钟翠平）

yǎn fāshēng

眼发生 （development of eye）

人体视觉器官的形成过程。主要包括两个部分：眼球发生和眼附属结构发生。前者包括：角膜发生、巩膜发生、视网膜发生、视神经形成、血管膜发生、晶状体发生和玻璃体发生；后者包括：眼睑发生和泪腺发生。

（丁之德）

yǎnqiú fāshēng

眼球发生 （development of eyeball）

位于眼眶、可接受光线球形结构的形成过程。有3个来源：①神经外胚层形成视网膜和视神经。②体表外胚层形成晶状体和角膜上皮。③来自神经嵴的中外胚层形成角膜除上皮以外的其他成分及巩膜与血管膜等。中外胚层的结构和间充质相似，故又称外胚间充质。

发生过程：人胚第3周，神经管前端的神经褶尚未闭合前，前脑泡两侧发生一对视沟，当神经管关闭时，视沟外侧壁向外膨出形成左右一对囊泡，称视泡。第4周，视泡腔与脑室相通，视泡远端部膨大，逐渐贴近表面的体表外胚层。随后，视泡内陷形成双层杯状结构，称视杯（图）。视杯外层称色素上皮，为假复层柱状上皮，而视杯内层无色素称神经上皮，视杯两层上皮将共同分化形成视网膜。视杯近端变细长而狭窄，称视柄，并与由前脑分化出的间脑相连。视杯与视柄的腹侧有一裂隙，称脉络膜裂，也称视裂。至第7周，脉络膜裂两侧的边缘合并，脉络膜裂关闭，视杯口变成一个圆孔，即将来的瞳孔，视柄以后则演变形成视神经。人胚第5周，在视杯的诱导下，体表外胚层局部增厚形成盘状的晶状体板（图），晶状体板内陷入视杯内形成晶状体凹，且渐与体表外胚层脱离，形成晶状体泡并移位眼杯内。当晶状体泡与体表外胚层分离的同时，又诱导这部分体表外胚层形成角膜上皮。晶状体泡将发育成晶状体。当视杯与晶状体泡形成后，包围在视杯周围的头部神经嵴细胞，一方面伸入晶状体泡前方，在角膜上

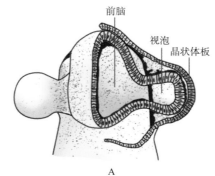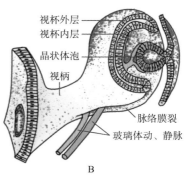

图 视杯与晶状体的发生
注：A. 胚第4周；B. 胚第5周

皮下演变成角膜固有层和内皮；另一方面，就地分化为小梁网以及疏松的血管膜和较致密的巩膜。

常见畸形：包括瞳孔膜残留、虹膜缺损、先天性白内障及先天性青光眼等疾病。

(丁之德)

jiǎomó fāshēng

角膜发生 (development of cornea)

纤维膜前端透明、稍突出部分的形成过程。

发生过程：在晶状体泡诱导下，其前方的体表外胚层前上皮分化为角膜上皮，角膜上皮后方的间充质固有层分化为角膜的其余各层。前上皮由表面的扁平细胞和深部立方细胞构成，固有层的浅部为梭形细胞，深部为星形细胞。人胚第6周末，体表外胚层与晶状体泡之间的外胚层间充质出现一裂隙，即前房始基，由此形成前房。裂隙前壁形成角膜固有层和内皮结构；裂隙后壁富于血管的间充质，以后形成虹膜的基质层，中央较薄称瞳孔膜。胚胎第3个月，角膜已有前上皮固有层和内皮3层结构，局部地区也已隐约可见内界膜和外界膜。固有层细胞与纤维的发育约在第7个月时接近成年人状态，此时，瞳孔膜中央开始萎缩，形成瞳孔。角膜和前房形成后，至第3个月末形成角膜巩膜缘，并在其内侧部份出现巩膜静脉窦。巩膜静脉窦来源于视杯缘处的静脉丛，有一层内皮细胞构成，并具有许多分支小管。巩膜静脉窦出现后不久，其内侧的间充质分化成小梁网组织。

常见畸形：①先天性瞳孔残膜：由于瞳孔膜萎缩不全，未能全部退化消失所致，患者临床可表现为眼前有薄膜、蛛网或细丝等。②先天性青光眼：若前房内的间充质未能正常萎缩，小梁组织未能发育成网状组织，则易形成先天性青光眼。

(丁之德)

gǒngmó fāshēng

巩膜发生 (development of sclera)

纤维膜大部分，质地坚硬、呈瓷白色，致密结缔组织膜的形成过程。

发生过程：人胚第6~7周时，视杯周围的间充质分为内外两层（见眼球发生图）。内层染色较浅，排列较疏松，称血管膜原基，外层较致密，染色较深，称巩膜原基。第3个月起，血管膜原基中渐出现丰富的血管和色素细胞以及结缔组织等成分，分化为眼球壁的血管膜，至第5个月时，可见血管膜大部分贴在视网膜外面，即为脉络膜。贴在视杯口边缘部的间充质则分化为虹膜基质和睫状体的主体，视杯周围间充质的外层含大量胶原纤维，排列致密，血管很少，分化为纤维膜，即巩膜（图）。脉络膜与巩膜分别与视神经周围的软脑膜和硬脑膜连续。角膜和前房形成后，至第3个月末形成角膜巩膜缘，并在其内侧出现巩膜静脉窦。它来源于视杯缘处的静脉丛，由一层内皮细胞构成，并有许多分支小管。巩膜静脉窦出现后不久，其内侧的间充质分化成为小梁网组织。

常见畸形：先天性青光眼是由于巩膜静脉窦或小梁网发育障碍，房水排出受阻，眼内压增高引起，致使患者眼球膨胀，角膜突出，最后导致视网膜受损而失明。基因突变或母体在妊娠早期感染风疹病毒均是造成该畸形的主要原因。

(丁之德)

shìwǎngmó fāshēng

视网膜发生 (development of retina)

眼球壁内层的形成过程。

发生过程：人胚第4周，由前脑泡向两侧膨出形成一对小泡，称视泡。连接视泡与脑狭窄部分的组织结构称视柄。视泡逐渐膨大，其远端的前部渐向内凹陷形成双层壁的视杯。视网膜则由视杯内外两层共同分化而成（见眼球发生图）。视杯外层将分化形成视网膜色素上皮层也称视网膜色素部，并始终保持为单细胞层。第4周时，该单层细胞胞质内开

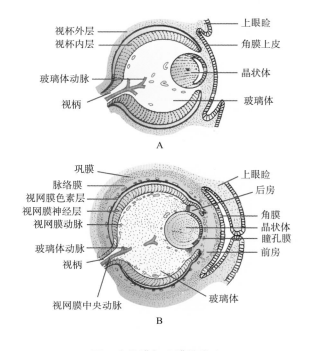

图　脉络膜与巩膜的发生

注：A. 胚第7周；B. 胚第15周

始出现色素颗粒，至第5周时胞质内充满色素。视杯内层神经上皮细胞增殖迅速，逐渐增厚，与脑泡壁结构类似，称为神经层（图），自胚第6周起，神经层先后分化出节细胞、视锥细胞、无长突细胞、水平细胞、视杆细胞、双极细胞等，形成视网膜神经部。与此同时，视杯内外两层之间的腔逐渐变窄，最终消失成为一潜在性腔隙，于是，视杯两层直接相贴，构成视网膜的视部，通称视网膜。在视杯口边缘部，内层上皮增厚不明显，与外层分化的色素上皮相贴，并向晶状体泡与角膜之间的间充质内延伸，形成视网膜的盲部，即睫状体与虹膜的上皮。

常见畸形：①视网膜缺损：由于脉络膜裂关闭不全引起，也可相伴其他部位缺损。②先天性视网膜脱离：由于视杯两层上皮生长速率不相等，引起两者在发育上不能同步，产生局部或全部分离，以致不能黏合形成视网膜。有时，视杯两层上皮先黏合而后又脱离，这种第二次脱离经常和眼以及头部的其他畸形合并产生。③先天性视网膜不贴附：视杯凹陷不深，以致视网膜增厚，隆起很高，到达晶状体后面，视网膜胶质增殖呈白色膜块状。临床上需与视网膜母细胞瘤相鉴别，该畸形还常伴有先天性小眼球。④先天性视网膜皱襞：由于视杯两层发育不同步，内层细胞生长速度超过外层，以致在眼球内面形成数量不等和高低不一的皱襞。⑤视网膜疝：由于脉络膜裂处的巩膜发育较差，视网膜和巩膜一起在眼球后方向眼眶内突出所致。

（丁之德）

shìshénjīng xíngchéng

视神经形成（formation of optic nerve） 由特殊躯体感觉纤维组成，传导视觉冲动的神经。与视柄的形成及节细胞的发育相关。

发生过程：人胚第8周时，视杯神经层的细胞开始增殖、分化和迁移，其中节细胞最早出现，其次出现的为视细胞和其他神经细胞。第4个月胚胎的视网膜已可分辨各层结构，第8个月胚胎的视网膜结构已与成年人的基本相同。视网膜后部有一黄色区域，称黄斑，中央有一小凹，称中央凹，是视觉最敏感区，此区发育较晚，从胚胎第7~8个月开始分化，至出生后6个月发育完成。其过程是：视柄与视杯相连，分为内外两层。随着视网膜视部的发育，由节细胞发出的轴突逐渐向视柄聚集并向内层延伸，使视柄内层逐渐增厚，并与外层融合。随着脉络膜裂或视裂的关闭和轴突的增多，腔隙逐渐缩小而消失。视神经穿出眼球的部分称视神经乳头，此处缺乏视细胞，又称盲点。视柄内外两层细胞经过增殖和凋（死）亡，进一步分化为星形胶质细胞和少突胶质细胞，并与节细胞的轴突一齐伸向脑内，共同形成神经纤维，成为视神经（见视网膜发生图）。视神经的髓鞘则由脑部沿视神经向眼侧生长，一般出生时即止于视神经乳头，出生后3个月趋向完善。

常见畸形：视网膜全部（或局部）缺损等。

（丁之德）

màiluòmó fāshēng

脉络膜发生（development of choroid） 衬垫在巩膜与视网膜视部之间的血管膜的形成过程。

人胚胎第6~7周时，视杯周围的间充质分为内外两层（见眼球发生图）。内层细胞排列较疏松而染色较浅，称血管膜原基，外层细胞较致密而染色较深，称巩膜原基。胚胎第3个月起，血管膜原基中渐出现丰富的血管和色素细胞以及结缔组织等成分，分化为眼球壁的血管膜，至第5个月时，可见血管膜大部分贴在视网膜外面，即为脉络膜。巩膜原基则形成大量胶原纤维，排列致密，血管很少，分化为纤维膜，即巩膜。脉络膜和巩膜分别与视神经周围的软脑膜和硬脑膜相沿续。

常见畸形：脉络膜缺损，主要因脉络膜裂或称视裂关闭不全引起。此外，还可能伴有虹膜缺损、视网膜缺损、玻璃体缺损及视神经缺损等。

（丁之德）

hóngmó fāshēng

虹膜发生（development of iris） 角膜后环状肌性薄膜的形成过程。

发生过程：视杯口边缘部的内层上皮细胞增厚不明显，与外层分化的色素上皮相贴，并向晶状体泡与角膜之间的间充质内延伸，形成视网膜睫状体部和虹膜部，即视网膜的盲部。睫状体部内层细胞分化为非色素上皮，外

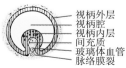

视柄外层
视柄腔
视柄内层
间充质
玻璃体血管
脉络膜裂

视柄外层
视柄内层
玻璃体血管
脉络膜裂

视神经鞘
视网膜中央动脉
视网膜中央静脉
节细胞轴突
脉络膜闭合

图 视神经的发育

层分化为色素上皮；而虹膜部内层分化为色素上皮，外层的色素上皮脱去色素颗粒，胞质内产生肌丝，分化形成虹膜的平滑肌，即瞳孔括约肌和瞳孔开大肌。虹膜基质中除色素细胞等结缔组织外，还有虹膜大动脉及其分支。胚胎期虹膜基质周边部较厚，中央部分较薄，封闭视杯口，在瞳孔表面形成一层含有血管的薄膜，称瞳孔膜。此膜在胚胎3个月时的眼中已明显可见，第6个月起开始局部退化，第7~8个月完全消失，出生时尚有残留痕迹。另外，在晶状体泡与角膜上皮之间的间充质内出现一个腔隙，即前房。睫状体与虹膜形成后，虹膜、睫状体和晶状体之间形成后房。出生前，瞳孔膜被吸收，形成瞳孔。前房与后房经瞳孔相通。

常见畸形：①先天性无虹膜：主要是虹膜发育不全或整个虹膜缺失，形成的确切原因还不清楚，可能是外间充质发育异常，晶状体血管残留所致；也可能是视杯前缘发育障碍引起，由于无虹膜，所以感觉瞳孔特别大。②瞳孔膜残留：出生时瞳孔膜未完全退化或消失，瞳孔部位可见薄膜、蛛网或细丝等，它们都附着于虹膜小环附近，故可与发生在瞳孔缘的瞳孔后粘连相鉴别。轻度瞳孔膜残留通常不影响视力和瞳孔的功能，出生后可随着年龄的增长而逐渐被吸收。

(丁之德)

jīngzhuàngtǐ fāshēng

晶状体发生 （development of lens）

虹膜后面扁圆形有弹性双凸透透明体的形成过程。

发生过程：人胚第4周视泡形成时，其表面的体表外胚层受视泡的诱导而增厚，形成晶状体板，继而内陷形成一个球形的晶状体泡，并与体表外胚层脱离。最初晶状体泡由单层上皮围成（见眼球发生图）。其前壁细胞呈单层立方形，将分化为晶状体上皮；第5~6周时，晶状体上皮细胞产生的基膜产物形成晶状体囊。晶状体泡腔后壁细胞呈单层高柱状，且增长较快，逐渐向前壁方向生长，形成初级晶状体纤维（图）。介于两者之间的部分称赤道板区。此时，晶状体泡腔缩小，逐渐消失而变为实体结构。此后，晶状体赤道区的上皮增生较快，细胞变长，形成次级晶状体纤维。原有的初级晶状体纤维及其胞核逐渐退化，形成晶状体核。次级晶状体纤维逐层添加到晶状体核的周围，使晶状体核及晶状体逐渐增大（图），愈浅表的纤维愈幼稚，而中心的纤维也最先老化，此过程持续终生，但随着年龄的增长其速度逐渐减慢。故晶状体核可区分成胚胎核、胎儿核、婴儿核及成人核等。

常见畸形：①先天性白内障：出生前晶状体透明度已发生异常，多为遗传性，也可由于母体在妊娠早期感染风疹病毒、甲状腺功能减退、营养不良或维生素缺乏等而引起。②先天性无晶状体：主要因晶状体板或晶状体泡没有发生所致，常伴有小眼球或角膜异常。③先天性晶状体异位：由于睫状小带发育异常，造成晶状体半脱位或全脱位。双侧脱位若伴发瞳孔移位、视网膜分离者，则称马方（Marfan）综合征。

(丁之德)

bōlitǐ fāshēng

玻璃体发生 （development of vitreous body）

充填于晶状体与视网膜之间空隙内无色透明胶状体的形成过程。包括初级玻璃体、次级玻璃体及三级玻璃体3个发育阶段。

发生过程：人胚第4周，视杯内充满来自脉络膜裂的间充质细胞，并包含一条玻璃体动脉以及由视杯内层细胞分泌的细丝，称为初级玻璃体。第5周时，视杯神经层分泌形成的原纤维填充在初级玻璃体外周，形成次级玻璃体。随后，原纤维等不断增多，次级玻璃体增大，发育为玻璃体的主体。玻璃体动脉在人胚胎第9周时发育完好，为晶状体提供营养，直至胚胎第7个月时血供停止，至出生前6周则完全萎缩退化，残留一个从视神经乳头到晶状体后面的小管，即玻璃体管，也称克洛凯（Cloquet）管。第3个月时，视杯前缘发育为虹膜和睫状体上皮，此时的睫状体和晶状体囊十分靠近，当眼球向前方生长时，睫状体上皮分泌的玻璃样胶原随同上皮细胞相对后移，

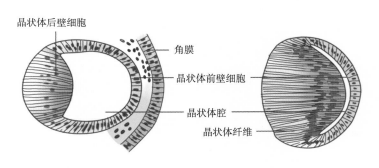

图　晶状体的发育

渐向后伸展并彼此聚合，发育形成睫状体小带。

常见畸形：玻璃体动脉残留。正常情况下，玻璃体动脉的远端部分会全部退化消失，如小部分存在，则可形成从视盘到玻璃体内的一条自由飘动的血管或细胞索。少数病例中，整条玻璃体动脉也可始终存在于视盘经玻璃体至晶状体之间。该畸形还多伴有先天性小眼球的发生。

（丁之德）

眼睑发生 yǎnjiǎn fāshēng（development of eyelid）

眼球前方皮肤皱褶的形成过程。人胚第 7 周时，眼球前方与角膜上皮毗邻的体表外胚层形成上下两个皱褶，即眼睑原基。该原基由内、外表面上皮和包在其间的中胚层形成，分别发育为上、下眼睑（图 A）。反折到眼睑内表面的体表外胚层分化为复层柱状的结膜上皮，并与角膜上皮相延续。皱褶内的间充质发育成致密结缔组织性的眼睑板，结缔组织和肌组织。眼睑外面的体表外胚层则分化为眼睑皮肤的表皮。第 10 周时，上、下眼睑的边缘彼此相对生长并开始相互融合（图 B），至胚胎第 7~8 个月时，上、下睑缘又重新分开，形成上眼睑和下眼睑。胚胎第 9 周时，在上、下睑缘黏合处的外侧，上皮细胞分化成毛囊，长出睫毛，毛囊中间部的部分细胞突出形成皮脂腺，横纹肌细胞也增多、加长形成眼轮匝肌。此后，由毛囊壁分化形成睑缘腺，又称蔡斯（Zeis）腺、睫腺或莫尔（Moll）腺。与此同时，在黏合缘的内侧，上皮呈管状内陷形成睑板腺。

常见畸形：①眼睑缺损：常发生于上睑内 1/2 或下睑的外 1/2 处。轻者导致睑裂异常，重者则使角膜或球结膜暴露在外，需手术治疗。②无睑畸形：由于眼睑没有发生或是睑褶未能进一步发育所致。该病较罕见，常伴随面斜裂、虹膜缺损等畸形。③睑裂狭小：睑裂过窄或缩小，常伴有小眼球、无眼球、上睑下垂与内眦赘皮等畸形。④上睑下垂：提上睑肌或动眼神经发育不全所致。可能和遗传因素相关，常伴睑裂狭小、内眦赘皮、上直肌麻痹等，需手术治疗。⑤内眦赘皮：内眦部的上睑或下睑皮肤形成皱褶，遮盖在眼球内侧所致，常为双侧，并有家族史。⑥睑外翻：多见于上睑，单独发生者很少，常与先天性青光眼等畸形相伴。⑦睑内翻：多见于下睑，较睑外翻常见，常与内眦赘皮、无眼球、小眼球等畸形并存。

（丁之德）

泪腺发生 lèixiàn fāshēng（development of lacrimal gland）

分泌泪液的浆液性复管状腺体的形成过程。人胚第 9 周后，上眼睑外侧部的体表外胚层上皮长入间充质内，分化出泪腺的腺泡和导管。眶部泪腺发育较早，约于第 7~8 周即可出现，出生后 3~4 岁泪腺基本完成发育。鼻泪管来源于上颌突和外侧鼻突之间的裂隙。上颌突和外侧鼻突在表面融合后，留在深部间充质里的外胚层细胞索的中央出现空泡化和腔隙，逐渐沟通成为一条中空的鼻泪管。管上端的外胚层细胞继续增殖，形成一个膨大的细胞团和上下两个索状分支，它们也同样形成中空的囊和管，分别为泪囊和泪小管，而泪点则位于上、下内侧睑缘处，泪点的开放是在眼睑重新张开以后。上

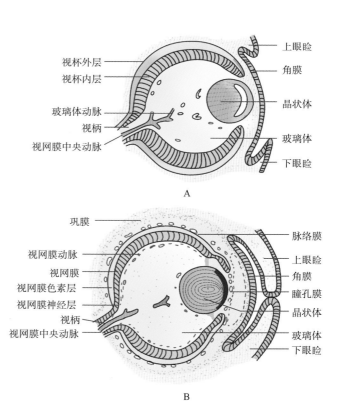

图 眼球与眼睑的发生
注：A. 胚第 7 周；B. 胚第 15 周

述各结构彼此沟通，约在胚胎 6 个月后，泪水才能流向鼻腔。

常见畸形：①泪腺瘘：睑褶形成时，上睑外侧部的部分表皮细胞向深部增生成上皮细胞索，并与泪腺相连接，当细胞索中空形成导管后，泪液由此瘘管流出，开口处可能有少量睫毛。需手术治疗。②泪腺导管闭锁：泪腺导管的全部或局部停滞在实心的上皮细胞索状态，泪液不能外流，逐渐蓄积形成局部囊肿。③泪小管闭锁：由于形成泪小管原基的上皮细胞索未能形成管腔，仍保留为实心状态所致。严重的甚至没有泪小管，婴儿泪液由内眦部溢出。④泪小管过多或泪点过多：由于形成泪小管的上皮细胞索过多所致。⑤鼻泪管闭锁：由于形成鼻泪管的上皮细胞索未能形成中空的管道所致，闭锁可发生在全管或是局部，常以鼻泪管下端闭锁为多，并常开口在面部。

（丁之德）

ěr fāshēng

耳发生 （development of ear）

感受声波和位置变动刺激并发放听觉与平衡觉冲动装置的形成过程。包括外耳发生、中耳发生及内耳发生。外耳主要由头颈部外胚层来源的第 1 鳃沟及其周围发生的 6 个结节状隆起的耳丘融合形成；中耳主要由内胚层来源的第 1 咽囊发育而成；内耳主要有头部外胚层形成的听泡（耳泡）演变而来（图）。

（丁之德）

wài'ěr fāshēng

外耳发生 （development of external ear）

收集传导声波装置的形成过程。包括耳郭发生、外耳道发生及鼓膜发生。

发生过程 有以下 3 部分：

耳郭发生 人胚第 6 周，第 1

鳃沟周围的间充质增生形成 6 个结节状隆起，称耳丘，也称耳结节。前方的 3 个耳丘来自第 1 对鳃弓，后方的 3 个耳丘来自第 2 对鳃弓。第 1 耳丘发育形成耳屏，第 2 耳丘形成耳轮脚。第 3 耳丘形成耳轮的大部分，第 4 耳丘形成对耳轮，第 5 耳丘形成对耳屏，第 6 耳丘形成耳轮脚的最下端和耳垂。第 7 周时耳郭软骨形成，第 12 周时耳郭已初具雏形。第 20 周时耳郭的形状已与成年人相似（图）。耳郭最初形成时位置偏低，随着下颌骨的发育，逐渐升高至头部两侧。

外耳道发生 人胚第 4 周始，

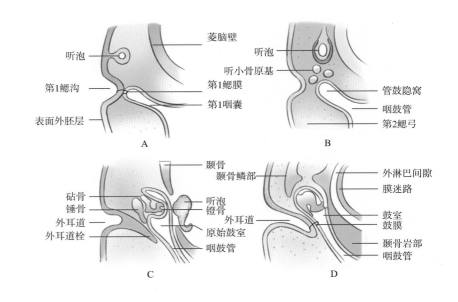

图 耳的发生

注：A. 胚第 4 周；B. 胚第 5 周；C. 发育中期；D. 发育后期

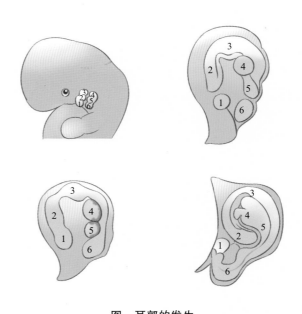

图 耳郭的发生

注：1~6 为耳丘 6 个结节状隆起的发生与演变

第 1 鳃沟似漏斗状向内深陷，形成原始外耳道，以后将发育形成外耳道软骨部（远侧段）。鳃沟的内端与第 1 对咽囊相接处，形成第 1 对鳃膜，为鼓膜的原基。此后中胚层长入鳃膜的内、外胚层之间。第 8 周时，原始外耳道底部的外胚层细胞增生形成实心的上皮细胞栓，称外耳道栓。使外耳道保持实心的状态。至第 7~8 个月时，外耳道栓的细胞自内向外发生退化吸收，形成盲管状外耳道（见耳发生图）。由此，将发育成为外耳道骨部（外耳道内侧段）。新生儿无骨性外耳道，6 岁后其外耳道才与成年人相似。

鼓膜发生　经历两个阶段，早期的鼓膜即为第 1 对鳃膜，由内外两胚层的上皮组成。以后由于头部发育长大，外耳道栓的发生以及第 1 咽囊远端演变为鼓室等结构时，头部外中胚层伸入其间，遂使鼓膜具有 3 层结构。鼓膜外层由外耳道栓的外胚层细胞形成皮肤的表皮；中层由外中胚层的外间充质细胞分化形成结缔组织的纤维层；内层由咽鼓隐窝（即鼓室）的内胚层细胞形成鼓室面的上皮，含纤毛细胞、杯状细胞和扁平细胞。纤毛细胞和杯状细胞分泌的黏液可对出生后残留在中耳腔内的上皮碎屑和羊水起清除作用。人胚第 3 个月，鼓膜边缘的结缔组织骨化形成鼓环。鼓膜便位于鼓环的鼓沟中。

常见畸形　包括以下几种：

先天性外耳道狭窄或闭锁　由第 1 鳃沟和第 1、第 2 对鳃弓发育异常所致。常伴有耳郭、中耳畸形或下颌骨发育不全，甚至先天性耳聋。

先天性小耳　常为第 1、第 2 对鳃弓发育不良所致，造成耳郭部分缺如，如无耳垂、无耳屏等，并伴或不伴有外耳道闭锁。一般为单侧，并以右侧多见，常伴有中耳畸形和听力障碍。

无耳　主要指无耳郭，单侧或双侧均可发生。原因是耳丘没有发生或是停滞在早期阶段。完全无耳郭者少见，多见耳郭发育不良病例。该症还常伴有外耳道或中耳畸形。

耳瘘　又称耳前瘘，常发生于耳屏前方，为皮肤性盲管继续向下延伸和鼓室相通。挤压时有白色乳酪状液体流出，容易感染发炎，主要原因是第 1 鳃沟的背部闭合不全，或第 1、第 2 对鳃弓发生的耳丘融合不良所致。

鼓膜缺损　由鼓膜没有发生或是局部缺如所致。

（丁之德）

zhōng'ěr fāshēng

中耳发生 （development of middle ear）　前庭蜗器中位于外耳和内耳之间部分的形成过程。包括鼓室发生和咽鼓管发生。

发生过程：人胚第 3 周时，第 1 对咽囊向背外侧生长，在与第 1 鳃沟底部外胚层相接触时，其远侧盲端膨大形成管鼓隐窝，近侧段形成咽鼓管，咽鼓管管壁上皮来自内胚层。人胚 4 个月时，管鼓隐窝的末端又扩大形成原始鼓室，在其上方的间充质形成 3 个听小骨原基（见耳发生图）。其中镫骨来自第 2 对鳃弓，锤骨与砧骨来自第 1 对鳃弓。胚第 6 个月时，听小骨的原基经软骨内成骨过程骨化形成 3 块听小骨。与此同时，听小骨周围的结缔组织被吸收而形成腔隙，与原始鼓室共同形成鼓室，听小骨以后突入其中。至第 7 个月，鼓室已接近成体状态，但仍不断向上方背部扩张形成鼓窦和乳窦。管鼓隐窝顶部的内胚层与第 1 对鳃沟底部的外胚层相对，分别形成鼓膜的内、外上皮，两者之间的间充质将形成鼓膜内的结缔组织。3 块听小骨中，锤骨紧贴鼓膜，镫骨紧贴内耳卵圆窗，砧骨位于以上两小骨之间，以致 3 块听小骨间彼此形成微动的关节，有利于声波的传导。

常见畸形：听小骨和鼓膜的异常可引起先天性耳聋。此外，中耳畸形还可发生在耳的鼓室壁、听小骨、鼓窦、乳窦和咽鼓管等处，均可单独发生，或与内耳和外耳畸形并发共存。

（丁之德）

nèi'ěr fāshēng

内耳发生 （development of internal ear）　颞骨岩部骨质内、前庭蜗器一部分的形成过程。包括膜迷路发生和骨迷路发生。

膜迷路发生　有以下过程：

耳泡发生　人胚第 4 周初，前神经孔未闭合前，菱脑两侧的体表外胚层受菱脑的诱导作用而变厚，形成左右各一对耳板或听板。耳板继续增厚，并向下方的间充质内陷，形成左右各一对听窝，第 4 周末，听窝进一步围拢闭合，并与体表外胚层分开，形成左右各一对囊状的耳泡或听泡（图），位于中、外胚层之中。最初听泡为梨形，随后向背腹方向延伸增大，形成背侧的前庭囊和腹侧的耳蜗囊，并在背内侧端长出一小囊管，称内淋巴管。其盲端膨大形成内淋巴囊。内淋巴囊逐渐伸达硬脑膜，并被其包围；囊底与硬脑膜下紧密接触，将是内耳膜迷路内淋巴液的排出通道。前庭囊将形成 3 个膜半规管和椭圆囊的上皮，半规管的一端膨大称壶腹；耳蜗囊将形成球囊和膜蜗管的上皮。随后，膜蜗管向内侧弯曲成圈，至第 2 个月末，已弯

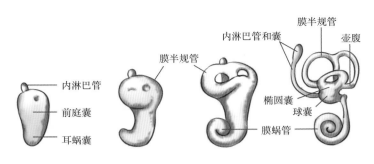

图 听泡的发育

曲成一圈半，第 3 个月中发育到 2 圈半，蜗管与球囊间的交通管也缩窄成联合管。这样耳泡便演变为由薄膜组成的管道，称内耳的膜迷路（见耳发生图）。

蜗管发生 蜗管的分化、成熟以蜗轴为中心，从底圈向顶圈进行。从胚第 3 个月耳蜗的垂直切面可见底圈膜蜗管已由圆形转变为椭圆形，所有膜蜗管的底壁上皮呈高柱状，其余管壁为单层立方或单层扁平上皮。膜蜗管周围的外间充质中，部分区域出现外淋巴间隙，其中充满外淋巴。软骨迷路位于最外侧，随后，除顶圈膜蜗管为椭圆形外，其余皆已变成三角形。第 4 个月时，整个膜蜗管已变成三角形管道，附着于骨蜗管的外侧壁，外淋巴隙也发育成为鼓室阶和前庭阶，软骨迷路在骨化中形成骨内膜和骨组织等成分。膜蜗管的 3 个壁也分化成不同的结构，前壁的立方上皮与形成前庭阶时留下的结缔组织与扁平上皮共同构成前庭膜；外侧壁分化成富含小血管的复层上皮，称血管纹，与骨蜗管外壁分化增厚的螺旋韧带相贴；底壁上皮将分化成为螺旋器〔科蒂（Corti）器〕。

螺旋器发生 人胚第 2 个月末，蜗管底圈的基底壁上皮增生成复层上皮形成基板。基板上皮形成两个高柱状的细胞嵴，称为内侧嵴和外侧嵴，上皮底部有基底膜与鼓室阶相邻，内有蜗神经纤维。胚第 3~4 个月，外侧嵴的外侧部已分化出螺旋器，外侧嵴的内侧部分化成为克利克（Kölliker）器；内侧嵴则形成螺旋嵴，也称螺旋缘，其细胞分泌物形成胶状膜，从内侧嵴的外侧发出称盖膜。第 5 个月时，蜗管自蜗底至尖部的螺旋器已充分发育，已可区分内隧道，内、外柱细胞，内、外指细胞，以及内、外毛细胞。内毛细胞上长有束状的原始听毛。第 6 个月时，螺旋器的分化发育已基本完成。若孕妇在妊娠 3~4 个月期间感染风疹、流感和梅毒等病毒时，螺旋器的发育可受障碍，易引起先天性耳聋。

蜗神经节发生 蜗神经节又称螺旋神经节。人胚第 4 周时，当耳泡形成过程中，其邻近的外间充质中，神经嵴细胞和耳泡壁上皮细胞共同分化形成前庭神经节和螺旋神经节，节内有双极细胞组成。其周围突分别为前庭神经和蜗神经，并在胚第 7~9 周时可伸至螺旋器的基底部。第 28 周时，胎儿的听觉传导已基本建立，声音信息可传至中脑下丘。随着胎龄的增长，其听觉的阈值明显下降，胚第 35 周时，已与成年人

的阈值相近。胎儿 7 个月时已初具听力。

壶腹嵴和位觉斑发生 当前庭神经的分支伸入壶腹上皮时，该处上皮增厚形成一个小丘状隆起，称壶腹嵴。人胚第 8 周时，壶腹嵴顶部已复有胶状膜形成的壶腹帽原基。第 10~11 周时，壶腹嵴上皮已可区分出排列疏松的毛细胞和较密的支持细胞。第 16~18 周时，毛细胞发出的长纤毛已伸入胶状帽中形成壶腹帽。帽的方向与半规管呈直角，以利于接受内淋巴液流动的冲击。第 20 周时，壶腹嵴的形状和大小已与成年人相似。

位觉斑形成过程基本和壶腹嵴相似。人胚第 7~8 周时，前庭神经末梢伸入囊壁，在发生位觉感受器处的单层扁平上皮增厚变为假复层上皮，分别称为椭圆囊斑和球囊斑。第 10~12 周时，其囊斑上皮中已逐渐分化出毛细胞、支持细胞和覆盖在上皮顶部的耳石膜。随后，耳石膜上出现砂粒状耳石。第 28 周时的囊斑体积已增大到 18 周时的 2 倍，毛细胞进一步趋向成熟，呈阶梯状排列，此时，神经末梢与毛细胞构成突触，发育成位觉感受器。

骨迷路发生 人胚第 4~5 周，由头部外胚层形成的耳泡已与外胚层脱离，陷入深部的中外胚层内，其外围的外间充质细胞开始密集形成骨迷路原基。至第 8 周已发育成内外两层，紧围耳泡的部分为疏松结缔组织和血管构成的疏网状结构，即外淋巴隙。第 12 周时，外周的外间充质细胞密集形成软骨迷路，包绕着膜迷路，形状与膜迷路相同。第 16 周时，外淋巴间隙中的大部分疏网状结构被吸收消失，留下小部分组织就地分化发育，形成膜迷路

上皮外周的固有膜结缔组织和骨迷路壁的骨内膜等。外淋巴间隙形成的顺序依次为：前庭最先，其次是鼓室阶和前庭阶，最后为半规管。约在第 5 个月时，软骨迷路进一步骨化成为骨迷路。于是，膜迷路被套在骨迷路内，两者之间形成狭窄的外淋巴间隙（见耳发生图）。

常见畸形 先天性耳聋可分遗传性和非遗传性两类。遗传性耳聋属常染色体隐性遗传；非遗传性耳聋与母体孕期药物中毒、病原体感染（风疹病毒等）及新生儿溶血性黄疸等因素有关。先天性耳聋主要是骨性或膜性耳蜗发育不全，听神经、大脑听觉中枢受损，中耳鼓室或听小骨发育异常所致，故各类耳聋均可表现为传导性、感觉性或混合性耳聋。先天性耳聋的患儿由于听不到声音，不能进行语言学习与正常交流，故常为聋哑症。

（丁之德）

索　引

条目标题汉字笔画索引

说　明

一、本索引供读者按条目标题的汉字笔画查检条目。

二、条目标题按第一字的笔画由少到多的顺序排列，按画数和起笔笔形横（一）、竖（丨）、撇（丿）、点（丶）、折（乛，包括丁乚𠃌等）的顺序排列。笔画数和起笔笔形相同的字，按字形结构排列，先左右形字，再上下形字，后整体字。第一字相同的，依次按后面各字的笔画数和起笔笔形顺序排列。

三、以拉丁字母、希腊字母和阿拉伯数字、罗马数字开头的条目标题，依次排在汉字条目标题的后面。

五 画

六 画

九　画

条 目 外 文 标 题 索 引

内 容 索 引

说 明

一、本索引是本卷条目和条目内容的主题分析索引。索引款目按汉语拼音字母顺序并辅以汉字笔画、起笔笔形顺序排列。同音时，按汉字笔画由少到多的顺序排列，笔画数相同的按起笔笔形横（一）、竖（丨）、撇（丿）、点（、）、折（乛，包括丁乚乚等）的顺序排列。第一字相同时，按第二字，余类推。索引标目中夹有拉丁字母、希腊字母、阿拉伯数字和罗马数字的，依次排在相应的汉字索引款目之后。标点符号不作为排序单元。

二、设有条目的款目用黑体字，未设条目的款目用宋体字。

三、不同概念（含人物）具有同一标目名称时，分别设置索引款目；未设条目的同名索引标目后括注简单说明或所属类别，以利检索。

四、索引标目之后的阿拉伯数字是标目内容所在的页码，数字之后的小写拉丁字母表示索引内容所在的版面区域。本书正文的版面区域划分如右图。

a	c	e
b	d	f

本卷主要编辑、出版人员

执行总编　谢　阳

编　　审　张之生

责任编辑　孙文欣

索引编辑　王小红

名词术语编辑　王晓霞

汉语拼音编辑　潘博闻

外文编辑　潘曙光

参见编辑　周艳华

绘　　图　北京全心合文化有限公司

责任校对　张　麓

责任印制　陈　楠

装帧设计　雅昌设计中心·北京